Mit freundlicher Unterstützung der Institut für Kommunikations- und Prüfungsforschung gGmbH (IKPF)

Jana Jünger | Wulf Bertram | Konstantin Brass | Anna Mutschler
Eckhard Nagel (Hrsg.)

Heilkunst Reloaded

Medizingeschichten von Entdeckergeist, Mut und Gestaltungskraft

mit Beiträgen von

J. Aldenhoff | F. Aschenbrenner | E. Baum | M. Baumann | W. Bertram | V. Borger
K. Brass | S. Bushuven | A. Conrad | G. Danzer | U. Dittmer | G. Döller | A. Eggert
D. Eichenberger zur Bonsen | A. Encke | M.R. Fischer | U. Förstermann | R. Frankenberger
S. Frantz | C. Friedrich | M. Frosch | W. Georg | T. Greschik | O. Gröne | C. Groß | N. Halama
A. Hasenburg | R. Hecker | S.C. Herpertz | M. Herrmann | H. Hildebrandt
E. von Hirschhausen | K. Hofmann | J. Holst | G. Hörl | J. Hübner | C. Jassoy | G. Jonitz
J. Jünger | K. Kemmritz | U. Koch-Gromus | I.B. Kopp | S. Krieger | T.-T. Lâm | F. Lammert
H. Lang | M. Leuzinger-Bohleber | G. Matheis | E.D. Munz | A. Mutschler | E. Nagel
G. Nettekoven | T. Niedenthal | F. Niroomand | N. Ouédraogo | F. Paulsen | U. Repschläger
B. Salzberger | T. Schäfer | B. Schlegelberger | S. Schramm | M. Schütz | R. Seifert | M. Sievers
A. Spaic | A. Stallmach | G. Stöcker | R. Strametz | M.-J. Sturm | S. Taubner | U. Teichert
U. Teichgräber | A. Thater | P. Tinnemann | G. Trabert | B. Vajen | B. Vajen | H. Vatter
S. Weinbrenner | J. Weis | C. Witte | W. Wohlgemuth

Medizinisch Wissenschaftliche Verlagsgesellschaft

Das Herausgeber-Team

Prof.in Dr.in med. Jana Jünger, MME
Institut für Kommunikations- und Prüfungsforschung gGmbH
Wieblinger Weg 92a
69123 Heidelberg

Dipl.-Psych. Dr. med. Wulf Bertram
Arminstr. 25
70178 Stuttgart

Dipl.- Inform. Med. Konstantin Brass
Institut für Kommunikations- und Prüfungsforschung gGmbH
Wieblinger Weg 92a
69123 Heidelberg

Dipl.-Päd.in Anna Mutschler
Institut für Kommunikations- und Prüfungsforschung gGmbH
Wieblinger Weg 92a
69123 Heidelberg

Univ.-Prof. Dr. Dr. med. habil. Dr. phil.
Dr. theol. h.c. Eckhard Nagel
Universität Bayreuth
Institut für Medizinmanagement und
Gesundheitswissenschaften
Prieserstr. 2
95444 Bayreuth

MWV Medizinisch Wissenschaftliche Verlagsgesellschaft mbH & Co. KG
Unterbaumstr. 4
10117 Berlin
www.mwv-berlin.de

ISBN 978-3-95466-826-7

Bibliografische Information der Deutschen Nationalbibliothek
Die Deutsche Nationalbibliothek verzeichnet diese Publikation in der Deutschen Nationalbibliografie;
detaillierte bibliografische Informationen sind im Internet über http://dnb.d-nb.de abrufbar.

Produkt-/Projektmanagement: Lisa Maria Pilhofer, Viola Schmitt, Berlin
Copy-Editing: Monika Laut-Zimmermann, Berlin
Layout & Satz: zweiband.media, Agentur für Mediengestaltung und -produktion GmbH, Berlin
Coverbild: Generative ai/Adobe Stock
Druck: ADverts printing house

Zuschriften und Kritik an:
MWV Medizinisch Wissenschaftliche Verlagsgesellschaft mbH & Co. KG, Unterbaumstr. 4, 10117 Berlin, lektorat@mwv-berlin.de

MIX
Paper | Supporting responsible forestry
FSC® C106236
FSC www.fsc.org

Vorwort

Klimawandel, demografische Entwicklungen, kriegerische Auseinandersetzungen und wirtschaftliche Krisen stellen unsere Gesellschaft vor neue Herausforderungen. Die Gesundheit der Menschen und des Planeten sind in nie da gewesenem Ausmaße gefährdet. Gleichzeitig ist der Mangel an Ärztinnen und Ärzten sowie Mitarbeitenden in den Gesundheitsfachberufen eine internationale Herausforderung, in vielen Bereichen erscheint eine menschenwürdige Versorgung gefährdet. Unser solidarisches Gesundheitssystem, das als ein Grundpfeiler der Demokratie Verlässlichkeit und Vertrauen für alle Menschen und Bevölkerungsschichten bieten soll, ist bereits jetzt schon überlastet. Wandel und Anpassung – Transformation – ist eine gemeinsame generationenübergreifende Aufgabe und Verantwortung.

Passt da ein Buch, das Geschichten erzählt und sich mit alten und neuen Meilensteinen in Medizin und Ausbildung der Gesundheitsfachberufe beschäftigt? Wieso sich mit vergangenen „Heroinnen und Heroen" und Entdeckungen auseinandersetzen und der Entstehung von Gemeinschaften und Netzwerken nachspüren? Warum von alten, mitunter vergessenen Geschichten von Personen und Ereignissen, die für besondere Wege, Strömungen, Errungenschaften, aber auch für Irrtümer oder schweres Unrecht stehen, berichten?

Von der Verborgenheit der Gesundheit sprach der hermeneutische Philosoph Hans-Georg Gadamer. Er brachte damit zum Ausdruck, dass wir – solange es uns gut geht – unserer Gesundheit nicht bewusst sind, sie uns selbstverständlich erscheint. Erst wenn die verborgene Selbstregulationskompetenz und das Zusammenspiel psychischer und physischer Ausgleichssysteme den Herausforderungen nicht mehr gewachsen sind, wird für uns die Beeinträchtigung unserer Gesundheit spürbar.

Umgeben von einer zunehmenden Digitalisierung in der Medizin und allen Lebenswelten, einer schier unendlichen Verfügbarkeit und Zuwachs von Wissen und vielfältigsten Therapiemöglichkeiten, ist uns manchmal gar nicht recht bewusst, wie es in der Geschichte zu all diesen Neuerungen, Innovationen, nationalen und internationalen Netzwerken kam. Wir vergegenwärtigen uns in unserem Alltag kaum, wie Ereignisse und Entdeckungen sich über die Jahrtausende Medizingeschichte zusammengefügt und mit dazu beigetragen haben, dass wir heute – noch im Vergleich mit den Verhältnissen vor 100 Jahren – eine fast verdoppelte Lebenserwartung haben. Das Funktionieren des Systems war uns zur Selbstverständlichkeit geworden und schien nicht wirklich in Gefahr. Unbewusst sind wir davon ausgegangen, dass die Selbstregulationskräfte ausreichen würden, dass die Ausgleichssysteme den wachsenden Herausforderungen des Gesundheitssystems gewachsen seien und wir die zukünftigen Ärztinnen und Ärzte gut genug ausbilden würden. Die jetzigen Krisen lassen jedoch die Überforderung des Systems von Klimawandel bis zur demografischen Entwicklung, von der Kommerzialisierung der Medizin bis hin zum weltweiten Fachkräftemangel in den Gesundheitsberufen für alle spürbar werden. Sie verlangen nach raschem Handeln. Es ist notwendig, Menschen in den Gesundheitsberufen so rasch wie möglich für diese Herausforderungen auszubilden oder weiter zu qualifizieren. Die Geschichte der Reformen in der Ausbildung zukünftiger Ärztinnen und Ärzte ist so alt wie die Medizinische Ausbildung selbst. Reformen waren und sind kontinuierlich notwendig, um die veränderten Anforderungen der Gesellschaft an Ärztinnen und Ärzten und Gesundheitsberufe in der Aus-, Weiter- und Fortbildung aufzugreifen. Dass Reformen notwendig sind, darüber ist man sich einig.

Wieso machen wir uns dann die Mühe, längst Vergangenes und derzeit Aktuelles auf gemeinsame Faktoren zu untersuchen? Wieso innehalten und reflektieren, was wir für unser heutiges Handeln lernen und in unsere Praxis transferieren? Warum die Heilkunst „reloaden"? Und was soll denn überhaupt „neu geladen" werden?

Unser Ziel war nicht ein medizinhistorisches Buch, auch wenn viele Beiträge aus der Medizingeschichte stammen. Ein lebendiges, kurzweiliges Buch sollte es werden – von Autorinnen und Autoren aus Medizin und Gesundheitsberufen, aus Philosophie, Politik und Kultur. Mit ihnen haben wir uns auf den gemeinsamen Weg begeben, besonderen Ereignissen in unterhaltsamer Art nachzuspüren. Bereits die Auswahl von Menschen, Ereignissen und Netzwerken war herausfordernd. Wir haben deshalb den Fokus darauf gelegt, diejenigen auszuwählen, die besonders für den Wandel in der Aus-, Weiter- und Fortbildung von Ärztinnen und Ärzten und Angehörigen von Gesundheitsberufen Wegweisendes mitzuteilen haben und die oft im Verborgenen gewirkt haben (z.B. Florence Nightingale, Maria Daelen etc.). Ohne jeglichen Anspruch auf Repräsentativität oder gar Rangordnung haben wir diese Geschichten in dieses Buch neu „geladen". Zum anderen hat auch die medizinische Aus- und Weiterbildung einen „Reload" nötig. Auch damit beschäftigt sich unser Buch. Entsprechend den Vorschriften und Herausforderungen unserer Zeit geht es darum, die wesentlichen Gegenstände, Kompetenzen und Haltungen in die medizinische Ausbildung und Versorgung zu integrieren, „nachzuladen", und so – wie es der Masterplan Medizinstudium 2020 fordert – unsere künftigen Ärztinnen und Ärzte bestmöglich auf ihre ärztliche Berufsausübung vorzubereiten.

Im ersten Teil des Buches weckt als Einstieg jeweils ein kurzes Feature von Wulf Bertram die Neugier und setzt den Rahmen für die folgenden Geschichten verschiedener Autorinnen und Autoren. Wer steckt hinter den medizinischen Innovationen und Entdeckungen? Was hat die Menschen vorangetrieben und warum? Welche Hindernisse stellten sich ihnen in den Weg und welchen Widrigkeiten bis hin zu tödlichen Verfolgungen waren diejenigen ausgesetzt, die eine Entdeckung, eine bahnbrechende Idee verfolgten? Welche glücklichen Fügungen halfen bei der Verbreitung – oft erst posthum – bei der Umsetzung und Verbreitung der Errungenschaften und Innovationen? Wir haben Geschichten von Menschen und Ereignissen ausgewählt, die neue Wege gegangen sind und die positive Veränderungen bewirkt haben oder die ihre Aufgabe mit jahrzehntelanger Verzögerung vollenden konnten (z.B. Ingeborg Rapoport, Rita Levi-Montalcini etc.). Diese Geschichten zeugen von lebenslanger Neugier und Entdeckergeist, sie zeugen davon, welch Unglaubliches möglich ist und wie wir heute alle davon profitieren. Sie erzählen von Menschen, die über sich selbst hinausgewachsen sind und an ihre Aufgabe geglaubt haben, aber verschweigen nicht die oft beschwerlichen und verschlungenen Pfade, derer es bedurfte, bis die Früchte ihrer Arbeit zum Nutzen der Patientinnen und Patienten und der Bevölkerung greifbar wurden.

Im zweiten Teil des Buches haben wir eine kleine Reihe von bedeutsamen Netzwerken ausgewählt, die aus Zusammenschlüssen von engagierten Personen aus z.B. Medizin, Gesundheitsberufen und Politik entstanden sind, um notwendige Veränderungen in der Gesundheitsversorgung gemeinsam besser voranbringen zu können. Welche Netzwerke wurden gegründet? Warum und mit welcher Zielsetzung? Welche Auswirkungen haben diese auf Wissenschaft, Gesellschaft und Medizin? Und auch welchen Einfluss auf die heutige und zukünftige Ausbildung? Diese Netzwerke zeugen von Gestaltungskraft, von der hohen Bedeutung der Zusammenarbeit und des Zusammenhalts, um Anforderungen und Herausforderungen des Gesundheitswesens im „Hier und Jetzt" und in der Zukunft gemeinsam angehen und lösen sowie Transformation ermöglichen zu können.

Wir möchten Sie, liebe Leserinnen und Leser, herzlich einladen, sich mit uns auf eine Reise zu begeben, in den Geschichten zu stöbern und sich anregen zu lassen, gemeinsam eine neue Geschichte gelingender Transformation, ein neues gemeinsames Narrativ der Bewältigung der größten Krise der Menschen zu schaffen. Wir wünschen uns, dass ihnen Vergnügliches und Nachdenkliches, Erschütterndes und Zuversichtliches in den transformativen Medizingeschichten begegnet, das Ihnen Anregungen und Impulse für ein neues, gemeinschaftliches Denken und Handeln bietet.

Über 80 Autorinnen und Autoren aus verschiedenen Berufsgruppen und Fachdisziplinen haben an diesem Buch mitgearbeitet und ihre Medizingeschichten mit uns geteilt. Durch ihre Expertise, Erfahrungen, Ansichten und persönliche Handschrift in den Beiträgen ist dieses Buch zu etwas ganz Besonderem geworden. Ihnen gebührt unser größter Dank.

Ganz besonderer Dank gilt auch dem Verleger Herrn Dr. Thomas Hopfe, der uns geduldig über einen langen Zeitraum begleitet und uns das Zutrauen zu einem Buch mit so vielen unterschiedlichen Autorinnen und Autoren geschenkt hat. Danken möchten wir auch seinem engagierten Team, hier insbesondere Frau Lisa Maria Pilhofer, das zur Fertigstellung des Buches konsequent beigetragen hat.

Herzlich danken möchten wir auch denen, die sich mit uns auf die Suche nach schönen Fotografien und Abbildungen gemacht haben und uns private Bilder, die bisher dem öffentlichen Publikum verschlossen waren, zur Verfügung gestellt haben.

Ferner gilt unser Dank auch nationalen und internationalen Beraterinnen und Beratern, die immer wieder neue Ideen und Impulse für das Buch einbrachten.

Viel Freude beim Lesen wünscht Ihnen das Herausgeber-Team

Jana Jünger
Wulf Bertram
Konstantin Brass
Anna Mutschler
Eckhard Nagel
Oktober 2023

Die Kurzeinleitungen zu den jeweiligen Kapiteln wurden von Wulf Bertram verfasst.

Autorinnen und Autoren

Prof. Dr. med. Josef Aldenhoff
Medizinicum GmbH
Hamburg

Florian Aschenbrenner
Bundesvertretung der Medizinstudierenden
in Deutschland e.V. (bvmd)
Berlin

Prof.[in] Dr.[in] med. Erika Baum
Biebertal

Prof. Dr. med. Dr. h.c. Michael Baumann
Deutsches Krebsforschungszentrum (DKFZ)
Heidelberg

Dipl.-Psych. Dr. med. Wulf Bertram
Stuttgart

Dr. med. Valeri Borger
Universitätsklinikum Bonn (AöR)
Klinik und Poliklinik für Neurochirurgie
Bonn

Dipl.-Inform. Med. Konstantin Brass
Institut für Kommunikations- und Prüfungsforschung gGmbH
Heidelberg

Dr. med. Stefan Bushuven, MME, M.A., MHBA
Institut für Krankenhaushygiene und Infektionsprävention
Gesundheitsverbund Landkreis Konstanz
Singen am Hohentwiel

Dipl.-Volksw. Armin Conrad
Mainz

Prof. Dr. med. et phil. Gerhard Danzer
Medizinische Hochschule Brandenburg (MHB)|Charité
Medizinische Klinik mit Schwerpunkt Psychosomatik
Neuruppin|Berlin

Prof. Dr. rer. nat. Ulf Dittmer
Universitätsklinikum Essen (AöR)
Institut für Virologie
Essen

Dr.[in] rer. nat. Gabriele Döller
Tübingen

Prof. Dr. med. Angelika Eggert
Charité – Universitätsmedizin Berlin
Klinik für Pädiatrie m.S. Onkologie und Hämatologie
Berlin

Prof.[in] Dorothée Eichenberger zur Bonsen, RN, RM, Lehrdiplom, EMBA
Fliedner Fachhochschule Düsseldorf
Düsseldorf

Prof. Dr. med. Albrecht Encke†
ehem. Goethe Universität Frankfurt
Medizin Fachbereich
Frankfurt am Main

Prof. Dr. med. Martin R. Fischer, MME
Ludwig-Maximilians-Universität München
Institut für Didaktik und Ausbildungsforschung in der Medizin
München

Prof. Dr. med. Ulrich Förstermann
Universitätsmedizin der Johannes-Gutenberg-
Universität Mainz
Ressort Forschung und Lehre
Mainz

Prof. Dr. med. dent. Roland Frankenberger
UniversitätsZahnMedizin
Poliklinik für Zahnerhaltung
Philipps-Universität Marburg
und
Universitätsklinikum Gießen und Marburg
Marburg

Prof. Dr. med. Stefan Frantz
Universitätsklinikum Würzburg
Zentrum Innere Medizin (ZIM)
Medizinische Klinik und Poliklinik I
Würzburg

Prof. Dr. rer. nat. Christoph Friedrich
Institut für Geschichte der Pharmazie
Marburg

Prof. Dr. Matthias Frosch
Julius-Maximilians-Universität Würzburg
Dekanat der Medizinischen Fakultät
Würzburg

Dipl.-Päd.[in] Waltraud Georg, MME
Universität Augsburg
Department of Medical Ecudation Augsburg (DEMEDA)
Augsburg

Teresa Greschik, M.Sc.
OptiMedis AG
Hamburg

Prof. Dr. Oliver Gröne, PhD, M.Sc.
OptiMedis AG
Hamburg

Autorinnen und Autoren

Dr.in med. Christiane Groß, M.A.
Deutscher Ärztinnenbund e.V.
Berlin

Prof. Dr. med. Niels Halama
Nationales Centrum für Tumorerkrankungen (NCT)
Abteilung Translationale Immuntherapie
Deutsches Krebsforschungszentrum DKFZ
Heidelberg

Prof.in Dr.in med. Annette Hasenburg
Universitätsmedizin der Johannes-Gutenberg-Universität Mainz
Klinik und Poliklinik für Geburtshilfe und Frauengesundheit
Mainz

Dr.in med. Ruth Hecker
Aktionsbündnis Patientensicherheit e.V.
Berlin

Prof.in Dr.in med. Sabine C. Herpertz
Ruprecht-Karls-Universität Heidelberg
Medizinische Fakultät
Heidelberg

Dr. med. Martin Herrmann
KLUG – Deutsche Allianz Klimawandel und Gesundheit e.V.
Berlin

Dr. h.c. Helmut Hildebrandt
OptiMedis AG
Hamburg

Dr. Eckart von Hirschhausen
Stiftung Gesunde Erde – Gesunde Menschen
Berlin

Dr. med. Konstantin Hofmann
Universitätsmedizin der Johannes-Gutenberg-Universität Mainz
Klinik und Poliklinik für Geburtshilfe und Frauengesundheit
Mainz

Prof. Dr. med. Dr. PH Jens Holst
Hochschule Fulda
Fachbereich Gesundheitswissenschaften
Fulda

Gabriele Hörl
Bayerisches Staatsministerium für Gesundheit und Pflege
München

Prof.in Dr.in med. Jutta Hübner
Universitätsklinikum Jena
Klinik für Innere Medizin II
Abteilung für Hämatologie und Internistische Onkologie
Jena

Prof. Dr. Christian Jassoy
Universitätsklinikum Leipzig
Institut für Medizinische Mikrobiologie und Virologie
Leipzig

Prof. Dr. med. Hon.-Prof. (DPU) Günther Jonitz
Medical School Berlin
Danube Private University, Krems
Potsdam

Prof.in Dr.in med. Jana Jünger, MME
Institut für Kommunikations- und Prüfungsforschung gGmbH
Heidelberg

Dr.in Kerstin Kemmritz
Apothekerkammer Berlin
Berlin

Prof. Dr. Dr. Uwe Koch-Gromus
Universitätsklinikum Hamburg-Eppendorf (UKE)
Hamburg

Prof.in Dr.in med. Ina B. Kopp
AWMF-Institut für Medizinisches Wissensmanagement
Marburg

Dr. med. Stefan Krieger
Ärzte ohne Grenzen e.V./Médecins sans Frontières
Berlin
MVZ Orthopädie/Universitätsklinikum Franziskus Aachen
Aachen

PD Dr. med. Thiên-Trí Lâm, MME
Julius-Maximilians-Universität Würzburg
Institut für Hygiene und Mikrobiologie
Würzburg

Prof. Dr. med. Dipl.-Kfm. Dipl.-Volksw. Frank Lammert
Medizinische Hochschule Hannover (MHH)
Hannover

Prof. Dr. med. Hauke Lang, M.A., FACS
Universitätsmedizin Mainz
Klinik für Allgemein-, Viszeral- und Transplantationschirurgie
Mainz

Prof.in Dr.in Marianne Leuzinger-Bohleber
Universitätsklinikum Mainz
IPA Committee for Migration and Refugees
Mainz

Dr. med. Günther Matheis
Landesärztekammer Rheinland-Pfalz
Mainz

Dr. rer. nat. Ernst Dietrich Munz
Landespsychotherapeutenkammer Baden-Württemberg
Stuttgart
ehemaliger Präsident der Bundespsychotherapeutenkammer

Dipl.-Päd.[in] Anna Mutschler
Institut für Kommunikations- und Prüfungsforschung gGmbH
Heidelberg

Univ.-Prof. Dr. Dr. med. habil. Dr. phil. Dr. theol. h.c. Eckhard Nagel
Universität Bayreuth
MedzinCampus Oberfranken, Fakultät für Lebenswissenschaften, Rechts- und Wirtschaftswissenschaftliche Fakultät
IMG – Institut für Medizinmanagement und Gesundheitswissenschaften
Bayreuth

Gerd Nettekoven
Stiftung Deutsche Krebshilfe
Bonn

Tobias Niedenthal
Forschergruppe Klostermedizin GmbH
Würzburg

Prof. Dr. med. Feraydoon Niroomand
St. Josefskrankenhaus Heidelberg
Heidelberg

Dr. sc. hum. Nobila Ouédraogo
Deutsches Krebsforschungszentrum (DKFZ)
Stabsstelle Krebsprävention
Heidelberg

Prof. Dr. med. Dr. h.c. mult. Friedrich Paulsen
Friedrich-Alexander-Universität Erlangen-Nürnberg
Institut für Funktionelle und Klinische Anatomie
Erlangen

Ute Repschläger
Bundesverband selbstständiger Physiotherapeuten – IFK e.V.
Bochum

Prof. Dr. med. Bernd Salzberger
Universitätsklinikum Regensburg
Klinik und Poliklinik für Innere Medizin I
Stabsstelle Infektiologie
Regensburg

Prof. Dr. med. Thorsten Schäfer, MME
Ruhr-Universität Bochum
Medizinische Fakultät
Bochum

Prof.[in] Dr.[in] med. Brigitte Schlegelberger
Medizinische Hochschule Hannover (MHH)
Institut für Humangenetik
Hannover

Sebastian Schramm
Bundesvertretung der Medizinstudierenden in Deutschland e.V. (bvmd)
Berlin

Dr. Mathias Schütz
Ludwig-Maximilians-Universität München
Institut für Ethik, Geschichte und Theorie der Medizin
München

Prof. Dr. med. Roland Seifert
Medizinische Hochschule Hannover (MHH)
Institut für Pharmakologie
Hannover

Prof.[in] Dr.[in] Mira Sievers
Humboldt-Universität zu Berlin
Berliner Institut für Islamische Theologie
Berlin

Alexandra Spaic, M.Sc.
Universität Bayreuth
Rechts- und Wirtschaftswissenschaftliche Fakultät
IMG – Institut für Medizinmanagement und Gesundheitswissenschaften
Bayreuth

Prof. Dr. med. Andreas Stallmach
Universitätsklinikum Jena
Klinik für Innere Medizin IV
Jena

Gertrud Stöcker
Ehrenpräsidentin Deutscher Pflegerat (DPR) e.V.
Grevenbroich

Prof. Dr. med. Dipl.-Kfm. Reinhard Strametz
Hochschule RheinMain
Wiesbaden Institute for Healthcare Economics and Patient Safety
Wiesbaden

Max-Johann Sturm
Friedrich-Schiller-Universität Jena
Jena

Prof.[in] Dr.[in] phil. Svenja Taubner
Universitätsklinikum Heidelberg
Zentrum für Psychosoziale Medizin (ZPM)
Institut für Psychosoziale Prävention
Heidelberg

Dr.[in] med. Ute Teichert
Bundesministerium für Gesundheit
Abteilung 6 Öffentliche Gesundheit
Berlin

Autorinnen und Autoren

Prof. Dr. med. Ulf Teichgräber, MHBA, MME
Universitätsklinikum Jena
Institut für Diagnostische und Interventionelle Radiologie
Jena

Dipl.-Gesök.^{in} Andrea Thater
Universität Bayreuth
Rechts- und Wirtschaftswissenschaftliche Fakultät
IMG – Institut für Medizinmanagement und Gesundheitswissenschaften
Bayreuth

PD Dr. med. Peter Tinnemann, MStPH
Gesundheitsamt Frankfurt
Frankfurt am Main

Prof. Dr. med. Gerhard Trabert
Armut und Gesundheit in Deutschland e.V.
Mainz

Bastian Vajen
Gymnasium Bismarckschule
Hannover

Dr.^{in} rer. nat. Beate Vajen
Medizinische Hochschule Hannover (MHH)
Institut für Humangenetik
Hannover

Prof. Dr. med. Hartmut Vatter
Universitätsklinikum Bonn (AöR)
Klinik und Poliklinik für Neurochirurgie
Bonn

Dr.^{in} med. Susanne Weinbrenner, MPH
Deutsche Rentenversicherung Bund
Berlin

Prof. Dr. phil. Joachim Weis
Universitätsklinikum Freiburg
Tumorzentrum/CCC Freiburg
Freiburg

Carsten Witte
Jung und Krebs e.V.
Freiburg

Prof. Dr. Dr. Walter Wohlgemuth
Universitätsklinikum Halle
Universitätsklinik und Poliklinik für Radiologie
Halle (Saale)

Inhalt

I

Mutige Genies und wegweisende Entdeckungen in der Medizin

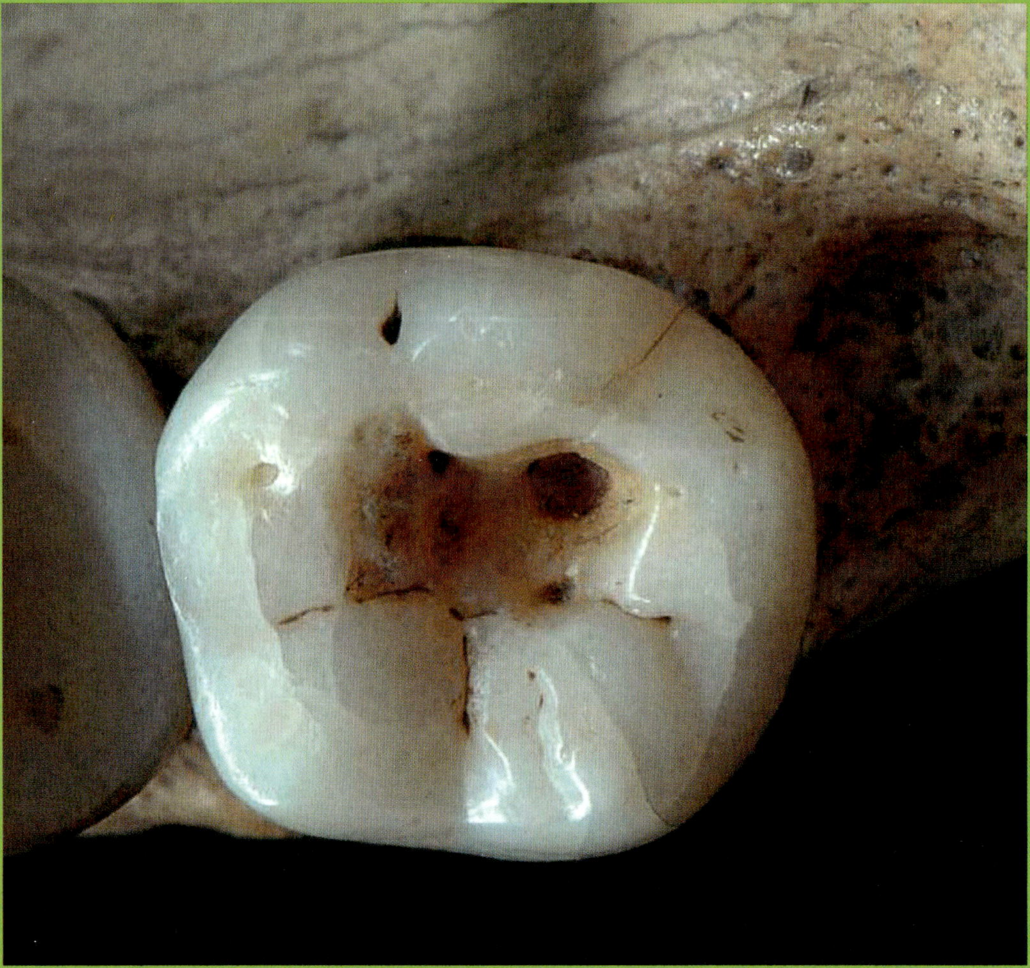

Einer der ersten zahnärztlichen Eingriffe

ca. 14.000 v. Chr.

15.000 v. Chr. 14.000 v. Chr. 13.000 v. Chr.

1 Fauler Zahn aus grauer Vorzeit

Das bisher älteste Zeugnis eines (zahn-)ärztlichen Eingriffs fand sich bei Ausgrabungen in der Felsenhöhle Riparo Villabruna in Norditalien. Dort wurde ein etwa 14.000 Jahre altes, gut erhaltenes menschliches Skelett gefunden. Bei der Untersuchung fiel ein kariöser Backenzahn auf, der mit einer sehr kleinen spitzen Steinklinge bearbeitet worden sein muss – vermutlich um infiziertes Gewebe zu entfernen. Dieser steinzeitliche Backenzahn beweist, dass bereits die Menschen der jüngeren Altsteinzeit unter faulenden Zähnen litten – und erstaunliche Behandlungen erfuhren. Ob und wie sie gewirkt haben, bleibt allerdings im Dunkeln.

Eine kleine Geschichte der Zahnmedizin: Von Bohren und Kratzen zu Prävention und Oraler Medizin

Roland Frankenberger

Ähnlich wie in der Medizin ist eine der folgenreichsten Begleiterscheinungen der Neuzeit, dass unsere Patienten und Patientinnen um ein Vielfaches älter werden als noch vor wenigen hundert Jahren. Bezüglich der menschlichen Zähne drängt sich der Vergleich mit der Ehe auf – beide wurden in Epochen etabliert als Menschen kaum älter als 30 Jahre wurden. In Anbetracht signifikant längerer Lebensspannen traten somit neben heute ungleich höheren Scheidungsraten eben auch Probleme mit den Zähnen auf, da diese – so wie Eheleute – in der Neuzeit viel länger „durchhalten" müssen.

Während Patient:innen noch im Mittelalter aufgrund von Karies – in der Regel durch die daraus folgenden Senkungsabszesse – regelmäßig verstarben, spielte die Parodontitis in diesem Zeitalter eher selten eine letale Rolle, wobei trotzdem der Mundgeruch auf der einen und die wackeligen Zähne auf der anderen Seite beklagt wurden. Überraschenderweise war die Karies jedoch gar nicht so weit verbreitet wie man meinen könnte, denn vor der Einführung von raffiniertem Zucker war die Ernährung z.B. im Mittelalter eher „zahngesund".

Das bisher **älteste Zeugnis eines zahnärztlichen Eingriffs** wurde bei Ausgrabungen in der Felsenhöhle von Riparo Villabruna bei Sovramonte in Norditalien entdeckt, wo man ein ca. 14.000 Jahre altes, gut erhaltenes menschliches Skelett fand. Bei der Untersuchung fiel ein kariöser Molar (Backenzahn) auf, der offensichtlich mit einer kleinen spitzen Steinklinge bearbeitet wurde, um das infizierte Zahnhartgewebe zu entfernen. Dieser Zahn aus der Steinzeit beweist, dass bereits die Menschen der jüngeren Altsteinzeit unter faulenden Zähnen litten – und für damalige Verhältnisse **erstaunliche Behandlungen** erfuhren.

Obwohl zahnmedizinische Behandlungen wie Füllungen oder Trepanationen bereits seit 12.000 v. Chr. immer wieder dokumentiert wur-

"A clean tooth never decays." – „Ein sauberer Zahn wird nicht krank."

(Willoughby D. Miller)

den, wurde das gemeine Volk in der Fläche sehr lange primär **exodontisch**, also extraktionszentriert, behandelt. Diese Aufgabe fiel in der Regel den Barbieren zu, die neben dem Haareschneiden auch einfachere oralchirurgische Eingriffe übernahmen.

Von den Sumerer:innen bis zum Anfang des 18. Jahrhunderts herrschte die Theorie vom **Zahnwurm** vor, der sich nach damaligem Verständnis als Parasit für die Karies verantwortlich zeichnete. Erst Pierre Fauchard (1678–1761) stellte die Zahnmedizin auf eine wissenschaftliche Basis und beschrieb erstmals die Parodontitis. W.D. Miller (1890) entwickelte die chemoparasitäre Theorie der Kariesentstehung und prägte den Leitsatz der Kariesprävention *„A clean tooth never decays" – „Ein sauberer Zahn wird nicht krank"*. Weitere Meilensteine der frühen wissenschaftlichen Zahnmedizin waren die **Röntgenstrahlen** (1895) sowie die **Lokalanästhesie** (1905).

Die Zeit des Nationalsozialismus war eine **rabenschwarze Zeit** in der deutschen Zahnmedizin (s. Kap. I.39). Die Zahnmedizin im Nationalsozialismus wurde erst sehr spät im Rahmen eines trilateralen Forschungsprojekts der Deutschen Gesellschaft für Zahn-, Mund- und Kieferheilkunde (DGZMK), Bundeszahnärztekammer (BZÄK) und Kassenzahnärztlichen Bundesvereinigung (KZBV) aufgearbeitet (2019). Dabei wurde herausgearbeitet, dass mindestens 60% der untersuchten zahnärztlichen Hochschullehrenden im „Dritten Reich" Parteigänger:innen der Nationalsozialistischen Deutschen Arbeiterpartei (NSDAP) waren. Das ist eine Prozentzahl, die weit über anderen Berufsgruppen liegt. Ebenso erhob die DGZMK nach 1949 in vielen Fällen diejenigen zu Ehrenmitglieder:innen und Medaillen-Träger:innen, die sich im „Dritten Reich" den Nationalsozialist:innen und der NSDAP angedient und diese damit letztlich hoffähig gemacht

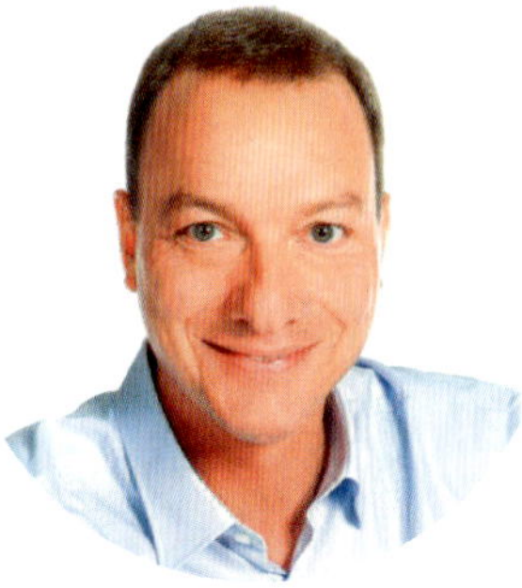

Prof. Dr. med. dent. Roland Frankenberger

Roland Frankenberger ist Direktor der Poliklinik für Zahnerhaltung an der Universität Marburg, seit 2019 Präsident der Deutschen Gesellschaft für Zahn , Mund- und Kieferheilkunde (DGZMK) und Präsidiumsmitglied des Medizinischen Fakultätentages (MFT).

hatten. Bei 50% aller Ausgezeichneten war dies der Fall. Hinzu kommen 48 nachweisliche zahnärztliche Kriegsverbrecher:innen, ca. 300 Waffen-SS-Angehörige, darunter ca. 100 KZ-Zahnärzt:innen.

Die Zeit des Wirtschaftswunders in Deutschland war auch in der Zahnmedizin von einem deutlichen **Aufwind** charakterisiert. Da bedingt durch die Verluste des 2. Weltkriegs nicht genug zahnärztliches Personal verfügbar war, wurden im Jahre 1952 den Dentist:innen ermöglicht, nach 60 Stunden zusätzlicher Fortbildung die zahnärztliche Approbation zu erlangen. Die drei Jahre später in 1955 inaugurierte **Approbationsordnung** fußte aufgrund der durch Kriegsfolgen oft zahnlosen Patient:innen primär auf Zahnersatzkunde (Prothetik) mit einem präklinischen und klinischen Schwerpunkt auf Kronen, Brücken und Prothesen. Es ist kaum zu glauben, aber diese „Nachkriegs-AOZ“ sollte bis zu ihrer Ablösung im Jahr 2021 ganze 66 Jahre überdauern. Es war **seit 25 Jahren überfällig**, die in der Kariesprävention sehr erfolgreich agierende deutsche Zahnmedizin endlich auch in der akademischen Ausbildung an den **Paradigmenwechsel** hin zu einem präventionsorientierten Fach bzw. Studiengang anzupassen. Während die AOZ von 1955 den Vorteil hatte, dass man sie im Sinne einer modernen Ausbildung junger Zahnmedi-

Kernaussagen:

- Über Jahrtausende wurde der Zahnwurm für Karies, deren Folgen häufig letal waren, verantwortlich gemacht.
- Unzutreffende Theorien können über Jahrtausende Bestand haben. Die Wissenschaft sollte daher Theorien und Modelle regelmäßig hinterfragen und auf ihre Aktualität hin überprüfen.
- In der Zahnmedizin hat ein Paradigmenwechsel von der Zahnersatzkunde hin zu einem präventionsorientiertem Fach stattgefunden, die Wechselwirkung zwischen Mundhöhle und Gesamtorganismus ist gleichermaßen bedeutsam für Human- und Zahnmediziner:innen.

ziner:innen recht gut „beugen" konnte, lagen die anachronistischen Trends jedoch lange auf der Hand. Mit der **ersten Reform der AOZ** – eine zweite muss zur Renovierung des ersten Studienabschnitts zwingend bald folgen – wurden jedoch sinnvolle **Meilensteine** inkl. dringend erforderlicher horizontaler Transparenz zur Medizin umgesetzt. Die Zahnmediziner:innen der Zukunft müssen **präventiv** gut aufgestellt und als **Entzündungsspezialist:innen** in der Oralen Medizin verortet sein, um den Herausforderungen des demografischen Wandels inkl. Polypharmazie und multimorbidem Patientengut im Rahmen der Morbititätskompression erfolgreich begegnen zu können. Fundamentale Desiderate aller verantwortlichen deutschen Zahnmediziner:innen sind in diesem Zusammenhang eine kapazitär-strukturelle Gleichstellung mit der Medizin und ein signifikanter Ausbau von Interdisziplinarität und Interprofessionalität. Es ist vor dem Hintergrund der beschriebenen Herausforderungen der Oralen Medizin nicht hilfreich, wenn eine halbe Generation Mediziner:innen in ihrem Studium nie etwas über die multiplen Wechselwirkungen zwischen Mundhöhle und Gesamtorganismus gehört hat und der Mund eine **„Black Box"** darstellt. Dass sich dies im Rahmen des **Masterplans Medizinstudium 2020** endlich wieder ändert, ist sehr zu begrüßen.

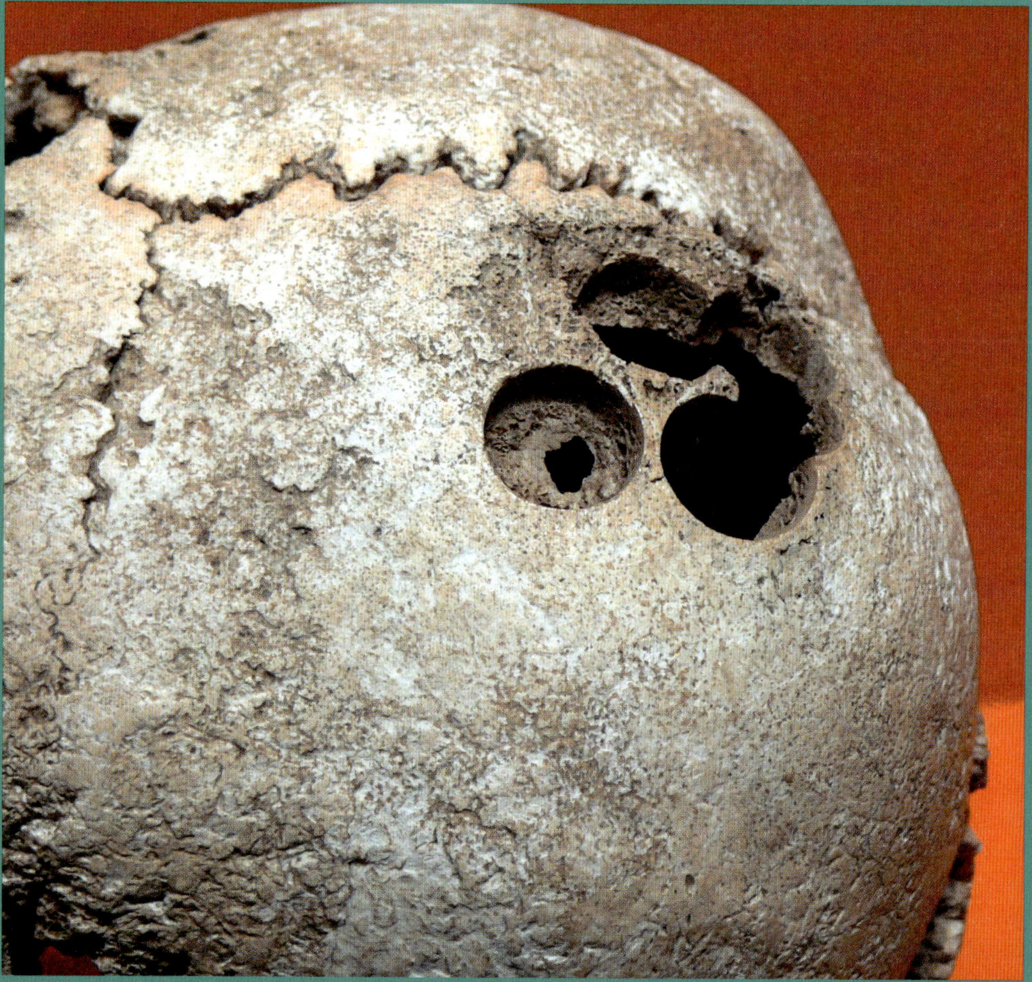

Trepanation des Schädels

ca. 12.000 – 10.000 v. Chr.

12.000 v. Chr. 11.000 v. Chr. 10.000 v. Chr.

2 Loch im Kopf

Neurochirurgie in der Steinzeit: Die operative Schädelöffnung am lebenden Individuum bezeichnet man als Trepanation. Der älteste Nachweis einer solchen Operation gelang an einem Fund im Gebiet des heutigen Marokkos und wird auf 12.000 bis 10.000 v. Chr. datiert. Während eine Trepanation heute nach wie vor aus therapeutischen Gründen zur Entlastung eines raumfordernden Blutergusses oder bei erhöhtem Hirndruck zum Abfluss des Hirnwassers durchgeführt wird, kann man nur spekulieren, aus welchen Gründen in grauer Vorzeit die Löcher in den Schädel gebohrt wurden: aus kultisch-rituellen Gründen, zur Behandlung von Kopfschmerzen oder zur Befreiung von bösen Geistern unter der Schädelkalotte? Aus den verheilten Wundrändern einiger Schädellöcher lässt sich jedenfalls schließen, dass manche Opfer solcher Eingriffe die Tortur erstaunlicherweise überlebt haben.

Neurochirurgie in der Steinzeit

Hartmut Vatter und Valeri Borger

Die Entwicklung von chirurgischen Fertigkeiten begleitet die Menschheit von Beginn an und hat ihren Ursprung mit dem aufrechten Gang und der Entwicklung von Handfertigkeiten genommen. Eine der schon sehr früh entwickelten Fertigkeiten des Homo sapiens war es, Schädel zu eröffnen. Eine solche operative Schädeleröffnung am lebenden Individuum bezeichnet man als **Trepanation**. Das für die Durchführung dieser Prozedur benötigte Instrument bezeichnet mal als Trepan. Diese Bezeichnung entstammt dem griechischen Wort „Trypanon", welches man am ehesten mit dem Begriff „Bohrer" übersetzen kann.

Die archäologische Forschung liefert erste Hinweise für die Anwendung der Techniken zur Schädeleröffnung bereits bei den Menschen der Jungsteinzeit (Neolithikum) vor mehr als **12.000 Jahren** (Goodrich 2014). Bis heute existieren mehr als 1.500 Funde von entsprechend behandelten Schädeln. Die ältesten Exemplare werden auf 10.000 v. Chr. datiert und stammen aus Nordafrika. Das älteste europäische Exemplar ist mehr als 10.000 Jahre alt und wird am ehesten gar in das Zeitalter der Altsteinzeit (Paläolithikum), sicher jedoch in das Zeitalter der Jungsteinzeit eingeordnet. Die Verteilung der Schädel-Funde über Europa, Asien, Nord-, Mittel- und Südamerika sowie Ozeanien und deren zeitliche Zuordnung stützt die Theorie, dass diese Praxis bereits früh ziemlich **weitverbreitet** in verschiedenen uralten Kulturen war.

Anhand der Untersuchungen insbesondere von Schädel-Funden aus den späten 1600 n. Chr. in Frankreich hielt sich die vorherrschende Meinung, dass die Öffnungen in den Schädeln postmortem erzeugt worden sind. Es war Paul Broca, welcher durch die von E.G. Squier, einem französischen Diplomaten in Peru, gemachten Beobachtungen sowie durch sorgfältige Analysen der Schädel-Funde zur Überzeugung gelang, dass die steinzeitlichen Schädelöffnungen auch **premortem** durchgeführt worden sind (Apuzzo et al. 2007). Die entsprechenden Funde zeigten am Rande der Löcher knöcherne Veränderungen, die darauf hinweisen, dass die in der Art und Weise Behandelten die Prozedur eine bestimmte Zeit überlebt haben müssen. Interessanterweise finden sich besonders viele Funde auf dem Gebiet, welches sich heute über Peru, Mexiko und Nordamerika erstreckt, wohingegen im fernen Osten und China keine derartige Schädel-Funde bis dato entdeckt wurden.

Im Gegensatz zu der eindeutigen **Evidenz** von steinzeitlichen Trepanationen, ranken sich über die Motivation der Durchführung derartiger Behandlungen in unterschiedlichen steinzeitlichen Kulturen bis heute viele **Mythen und Spekulationen** oder es besteht zumindest eine

„Ich habe mich zum Thema ‚Trepanation for the National Health' für das Parlament in Chelsea zur Wahl gestellt. Es war nicht meine Absicht, gewählt zu werden; es war eher ein Kunstprojekt. Mein Ziel war es, den Wissenschaftlern zu zeigen, dass Trepanation ein interessantes Gebiet ist und weiter erforscht werden sollte."

(Amanda Feilding, Countess of Wemyss and March, englische Drogen- und Hirnforscherin, Gründerin der Beckley Foundation für psychedelische Forschung, die eine evidenzbasierte Reform der Drogenpolitik zum Ziel hat. Sie bohrte sich 1970 selbst ein Loch in den Kopf, um die Wirkung der Trepanation auf das Bewusstsein zu erfahren.)

kontroverse Meinung darüber. Vor dem Hintergrund der fehlenden schriftlichen und sonstigen originären Überlieferungen aus der Zeit, finden sich in der Wissenschaft lediglich Belege für die Annahme, dass die Prozeduren der Schädelöffnung aus **therapeutischen** oder auch **rituellen Überlegungen** heraus durchgeführt worden sind. So zeigen sog. peruanische und dänische Schädel häufiger Trepanationen in der linken temporoparietalen Region als mögliches Indiz für eine therapeutische Entlastung von linksseitigen intrakraniellen Hämatomen, welche dem Opfer von einem oder einer rechtshändigen Angreifer:in durch einen mutmaßlichen Schlag gegen den Kopf zugefügt worden sind. Dagegen waren im jungsteinzeitlichen Frankreich die Trepanationen vermutlich vorwiegend rituell motiviert. Bei den post-mortem durchgeführten Eingriffen wurden auf diese Art und Weise rundliche Schädelknochen-Fragmente entnommen und nach weiterer Bearbeitung als Amulett oder Talisman getragen. Eine weitere mögliche Motivation, die zumindest in den Texten des Ebers-Papyrus aus dem Ägypten um 1500 v. Chr. beschrieben wird, ist die „Heilung" z.B. von Kopfschmerzen und Übelkeit durch die Vertreibung bzw. das Ablassen von „bösen Geistern und Dämonen" (Assina

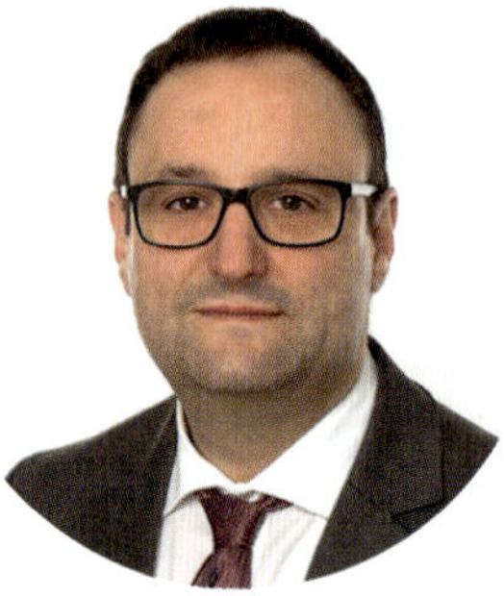

Prof. Dr. med. Hartmut Vatter

Hartmut Vatter ist Direktor der Klinik für Neurochirurgie und Direktor des Neurozentrums des Universitätsklinikums Bonn. Er ist spezialisiert auf vaskuläre Neurochirurgie, Schädelbasis- und Hirntumorchirurgie sowie Epilepsiechirurgie.

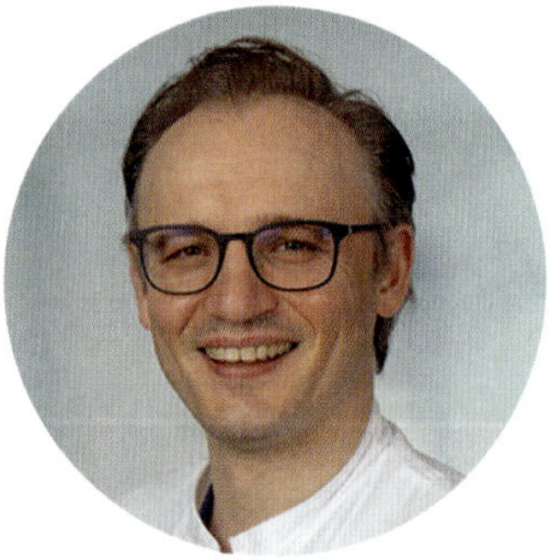

Dr. med. Valeri Borger

Valeri Borger ist Neurochirurg und Leitender Oberarzt der Klinik für Neurochirurgie des Universitätsklinikums Bonn. Zu den klinischen und wissenschaftlichen Schwerpunkten gehören u.a. Epilepsiechirurgie und Hirntumorchirurgie.

et al. 2014). Eine zugleich sehr elegante wie auch aufgrund von fehlenden Beweisen ebenfalls spekulative Theorie ist die Auferstehung von den Toten durch chirurgische Manipulation am Kopf. Genährt wurde diese Praxis vermutlich durch die gemachte Beobachtung, dass die Opfer von durch scharfe Waffen zugefügten Penetrationsverletzungen der Brust- und Bauchhöhle in der Regel dem sicheren Tod geweiht waren, wohingegen Opfer stumpfer Gewalteinwirkung gegen den Kopf sich durchaus auch von ihren Verletzungen erholen und somit dem vermeintlich sicheren Tod entkommen konnten.

Erstaunlich ist nicht nur die Fülle möglicher Gründe, Schädelöffnungen vorzunehmen, sondern auch das bereits verfügbare **Repertoire an Operationstechniken** von Steinzeit-Neurochirurgen. Durch die Beobachtungen an den vorliegenden Funden lassen sich überwiegend **vier Techniken** nachvollziehen:

- Kratzen
- Furchen
- Bohren und Schneiden
- rechteckiges Einschneiden

Das dafür benötigte Instrumentarium durchlief eine Art Evolution vom einfachen Flintstein über sog. Tumi-Messer bis hin zu einem Bogenbohrer, zumeist aus Obsidiangestein. Obwohl die Steinzeit-Neurochirurgen bei ihren Eingriffen primitivste Instrumente be-

Kernaussagen:

- Die Trepanation war sehr früh eine weit verbreitete „Verletzung des Körpers“, um Heilung zu erzielen.
- Prozeduren der Schädelöffnung wurden wahrscheinlich aus therapeutischen und/oder rituellen Beweggründen durchgeführt.
- Die medizinischen Kernhandlungen und Grundprinzipien ärztlichen Handelns bleiben oft über die Jahrzehnte gleich. Mit „einfachen Mitteln“ war und ist man häufig noch heute relativ erfolgreich.

nutzten und man ihnen unterstellen muss, ohne jegliches fundamentales medizinisches Wissen agiert zu haben, so waren sie überraschenderweise relativ **erfolgreich**. Die näheren Analysen der archäologischen Funde zeigen, dass einige der Behandelten die Operationen auch längere Zeit überlebt haben. In manchen Quellen werden sogar Überlebensraten von bis zu 80% berichtet. Somit wurde bereits in der Steinzeit das **Fundament** für die ersten **neurochirurgischen Eingriffe** am Schädel und Hüllen des Hirns gelegt und hierdurch die Evolution dieses vergleichsweisen jungen Fachgebietes der modernen operativen Medizin in Gang gesetzt. Die Entwicklung der **modernen Neurochirurgie** zeigt einen enormen technischen und medizinischen **Progress** und dennoch mutet die einfache Bohrlochtrepanation für die neutralen Betrachter:innen auch heute noch oft wie aus der Steinzeit gegriffen.

Literatur

Apuzzo ML, Liu CY, Sullivan D, Faccio RA (2007) Surgery of the human cerebrum – a collective modernity. Neurosurgery 61(1 Suppl), 28–31

Assina R, Sarris CE, Mammis A (2014) The history of craniotomy for headache treatment. Neurosurgical Focus FOC 36(4), E9

Goodrich J (2014) How to get in and out of the skull: from tumi to “hammer and chisel” to the Gigli saw and the osteoplastic flap. Neurosurgical Focus FOC 36(4), E6

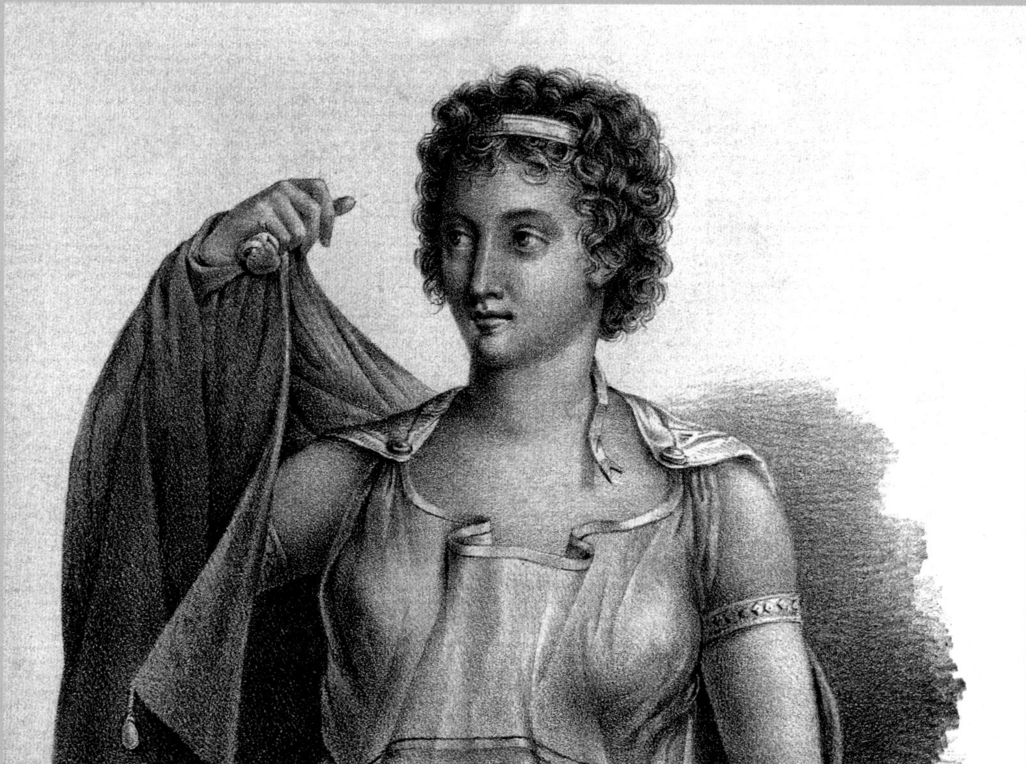
Lith. de Villain
A. Foucaud
1833.
AGNODICE.
Sage-femme Athénienne.
(Biographie des Sages-femmes célèbres.)
Die erste Ärztin der Antike

500 – 401 v. Chr.

500 v. Chr.

400 v. Chr.

300 v. Chr.

3 Ärztin „under cover“

Bereits im 5. bis 4. Jahrhundert v. Chr. hatten es Frauen mit dem Medizinstudium und dem Arztberuf nicht gerade leicht: Es war ihnen, ebenso wie den Sklaven, nicht gestattet, die Heilkunde zu erlernen und auszuüben. Nachdem sich die begabte junge Athenerin Agnodike vergeblich um eine Zulassung zum Studium bemüht hatte, ließ sie sich die Haare kurz schneiden und verkleidete sich als Mann, um bei dem alexandrinischen Arzt Herophilos Medizin und Geburtsheilkunde zu studieren. So konnte sie anschließend ungestört und erfolgreich praktizieren. Nachdem sie einmal eine Frau behandelt hatte, die wegen einer gynäkologischen Krankheit unter starken Schmerzen litt, wurde sie verklagt, weil es männlichen Ärzten verboten war, Frauen gynäkologisch zu behandeln. Es blieb ihr also nichts anderes übrig, als sich als Frau zu outen. Daraufhin wurde sie allerdings erneut verklagt, diesmal weil sie gesetzeswidrig als Frau den Arztberuf ausgeübt hatte. Durch die Intervention ihrer Patientinnen, darunter einige einflussreiche Athenerinnen, wurde das Verfahren jedoch schließlich eingestellt. Auch das Gesetz wurde geändert und Agnodike ging als erste Ärztin in die Geschichte ein. Seitdem war es in Athen freigeborenen Frauen erlaubt, Geburtshilfe und Heilkunst zu erlernen und zu praktizieren.

Der lange Weg von Ärztinnen im Verborgenen zur gendersensiblen Medizin

Christiane Groß

Wie gehe ich an die Betrachtung der Lebensgeschichte dieser mutigen Ärztin heran, die sich vor etwa 2.300 Jahren für ihre eigenen Ideale eingesetzt hat?

Ein erster Schritt führt mich zu dem Verfasser, der uns von **Agnodike** erzählt hat. *Hyginus Mythographus* lebte wahrscheinlich zur Zeit Kaisers Augustus und hat über die Geschichte dieser Ärztin berichtet (Boriaud 1997). Er greift dabei auf alte griechische mythologische Sagen zurück. *Genealogiae* und *Fabulae* heißen seine beiden Schriften über Mythen und Stammbäume der Götter. Agnodike gehört nach diesen Quellen in den Bereich der Götter oder wird zumindest gottähnlich verortet.

Nun nähere ich mich dem Namen Agnodikes und zerlege ihn, da ich keine direkte Übersetzung finden konnte, in die folgenden Teile: agnos, gnosis, agnosis, -dike, -ik, -ike. *Agnos* bedeutet in der Übersetzung aus dem Altgriechischen *unverdorben*, *keusch*, aber auch *mädchenhaft* und *rein*. *Gnosis* kennen wir bis heute aus dem Religionsumfeld und kann übersetzt werden mit *Wissen* oder *Erkenntnis* (Online-Wörterbuch 2023). Agnosis ist dann das Gegenteil, die *Unwissenheit*, die *Unkenntnis*. *Dike*, in der griechischen Mythologie die Tochter von Zeus und Themis, wird als Personifikation der Gerechtigkeit beschrieben (von Sybel 1886). Die Endungen *-ik* und *-ike* weisen als Wortbildungselemente auf feminine Substantive hin, die ein Fachgebiet, einen Sammelbegriff oder das Wesen einer Sache bezeichnen (Wiktionary 2023).

Der antike Autor, der eine Geschichte über eine Frau erzählt, die, als Mann verkleidet, als Arzt arbeitet, wird sich über den Namen dieser Figur Gedanken gemacht haben: Die Anerkennung ihres Mutes, aber auch das Entsetzen, dass solch eine Maskerade nicht aufgefallen sein soll. Tatsächlich ist es für uns heute undenkbar, dass gerade ein lehrender Arzt nicht bemerkt haben soll, dass er eine Frau, eine Studentin, vor sich hat. Der Lehrer Agnodikes, *Herophilos von Chalkedon* (um 300 v. Chr.) (Ogilvie 1986), der auch als Vater der Anatomie beschrieben wird, wollte es womöglich einfach nicht wissen. Der Begriff Agnosis scheint angebracht.

Agnodike selbst erscheint rein und unverdorben, weil sie sich ihrem Ziel als Frau verpflichtet sieht und diesem Ziel viel, wahrscheinlich ihr gesamtes Leben, unterordnet.

„Erstaunlich, daß der Mensch nur hinter seiner Maske ganz er selbst ist.“

(Edgar Allen Poe)

Sie eignet sich das **Wissen der Medizin** an, obwohl sie dieses Wissen nicht haben dürfte. Darauf scheint auch die Ambivalenz zwischen den Begriffen *agnos* und *agnosis* hinzuweisen. Wenn nun das Verbot gerade durch eine Frau umgangen wird, wird es selbst ad absurdum geführt. Die Endung des Namens Agnodike weist zudem auf Gerechtigkeit hin, die auch in dieser Geschichte zu finden ist: Agnodike wurde es nach dem Prozess weiterhin gestattet, als Ärztin zu praktizieren.

Frauen, die sich als Männer verkleiden mussten, um ihre Ziele zu erreichen, gab es immer. Sie faszinieren uns, sodass wir einen Teil dieser Geschichten auch in der Literatur finden können, wie beispielsweise in *Gustav Adolfs Page*, der Novelle von C.F. Meyer. Gründe für eine Verkleidung als Mann waren oft Kriege, die eine Frau dazu brachten, sich für die Heimat einzusetzen. Jeanne d'Arc und Eleonore Prochaska, die sogenannte Potsdamer Jeanne d'Arc, sind Beispiele. Andere Frauen wie Isabell Erhardt (*1877), die allein durch die Wüste Nordafrikas reiste, wollten Abenteuer erleben (Rothenfluh 2018). Für eine Frau alleine wäre das damals unmöglich gewesen.

Neuere Berichte gibt es auch. So wollte Nora Vincent erforschen, wie sich das Leben von Mann und Frau unterscheidet (Bessing 2006). Sie hielt die Verkleidung eineinhalb Jahre durch und hat ihre Erfahrung 2006 veröffentlicht. Dass eine Verkleidung noch notwendig sein kann, sehen wir auch an neueren Berichten. Sisa Abu Dauuh, eine Frau aus Ägypten, wurde 2015 als besondere Mutter durch den ägyptischen Staat ausgezeichnet, weil sie es schaffte, alleine ihre Familie zu ernähren. Das konnte sie aber nur, weil sie 43 Jahre lang als Arzt verkleidet gearbeitet hatte (Süddeutsche Zeitung 2015). Sie hätte – damals schwanger – nach dem frühen Tod ihres Mannes traditionell wieder heiraten sollen, hat sich aber für ein selbstbestimmtes Leben mit einem eigenen Einkommen entschieden, dies mit Energie umgesetzt und es nicht bereut.

Es ist vorstellbar, dass ein Leben in der Selbstverleugnung in Ländern wie beispielsweise Afghanistan weiterhin für Frauen notwendig ist. In Europa ist die Situation von Frauen und Männern anders. Auch Ärztinnen sind den Ärzten weitgehend gleichgestellt. In **Deutschland** sind jeweils **50% Ärztinnen und**

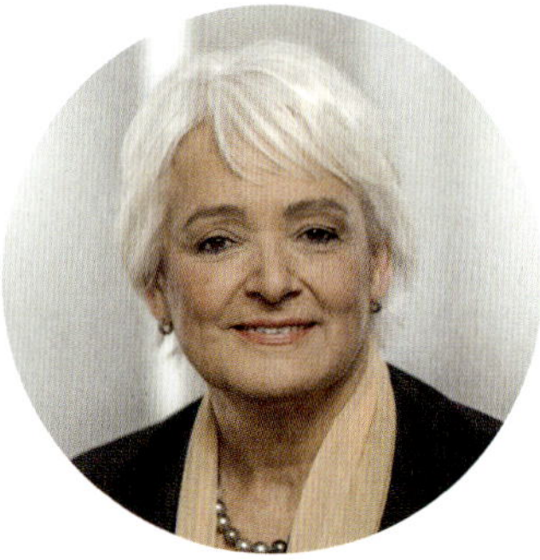

Dr.in med. Christiane Groß, M.A.

Christiane Groß ist Fachärztin für Allgemeinmedizin mit den Schwerpunkten Psychotherapie und ärztliches Qualitätsmanagement. Seit 2015 ist sie Präsidentin des Deutschen Ärztinnenbundes (DÄB) sowie seit 2005 Mitglied im Vorstand der Ärztekammer Nordrhein und seit 2020 Gründungsmitglied und Vorstandsmitglied im Verein „Spitzenfrauen Gesundheit" e.V.

Ärzte vertreten (Bundesärztekammer 2021). Vergleicht man die Hürden, die sie zu nehmen haben, mit denen von Agnodike, erkennen wir, wie weit wir es im Bemühen um **Gleichstellung** gebracht haben. Dennoch bestehen weiterhin **Defizite**. Hauptsächlich wenn es darum geht, dass Ärztinnen Führungspositionen erlangen, sind Frauen immer noch benachteiligt. Doch selbst in den chirurgischen Fächern, in denen patriarchalische Denkweisen besonders lange überdauern, wandelt sich langsam das Alltagsbild und es gibt dort mehr Ärztinnen.

Um Fortschritte zu ermöglichen, gab es immer Frauen, die mutig voran gingen. Es waren Kämpferinnen wie Agnodike oder wie Elisabeth Winterhalter, die um 1900 eine der ersten selbständigen Chirurginnen war (Görner u. Priepke 2022). Doch auch Frauen-Verbände haben ihren Anteil, darunter der Vorgängerverein des **Deutschen Ärztinnenbundes** (DÄB) von 1924 (Deutscher Ärztinnenbund 2014). Damals ging es darum, Frauen generell den Weg in den ärztlichen Beruf zu ebnen. Heute fördert der Verband die Motivation von Ärztinnen, sich um Spitzenpositionen zu bewerben. In der Kommunikation mit den Politikerinnen und Politikern fordert der DÄB Parität in Gremien und Institutionen, auch um durch den zusätzlichen weiblichen Blick, die Zielsetzung der Gesundheitsversorgung zu verbessern. Allerdings steht und fällt die Gleichberechtigung mit der **Veränderung der Rollen** von Mann und Frau in der Gesamtgesellschaft und damit einhergehend mit der **Vereinbarkeit von Familie und Beruf**.

Agnodike, eine Ärztin mit Genderblick, eine frühe Gynäkologin und Geburtshelferin hat durch ihre Arbeit auch aufmerksam gemacht, dass Frauen als Patientinnen benachteiligt waren, auch weil Ärzte alle männlich waren und Männer Frauen nicht behandeln durften. Solange gendersensible Medizin nicht flächendeckend in allen medizinischen Fächern umgesetzt wird, ist ein Teil dieser Diskriminierung immer noch Gegenwart. Dieses Buch ist ein weiterer Schritt in die richtige Richtung, hin zu Medizin für Frauen und Medizin für Männer aber auch zur Medizin von Männern und Medizin von Frauen.

Kernaussagen:

- Die Gleichwertigkeitsverneinung der Geschlechter besteht seit Beginn der Medizin. Einzelne herausragende Frauen konnten und teils können nur durch Verkleidung als Mann ihren Wunschberuf ausüben.
- Obwohl seit Jahren mehr als zwei Drittel der Medizinstudierenden weiblich sind, ist nach wie vor die oberste Führungsebene mit über 80% von Männern besetzt.
- Die Stärkung der Gendermedizin ist Voraussetzung, um Frauen und Männern durch eine gendersensible Behandlung gerecht zu werden.

Literatur

Bessing J (2006) Enthüllungen: Die Autorin Norah Vincent lebte eineinhalb Jahre als Mann verkleidet. Die Welt. URL: https://www.welt.de/print-welt/article202938/Enthuellungen-Die-Autorin-Norah-Vincent-lebte-eineinhalb-Jahre-als-Mann-verkleidet.html (abgerufen am 09.06.2023)

Boriaud JY (1997) Hygin: Fables – Les belles lettres, Paris

Bundesärztekammer (2021) Ergebnisse der Ärztestatistik zum 31.12.2021. Wenn ein leichter Zuwachs in den Mangel führt. URL: https://www.bundesaerztekammer.de/baek/ueber-uns/aerztestatistik/aerztestatistik-2021 (abgerufen am 09.06.2023)

Deutscher Ärztinnenbund e.V. (2014). Chronologie des Deutschen Ärztinnenbundes e.V. URL: https://www.aerztinnenbund.de/Chronologie.0.297.1.html (abgerufen am 09.06.2023)

Görner K, Priepke D (2022) Dr. med. Elisabeth H. Winterhalter. Eine Recherche. Dokumente und Materialien. Frauen Referat Frankfurt am Main. Online bestellbar unter: info.frauenreferat@stadt-frankfurt.de

Ogilvie MB (1986) Women in Science – Antiquity through the Nineteenth Century. A Biographical Dictionary with Annotated Bibliography. Cambridge, The Massachusetts Institute for Technology, S. 28, URL: Women in Science: Antiquity Through the Nineteenth Century: a Biographical ... – Marilyn Bailey Ogilvie – Google Books (abgerufen am 06.03.2023)

Online-Wörterbuch (2023) „Gnosis" beim Online-Wörterbuch Wortbedeutung.info. URL: Gnosis: Bedeutung, Definition > Wortbedeutung.info (abgerufen am 06.03.2023)

Rothenfluh A (2018) Frauen der Geschichte. Isabelle Eberhardt, die Schweizerin, die als Mann durch die Wüsten Nordafrikas zog. URL: https://www.watson.ch/wissen/frauen%20der%20geschichte/241121750-isabelle-eberhardt-als-mann-verkleidet-durch-die-wuesten-nordafrikas (abgerufen am 09.06.2023)

Süddeutsche Zeitung (2015) Auszeichnung durch Präsidenten: Ägypterin verkleidet sich 43 Jahre lang als Mann. 24. März 2015. URL: https://www.sueddeutsche.de/panorama/auszeichnung-durch-praesident-aegypterin-verkleidet-sich-43-jahre-lang-als-mann-1.2407626 (abgerufen am 09.06.2023)

von Sybel L (1886) Dike. In: Roscher WH (Hrsg.) Ausführliches Lexikon der griechischen und römischen Mythologue. Band V, 1, Leipzig, S. 1018–1020. URL: Ausführliches Lexikon der griechischen und römischen Mythologie: Roscher, Wilhelm Heinrich, 1845–1923: Free Download, Borrow, and Streaming: Internet Archive (abgerufen am 06.03.2023)

Wiktionary (2023) Das freie Wörterbuch, ein Wikibasiertes freies Wörterbuch. Endung -ik. URL: https://de.wiktionary.org/wiki/-ik (abgerufen am 09.06.2023)

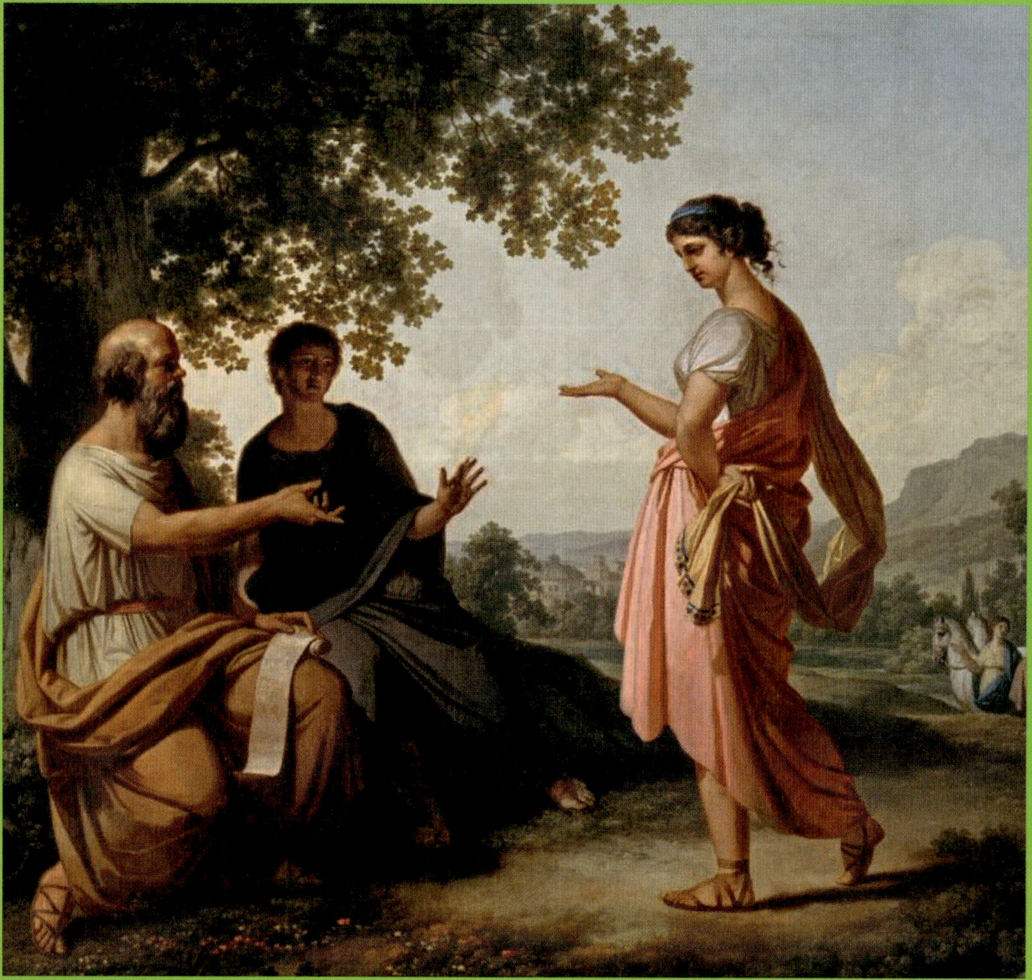
Diotima im Gespräch mit Sokrates (Gemälde von Franz Caucig)

ca. 400 v. Chr.

500 v. Chr. 400 v. Chr. 300 v. Chr.

4 Die Mutter der Psychotherapie

Ob es Diotima wirklich gegeben hat oder ob der Philosoph Sokrates (469–399 v. Chr.) sie als seine Lehrerin frei erfunden hat, ist umstritten: In Platons Dialog „Symposion" schildert er jedenfalls, was Diotima ihn über das Wesen des Eros als mächtige Triebkraft zum Zeugen im Schönen gelehrt habe: Die geistige Zeugung ist wertvoller als die körperliche, und die Schönheit der Seele herrlicher als die des Leibes. Damit hat Sokrates die Seele des Menschen in den Mittelpunkt seines Denkens und Lehrens gestellt und so die abendländische Seelenkunde begründet – und damit auch Seelenheilkunde oder Psychotherapie. Eros ist als die ausgleichende Kraft zu verstehen, die im psychotherapeutischen Prozess Widersprüche aufzulösen vermag, die allein rational nicht bewältigt werden können. Deshalb ist Diotima auch die Namensgeberin des Ehrenpreises, den die deutsche Bundespsychotherapeutenkammer alljährlich vergibt.

Diotima – Mutter der Psychotherapie und die Schönheit der Seele

Ernst Dietrich Munz

„Dann aber wird er die Schönheit in den Seelen für wertvoller halten als die im Leibe.“ Mit diesen Worten – so berichtet Sokrates im „Symposion“ des Platon – belehrte ihn die Seherin **Diotima von Matinea** über die Wirkung und Ziele des Eros.

Im „Symposion“ wird der Verlauf eines Gastmahls wiedergegeben, dessen Teilnehmer wie üblich einen Redebeitrag halten und sich darauf einigen, dass jeder „eine Lobrede auf den Eros“ halte.

Nach mehreren Vorrednern, die Eros als Gott der Liebe und den Glücklichsten unter den Göttern loben, der die Menschen als Individuen, die gesamte Gesellschaft und den Kosmos zu Streben nach gutem Handeln, der Tugend, dem Schönen und zu Unsterblichkeit führe, nimmt das Symposion eine Wende, als Sokrates das Wort ergreift. Er erklärt, er könne keine Lobrede halten, sondern *„die Wahrheit bin ich bereit zu sprechen“* (Platon 2008, 199a). Sokrates hält nun keine eigene Rede, sondern berichtet von den Ausführungen und Belehrungen der Priesterin Diotima von Matinea in einem Gespräch, das er mit ihr geführt habe.

Zunächst entsteht ein Dialog über das Wesen des Eros. Da dieser ein Begehrender sei, somit auch an Mangel leide, könne er kein Gott sein, sondern er sei ein Daimon, *„ein Mittleres zwischen sterblich und unsterblich“* (Platon 2002, S. 93), ein Vermittler zwischen den Göttern und den Menschen. Gezeugt worden sei er beim Geburtsfest der Aphrodite. Penia, die Bedürftige, war zum Betteln gekommen und habe Poros, Sohn der Metis (Klugheit) betrunken im Garten schlafen gesehen und den Plan gefasst, mit ihm ein Kind zu zeugen, sich zu ihm gelegt und Eros empfangen. Als Sohn der Penia sei Eros einerseits *„allezeit arm und bei weitem nicht so zart und schön, [...] und der Natur seiner Mutter gemäß immer der Dürftigkeit Genosse“*

„Dann aber wird er die Schönheit in den Seelen für wertvoller halten als die im Leibe."

(Sokrates in Platons „Symposion")

(Platon 2002, S. 95). Als Sohn des Poros stelle er andererseits allem Schönen und Guten nach, *„sei tapfer, draufgängerisch und energisch, [...], begierig nach Einsicht [...]"* (Platon 2002, S. 95). Ziel des Eros sei das Streben der Menschen nach Gutem und Schönem, *„dass einem das Gute für immer gehören soll"* (Platon 2002, S. 105), seine Anstrengung sei ***„die Zeugung im Schönen, sowohl nach dem Leibe als nach der Seele ... Alle Menschen möchten Frucht tragen, an Leib und Seele"*** (Platon 2002, S. 103). Wie das Leibliche sei auch die Seele in stetigem Wandel, ebenso wie unser Wissen in einem Werden und Vergehen.

Diotima nähert sich dem Höhepunkt ihrer Ausführungen (Sier 1997), äußert dabei Zweifel, ob Sokrates fähig sei, in die Mysterien des Eros eingeführt zu werden und erläutert dann: Wer auf dem richtigen Weg sei, würde ***„die Schönheit in den Seelen für wertvoller halten als die im Leibe"*** und man müsse ihn zu den Wissenschaften führen damit er sich *„auf das weite Meer des Schönen wendet und im Betrachten viele schöne und herrliche Reden und Gedanken zeugt, in ungemessener Weisheitsliebe, bis er, dort gestärkt und gefördert, dann ein einzigartiges Wissen von solcher Art zu Gesicht bekommt, das sich auf ein Schönes von folgender Art bezieht" (Platon 2002, S. 115).*

Diotima – Patronin des Ehrenpreises der Deutschen Psychotherapeutenschaft

Richter (2009) führt anlässlich der ersten Verleihung des Diotima-Ehrenpreises der Deutschen Psychotherapeutenschaft aus, dass es also Diotima war, die den jungen Sokrates dazu inspirierte, als erster Philosoph die Seele des

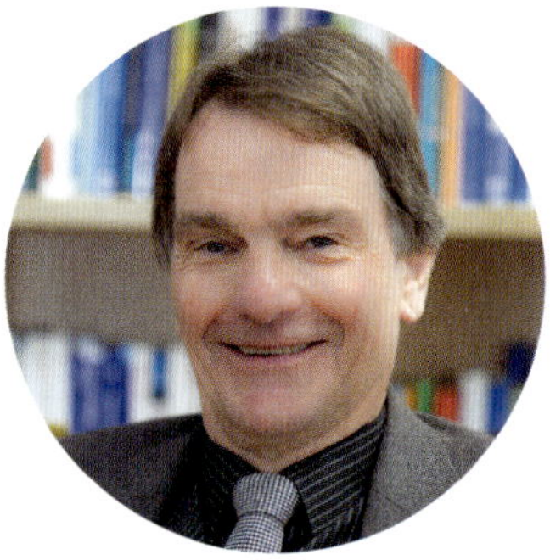

Dr. rer. nat. Ernst Dietrich Munz

Ernst Dietrich Munz arbeitete nach seiner Promotion in Physik und seinem Psychologiestudium als wissenschaftlicher Mitarbeiter in der Psychophysiologie. Danach war er als Psychoanalytiker an der Sonnenbergklinik Stuttgart tätig und ist berufspolitisch engagiert.

Menschen in den Mittelpunkt seines Denkens und Lehrens zu stellen. *„Diotima stand damals – wenn Sie so wollen – an der Wiege der Psychotherapie. Deshalb haben wir sie zur Patronin unseres Preises gewählt“* (Richter 2009).

Richter würdigt dabei auch die Bedeutung des Sokrates für die Psychotherapie, wie sie in den Dialogen der Nachwelt überliefert wurde. Sokrates wirkte mit erkennbarem Einfluss durch Diotima

> *„in erster Linie im Gespräch auf seine Mitmenschen ein. In seinem Anliegen, unkontrollierter Aggression, Gewalt und Egoismus – heute würden wir sagen mangelnder Steuerungsfähigkeit und narzisstischen Beziehungsmustern – vernunftgeleitetes, verantwortliches und selbstbeherrschtes Handeln gegenüberzustellen, erwies er sich als der erste große ‚Psychotherapeut'. Die ‚sokratische Psychotherapie' besteht in einem prüfenden Fragen und Konfrontieren, was zunächst Staunen, Verunsicherung und Verwirrung bewirkt, dann aber zu einem kritischen Überdenken alter und möglicherweise falscher Positionen – heute würden wir sagen Kognitionen und Beziehungsmuster – führt. Dies wiederum ist die Voraussetzung zur Entwicklung eigener neuer Betrachtungsweisen, die Sokrates in einer Art dialogischen Geburtsaktes ans Tageslicht zu befördern hilft. Sokrates sah dabei bereits, dass sein Therapieverfahren für den Einzelnen eine schmerzliche, aber heilsame Erfahrung sein kann.“* (Richter 2009)

Kernaussagen:

- Die Seele des Menschen wird in den Mittelpunkt des Denkens und Lehrens Sokrates gestellt. Sie ist das Grundgerüst zum Aufbau einer guten Arzt-Patient-Beziehung.
- *„Die Schönheit in den Seelen ist wertvoller […] als die im Leibe"* – Therapeut:innen sollten die Schönheit in den Seelen der Patient:innen entdecken und stärken.
- Wie das Leibliche ist auch die Seele in stetigem Wandel, ebenso wie unser Wissen in einem Werden und Vergehen.

Man kann nur noch hinzufügen, dass Sokrates ganz im Sinne von Diotima hierbei an der seelischen Entwicklung hin zur Schönheit mitwirkt. Werthmann (2009) ergänzt, dass es der psychotherapeutische Eros sei, der die therapeutische Beziehung von Alltagsbeziehungen unterscheide und es sich lohne, den psychotherapeutischen Eros in uns Psychotherapeut:innen zu pflegen (Werthmann 2009). Schönheit in den Seelen der Patient:innen zu entdecken und die Behandlung an den Bedürfnissen der Patient:innen auszurichten, gilt es bei Reformen in der medizinischen und psychotherapeutischen Ausbildung zu erreichen.

Literatur

Platon (2002) Symposion, Übers. von R. Rufener. Artemis und Winkler, Düsseldorf, Zürich

Platon (2008) Symposion, Übers. und Hrsg.: Paulsen T, Rehn R. Reclam, Stuttgart

Richter R (2009) Begrüßung – 1. Preisverleihung des „Diotima-Ehrenpreises der deutschen Psychotherapeutenschaft. URL: https://www.bptk.de/wp-content/uploads/2019/01/20090518_begruessungsrede_prof.richter_diotima-ehrenpreis_ptj.pdf (abgerufen am 09.06.2023)

Sier K (1997) Die Rede der Diotima, Untersuchungen zum platonischen Symposion. Teubner Verlag, Stuttgart/Leipzig

Werthmann V (2009) Dankesrede zur Verleihung des Diotima Ehrenpreises der Deutschen Psychotherapeutenschaft. URL: https://www.bptk.de/wp-content/uploads/2019/01/20090518_dankesrede_werthmannn_diotima-ehrenpreis_ptj.pdf (abgerufen am 09.06.2023)

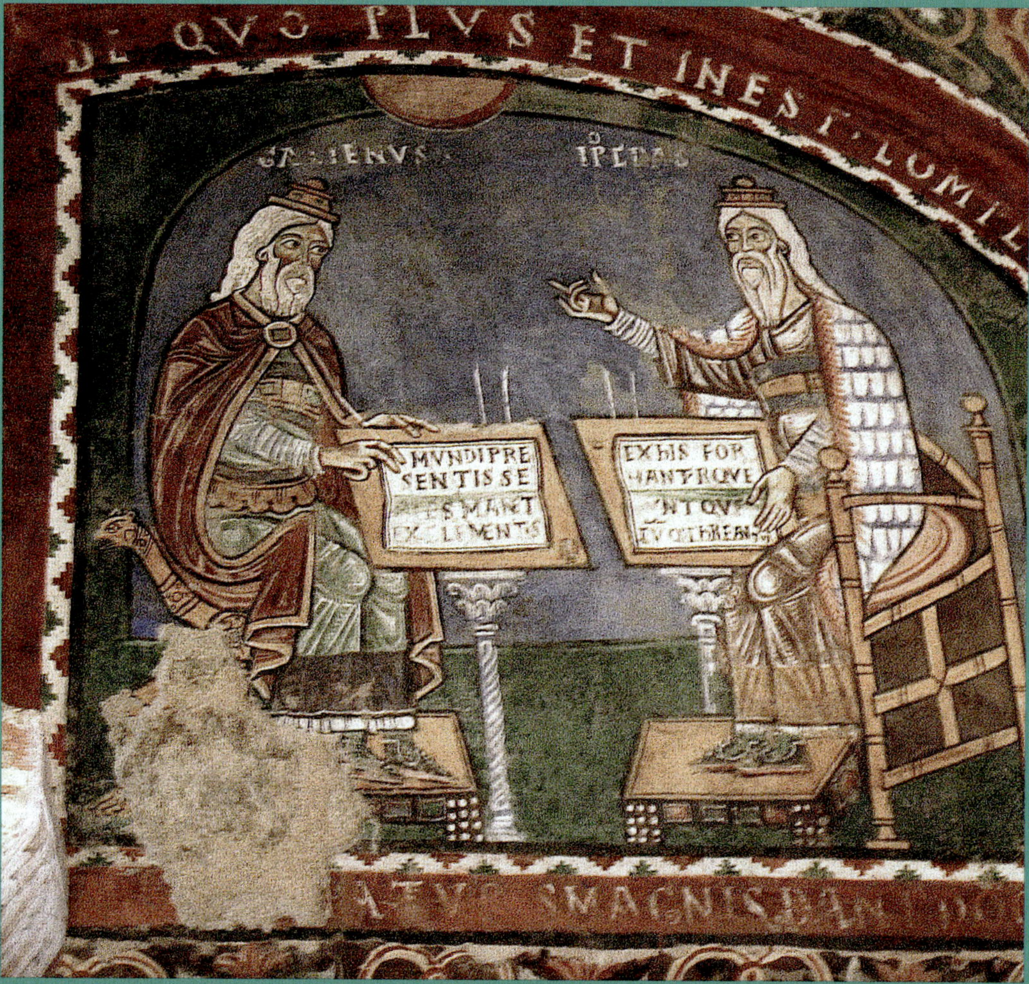

Galen und Hippokrates

ca. 460–370 v. Chr.

500 v. Chr.   400 v. Chr.   300 v. Chr.

5 Vater der Medizin – Hippokrates von Kos

Hippokrates (460–370 v. Chr.) gilt als berühmtester Arzt des Altertums. Er betrachtete die Medizin als eine eigenständige Wissenschaft und gründete die Ärzteschule von Kos. Sie lehrte die Theorie der vier Körpersäfte: Blut, Schleim, gelbe und schwarze Galle. Nach dieser Humoralpathologie waren Krankheiten ein Ungleichgewicht zwischen den Körperflüssigkeiten. Nicht die Krankheit sollte behandelt werden, sondern der ganze Mensch, dessen natürliche Heilungskräfte durch Diät, Umstellung der Lebensweise und pflanzliche Drogen angeregt werden sollten. Dazu kamen die damals bekannten Mittel der Chirurgie. Wichtiger Teil der Behandlung war die Anamnese, bei der auch die Lebensumstände der Patientinnen und Patienten, ihre Konstitution und ihr Beruf erfasst wurden. Hippokrates verkörpert das Leitbild idealer Ärztinnen und Ärzte, die wissenschaftliches Denken mit ärztlicher Erfahrung und hohem menschlichen Ethos verbinden. Dieses Leitbild findet sich im Hippokratischen Eid wieder, in der ersten Formulierung einer ärztlichen Ethik.

Hippokrates – Wissenschaft und Ethik

Susanne Weinbrenner

Zur Person

Hippokrates von Kos lebte von 460 v. Chr. (Astypalaia auf der Insel Kos) bis 370 v. Chr. (Larisa Thessalien). Er entstammte einer traditionellen griechischen Arztfamilie aus dem Geschlecht der Asklepiaden, die ihre Abstimmung auf den Heilgott Asklepios zurückführten. Wie es in Arztfamilien üblich war, wurde Hippokrates zunächst von seinem Vater ausgebildet. Danach vervollkommnete er seine Ausbildung bei anderen Ärzten aber auch bei Philosophen und Rhetorikern wie Herodikos und Demokrit. Diese geistige Schulung hat wahrscheinlich zu seinem **rationalen** und **systematischen Zugang zur Medizin** einen erheblichen Beitrag geleistet. Hippokrates war nach seiner Ausbildung viele Jahre in Griechenland und Kleinasien als Wanderarzt tätig, bevor er auf seine Heimatinsel Kos zurückkehrte. Hier gründete er eine Arztschule und eine Klinik – das Asklepeion.

Hippokrates war schon zu seiner Zeit ein sehr berühmter und hoch geehrter Arzt und ist auch heute noch selbst Laien vor allem durch den Hippokratischen Eid bekannt.

Neues Krankheitsverständnis

Vor Hippokrates wurde im antiken Griechenland **Tempelmedizin** praktiziert. Krankheiten galten vor allem als durch Götter oder Dämonen verursacht und entsprechend bestand ihre Behandlung im Wesentlichen aus Götterbeschwörungen und rituellen Handlungen der Priester. Die Kranken wurden in den Tempel gebracht, dort sollte Asklepios die Krankheit im Schlaf von ihnen nehmen. Da Erkrankungen als von externen, höheren Mächten verursacht galten, konnte ihnen auch durch den Betroffenen wenig entgegengesetzt werden.

Das größte Verdienst, das Hippokrates aus heutiger Sicht im Hinblick auf das Praktizieren

„Wer stark, gesund und jung bleiben will, sei mäßig, übe den Körper, atme reine Luft und heile sein Weh eher durch Fasten als durch Medikamente."

(Hippokrates von Kos)

von Medizin zuzurechnen ist, besteht darin, eine ganzheitliche, systematische und auf Fakten basierende Herangehensweise an Gesundheit und Krankheit – und damit einen **wissenschaftlichen Umgang** der Medizin, mit ihren Fragestellungen begründet zu haben.

Medizin wird Wissenschaft

Hippokrates betrachtete Erkrankungen als eine **Unausgewogenheit** der **im Körper** der Betroffenen wirkenden Kräfte und der Umwelt, die es wieder auszugleichen gilt. Dazu entwickelte er die **Vier-Säfte-Lehre** (Humoralpathologie) weiter, nach deren Verständnis ein Ungleichgewicht der vier Säfte Blut, Schleim, gelbe und schwarze Galle für Erkrankungen verantwortlich war. Wesentliche Einflüsse sah er darüber hinaus in der **Lebensweise der Menschen** und in der **Umwelt**, das heißt beispielsweise im direkten Lebensumfeld der Patient:innen, in ihrer beruflichen Tätigkeit oder auch in klimatischen Bedingungen.

Systematisches Vorgehen

Im Umgang mit Erkrankten entwickelte Hippokrates eine **systematische Herangehensweise**. Indem er die erkrankten Menschen sorgfältig beobachtete, deren Symptome und Krankheitsverläufe über die Zeit verfolgte, gelang es ihm Krankheiten besser zu verstehen, ihre Entwicklung zu prognostizieren und Hinweise zu ihrer Verhütung und Therapie zu geben. Großen Wert legte Hippokrates auf die **sorgfältige Befragung** der Kranken (Anamnese), die **Krankenbeobachtung** und die **Prognose**. Durch die geschilderte Herangehensweise konnte er überdurchschnittliche Erfolge vorweisen, was seinen hervorragenden Ruf begründet hat.

Darüber hinaus war Hippokrates auch ein großer Verfechter einer gesunden Lebensweise,

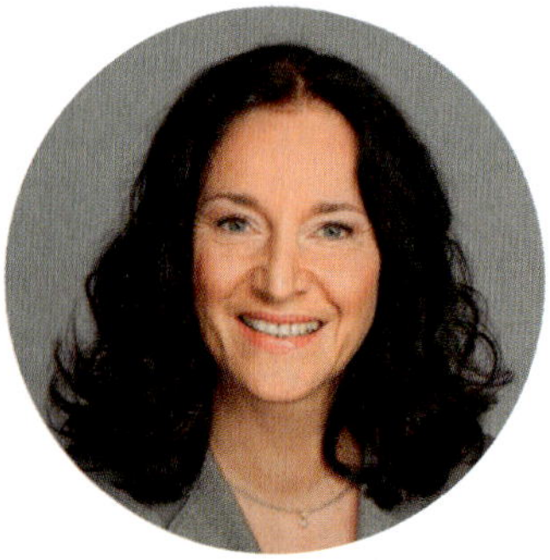

Dr.^in med. Susanne Weinbrenner, MPH

Susanne Weinbrenner ist Fachärztin für Anästhesie und absolvierte ihren Magister in „Public Health" in 2003. Seit 2012 ist sie Leiterin der Abteilung Prävention, Rehabilitation und Sozialmedizin und leitende Ärztin der Deutschen Rentenversicherung Bund.

also der **Gesundheitsförderung** und **Prävention**. Teile seiner Schule umfassten als zentrale Elemente eine breit gefächerte Diaetetik im Sinne einer ganzheitlichen positiven Lebensführung. Hippokrates befasste sich nicht nur mit Anforderungen an die Ernährung, sondern auch mit der Notwendigkeit von ausreichend Bewegung, Schlaf und empfahl eine maßvolle Lebensweise zu praktizieren. Niedergelegt sind diese zum Teil durchaus polemischen Schriften im sogenannten Corpus Hippokratikum, das 60–70 Texte umfasst. Vor allem die Teile, die zu Lebzeiten Hippokrates' entstanden sind, können nach historischer Forschung als seine authentische Lehrmeinung betrachtet werden.

Ganzheitliche Betrachtung des Menschen

Für Hippokrates war eine ganzheitliche Betrachtung des Menschen selbstverständlich – **Körper**, **Geist** und **Seele** bildeten für ihn eine **Einheit**. So soll er beispielsweise die vermeintliche Schwindsucht des Makedonier-Königs Perdikkas geheilt haben, indem er ihm seine unbewusste Verliebtheit in eine Nebenfrau seines verstorbenen Vaters verdeutlichte.

Hippokrates betrachtete Erkrankungen als im Menschen selbst und in seiner Umwelt bedingt. Insofern hatte er ein Krankheitsverständnis, das dem **bio-psycho-sozialen Modell**, das im Bereich der Rehabilitation breite Anwendung findet, entspricht. Das Asklepion, die Klinik Hippokrates' auf der Insel Kos, soll auch diesem Ansatz gefolgt sein, allerdings ist das historisch nicht gesichert. Hippokrates sah in jedem Menschen einen **Teil des Kosmos**, der von Wetter, Wind, Wasser, Nahrung und geografischen Gegebenheiten beeinflusst wird. Neben den inneren Bedingungen (Ungleichgewicht der Säfte), liegen hierin für Hippokrates die wichtigsten Ursachen der Krankheiten, welche aber stets natürlichen Ursprungs sind.

Kernaussagen:

- Hippokrates etablierte eine ganzheitliche, systematische und auf Fakten basierende Herangehensweise an Gesundheit und Krankheit und hat auf diese Weise die wissenschaftliche Fundierung der Medizin begründet.
- Sein Krankheitsverständnis war ganzheitlich und umfasste neben der Betrachtung des Menschen selbst immer auch seine Umwelt, damit kann man ihn als den ersten Vertreter des bio-psycho-sozialen Krankheitsmodells bezeichnen.
- Durch die ärztlichen Verhaltensregeln stellt er das Wohl der Patient:innen immer an die erste Stelle.

Besonders wird dies in seiner Schrift über die heilige Krankheit – die Epilepsie – deutlich, in der er darlegt, dass die Epilepsie nicht von Göttern gesandt ist und sich insofern nicht von anderen Erkrankungen unterschiedet, sondern genauso wie diese, durch ein Ungleichgewicht der Kräfte im Menschen selbst und der Umwelt verursacht wird.

Der Hippokratische Eid

Ein weiterer aus heutiger Sicht zentraler Bereich des Corpus Hippokratikum ist der Hippokratische Eid. Hippokrates gibt hier für den ärztlichen Stand konkrete **Verhaltensregeln**, die zum Teil heute noch Bestand haben, wie beispielsweise die ärztliche Schweigepflicht oder die Verpflichtung nicht zu schaden (**primum nihil nocere**). Historisch betrachtet hatte der Eid vor allem zwei Funktionen. Nach innen, um **innerhalb der Ärzteschaft** einen Verhaltenscodex zu etablieren, was zunehmend notwendig wurde, da nicht mehr allein Ärzte, die Ärztefamilien entstammten, zu Ärzten ausgebildet wurden. Nach **außen**, in dem Sinne, dass sich der **ärztliche Stand** damit von den „Quacksalbern" absetzen wollte. Somit ist der zweite wichtige Verdienst Hippokrates', neben der Entwicklung einer wissenschaftlichen Herangehensweise an die Medizin, einen Verhaltenscodex für Ärztinnen und Ärzte etabliert zu haben.

Literatur

Diller H (1994, Übersetzer) Hippokrates. Ausgewählte Schriften. 357, Reclams Universal Bibliothek Nr. 9319. Philip Reclam junior, Stuttgart

Flashar H (2016) Hippokrates Meister der Heilkunst. 297, C.H. Beck Verlag, München

Wesiack W (1974) Grundzüge der psychosomatischen Medizin. 155, Beck Verlag, München

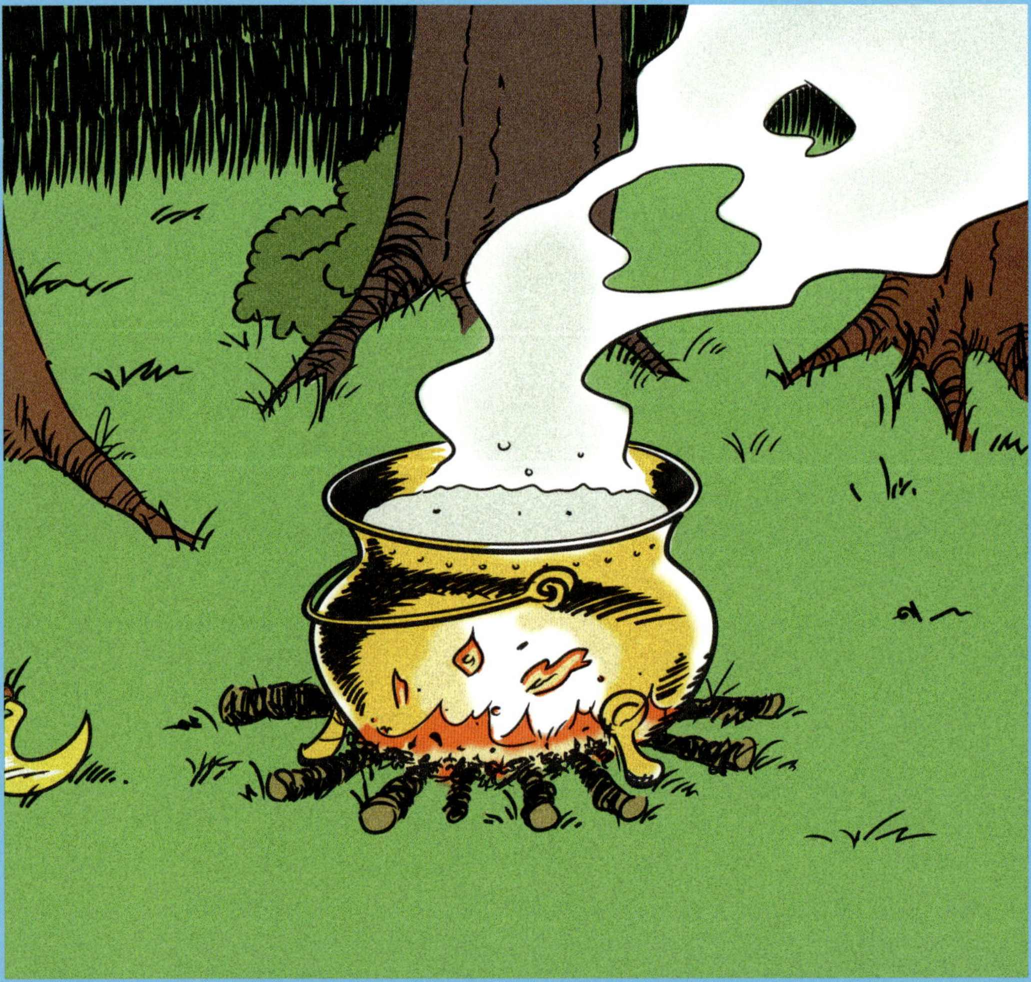

Ein legendärer Zaubertrank

ca. 50 v. Chr.

100 v. Chr. 50 v. Chr. 0

6 Ein magisches Nahrungsergänzungsmittel der Antike

Erst ab 1959 konnte die medizinische Science Community von einem Angehörigen der Heilberufe erfahren, dessen Wirken auf die Jahre um 50 v. Chr. datiert werden muss. Zu verdanken ist dies zwei Franzosen, die in mehreren illustrierten Bänden über einen revolutionären Ansatz zur Prävention publizierten. Dieser Heiler gilt als Erfinder einer stärkenden Mixtur, deren Komposition seinen Zeitgenossen eine überwältigende Resilienz verlieh. Das führte in der damaligen Zeit zu erheblichen politischen Konsequenzen, denn die Konsumenten der oral zu verabreichenden Essenz waren in der Lage, den Truppen des imperialen Roms massiven Widerstand zu leisten. Es wird berichtet, dass einer von ihnen als Baby in den Trog gefallen war, in dem der Trank zubereitet wurde und sich seither einer lebenslangen Potenzierung seiner Körperkräfte erfreuen konnte.

Der Name des Erfinders des damaligen Nahrungsergänzungsmittels ist durch die beiden Franzosen Albert Uderzo (1927–2020) und René Goscinny (1926–1977) ebenfalls überliefert: Es handelte sich um Miraculix, seines Zeichens Druide in Kleinbonum/Gallien.

Wie sein Name schon sagt, war der Druide Miraculix (miraculum, n., lat.: das Wunder) in dem gallischen Dorf Kleinbonum für Wunder zuständig. Niemand hätte dort bezweifelt, dass sein Zaubertrank wundersame magische Kräfte verlieh, die den Römern das Fürchten lehrten. Und wer als Kind in den Zaubertrank hineingefallen war, hatte die Magie eben als Depotpräparat bekommen.

Können Worte Medizin sein?

Eckart von Hirschhausen

Die Wissenschaft hat die Magie aus der Medizin vertrieben. Aber nicht aus uns Menschen.

Dazu eine kleine Geschichte. Wenn ich als Kind hingefallen war, tröstete mich meine Mutter. Sie pustete und sprach die magischen Worte: „Schau mal, Eckart, da fliegt das Aua durchs Fenster!“ Ich habe das Aua fliegen sehen. Sogar durch geschlossene Fenster. Mein ganzes Medizinstudium habe ich darauf gewartet, dass mir mal so ein gelehrter Professor erklärt, warum „Aua“ fliegen kann. Denn ich wusste ja seit meinem vierten Lebensjahr, dass es geht. Diese Phänomene kommen aber in der langen und teuren Ausbildung mit keiner Silbe vor. Und je länger ich darüber nachdenke, desto beschränkter finde ich das. Ich bin heilfroh über alles, was es heute an Wissen und Möglichkeiten gibt, von der Schmerztablette bis zur Palliativmedizin. Aber manchmal braucht es nur jemanden, der dich einfach in den Arm nimmt und pustet!

Und selbst wenn ich als erwachsener Mensch irgendwann so aufgeklärt, so abgeklärt, so zynisch geworden bin, dass ich an die Flugfähigkeit von Schmerz nicht mehr glauben kann oder mag ... Kurz überlegt: Es wäre dem Kind gegenüber immer noch eine unterlassene Hilfeleistung, aus Klugscheißerei NICHT zu Pusten!

Wenn die moderne Placeboforschung bestätigt, dass die Wirkung eines Medikamentes je nach Einsatzgebiet bis zu 30% von der Erwartung an die Wirkung abhängt, warum lernen wir dann so viel über Biochemie und so wenig über **Empathie**? Sollten wir nicht ebenso viel Wert in der Ausbildung auf die Persönlichkeitsbildung legen wie in die Tiefen der Pharmakologie? Das Wort „Person“ kommt von personare, dem Durchklingen des Menschen hinter einer Maske im griechischen Theater. In England heißt der OP nicht umsonst „operating theatre“. Und wenn man sieht, mit welcher magischen Ernsthaftigkeit drei Mal mit großer Geste die Hautdesinfektion vorgenommen wird, um die Gottheiten der nosokomialen Infektion zu beschwören, ahnt man, dass unsere Wurzeln bis heute auch schamanistische sind.

„Lachen ist die beste Medizin – merkwürdig, daß es immer noch nicht verschreibungs- und zuzahlungspflichtig ist!“

(Detlef Fleischhammel)

Medizinstudierende und auch „fertige“ Ärztinnen und Ärzte kommen mir oft in der Interaktion so vor, als spürten sie, Teil eines großen Dramas zu sein, aber keiner hat ihnen den Text verraten. Deshalb unterstütze ich das Anliegen dieses Buches so sehr, die Ausbildung zu erweitern um genau diese interaktiven Elemente, die – wenn sie fehlen – Menschen mit den Füßen abstimmen lassen. Und in die Arme treiben von vielen Anbietern der Alternativmedizin, die mehr verstehen von den menschlichen Grundbedürfnissen nach gehört, berührt und angenommen werden. Da ich von Kind auf an mich mit Zauberkunst und Kabarett beschäftigt habe, schärfte sich mein Blick für diese unterschätzte Dimension der Heilkunst.

Ein echtes **Aha-Erlebnis** hatte ich in einer Kinder- und Jugendpsychiatrie in München. Vor über 20 Jahren hatte ich die Gelegenheit, mein damaliges Hobby, die **Zauberei**, in der Fernsehshow „Geld oder Liebe“ vorstellen zu können. Damals arbeitete ich noch an der Uniklinik in der Kinderneurologie. Da ich vor laufender Kamera gesagt hatte, dass ich gern Medizin und Humor verbinden würde, wurde ich eingeladen, mit meiner Zaubershow eine kleine Tour durch Kinderkrankenhäuser zu machen. Und bei einer dieser Shows passierte es. Alle Kinder und Jugendlichen kamen in der Turnhalle zusammen. Ich führte durch mein Programm, bei dem die Kinder mitmachen, pusten, lachen und laut zählen durften. Nach der Show kam ein Arzt auf mich zu und sagte, er müsse mir erzählen, was er beobachtet hatte: *„In der ersten Reihe saß ein Junge, ich weiß nicht, ob er Ihnen aufgefallen ist. Der ist hier seit Wochen stationär, weil er mit keinem Menschen spricht. Er ist verstummt.“* Diese Störung nennt sich Mutismus: obwohl neurologisch alles intakt ist, hören die Betroffenen aus innerer Not auf zu kommunizieren, entweder komplett oder selektiv. Der Arzt sagte mir: *„Ich habe den Jungen beobachtet. Er hat in Ihrer Show seine Störung vergessen! Er hat einfach so mit allen anderen gelacht, Quatsch gemacht und erzählt.“* In diesem Moment war ich kurz sprachlos. Dann wurde mir klar: Nicht ich habe den

Kernaussagen:

- Wunder wirken Wunder. Die Kraft des Staunens, des Erwartens, des Wunderns löst wundersame Dinge in uns aus, in alle Richtungen. Diese Kräfte nicht ernst zu nehmen, sie nicht näher zu untersuchen und sie vor allem nicht systematisch positiv für die Gesundheit zu nutzen, war ein großes Versäumnis der akademischen Medizin der letzten 100 Jahre.
- Wir können mehr Magie und Wissenschaft wagen, das muss kein Widerspruch sein. Humor ist ein wunderbarer Gradmesser für die Qualität einer Arzt-Patienten-Beziehung, ist Schutz vor Burnout und Depression und kann trainiert werden – kein Witz!
- Magische Wünsche an die Studierenden finden Sie auch im Beitrag „Wünsche für die Mediziner:innen von morgen".

Jungen geheilt, sondern die Gruppe. Ich habe vielleicht ein Umfeld geschaffen, aber das **Miteinander war das eigentlich Wirksame**. Die Ansteckungskraft von **positiven Gefühlen**, von **Kunst**, von **Verzauberung**, von **Staunen** und **Lachen**. Wo drei oder mehr versammelt sind, passiert mehr als im Eins-zu-eins-Kontakt. Wir können uns in Krankheiten hineinsteigern – und wieder heraus.

Das war die Geburtsstunde meiner ersten Stiftung HUMOR HILFT HEILEN – abgekürzt HHH. Unsere Mission ist es, positive Momente der Begegnung und des gemeinsamen Lachens ins Gesundheitswesen zu bringen. Dafür schicken wir speziell ausgebildete Clowns auf Kinderstationen, in Altersheime, finanzieren Musiktherapie für die Frühgeborenen genauso wie Besuche in der Palliativmedizin. Den Menschen von der Geburt bis zum Sterben als ein Wesen mit dem Wunsch nach Begegnung und „Verzauberung" ernst zu nehmen, ist bis heute kaum Gegenstand der Ausbildung. Ein Schwerpunkt der Arbeit von HHH sind seit 10 Jahren Workshops für Pflegekräfte, und Module für die Pflegeschulen. Die Rückmeldungen und die Evaluation sind fantastisch. Medizinstudierende tun sich in der Mehrheit immer noch schwer, weil diese Inhalte nicht „prüfungsrelevant" sind. Sie verpassen damit aber einen der schönsten Anteile unserer Kunst – die Selbstwirksamkeit durch uns selbst, wenn wir über uns, und unseren Verstand hinauswachsen.

Vor über 1.600 Jahren sagte der Kirchenvater Augustinus: *„Wunder geschehen nicht im Widerspruch zur Natur, sondern nur im Widerspruch zu dem, was uns über die Natur bekannt ist."* Und auch wenn wir heute entscheidend mehr über die Natur wissen als damals, würde ich diesen Satz immer noch so unterschreiben.

I

Wünsche für die Mediziner:innen von morgen

Eckart von Hirschhausen

1. Erinnert euch wofür ihr mal gestartet seid! Am besten schreibt ihr einmal auf, was Euch wichtig ist, warum ihr Medizin studieren wollt, und was ihr anders machen wollt. In jedem Semester schaut ihr einmal auf den Zettel und checkt, ob ihr auf der richtigen Spur seid. Morgens in den Spiegel schauen hilft auch!
2. Ihr seid das Medikament! Die Wirkung von jedem Schmerzmittel hängt zu 35% davon ab, mit welchen Worten, welcher Haltung und welcher Zuwendung ihr es verabreicht. Entwickelt eure Persönlichkeit. Per-Son ist, wer sich durch die Maske zu erkennen gibt. Ihr spielt eine große Rolle im Leben von anderen Menschen – spielt sie gut!
3. Lernt von den Besten. Wer sind eure Vorbilder? Welcher Arzt, Lehrer, Pflegekraft, Erzieher hat euch schon als Kind beeindruckt und geprägt? Packt eine Schatzkiste von guten Beispielen und persönlichen Geschichten. Medizin lernt man aus Büchern. Heilkunst vermittelt sich wie jede Kunst durch die Meister des Fachs, die ihre Kunst intuitiv vorleben, vermitteln, und mit anderen teilen. Schaut euch die an, geht zu guten Vorlesungen, Forschern, Praktikern, famuliert über die ganze Welt und surft im Netz nach inspirierenden Vertretern wie zum Beispiel dem Chirurgen Atul Gawande, dem Kardiologen und Friedensnobelpreisträger Bernard Lown, oder dem Placebo-Forscher Ted Kaptchuk. Lest bewegende Biografien über Helden wie Florence Nightingale, eine Begründerin der modernen Krankenpflege, oder schaut euch die besten Youtube Vorträge an wie bei Maylab, Kurzgesagt, oder die TED-Talks. Und langfristig: Werdet selber zu einem guten Vorbild für andere ;-)

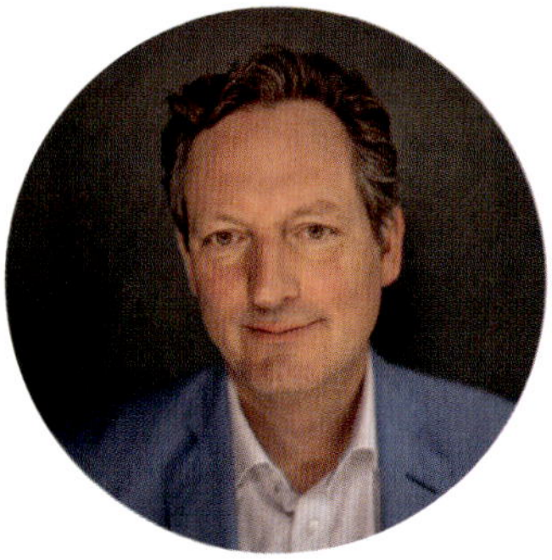

Dr. Eckart von Hirschhausen

Eckart von Hirschhausen ist Arzt, Wissenschaftsjournalist und Gründer der Stiftungen „Gesunde Erde – Gesunde Menschen“ und „Humor hilft heilen“. Er studierte Medizin und Wissenschaftsjournalismus und ist Honorarprofessor für Klimawandel und Gesundheit in Marburg sowie Ehrenmitglied der Fakultät der Charité. Das Land Nordrhein-Westfalen hat ihn in den Nachhaltigkeitsbeirat berufen.

4. Pflegt Freundschaften! Macht einen roten Kringel im Adressbuch um die Menschen, mit denen ihr lachen, weinen und schweigen könnt. Das sind eure größten Schätze – gerade wenn sie nichts mit Medizin zu tun haben. Pflegt eure Hobbys und Macken! Engagiert euch sozial, denn dabei lernt ihr euch besser kennen, baut neue Fähigkeiten auf und lernt viel über Menschen. All das ist bestes Training um zu verstehen, wie andere ticken, was sie brauchen und was Medizin kann und was sie nicht kann.
5. Wenn ihr nicht mehr könnt, holt euch Hilfe. Leistungsdruck macht krank. Sucht, Suizid und Depression prallen nicht am weißen Kittel ab, im Gegenteil sind helfende Berufe traditionell schlecht darin, sich selber pfleglich zu behandeln. Ihr müsst gut für euch sorgen, wenn ihr für andere sorgen wollt.
6. Ihr macht schon als Studenten einen Unterschied. Macht Fehler! Und redet darüber. Traut euch Dinge anzusprechen. Ihr seid noch wacher als viele, die schon betriebsblind oder zynisch geworden sind. Macht den Mund auf, wenn etwas schiefgeht. Besser schon vorher. Setzt euch zu Patienten ans Bett, die in Not sind. Haltet ihre Hand. Ein paar Minuten Zuwendung können für einen anderen Menschen lebensrettend sein.
7. Begegnet und berührt Menschen so, wie es ihnen gut tut. Bevor ihr los redet, schaut Menschen einmal ins Gesicht. Und bevor ihr jemandem in die Armbeuge stecht, fühlt mal die Hand und den Puls. Klingt komisch, ist aber nicht selbstverständlich. Durch achtsamen Blick- und Körperkontakt könnt ihr viel Vertrauen aufbauen.
8. Fächer, die einen im Studium lästig und überflüssig vorkommen, sind wichtig: Psychologie, Soziologie, Statistik, Public Health und vor allem Kommunikation. Die größten Herausforderungen sind nicht auf der Rezeptor-Ebene, sondern auf der gesellschaftlichen! Soziale Ungerechtigkeit macht krank und Unglück können wir uns nicht länger leisten. Die großen Themen der Gegenwart und Zukunft sind seelische Gesundheit, Altersmedizin, Prävention von Hochdruck, Fettleibigkeit, Depression und Demenz. Es ist naiv zu glauben, dass es dafür jemals einen Schalter oder eine Pille geben kann. Gesundheit findet im Alltag statt, wo Wissen zu Verhalten wird. Und zu Lebensfreude.
9. Die Zukunft der Medizin ist patienten- und prozessorientiert, präventiv, weiblich und kommunikativ. Die Ausbildung bevorzugt nach wie vor oft Einzelkämpfer, Spezialistentum und Ellenbogen. Gute Ideen setzen sich nicht nur durch, weil sie gut sind. Sondern weil die Gegner aussterben. Haltet durch!
10. Pflegt die Pflege! Lernt von fitten Stationsleitungen und gebt Anerkennung und Wertschätzung, wo ihr könnt. Ohne Pflegekräfte wird nichts von euren schlauen

Verordnungen beim Patienten landen. Feiert gemeinsame Erfolge! Macht Fotos von Patienten, denen ihr helfen konntet, so wie die Kinderfotos auf der Neonatologie einem mit einem Blick sagen, dass es sich lohnt zu kämpfen, so könnte es auf jeder Station Fotos, Postkarten und Bilder geben, die einen daran erinnern, wie oft wir helfen können.

11. Der Tod ist nicht euer Feind. Menschen sind sterblich, und das ist gut so. Ein Leben ohne Ende wäre sterbenslangweilig. Nur durch die Endlichkeit bekommt jeder Moment seinen unwiederbringlichen Wert. In existenziellen Momenten steht die Zeit still. Lernt loszulassen und da zu sein, ohne etwas tun zu müssen. The Art of Medicine is to do as much Nothing as possible (House of God).
12. Humor beginnt da, wo der Spaß aufhört. Humor ist nichts Oberflächliches, sondern das tiefe Verständnis davon, dass Dinge manchmal nicht zu ändern sind, das Leben gleichzeitig schön und schrecklich sein kann, und dass wir aus Staub kommen und zu Staub werden und dazwischen versuchen, viel Staub aufzuwirbeln. Habt eine rote Nase dabei, verschenkt wo ihr könnt ein Lächeln, und wo es passt eine Umarmung. Steckt andere an.

Und der wichtigste neue Punkt:

13. Denkt über die individuelle Medizin hinaus. Die größte Gesundheitsgefahr im 21. Jahrhundert ist die Klimakrise mit all ihren Auswirkungen. Und wir werden sie nicht mit einer Pille oder Operation lösen, sondern nur mit wirksamen Maßnahmen in Public Health und Politik. Das ist neu, denn Naturgesetze sind nicht verhandelbar. Gesunde Menschen gibt es nur auf einer gesunden Erde. Dazu gibt es eine extra Vorlesung im Rahmen der Ringvorlesung „Klimakrise und Gesundheit“ (Stiftung Gesunde Erde Gesunde Menschen GmbH).

Literatur

Gesunde Erde Gesunde Menschen. Eine Vorlesung von Eckart von Hirschhausen. URL: https://www.bing.com/videos/search?q=vorlesung+eckart+von+hirschhausen+youtube&docid=608047093376643098&mid=3202A8E46F05CD49185832028E46F05CD491858&view=detail&FORM=VIRE (abgerufen am 15.06.2023)

Plentary Health Academy. URL: https://planetary-health-academy.de (abgerufen am 15.06.2023)

Stiftung Gesunde Erde Gesunde Menschen GmbH. URL: https://stiftung-gegm.de (abgerufen am 15.06.2023)

Stiftung Gesunde Erde Gesunde Menschen GmbH (2021) Ringvorlesung „Klimakrise und Gesundheit“. Ringvorlesung an der Philips-Universität Marburg. URL: https://stiftung-gegm.de/ringvorlesung-klimakrise-und-gesundheit-gestartet/ (abgerufen am 15.06.2023)

von Hirschhausen E (2016) Wunder wirken Wunder – Wie Medizin und Magie uns heilen. Rowohlt Verlag, Reibeck bei Hamburg

von Hirschhausen E (2021) „Mensch Erde-wir könnten es so schön haben“ DTV Verlag, München

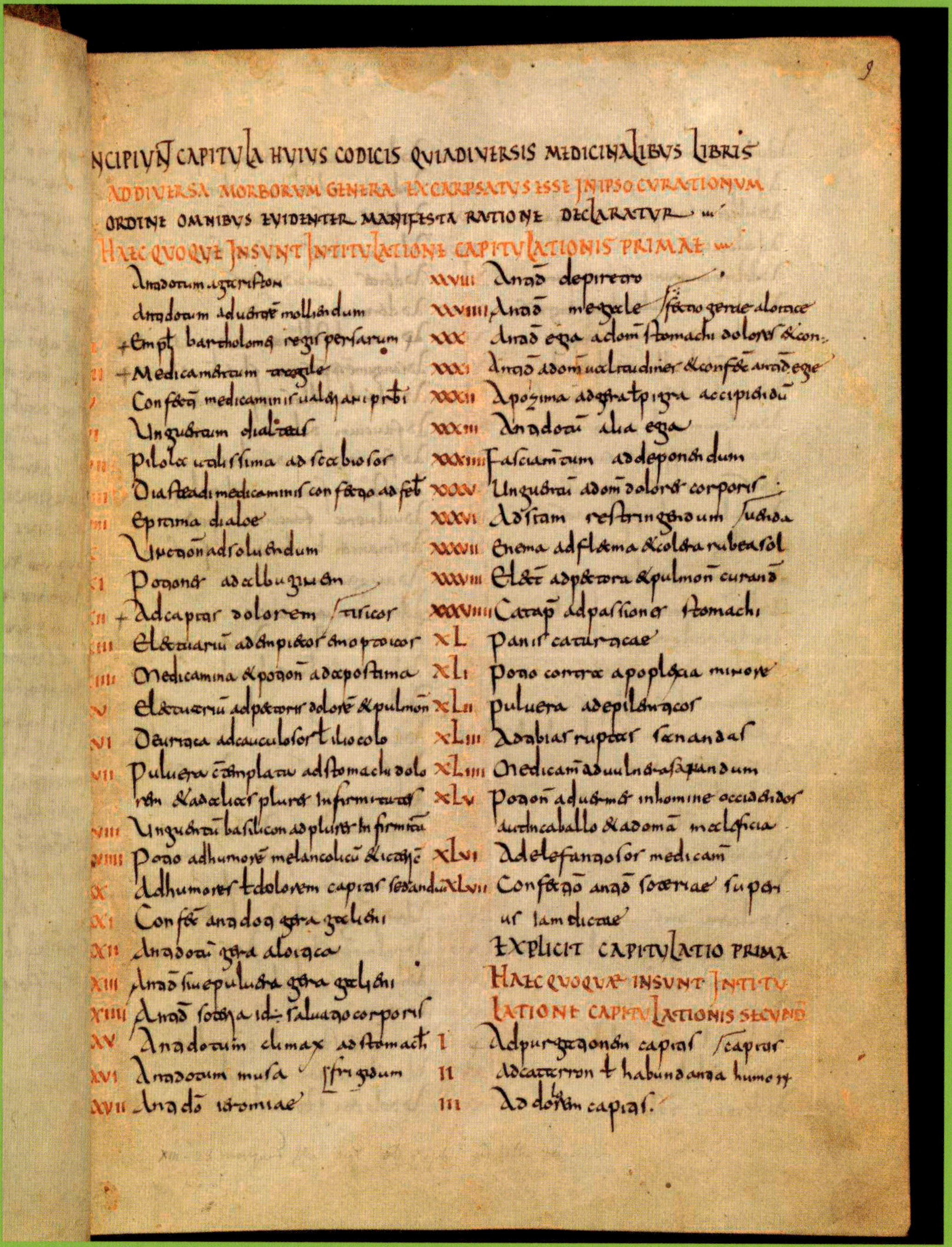

Auszug aus dem Lorscher Arzneibuch

Ende 8. Jahrhundert

700 800 900

7 Mönche, Drogen und Mixturen

Das älteste erhaltene Buch zur Klostermedizin aus dem abendländischen Frühmittelalter und das älteste erhaltene medizinische Buch Deutschlands überhaupt ist das Lorscher Arzneibuch. Fleißige Mönche verfassten um 790 ein gewichtiges medizinisch-pharmazeutisches Kompendium, das über 600 Rezepturen enthält, die teilweise erstaunliche frühe medizinische Kenntnisse verraten. So behandelte man damals bereits mit einem Antibiotikum, das dem heutigen Penicillin ähnelte: Man nehme schimmeligen Käse, lege ihn auf Schafdung, lasse Pinselschimmel (Penicillium) wachsen und trage ihn dann in einer pharmazeutischen Zubereitung auf Ulcera cruris auf. Auch ein heute noch verwendetes Antidepressivum wird im Lorscher Rezeptbuch erstmals beschrieben und als Mittel gegen die Melancholie empfohlen: Das Johanniskraut (Hypericum perforatum), das 2015 zur Arzneipflanze des Jahres gekürt wurde.

Von der Pflanzenheilkunde des Mittelalters zur evidenzbasierten Phytotherapie

Jutta Hübner

Das Lorscher Arzneibuch steht exemplarisch für die Klostermedizin, die die Erneuerung der Heilkunde der Antike auf den Boden eines christlich-ethischen Weltbildes stellte. Seine **Rezeptsammlung** ist eingebettet in historische, religiöse und ethische Betrachtungen zum ärztlichen Handeln. Wissen und Verantwortung für den Nächsten gehörten zusammen und bestimmten das Selbstbild des Arztes.

Medizin stand über Jahrtausende in der Tradition, die auf der Weitergabe von Lehrenden an Schüler beruhte. Mit den **schriftlichen Aufzeichnungen** wurde ein **Austausch über Grenzen und über Zeiten** möglich. In der Umbruchphase von der Antike zum Frühmittelalter gingen viele Kenntnisse verloren. Mit der Verbreitung des Christentums änderte sich die Einstellung zu Krankheit, Behandlung und Heilung. Es stand dem Arzt nicht zu, Krankheiten, die als Prüfung oder Strafe Gottes verstanden wurden, zu behandeln und damit in Gottes Wirken einzugreifen. Erst mit einer Begründung der Medizin in der **christlichen Nächstenliebe** wurde die **ärztliche Tätigkeit legitimiert** und notwendig.

Selten bemerkt wird, dass das Lorscher Arzneibuch den **Kern für die wissenschaftliche, evidenzbasierte Medizin und unser heutiges soziales Gesundheitssystem** enthält:

„Wir befehlen: In den Gärten soll man alle genannten Pflanzen ziehen: Lilien, Rosen, Hornklee, Frauenminze, Salbei, [...] Kerbel, Wolfsmilch, Muskatellersalbei. Auf seinem Dach soll der Gärtner Hauslauch (Donnerkraut) ziehen."

(Kaiser Karl der Große, Capitulare de villis et curtis imperialibus)

Die moderne Medizin hat sich schrittweise aus der Entwicklung von Rezepturen, meist Heilpflanzenmischungen, entwickelt. Diese Rezepturen beruhten auf Beobachtungen, zufälligen oder gezielten Veränderungen und Vergleichen der Ergebnisse und Auswahl der besten Rezepturen. Diese Rezepturen wurden bestimmten Krankheitsbildern zugeordnet, die auf Symptombeschreibungen wie Fieber, Rötung, Schwellung beruhten. Mit der Verbesserung des Wissens zu Anatomie, Physiologie und Biochemie und der Entwicklung der Pathologie wurden Krankheiten besser verstanden und Zusammenhänge zwischen pathologischem Geschehen und Wirkweise von Therapien wurden erkennbar. Es gelang, die Zusammensetzung von **Heilpflanzenextrakten** zu analysieren und – ein erheblicher Fortschritt: **Leitsubstanzen**, die für die Wirkung einer Heilpflanze verantwortlich waren, zu **charakterisieren**. Dies führte zu einer raschen und weltweit einmaligen Weiterentwicklung der traditionellen Rezepturen zur **modernen Pflanzenheilkunde**. Mit der Definition der Leitsubstanzen konnten Pflanzenextrakte standardisiert und Dosierungen ermittelt werden. Aus der wenig steuerbaren und häufiger tödlichen als hilfreichen Anwendung von Glykosiden aus Meerzwiebel, Maiglöckchen oder Fingerhut wurde z.B. die **moderne Digitalistherapie**.

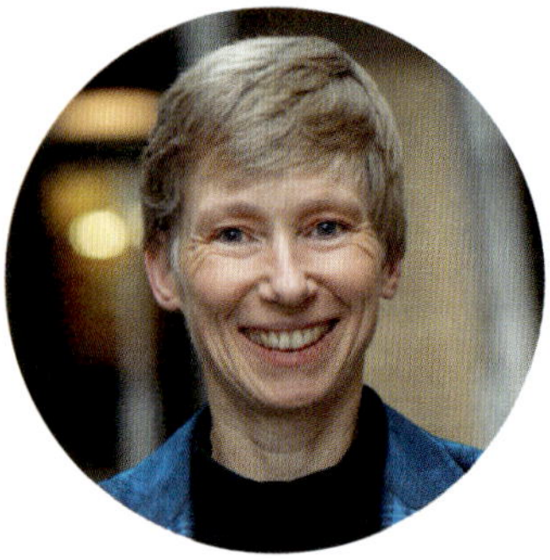

Prof.in Dr.in med. Jutta Hübner

Jutta Hübner ist Fachärztin für Innere Medizin, Hämatologie und Internistische Onkologie. Seit 2017 hat sie die Professur für Integrative Onkologie am Universitätsklinikum Jena inne.

Die zunehmenden Kenntnisse über Phytotherapeutika ermöglichten die **gezielte Durchführung** von **präklinischen und klinischen Studien**, die Daten zur Wirksamkeit und Nebenwirkungen lieferten. Die Entdeckung und Analyse von Wirkweisen, Indikationen und Kontraindikationen, von Nutzen und Schaden, wurde in den folgenden Jahrhunderten langsam systematisiert. **Beobachtende Forschung**, die verschiedene Behandlungsmöglichkeiten beschreibt, ist die Grundlage für Fragestellungen, die mit klinischen Studien und modernen Formen der Evidenzsynthese wie systematischen Reviews und Metaanalyse beantwortet werden können.

Obwohl sich synthetische Stoffe oft als wirksamer oder besser anzuwenden erwiesen, erreichte die **Phytotherapie** im letzten Jahrhundert eine **hohe Akzeptanz** bei Patient:innen und Ärzt:innen. Diese Entwicklung wurde jedoch durch eine **Abkehr von der Evidenzbasierung** zurückgeworfen. Phytotherapie galt als sanfte, nebenwirkungsfreie Medizin und gesetzgeberisch wurde sie den besonderen Therapierichtungen nach Arzneimittelgesetz zugeordnet. Der scheinbare Vorteil einer besonderen Zulassungsmöglichkeit auf der Basis der traditionellen Nutzung unter Verzicht auf die für Medikamente üblicherweise geforderte Evidenz machte Studien für Hersteller unwichtig.

Kernaussagen:

- Medizinisches Wissen war früher eingebettet in historische, religiöse und ethische Betrachtungen zum ärztlichen Handeln. Medizinische Versorgung war ein Sinnbild für die Fürsorgepflicht in der Klostermedizin.
- Die Charakterisierung von Leitsubstanzen für die Wirkung einer Heilpflanze war ein wichtiger Schritt zur Entwicklung einer modernen Pflanzenheilkunde.
- Interessenkonflikte können die evidenzbasierte Medizin beeinflussen. Der kritisch-reflektierte Umgang mit komplementärmedizinischen Verfahren sowie deren Integration in eine evidenzbasierte Behandlung ist dazu wesentlich.

Gleichzeitig übernahmen auch Skeptiker die Erwartung, dass Heilpflanzen nebenwirkungsfrei sein sollten. Präparate wurden vom Markt genommen, sind nur noch als niedrig- oder unterdosierte Nahrungsergänzungsmittel erhältlich. In Reformen zum Medizinstudium ist es deshalb wichtig, einen kritisch reflektierten Umgang mit komplementärmedizinischen Verfahren sowie deren Integration in eine evidenzbasierte Behandlung zu vermitteln.

In der Rezeptsammlung des Lorscher Arzneibuchs finden sich Beschreibungen von Ersatzstoffen für besonders kostbare und teure Bestandteile der Rezepturen. Die Mönche waren der Überzeugung, dass **medizinische Versorgung kein Luxusgut** sein darf. Medizin lebte und lebt von einem hohen sozialen Verantwortungsbewusstsein. Die Klostermedizin mit der Hinwendung zu Hilfsbedürftigen und Armen ist auch heute noch ein Sinnbild für diese **Fürsorgepflicht**. Mit der Anordnung Kaiser Karls des Großen, in den Krongütern bestimmte Heilpflanzen aus dem Lorscher Arzneibuch anzubauen, wurde diese Fürsorgepflicht auch vom Souverän anerkannt und ging später auf den Staat über: So steht das Lorscher Arzneibuch auch am Beginn der Entwicklung unserer **modernen Gesundheitsversorgung**.

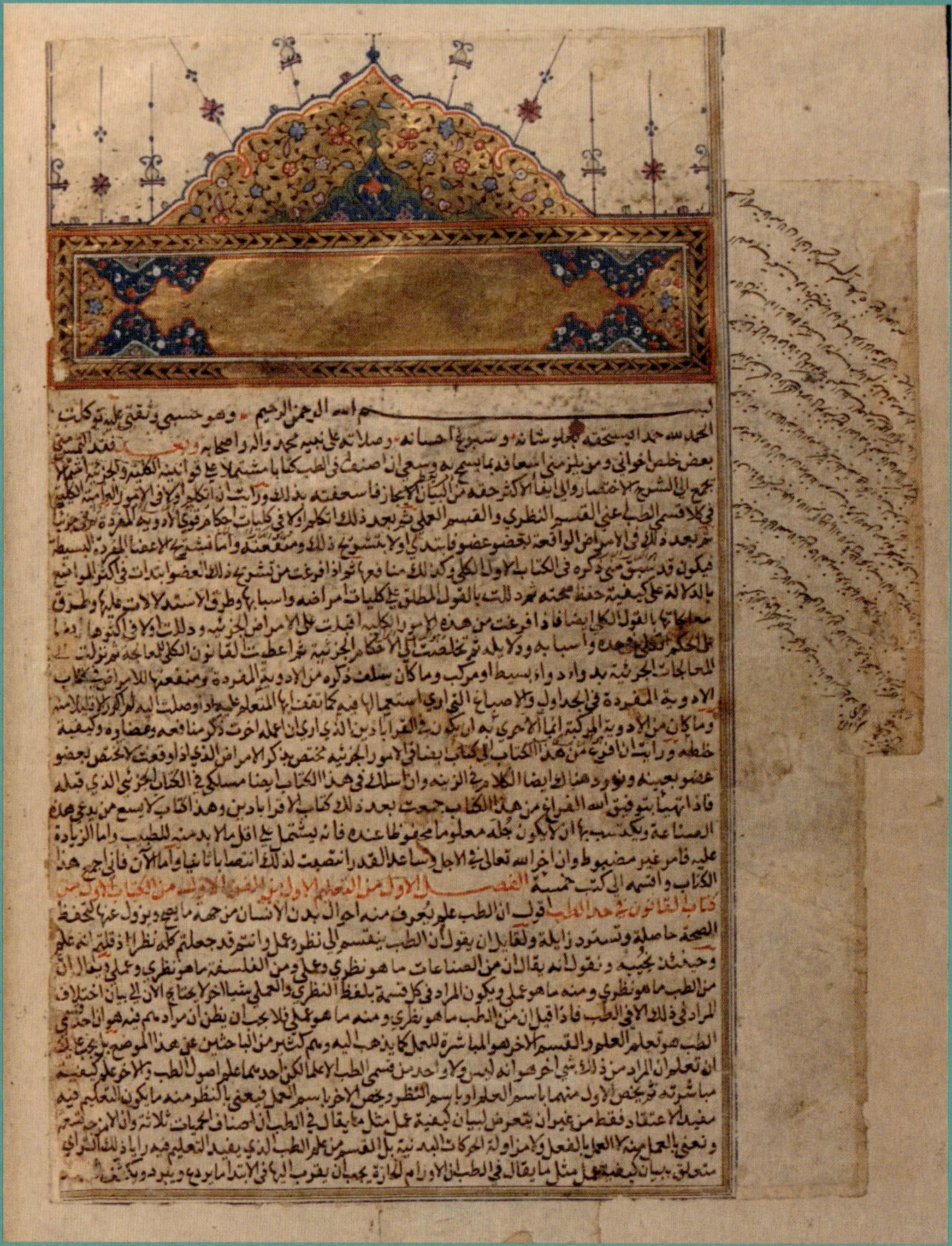

Auszug aus dem Kanon der Medizin

ca. 980–1037

900 1000 1100

8 Ein arabisches Update für die Medizin des Mittelalters

Um das Jahr 1013 erschien ein revolutionärer „Kanon der Medizin". Sein Verfasser war ein in Persien geborener muslimischer Universalgelehrter, dessen unaussprechlicher arabischer Name von seinen Zeitgenossen zu Avicenna (ca. 980–1037) latinisiert wurde. In diesem Werk fasste er das damalige medizinische Wissen zusammen und systematisierte es in fünf Büchern. Das Konzept ist modernen Lehrbüchern erstaunlich ähnlich. Es gliedert sich in einen allgemeinen Teil zur Theorie der Medizin, Pharmakologie und Organpathologie, gefolgt von einem speziell-praktischen Teil zur Chirurgie und zur Zubereitung von Heilmitteln. Damit gelangte antikes und arabisches Wissen nach Europa, wo das Lehr- und Nachschlagewerk noch bis ins 18. Jahrhundert in der medizinischen Ausbildung verwendet wurde. Auch erste psychosomatische Überlegungen klingen in Avicennas Werk an: Er bemerkte die enge Beziehung zwischen Gefühlen und dem körperlichen Zustand und befasste sich mit der positiven physischen und psychischen Wirkung der Musik auf den Kranken.

Ibn Sīnā und der Reiz der Philosophie für das islamisch-theologische Denken

Mira Sievers

Arzt und Philosoph

Ibn Sīnā, im Westen latinisiert als Avicenna bekannt, war ein um das Jahr 1000 lebender Universalgelehrter. In Europa war besonders sein medizinisches Hauptwerk **Kanon der Medizin** einflussreich, das vom 14. bis zum 16. Jahrhundert einen wichtigen Platz in den Lehrplänen der Universitäten einnahm (Weisser 1987). Dass Ibn Sīnā auch heute noch einer breiteren Öffentlichkeit vor allem als **Arzt** bekannt ist, liegt sicher nicht zuletzt an den literarischen und filmischen Bearbeitungen des *Medicus*. Ibn Sīnās eigene Charakterisierung dieses Fachs wirkt vor diesem Hintergrund wenig euphorisch:

> *„Ich wollte Medizin lernen und las die Bücher, die über dieses Gebiet geschrieben wurden. Medizin gehört nicht zu den schwierigen Wissenschaften, sodass ich schon in kurzer Zeit darin glänzte."* (Gutas 2014, S. 16)

In der islamischen Tradition wurde Ibn Sīnā vor allem als **Philosoph** bekannt, die einen großen Einfluss auf seine Nachwelt hatte.

Geboren um das Jahr 980 im heutigen Usbekistan, wuchs Ibn Sīnā im Umfeld von Buchara auf. Dieses im Osten des ʼabbāsidischen Kalifats gelegene Zentrum persischer Kultur wurde von den Sāmāniden regiert, in deren Dienst auch Ibn Sīnās Vater stand. Die große Entfernung zur kalifalen Hauptstadt Bagdad bedeutete jedoch keine Distanz zur Gelehrsamkeit seiner Zeit. Ibn Sīnā erhielt bereits früh eine Ausbildung in Literatur und verschiedenen Bereichen der **islamischen Theologie** und widmete sich dann besonders dem Studium der **aristotelischen Philosophie**. Nach dem Ende seiner Ausbildung reiste Ibn Sīnā auf der Suche nach Anstellung durch Zentralasien und Iran, wobei ihm Ämter am Hofe von verschiedenen Herrschern der Region das Verfassen seiner Werke ermöglichten (Reisman 2013).

„Ich wollte Medizin lernen und las die Bücher, die über dieses Gebiet geschrieben wurden. Medizin gehört nicht zu den schwierigen Wissenschaften, sodass ich schon in kurzer Zeit darin glänzte."

(Ibn Sīnā)

Der Kontext seines Werks

Ibn Sīna ist vor dem Hintergrund der **Übersetzungsbewegung** zu sehen, durch welche vom 8. bis zum 10. Jahrhundert der Großteil des in griechischer Sprache verfügbaren wissenschaftlichen Erbes der Antike ins Arabische übertragen worden war. Ausgehend von diesen Übersetzungen entwickelte sich eine eigene philosophische Tradition in der islamischen Welt, die mit bekannten Namen wie al-Kindī (gest. ca. 870) oder al-Fārābī (gest. 950) verbunden ist. Unter den muslimischen Theologen wurde die Relevanz des philosophischen Denkens jedoch keineswegs ohne Weiteres anerkannt – besonders die Kalām-Theologie, die sich mit der Rationalisierung und Systematisierung der islamischen Glaubensgrundlagen befasst, nahm zunächst nicht aktiv auf die philosophischen Entwürfe der Zeit Bezug. Zu viele Bestandteile schienen sich nicht mit einer muslimischen Weltsicht vereinbaren zu lassen (Rudolph 2013).

Eine besondere Herausforderung für die Philosophen stellte dabei sicher die **Prophetie** dar, die einen entscheidenden Bestandteil der Weltsicht der Muslim:innen darstellt: Hatten frühere Philosophen keine überzeugende Einordnung dieses Phänomens liefern können, bot Ibn Sīnā eine Beschreibung der Prophetie, die sich sowohl mit der von ihm vertretenen Bedeutung philosophischen Denkens als auch der herausgehobenen Stellung der Propheten in der islamischen Religion vereinbaren ließ (Rudolph 2013). Demnach verfüge ein Prophet über **Intuition** *(ḥads)*, also die Fähigkeit, durch seine Verbindung zum aktiven Intellekt Wissensinhalte durch korrekte Syllogismen direkt beweisen zu können. Gleichzeitig habe er eine besondere **Vorstellungskraft**, durch die er dieses Wissen in Sprache und Bilder für die breiten Massen übersetzen könne (Gutas 2016). Auf die-

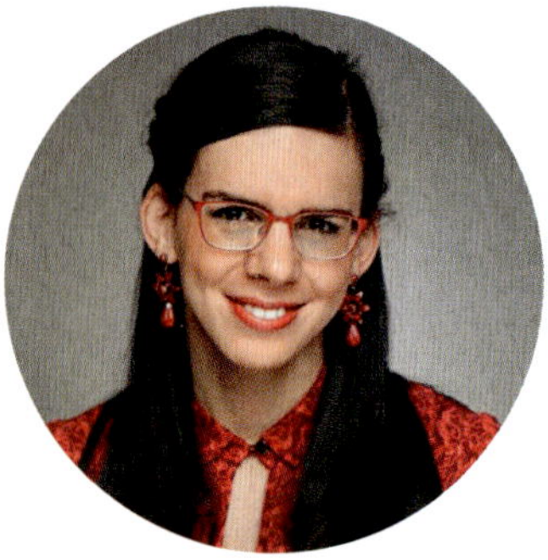

Prof.^{in} Dr.^{in} Mira Sievers

Mira Sievers ist Professorin für Islamische Glaubensgrundlagen, Philosophie und Ethik am Berliner Institut für Islamische Theologie der Humboldt-Universität. Aktuell forscht sie schwerpunktmäßig zu islamischer Ethik, klassischer Kalām-Theologie und Gender in der islamischen Theologie.

ser Basis ist der Prophet dann in der Lage, als Gesetzgeber für sein Volk zu fungieren.

Rezeption und Einfluss auf die islamische Theologie

Das philosophische System Ibn Sīnās und seine neue Herangehensweise an Philosophie wurde für verschiedene muslimische Theologen attraktiv, zog aber auch harsche **Kritik** auf sich. Dies lässt sich besonders gut an zwei angesehen Gelehrten sehen: Erstens ist Abū Ḥāmid al-Ġazālī (gest. 1111) zu nennen, ein einflussreicher Kalām-Theologe und Rechtsgelehrter, der sich in seiner *Inkohärenz der Philosophen* kritisch mit dem philosophischen Denken in der Tradition Ibn Sīnās auseinandersetzt und damit gleichzeitig auf die zunehmende Attraktivität von dessen Philosophie im sunnitischen Mainstream reagiert. Al-Ġazālī kritisiert verschiedene Positionen der Philosophen als Unglaube – wie die Behauptung der Urewigkeit der Welt oder die Leugnung der körperlichen Auferstehung – und stuft andere als häretisch ein. Sein Wirken führte dazu, dass im 12. Jahrhundert die Frage im Raum stand, ob Ibn Sīnās Philosophie nun eher bei der Diskussion theologischer Fragen weiterhelfen könne oder im Sinne al-Ġazālīs als Bedrohung der sunnitischen Glaubenslehre zu verstehen wäre (Shihadeh 2005).

Zweitens findet mit Faḫr ad-Dīn ar-Rāzī (gest. 1210), der sich ebenfalls im Osten der islamischen Welt intensiv mit Kalām-Theologie, Jurisprudenz und Philosophie befasste, eine entscheidende Weiterentwicklung statt: Auch dieser Gelehrte befasst sich mit der Widerlegung von verschiedenen philosophischen Posi-

Kernaussagen:

- Ibn Sīnā war nicht nur ein äußerst einflussreicher Arzt, sondern wurde unter Muslimen vor allem als Philosoph bekannt.
- Seine Leistung bestand darin, dass er auf der einen Seite ein umfassendes kohärentes philosophisches System ausarbeitete und dieses auf der anderen Seite als mit einer muslimischen Weltsicht vereinbar erwies.
- Ab dem 11. Jahrhundert übte die Philosophie des Ibn Sīnā dann einen zunehmend großen Reiz auf muslimische Theologen aus, so dass sie – vor allem nach al-Ġazālī (gest. 1111) und Faḫr ad-dīn ar-Rāzī (gest. 1210) – das islamisch-theologische Denken mitzuprägen begann.

tionen, allerdings setzt er sich ebenfalls kritisch mit der früheren Kalām-Theologie auseinander, benennt deren Schwächen und versucht durch Bezugnahme auf philosophisches Denken neue Wege aufzuzeigen. In diesem Sinne kann ar-Rāzīs Werk im Ergebnis als eine Synthese der Philosophie in der Tradition Ibn Sīnās und der sunnitischen Kalām-Theologie verstanden werden, die es ermöglichte, diese philosophische Tradition in einem islamischen Kontext zu würdigen (Shihadeh 2005).

Literatur

Gutas D (2014) Avicenna and the Aristotelian Tradition. Introduction to Reading Avicenna's Philosophical Works. Brill Verlag, Leiden

Gutas D (2016) Ibn Sina [Avicenna]. In: Zalta E (Hrsg.). The Stanford Encyclopedia of Philosophy, URL: https://plato.stanford.edu/archives/fall2016/entries/ibn-sina/ (abgerufen am 13.06.2023)

Reisman D (2013) The life and times of Avicenna. Patronage and learning in medieval Islam. In: Adamson P (Hrsg.) Interpreting Avicenna. Critical Essays. Cambridge University Press, 7–27, Cambridge

Rudolph U (2013) Islamische Philosophie. Von den Anfängen bis zur Gegenwart. Beck Verlag, München

Shihadeh A (2005) From al-Ghazālī to al-Rāzī: 6th/12th century developments in Muslim philosophical theology. Arabic Sciences and Philosophy 15:141–179.

Weisser U (1987) AVICENNA xiii. The influence of Avicenna on medical studies in the West. In: Yarshater E (Hrsg.). Encyclopædia Iranica, Volume III, ĀTAŠ – BEYHAQI. London: Encyclopædia Iranica Foundation, 107–110, URL: http://www.iranicaonline.org/articles/avicenna-xiii (abgerufen am 13.06.2023)

Kanon der Medizin

Anna Mutschler

Abū Alī al-Husain ibn Abd Allāh ibn Sīnā, geboren um ca. 980 n. Chr. in Afsana/Persien und kurz auch Ibn Sīnā oder Avicenna genannt, war Philosoph, Naturwissenschaftler, Dichter, Jurist, Mathematiker, Astronom, Alchemist, Musiktheoretiker, Politiker und persischer Arzt. In der arabischen Welt vor allem als Philosoph bekannt, prägte Ibn Sīnā von allen arabischsprachigen Denkern das **christliche Abendland** am meisten und beeinflusste maßgeblich die Geschichte und Entwicklung der Medizin (Burgmer 2017). So fand er beispielsweise als „Muslim" seinen Platz in einem Kirchenfenster des Mailänder Doms, welches von der örtlichen Apothekerzunft Mitte des 15. Jahrhunderts gestiftet wurde und die ihn als einen der größten Ärzte der Geschichte ehrte (Belloni 1984, Strohmeier 2003).

Eigentlich wollte Ibn Sīnā ein juristisch-theologisch ausgebildeter Regierungsbeamter im Dienst der heimischen Dynastie der Sāmāniden werden. Sein Berufswunsch erfüllte sich jedoch aufgrund äußerer Umstände nicht, sodass die Medizin eine wichtige Rolle in seinem Leben spielte (Strohmeier 2003, Gutas 2014). Bereits mit 13 Jahren setzte er sich mit medizinischen Fragestellungen auseinander, mit 16 Jahren behandelte er die ersten Patient:innen und mit 17 Jahren heilte er den Sāmānidenherrscher von Buchara von einer Krankheit (Strick 2011).

Seine medizinischen Erkenntnisse schrieb Ibn Sīnā u.a. in seinem vollendeten systematischen Werk, dem **„Kanon der Medizin"**, nieder (Burgmer 2017). Der „Kanon der Medizin", im Arabischen „Q̄anūn fī t-tibb" genannt, stellt

Kernaussagen:

- Im „Kanon der Medizin“ fasste Ibn Sīnā den damaligen medizinischen Wissenstand der westlichen und östlichen Welt zusammen.
- Erst die Übersetzung des Kanons in die gemeinsame Wissenschaftssprache Latein ermöglichte seine Verbreitung, Verwendung und Akzeptanz in der damals bekannten Welt über Jahrhunderte.
- Prophetisch wirken heute die Erkenntnisse des Einflusses von Klima und Umwelt auf die Gesundheit und die Psyche des Menschen.

das wichtigste medizinische Werk Ibn Sīnās´ dar. Seine Verbreitung im westlichen Raum ist Gerhard von Cremona zu verdanken, der im 12. Jahrhundert das Werk ins **Lateinische übersetzte** (Siraisi 1987). Es vereint griechische, römische und arabische Gedanken über die Medizin und stellt eine an das galenische Krankheitskonzept angelehnte **Zusammenfassung** und **Systematisierung** des damaligen medizinischen Wissensstandes dar (Wintjes 2014). An den europäischen Universitäten wurden – neben Galens´ und Hippokrates´ Schriften- bis ins 17. Jahrhundert hinein auch Ibn Sīnās´ Kanon gelehrt.

Neben seinem Umfang zeichnet sich das Werk durch seinen ausgefeilten Aufbau aus: Untergliedert in insgesamt **fünf Bücher**, ist jedes Buch in Abschnitte (*funūn*, „Kunst“) dargestellt, die sich in Traktate und schließlich Kapitel aufteilen (Schipperges 2005). Das erste Buch zur **Theorie der Medizin** widmet sich der richtigen Lebensführung und erläutert die damaligen Kenntnisse über Natur, Elemente, Säftelehre sowie die Anatomie und Physiologie des Menschen. Im zweiten Buch werden über 800 **„einfache“ Heilkräuter** vorgestellt, die zur damaligen Zeit nicht mit anderen Arzneimitteln vermischt wurden. Im dritten und vierten Buch werden **Krankheiten** beschrieben, die sich auf einzelne **Organe** oder aber den ganzen Körper beziehen. Ibn Sīnā beschreibt hier Krankheiten, wie z.B. Fieber oder Hautausschläge, deren Symptome an mehreren Körperstellen auftreten können. Im fünften und letzten Buch des Kanons greift Ibn Sīnā erneut die Arzneimittel auf, richtet aber seinen Blick auf

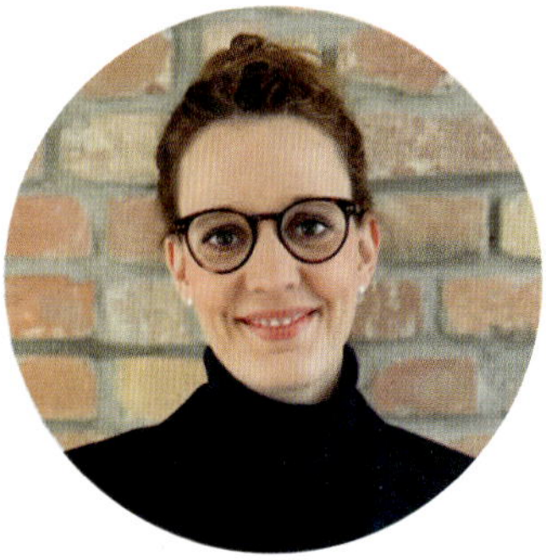

Dipl.-Päd.in Anna Mutschler

Anna Mutschler arbeitet als wissenschaftliche Mitarbeiterin am gemeinnützigen Institut für Kommunikations- und Prüfungsforschung in Heidelberg. Im Rahmen ihrer Tätigkeit betreut sie u.a. Publikationsprojekte und Projekte zur Förderung kommunikativer und interprofessioneller Kompetenzen in Lehre und Prüfung.

deren Zusammensetzung, also die **„nicht-einfachen" Heilmittel**. Hierbei erläutert er, welche Arzneimittel gegen welche Erkrankung eingesetzt werden können (Strohmaier 2006).

Ibn Sīnās´ „Kanon der Medizin" enthält nicht nur eine umfassende Beschreibung von Organen und (psychischen) Krankheiten, sondern informiert auch über ansteckende Erkrankungen wie z.B. die Tuberkulose (Strick 2011). Er stellt **hygienische Regeln** als Präventionsmaßnahmen auf und erwähnt erstmalig den **Einfluss des Klimas und der Umwelt auf die Gesundheit des Menschen**. Zudem weist Ibn Sīnā auf die hohe Bedeutung hin, erkrankten **Menschen Hoffnung zu machen** und sie durch Musik oder die Ansicht von schöner Landschaft zu erheitern (Strohmaier 2003). Auch rät er Geschwülste im Körper früh zu behandeln und das kranke Gewebe komplett zu entfernen sowie neue Medikamente zunächst an Tieren auszutesten.

Die heutige Bewegung in der medizinischen Ausbildung, Wissensinhalte aus allen Bereichen in Lernzielkatalogen systematisch zu strukturieren, erinnert in ihren umfassenden Ansatz an den „Kanon der Medizin" von Ibn Sīnā. Wie damals wird der Bogen von Philosophie und professioneller Identitätsbildung bis hin zur Bedeutung von Ärzt:innen als Fürsprecher für die Gesundheit, die Lebenswelten der Bevölkerung und die Prävention gespannt.

I

Literatur

Belloni L (1984) Die Zunft der Mailänder Apotheker und das Glasfenster vom heiligen Johannes dem Damaszener im Dom von Mailand. In: Baur O, Glandien O (Hrsg.) Zusammenhang. Festschrift für Marielene Putscher. Wienand Verlag, Köln, Bd. 1, S. 177

Burgmer W (2017) Kanon der Medizin. NDR-Sendung Zeit-Zeichen, 19.12.2017. URL: https://www.ndr.de/geschichte/chronologie/Kanon-der-Medizin,audio365524.html (abgerufen am 03.07.2023)

Gutas D (2014) Avicenna and the Aristotelian Tradition. Introduction to Reading Avicenna's Philosophical Works. Brill, Leiden

Schipperges H (2005) Ibn Sīnā. In: Gerabek WE et al. (Hrsg.) Enzyklopädie Medizingeschichte. Berlin/New York, S. 1335

Siraisi NG (1987) Avicenna in Renaissance Italy. The Canon and Medical Teaching in Italian Universities after 1500. Princeton

Strick HK (2011) Der Mathematische Monatskalender. Ibn Sina (980–1037): Der Vielgelehrte. Spektrum Magazin. URL: https://www.spektrum.de/wissen/ibn-sina-980-1037/1067603 (abgerufen am 03.07.2023)

Strohmaier G (2003) Avicenna – Ein Muslim im Kirchenfenster. Spektrum Magazin. URL: https://www.spektrum.de/magazin/ein-muslim-im-kirchenfenster/829408 (abgerufen am 03.07.2023)

Strohmaier G (2006) Avicenna. Verlag C.H. Beck, München

Wintjes J (2014) Einführung. In: Goehl K (Hrsg.) Avicenna und seine Darstellung der Arzneiwirkungen. Deutscher Wissenschafts-Verlag, Baden-Baden

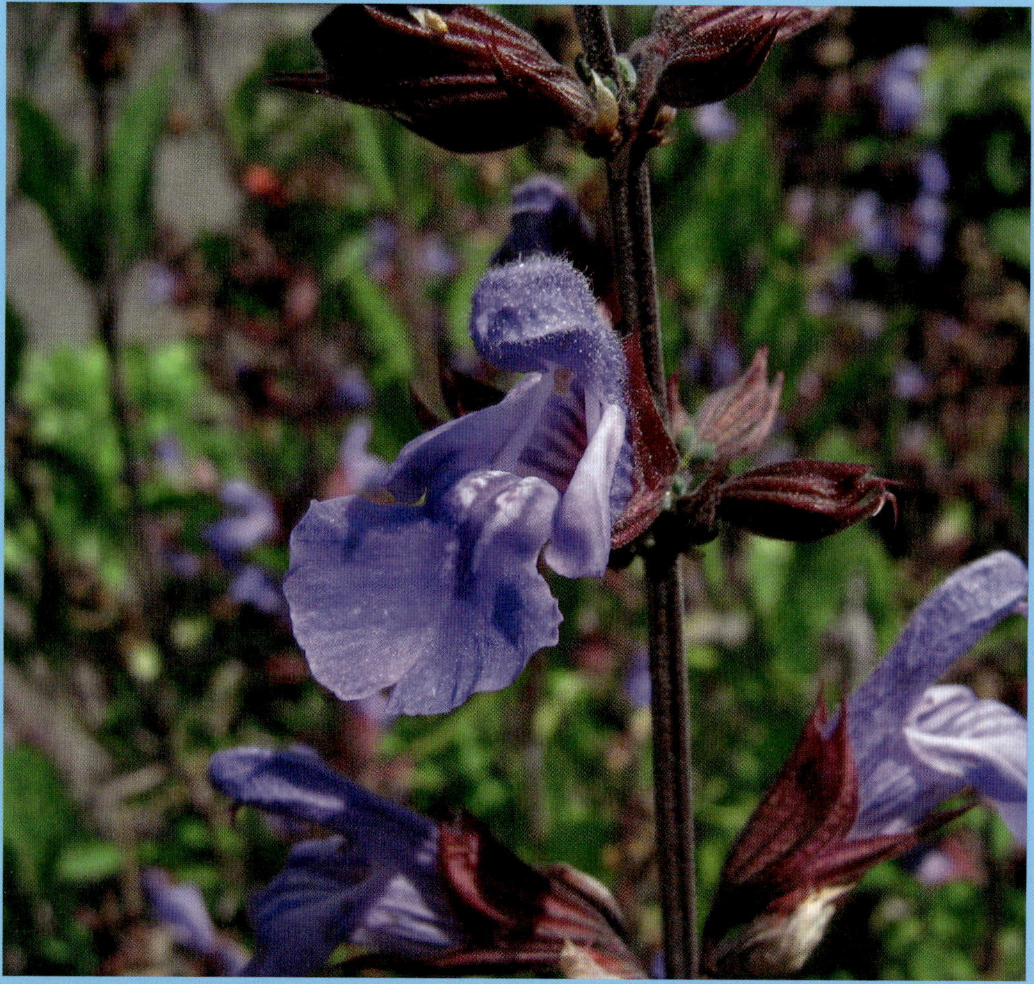

Salvia officinalis - Arzneipflanze des Jahres 2023

1098–1179

1000 1100 1200

9 Ein mittelalterliches Multitalent

Noch heute erfreuen sich viele Rezepte aus den naturkundlichen Schriften „Causae et curae“ und „Physica“ der Hildegard von Bingen (1098–1179) großer Beliebtheit. Die benediktinische Äbtissin war eine Universalgelehrte ihrer Zeit, darüber hinaus auch Dichterin und Komponistin und auch bei der Gestaltung der Miniaturen zu ihren Schriften wirkte sie mit. Besonders in der Heilkunde machte sie sich einen Namen. Sie erkannte den Einfluss des Körpers auf die Psyche und vertrat die Ansicht, dass die meisten Krankheiten durch einen maßlosen Lebensstil verursacht würden. In ihrem Menschenbild waren Körper, Geist und Seele untrennbar miteinander verbunden, weswegen sie schlussfolgerte:

> „Wie das Wasser die ganze Erde durchströmt, so durchdringt die Seele den ganzen Leib.“

In ihrer Heilkunde ging sie über frühere dualistische medizinische Schriften hinaus, sodass man sie als eine frühe Wegbereiterin der Psychosomatik bezeichnen kann. Hildegard von Bingen sah es als Aufgabe der Medizin, die Patientinnen und Patienten als ganze Menschen anzusehen und die Kraft der Natur zu nutzen. Sie integrierte das Wissen der Volksmedizin in die damaligen Kenntnisse von Krankheiten und Heilmitteln aus der griechisch-lateinischen Tradition.

Hildegard von Bingen (1098–1179)

Tobias Niedenthal

Hildegard von Bingen zählt heute zu den bekanntesten Persönlichkeiten des Mittelalters, was aufgrund ihres vielseitigen und sehr eigenständigen Schaffens keineswegs unverdient ist. Allerdings treibt diese Popularität seit einigen Jahrzehnten auch sehr seltsame Blüten. So werden im Handel **Dinkel**-Kochbücher mit über 200 Rezepten angeboten, obwohl in den Schriften der Meisterin vom Rupertsberg nur ein einziges zu finden ist (Naturkunde I.5; eine Suppe mit ganzen Körnern für Schwerkranke) (Niedenthal u. Mayer 2019). Ebenso wird alljährlich im Frühjahr zu Fastenkursen geladen, dabei hat die Benediktinerin nirgends eine **Fastenmethode** beschrieben und warnt in ihren natur- und heilkundlichen Werken sogar vor übermäßiger Askese (Mayer u. Niedenthal 2018).

Diese Warnung hat einen sehr realen Hintergrund, denn Hildegards Lehrerin Jutta von Sponheim ist 1136 wegen allzu strenger Bußübungen frühzeitig verstorben.

Doch selbst wenn man ihre Anweisungen möglichst genau befolgen will, steht man vor ziemlich unüberwindbaren Problemen: So empfiehlt Hildegard – wie damals üblich – auch einige **Giftpflanzen**, die wir schon lange aus dem Arzneischatz verbannt haben. Für zahlreiche Heilmittel und Erkrankungen verwendet sie zudem rheinfränkische Dialektwörter, was eine Deutung bis heute erschwert. Und wenn sie bspw. bei Husten einen Wein mit Liebstöckel, Salbei und Fenchel empfiehlt (Naturkunde I.140), so erfahren wir bei ihr weder die genauen Mengenangaben (nur ein Verhältnis der Pflanzen von 1:1:2, aber nicht zum Wein), noch den verwendeten Teil des Liebstöckels (Kraut, Früchte oder die heute noch anerkannte Wurzel?) und auch nicht die Salbei-Art (Gartensalbei, Wiesensalbei oder doch Griechischer Salbei?) (Riha 2012). Jede Umsetzung einer solchen Rezeptur muss also spekulativ bleiben und wird sicherlich von modernen Erkenntnissen beeinflusst werden, was insbe-

I

„Denn einmal stürzest du dich in unangemessenes Fasten, so dass du kaum noch leben kannst, und dann stopfst du wieder in deiner Gefräßigkeit den Bauch so voll, dass du dabei zum Überkochen kommst und üblen Schleim erbrechen musst.“

(Hildegard von Bingen)

sondere bei giftigen Zutaten auch zwingend erforderlich ist.

Dass die Rezepturen nicht ganz ungefährlich sind, zeigt ein **Fallbericht** aus der Schweiz: Eine Studentin hatte eine Variante der berühmten „Nervenkekse“ mit 1 kg Dinkelmehl, 45 g Muskatnuss, 45 g Zimt und 15 g Nelken zubereitet und ausgiebig vom frischen Teig genascht. Muskatnuss enthält Phenylpropanoide, die als delirante Halluzinogene wirken können, was der Studentin einen Besuch der Notaufnahme bescherte. Nach kurzer Beobachtung konnte sie wieder entlassen werden (Beck 2001).

Aus diesen Gründen mag es wenig verwundern, dass sich die Nonnen in Eibingen, die sich in der Nachfolge der Kirchenlehrerin sehen, heute eher zurückhaltend zur Medizin äußern. Schlagkräftiges Argument dabei ist auch, dass sich ausgerechnet **Naturkunde** („Physica“) und **Heilkunde** („Causae et curae“), die auf die Mitte des 12. Jahrhunderts datiert werden, nicht im sogenannten „Rupertsberger Riesenkodex“ finden, einer Gesamtausgabe der Werke Hildegards, die noch im 12. Jahrhundert entstanden ist. Die frühesten bekannten Handschriften stammen aus der Zeit um 1300, lediglich kleine Fragmente sind noch etwas älter. Wie bei der damaligen Gebrauchsliteratur üblich, unterscheiden sich die Textzeugen der Naturkunde zum Teil erheblich. Von der Heilkunde hingegen sind nur eine (fast) vollständige Handschrift sowie ein Fragment bekannt. Durch Funde in den 1980ern hat die Erforschung der Naturkunde erheblichen Aufwind bekommen, was 2010/14 zu einer ersten textkritischen Edition sowie einem Wörterbuch der über 1.000 deutschen Begriffe führte (Hildebrandt u. Gloning 2010).

Bis heute wird diskutiert, welche Teile der natur- und heilkundlichen Schriften wirklich von Hildegard stammen, auch wenn aufgrund sprachlicher Besonderheiten und der Eigenständigkeit der Inhalte kein begründeter Zwei-

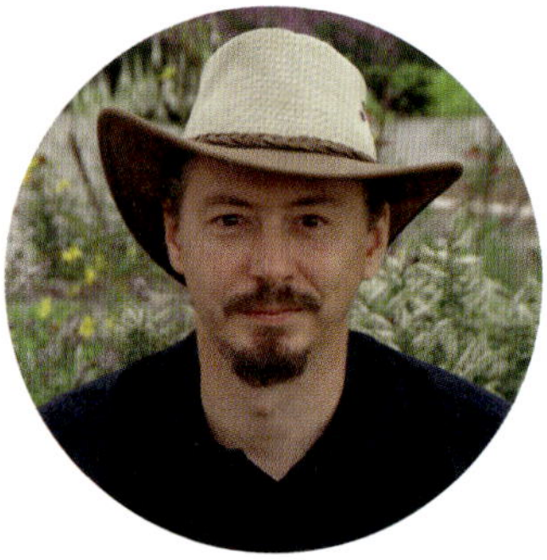

Tobias Niedenthal

Tobias Niedenthal ist seit 2010 Mitglied der 1999 an der Universität Würzburg gegründeten interdisziplinären Forschergruppe Klostermedizin, die er seit 2019 koordiniert. Neben der Epoche der Klostermedizin konzentriert sich seine Forschung auf die Geschichte der Arzneipflanzen in Europa und das Potenzial pflanzlicher Antiinfektiva.

fel an der grundsätzlichen **Authentizität** bestehen kann. Zudem weist Hildegard selbst auf ein Werk hin, das zumindest als die Naturkunde gedeutet werden kann. Die sehr heterogene Heilkunde könnte allerdings eine posthume Kompilation aus verschiedenen kleineren Schriften sein, was im 20. Jahrhundert zu verschiedenen Fehldeutungen führte. Auch hier hat sich die Forschung in den vergangenen Jahren enorm weiterentwickelt.

Unklar muss vorerst ebenso bleiben, ob Hildegard jemals selbst heilkundlich tätig war. Aus ihrem eigenen Werk sowie zeitgenössischen Schriften geht das nicht hervor. Wo sie in Briefen konkrete medizinische Empfehlungen geben könnte, unterlässt sie dies. Die überlieferten Heilungsberichte beschreiben ausschließlich spirituelle Hilfe, aber keine medizinischen Interventionen. Im Mittelalter war Hildegard vor allem für ihre **visionären Werke** bekannt, Gebeno von Eberbach kompilierte um 1.220 Auszüge daraus zum „Pentachronon", das weitaus häufiger abgeschrieben wurde als die Originale.

Musik und Medizin wurden zunächst offenbar nur regional rezipiert, Anwendungen aus der Naturkunde fanden jedoch übersetzt und anonymisiert ebenso ihren Weg in Kompilatio-

I

Kernaussagen:

- Im Mittelalter war die von Klöstern ausgehende Naturkunde stark mit religionsphilosophischen Elementen verbunden.
- Viele heutige Rezepturen und Methoden werden Hildegard von Bingen in zeitgenössischer Literatur zugeschrieben, ohne dass dies wissenschaftlich belegt werden kann.
- Die Rezepturen und Methoden sollten kritisch geprüft werden. Dabei sollte auch zwischen frei erfundenen Aussagen und Rezepturen sowie naturgemäß spekulativen Interpretationen differenziert werden.

nen und von dort in frühe Drucke wie den „Gart der Gesundheit" (Mainz 1485). Dies alles erschwert auch nach rund 200 Jahren Forschung die genaue Einordnung Hildegards in die Spätphase der Klostermedizin, die als Heilkunde bereits in zunehmend laikalen Hochschulen wie Salerno gelehrt wurde. Ihre Schriften bieten eine überaus eigenwillige und originelle Variante der damals üblichen **Säftelehre** (Humoralpathologie), einige Pflanzen und auch Erkrankungen sowie deren deutsche Namen finden sich erstmals bei ihr. Als Autorin medizinischer Werke war sie allerdings nie so bekannt wie heute.

Literatur

Beck Th A, Marty H (2001) Die Nervenkekse der Hildegard von Bingen – keine harmlose Nascherei. Schweiz Med Forum, 51/52: 1287–1288

Hildebrandt R, Gloning T (Hrsg.): Physica. 3 Bände. De Gruyter 2010–14

Mayer JG, T. Niedenthal T (2018) Hildegard – ein Mythos? DHZ – Deutsche Heilpraktiker Zeitschrift, 4: 60–63

Niedenthal T, Mayer JG (2019) Klostermedizin – Von Monte Cassino nach Bingen. Spektrum der Wissenschaft, 2: 72–78

Riha O (2012) Heilsame Schöpfung – Die natürliche Wirkkraft der Dinge. Beuroner Kunstverlag

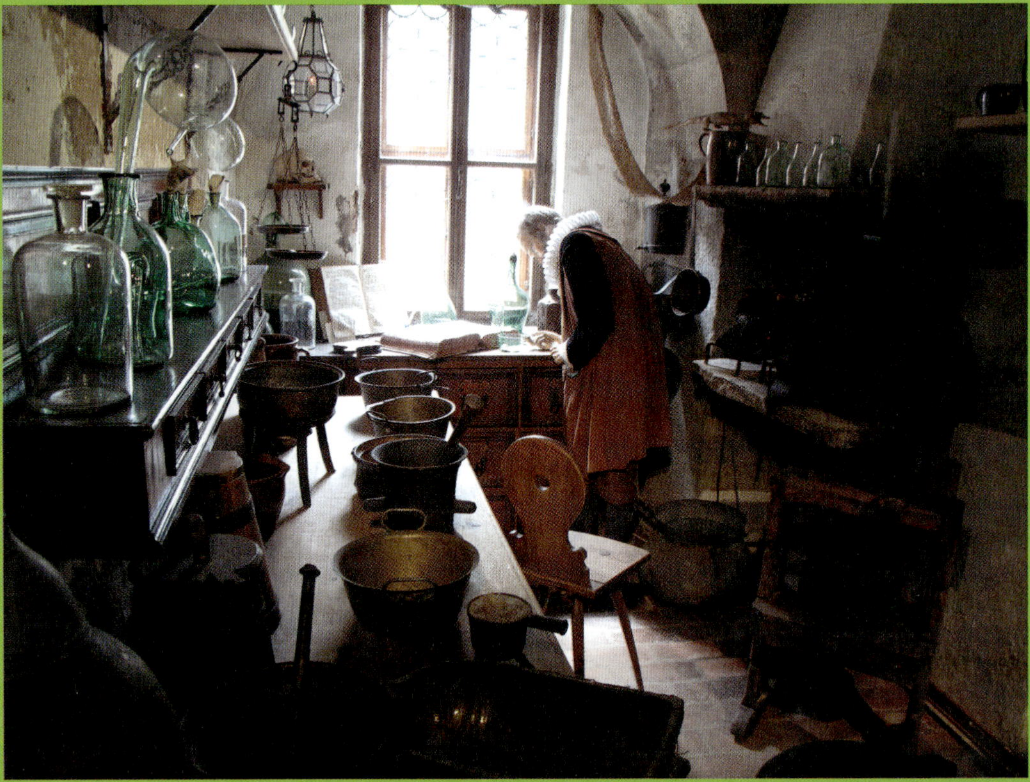

Mittelalterliche Apotheke in Rothenburg ob der Tauber

Anfang 13. Jahrhundert

1200 1300 1400

10 Fragen Sie Ihren Arzt oder Apotheker …

Anfang des 13. Jahrhunderts erließ der Stauferkaiser Friedrich II. eine in den Jahren bis 1243 mehrfach ergänzte Gesetzessammlung, die viele Bereiche des öffentlichen Lebens betraf. Unter anderem legte er eine scharfe Trennung der Berufe Arzt und Apotheker fest: Für ein und dieselbe Person war es verboten, beide Berufe auszuüben. Zuvor hatten Quacksalber und fragwürdige Ärzte immer wieder wirkungslose oder falsche Medikamente verordnet. In der Folge durften Mediziner keine Apotheke mehr besitzen. Ihre Aufgaben waren Diagnostik, Verordnung von Medikamenten und, falls erforderlich, auch invasive Therapien. Umgekehrt durften Apotheker keine Patient:innen mehr behandeln. Ihre Aufgabe war es, Arzneien herstellen und diese dann nur zu gesetzlich festgelegten Preisen zu verkaufen, damit Preistreiberei vermieden wurde. Diese Vorschrift galt zunächst für das Königreich Sizilien, wurde aber bald zum Vorbild für Apothekenordnungen auch nördlich der Alpen. In Deutschland wird bereits 1241 eine erste Apotheke in Trier urkundlich erwähnt, in rascher Folge entstanden weitere in Köln, Konstanz, Hamburg und Würzburg.

„Nicht nur zu Risiken und Nebenwirkungen fragen Sie auch als Ärzt:in weiterhin ‚Ihren und Ihre' Apotheker:in!" – Heilberufliche Zusammenarbeit im Wandel der Zeiten

Kerstin Kemmritz

Hand aufs Herz: Wohl nur die wenigsten Bundesbürger:innen dürften bei nachhaltiger deutscher Gesetzgebung im Gesundheitswesen sofort an Süditalien denken! Dabei war es genau dort, wo anno 1231 der Stauferkaiser Friedrich II. in seiner Sommerresidenz Melfi die Sammlung aller in seinem Königreich Sizilien geltenden Gesetze ankündigte („Konstitutionen von Melfi" 2022). Über mehr als zehn Jahre entstanden so die „Constitutiones Regni Siciliae", in denen neben existierenden Verordnungen auch neue Regelungen ihren Platz fanden.

Eine von ihnen war die heute als **„Edikt von Salerno"**[1] („Edikt von Salerno" 2017) bekannte Anordnung, mit der er 1241 dem wohl allzu bunten Treiben einiger Quacksalber, die über die Dörfer seines Königreiches zogen und die Bevölkerung dabei vor allem finanziell zur Ader ließen, einen Riegel vorschob: Er untersagte den mittelalterlichen Ärzten kurzerhand die Herstellung und den Handel mit Arzneien. Im Gegenzug war es den damaligen Apothekern ebenfalls unter Androhung drakonischer Strafen verboten, zu diagnostizieren oder Patient:innen zu behandeln. Ihre Arzneien mussten sie zudem zu gesetzlich fixierten Preisen verkaufen.

Seitdem gilt dieses Edikt nicht nur als **Geburtsstunde der beiden Heilberufe** Ärzt:in und Apotheker:in heutiger Prägung, sondern sein Inhalt bildet zusammen mit weiteren Ergänzungen auch die Grundlage für das **Arzneimittelgesetz**, die **Apothekenbetriebsordnung**, die **Arzneimittelpreisverordnung** oder das **Heilmittelwerbegesetz**, die bisher den hohen Standard des deutschen Gesundheitssys-

1 Nach neueren Forschungen gibt es kein singuläres „Edikt von Salerno". Es handelt sich bei dem Edikt vielmehr um eine Regelung der Medizinschule von Salerno, die Teil der sogenannten Constitutiones von Melfi wurde. In ihr wurde den Ärzten quasi die Pharmazie und den Apothekern die Heilkunde verboten. Dennoch wird diese Regelung weiterhin als „Edikt von Salerno" bezeichnet und als Geburtsstunde der beiden eigenständigen Heilberufe angesehen.

„Wunder geschehen nicht im Widerspruch zur Natur, sondern nur im Widerspruch zu dem, was uns über die Natur bekannt ist.“

(Kirchenvater Augustinus)

tems definieren und garantieren („Apotheke“ 2022).

Im Schatten dieser Regelungen konnten und mussten sich die beiden Heilberufe nun unabhängig voneinander entwickeln und ihre eigenen, besonderen **Professionen** herausbilden. So wurde aus der Heilkunst eine **Heilkunde** und aus den Quacksalbern oder Wundärzten **wissenschaftlich ausgebildete Ärzte**, die präzise Diagnosen stellen, evidenzbasierte Behandlungen einleiten und diese Therapien leitliniengerecht begleiten und neuen Erkrankungen vorbeugen (Helmstädter et al. 2011).

Auch die Apotheker unterlagen und unterliegen hinsichtlich ihres Berufsbildes permanenten Veränderungen. Sie entwickelten sich über die Jahrhunderte von ärztlichen Erfüllungsgehilfen zu den heutigen Arzneimittelspezialist:innen naturwissenschaftlicher Prägung (Giermann 2018).

Auf dem Weg dahin führten sie in ihren Laboratorien allerlei mehr oder weniger erfolgreiche Experimente durch, bei denen sie so praktische Dinge wie Porzellan, Backpulver oder braune Erfrischungsgetränke erfanden. Aber auch Arzneimittel wie Glaubersalz, Acetylsalicylsäure oder Morphin gehörten zu den Errungenschaften pfiffiger Pharmazeuten (s. Kap. I.18, u. I.30).

Die Industrialisierung drängte dann die individuelle Arzneimittelherstellung in den Hintergrund und machte aus den **Pillendrehern** von damals nun echte „Schubladenzieher:innen“, die vorkonfektionierte Waren als Fertigarzneimittel abgeben (Helmstädter et al. 2011).

Dennoch ist die Galenik als Kunde der Arzneimittelherstellung (Schmitz u. Kuhlen 1998) bis heute unangefochtenes Spezialgebiet der Pharmazeut:innen geblieben, die ihre spezifischen Kenntnisse sowohl in der industriellen Herstellung einbringen, als auch bei den Millionen von Rezepturarzneimitteln (ABDA 2022), die sie weiterhin auf Anweisung der Ärzt:innen individuell für einzelne Patient:innen herstel-

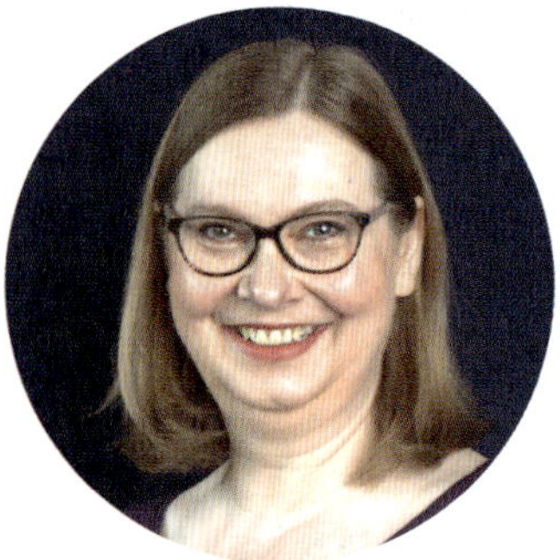

Dr.[in] Kerstin Kemmritz

Kerstin Kemmritz ist Inhaberin einer Apotheke, liebt die Vielseitigkeit des Berufs und bringt ihre Erfahrungen als Autorin und Referentin ein. Sie engagiert sich in der Standesvertretung und ist Präsidentin der Apothekerkammer Berlin.

len und nun auch Fertigarzneimittel-Lieferengpässe damit „heilen".

Als naturwissenschaftliche Allround-Talente fertigen Apotheker:innen jedoch nicht nur Arzneimittel an oder geben sie an Patient:innen ab, sondern klären auch über Wirkungsmechanismen von Arzneistoffen auf, entwickeln neue Arzneimittel und helfen durch ihre Expertise mit, Arzneitherapien individuell zu begleiten. So sichern sie den bestmöglichen **Therapieerfolg** ärztlicher Verordnungen und bringen ihre Kenntnisse vor allem in der **Beratung von Patient:innen** und Fachkreisen ein, die sie zu allen Fragen rund um Arzneimittel und ihre erfolgreiche Anwendung informieren (Helmstädter 2015).

So haben sich Ärzt:in und Apotheker:in zu höchst anspruchsvollen Heilberufen entwickelt, die zwar oft genug gemeinsame Themen und Patient:innen „bearbeiten", diese aber auf unterschiedliche Art und Weise „behandeln". Neben **Empathie und Erfahrung** sind es gerade auch diese jeweiligen **Spezialkenntnisse**, die für eine moderne und erfolgreiche Arzneimitteltherapie benötigt werden (Giermann 2018), denn die beste Diagnose und erprobteste Therapie nutzt wenig, wenn Patient:innen ungeeignete Arzneimittel erhalten, Arzneistoffe nicht zur Wirkform verstoffwechseln, die gewählte Darreichungsform nicht anwenden können oder die Therapie an sonstigen Akzeptanz-Problemen seitens der Patient:innen scheitert.

Welches Potenzial steckt also erst im gemeinsamen Wirken beider Heilberufe, um diese Probleme rechtzeitig zu erkennen und aus dem Weg zu räumen? Dazu dürfen sich Ärzt:in und Apotheker:in nicht misstrauisch beäugen, sondern müssen einander **Respekt und Achtung** entgegenbringen, den jeweiligen Kenntnissen **vertrauen** und so **gemeinsam ihrer Verantwortung** für das Wohl und die **Gesundheit der Patient:innen** nachgehen können und wollen! Das setzt zunächst voraus, dass Arzt:in und Apotheker:in die jeweiligen besonderen Fähigkeiten und Fertigkeiten kennen und respektieren.

Wo und wie könnten sie das besser erfahren, als während **gemeinsamer Projekte im Studium** und in der **praktischen Ausbildung**, wo sie den Mehrwert der Zusammenarbeit erleben können? So bietet der Masterplan Medizinstudium 2020 zusammen mit der Erneuerung der jeweiligen Approbationsordnungen die große

I

Kernaussagen:

- Apotheker:innen entwickelten sich von ärztlichen Erfüllungsgehilfen zu vielseitigen Arzneimittel-Spezialist:innen mit naturwissenschaftlicher Basis.
- Die pharmazeutische Beratung zur erfolgreichen Anwendung von Medikamenten sichert den Therapieerfolg ärztlicher Verordnung.
- Durch eine interprofessionelle Ausbildung und Stärkung kommunikativer Kompetenzen von zukünftigen Ärzt:innen und Apotheker:innen könnte die Patientensicherheit und Arzneimitteltherapie erhöht werden.

Chance, durch ein **modernes Rollenbild der Heilberufe** eine **Medizin der Zukunft** zu definieren, in der (nicht nur) Ärzt:in und Apotheker:in gemeinsam viel mehr für das Patientenwohl erreichen können als bisher.

Einige Bausteine wie gemeinsame Patientenkonsile nach dem Vorbild der „Apotheker:innen auf Station", simulierte Fachgespräche oder die gemeinsame Bearbeitung von Medikationsplänen oder -analysen bieten die Möglichkeit, Aufgaben ebenso aufzuteilen wie die entsprechende Verantwortung. Innovative praktische Prüfungen, die sich an modernen ärztlichen Rollenbildern orientieren, helfen mit, diese Ziele zu erreichen und dabei nicht nur Fachwissen abzufragen, sondern gleichzeitig auch die **Kommunikationskompetenzen** sowie die Fähigkeit zur **interprofessionellen Zusammenarbeit** der künftigen Heilberufler:innen zu stärken. Wer während des Studiums gute Erfahrungen sammelt, wird auch später im Berufsalltag miteinander und auf Augenhöhe arbeiten. Und dann zukünftig auch ganz selbstverständlich sagen: „Nicht nur zu Risiken und Nebenwirkungen frage ich als Ärzt:in auch ‚meinen' Apotheker oder ‚meine' Apothekerin!"

Literatur

Giermann F (2018) Das Edikt von Cupertino – apotheke.digitalisierung.blog. Deutscher Apotheker Verlag, Stuttgart

Helmstädter A (2015) Apotheke im Wandel – Zeiten und Aufgaben ändern sich, Pharmazeutische Zeitung Ausgabe 24, 38

Helmstädter A, Hermann J, Wolf E (2011) Leitfaden der Pharmaziegeschichte, Govi-Verlag, Eschborn

Schmitz R, Kuhlen FJ (1998) Geschichte der Pharmazie. Band 1: Von den Anfängen bis zum Ausgang des Mittelalters, Govi-Verlag, Eschborn

ABDA – Bundesvereinigung Deutscher Apothekerverbände e.V. (2022) Die Apotheke – Zahlen. Daten. Fakten. URL: https://www.abda.de/fileadmin/user_upload/assets/ZDF/ZDF22/ABDA_ZDF_2022_Broschuere.pdf (abgerufen am 10.06.2023)

„Apotheke". In: Wikipedia – Die freie Enzyklopädie. Bearbeitungsstand: 29. Juli 2022, 15:58 UTC. URL: https://de.wikipedia.org/w/index.php?title=Apotheke&oldid=224913312 (abgerufen am 10.06.2023)

„Edikt von Salerno". In: Wikipedia – Die freie Enzyklopädie. Bearbeitungsstand: 20. März 2017, 16:11 UTC. URL: https://de.wikipedia.org/w/index.php?title=Edikt_von_Salerno&oldid=163778327 (abgerufen am 10.06.2023)

„Konstitutionen von Melfi". In: Wikipedia – Die freie Enzyklopädie. Bearbeitungsstand: 6. Januar 2022, 16:49 UTC. URL: https://de.wikipedia.org/w/index.php?title=Konstitutionen_von_Melfi&oldid=218862944 (abgerufen am 10.06.2023)

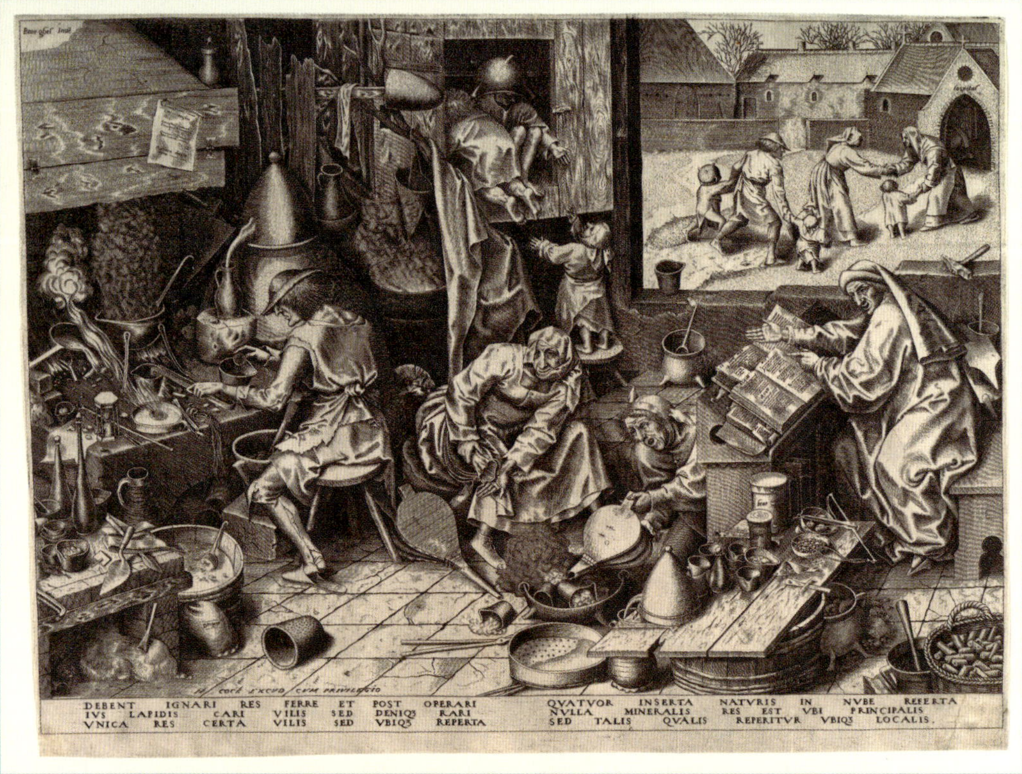
H. COCK EXCVD. CVM PRIVILEGIO
DEBENT IGNARI RES FERRE ET POST OPERARI
IVS LAPIDIS CARI VILIS SED DENIQ; RARI
VNICA RES CERTA VILIS SED VBIQ; REPERTA
QVATVOR INSERTA NATVRIS IN NVBE REFERTA
NVLLA MINERALIS RES EST VBI PRINCIPALIS
SED TALIS QVALIS REPERITVR VBIQ; LOCALIS.

Der Alchimist (Kupferstich von Philipp Galle nach Pieter Bruegel dem Älteren)

1493–1541

1400 1500 1600

11 „Allein die Dosis macht das Gift“

… ist einer der meistzitierten Sätze in der Medizin. Urheber war der Schweizer Arzt und Naturphilosoph Theophrastus Bombast von Hohenheim (1493–1541), der sich den Beinamen Paracelsus zulegte und seit der zweiten Hälfte des 16. Jahrhunderts einer der berühmtesten Ärzte Europas war. Er stellte die damals übliche Humoralpathologie mit ihrer Vier-Säfte-Lehre infrage und vertrat die Ansicht, dass Krankheiten auf ein Ungleichgewicht von drei Grundsubstanzen zurückgingen: Schwefel, Quecksilber und Salz. In einer entsprechenden Zusammensetzung hätten Medikamente daher die Aufgabe, deren Gleichgewicht wiederherzustellen. Die Beobachtungen und Experimente von Paracelsus trugen maßgeblich dazu bei, dass sich aus der zu seiner Zeit gängigen naturphilosophischen Lehre der Alchemie eine wissenschaftlich begründete Chemie entwickelte und Eingang in Pharmakologie und Medizin fand. Darüber hinaus propagierte er eine gesunde, ausgewogene Ernährung, die zunehmend Einfluss auf die nachmittelalterliche Küche hatte.

Theophrastus Bombast von Hohenheim (genannt Paracelsus)

Ulrich Förstermann

„All Ding' sind Gift, und nichts ohn' Gift. Allein die Dosis macht, dass ein Ding kein Gift ist." Dieser viel zitierte Satz des Schweizer Arztes, Naturphilosophen und Alchemisten *Theophrastus Bombast von Hohenheim (genannt Paracelsus)* sollte bedeuten, dass jede **Substanz** der Gesundheit schaden kann und dass Schaden (oder Nutzen) nur eine Frage der **Dosierung** ist. Diese Erkenntnis ist auch heute noch richtig und Paracelsus hat damit einen bis heute gültigen Beitrag zur Arzneimittellehre geleistet.

So gilt Paracelsus mit seinen Ideen und seiner Lehre als einer der **Wegbereiter** der **modernen Arzneimittellehre und Medizin**. Er wurde um 1493 in Egg im Kanton Schwyz der Schweiz geboren und starb nach lebenslanger Wanderschaft durch den deutschen Sprachraum (mit zahlreichen Lebensstationen in verschiedenen Ländern) 1541 in Salzburg, Österreich.

Paracelsus erwarb sein Wissen wohl primär von seinem Vater und später von verschiedenen gelehrten Geistlichen. Eine mögliche Promotion zum Doktor der Medizin um 1515 in Ferrara ist nur anekdotisch überliefert und historisch nicht gesichert. Nach seiner Rückkehr aus Italien begann Paracelsus eine fast lebenslange Wanderschaft durch Europa. Um 1520 verwendet er in überlieferten Schriften erstmals den Namen „Paracelsus", wobei es sich entweder um ein gräkolatinisiertes „Hohenheim" oder um die Gleichstellung mit dem antiken Arzt Aulus Cornelius Celsus (1. Jh. n. Chr.) handeln könnte.

Trotz einiger „moderner" Gedanken war Paracelsus – an der Schwelle des Mittelalters zur Neuzeit – in vielen Bereichen in den medizinischen und alchemistischen Lehren seiner Zeit verwurzelt, so in der Lehre von den **drei Prinzipien** (Tria Principia): **Schwefel** (Sulfur) mit den Eigenschaften flüchtig und brennbar, **Quecksilber** (Mercur) mit den Eigenschaften lebendig, flüssig und **Salz** (Sal) mit den Eigenschaften fest, geformte Erde.

Nach Paracelsus' Lehre muss die **Medizin** auf **Natur- und Gotteserkenntnis** fußen. Zum Verständnis der Krankheiten und ihrer richtigen Behandlung seien einerseits empirische Befunde (moderner Ansatz), andererseits aber die Betrachtung des „Großen und Ganzen" notwendig:

> *„Der Mensch kann nur vom Makrokosmos aus begriffen werden, nicht aus sich selbst heraus. Erst das Wissen um diese Übereinstimmung vollendet den Arzt." (Opus Paramirum) (Strunz 1904, Rueb 1995)*

> ***„All Ding' sind Gift, und nichts ohn' Gift. Allein die Dosis macht, dass ein Ding kein Gift ist."***
>
> (Paracelsus)

Konkret seien nach Paracelsus zur erfolgreichen Ausübung des ärztlichen Berufs neben Gottes Gnade **vier Teildisziplinen** zu beherrschen:

- **Die Philosophie**: *„Einer, der ein Philosoph sein und sich vor Falschem bewahren will, der muss seiner Philosophie eine solche Grundlage geben, dass er Himmel und Erde in einem Mikrokosmos zusammenfasst."*
- **Die Astronomie** (und hier eingeschlossen die Astrologie): *„So nun der Mensch in seiner ganzen Zusammensetzung begriffen werden soll durch einen jeden Arzt, so wisset jetzt, dass die Astronomie der zweite Grund ist und die obere Sphäre der Philosophie darstellt."*
- **Die Alchemie**: *„Denn die Natur ist so subtil und scharf in ihren Dingen, dass sie nicht ohne große Kunst angewendet werden mag. Denn sie bringt nichts an den Tag, das für sich selbst vollendet wäre, sondern der Mensch muss es vollenden. Diese Vollendung heißt Alchemia."*
- **Die Redlichkeit** (Proprietas): *„Darum soll der Arzt des Volkes Glauben besitzen, so hat er ihn auch bei Gott."* (Rueb 1995).

Eng mit diesen Vorstellungen verknüpft ist die **„Entienlehre"**, der zufolge die Gesundheit durch das „ens naturale" (die Konstitution), das „ens veneni" (mögliche Vergiftungen oder Infektionen), das „ens astrorum" (kosmische Einflüsse) und das „ens deale" (göttliche Einflüsse) beeinflusst werden kann.

Der materielle Körper – so lehrt Paracelsus – sei nur ein Teil des vollständigen Körpers; wesentliche Teile seien für den normalen Betrachter nicht sichtbar. Jedoch könne man durch Arbeit an sich selbst und eine innere Umwandlung die **göttliche Erleuchtung** erlangen und dann die Welt mit anderen Augen sehen *(Opus Paramirum)*. Nur der dem dies gelänge würde zum Mediziner taugen, denn: *„Es sei verfehlt, in der Medizin sein Wissen nur vom Lesen und Hörensagen zu schöpfen"* (Strunz 1904). Diese Aussage kritisierte, dass sie sich die Mediziner der damaligen Zeit nicht hinreichend mit den Kranken beschäftigten, sondern ihr Wissen überwiegend aus Büchern erwarben.

Paracelsus wandte sich auch gegen andere vorherrschende medizinische Lehrmeinungen und Verhaltensweisen der damaligen Zeit, so dem des „Säfteungleichgewichts" im Gesamtorganismus als die Ursache einer Krankheit (s. Kap. I.5). Vielmehr ordnete er jedem Organ einen „Archaeus" („Weltgeist") zu, der die Funktionen des Organs steuere. Daraus resultierte ein neuer Krankheitsbegriff, bei dem an-

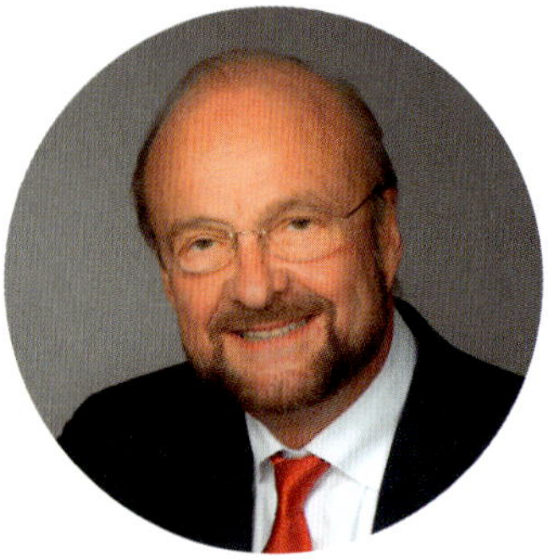

Prof. Dr. med. Ulrich Förstermann

Ulrich Förstermann studierte Medizin an der Universität Freiburg. Nach beruflichen Stationen in Freiburg, Hannover, Chicago (Labor von Ferid Murad, Nobelpreis 1998) ist er seit 1993 Direktor des Instituts für Pharmakologie der Universitätsmedizin Mainz und seit 2013 Wissenschaftlicher Vorstand der Universitätsmedizin.

stelle eines „Säfteungleichgewichts" als Ursache eines Leidens eher **Fehlfunktionen einzelner Organe** angenommen wurde. Des Weiteren lehrte Paracelsus, dass **Krankheiten** (auch) durch **äußere Einflüsse** entstehen und sich mit chemischen Substanzen, also **Arzneimitteln, behandeln lassen** (moderner Ansatz).

Paracelsus' medizinische Lehren sind aber auch eng mit seinem Verständnis der **Alchemie** verknüpft, wobei er die „Alchemia medica" (iatrochemische Alchemie) klar von der „Alchemia transmutatoria" (Alchemie mit dem Ziel, Gold aus anderen Metallen herzustellen) abgrenzte. Zwar hielt er die Metallumwandlung wohl durchaus für möglich, ordnete aber das Ziel der „Transmutation" in seinen Schriften der Möglichkeit der Herstellung wirksamer Arzneimittel unter. Auch übernimmt er die schon von Johannes von Rupescissa im 14. Jahrhundert erwähnte Vorstellung, dass man aus **arzneilich wirksamen Stoffgemischen** mittels Extraktion oder Destillation eine wirksame **„Quintessenz"** isolieren könne.

Paracelsus' Heilungserfolge einerseits und seine Kritik an der Medizin seiner Zeit andererseits, führten unter vielen zeitgenössischen Ärzten zu Neid und Gegnerschaft.

Paracelsus veröffentlichte seine Schriften – statt wie damals üblich in Latein – meist in Deutsch: *„Die Wahrheit müsse deutsch gelehrt werden"* (Müller-Jahncke 2001, Rueb 1995). So hinterließ er nach seinem Tod auch zahlreiche deutschsprachige Aufzeichnungen und Bücher mit medizinischem, philosophischem, theologischem und astrologischem Inhalt.

Paracelsus' medizinisches und pharmazeutisches Wissen darf für die damalige Zeit als sehr umfassend angesehen werden, auch wenn

Kernaussagen:

- Paracelsus ist natürlich noch sehr in mittelalterlichem Denken verhaftet, mit Vorstellungen, die heute z.T. befremden. Dennoch haben einige seiner Thesen durchaus Relevanz für die moderne Medizin, so die berühmte Aussage von der Dosis einer Substanz, die über erwünschte oder unerwünschte („giftige") Wirkungen entscheidet.
- Auch der Ansatz, dass man aus therapeutisch wirksamen Pflanzenextrakten (Stoffgemischen) Wirksubstanzen isolieren könne, stimmt mit modernen Vorstellungen überein.
- Schließlich entsprechen die Aussagen, der oder die Ärzt:in möge mit und an Patient:innen lernen (und nicht nur aus Büchern), Krankheiten könnten Fehlfunktionen von Organen zur Ursache haben und exogene Einflüsse könnten Krankheiten auslösen, sicher den Vorstellungen moderner, klinischer Medizin.

er zu großen Teilen noch fest in den medizinischen Denkweisen seiner Zeit verwurzelt war. Auch ließen seine oft schwer verständlich formulierten und teils widersprüchlichen Werke seine historische Bedeutung nicht unmittelbar offenbar werden. Erst durch moderne medizingeschichtliche Textanalysen gelang es, die Bedeutung Paracelsus für seine Zeit und die Zeit danach zu erkennen.

Paracelsus Gedanken wirken heute in vielerlei Hinsicht modern und **wegweisend**. Er fordert eine patientenorientierte Medizin, die sich mit dem bzw. der Kranken beschäftigt, die als Ursache des Leidens Fehlfunktionen von Organen identifiziert und äußere Einflüsse auf die Entstehung von Krankheiten erkennt. Seine Verknüpfung von wissenschaftlicher Erkenntnis und gleichzeitig der Betrachtung der Beherrschung der Teildisziplinen, spiegelt sich in den **übergeordneten Kompetenzen des NKLM 2.0** wider (z.B. im NKLM-Kap. Professionelles Handeln und Ethik, Geschichte und Recht der Medizin).

Literatur

Müller-Jahncke WD (2001) „Paracelsus" in: Neue Deutsche Biographie 20, S. 61–64. URL: https://www.deutsche-biographie.de/pnd11859169X.html#ndbcontent (abgerufen am 10.06.2023)

Rueb F (1995) Mythos Paracelsus. Werk und Leben von Philippus Aureolus Theophrastus Bombastus von Hohenheim, Quintessenz Verlag, Berlin

Strunz F (1904) Paracelsus, Theophrastus: Volumen Paramirum und Opus Paramirum. Verlag Eugen Diederichs, Jena

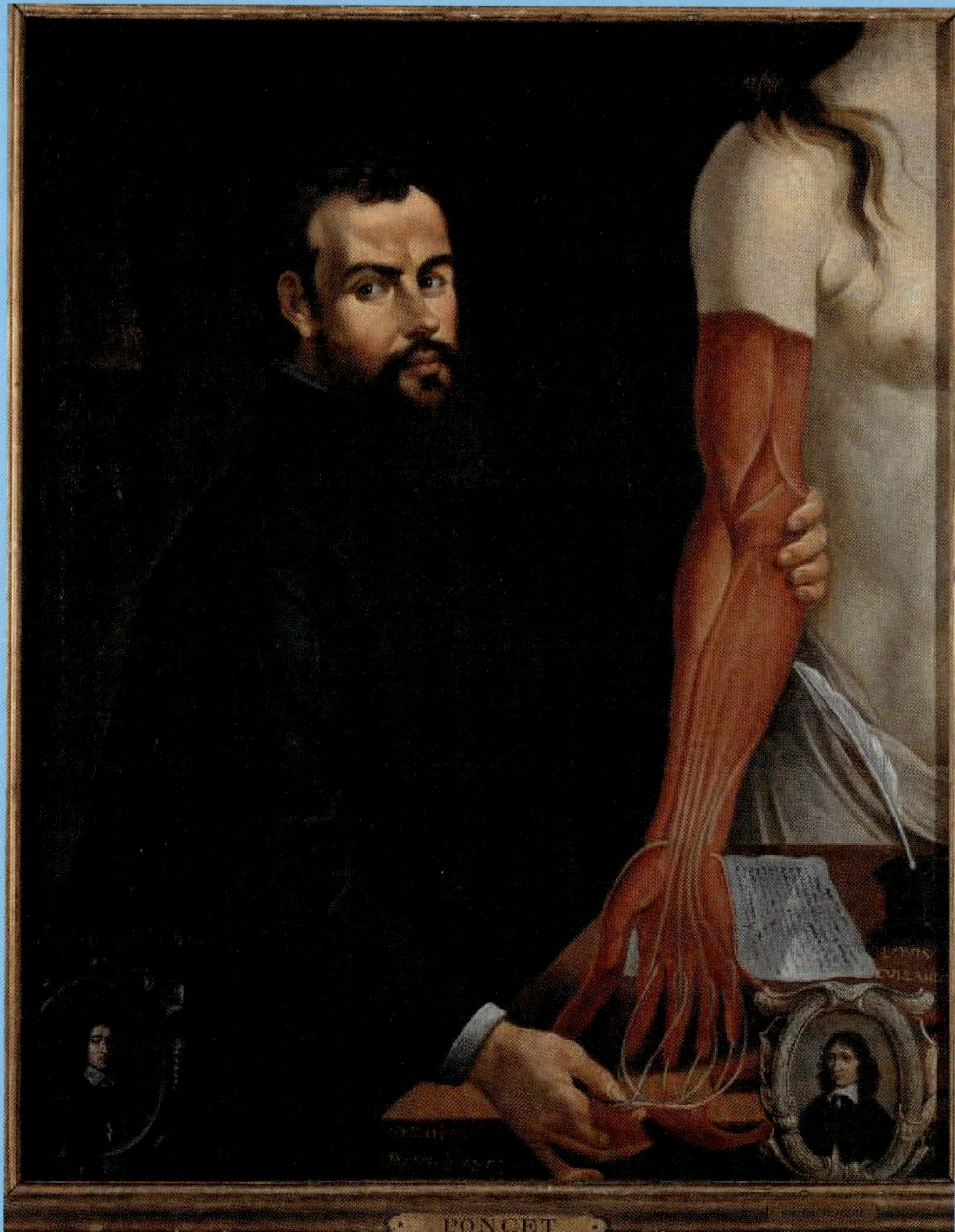

Andreas Vesalius (Portrait von Pierre Poncet)

1514–1564

1400 1500 1600

12 Ein enttäuschter Student revolutioniert die Anatomie

Während seines Studiums der Medizin in Paris um das Jahr 1530 wurde der flämische Student Andreas Vesalius (1514–1564) zunehmend unzufrieden mit der damaligen realitätsfernen akademischen Lehre, die in trockenen Vorlesungen bestand. Der junge Vesal wollte sich daher selber Gewissheit über anatomische Details verschaffen, besorgte sich nach Beendigung seines Studiums die Leiche eines Hingerichteten und präparierte dessen Skelett. Dabei stellte er eine ganze Reihe von Abweichungen gegenüber der tradierten Lehre fest. Später erhielt er die Erlaubnis, öffentliche Sektionen durchzuführen, wurde 1537 Professor in Padua und gab schließlich im Alter von 28 seine berühmten sieben Bücher über den Aufbau des menschlichen Körpers heraus. Mit dieser illustrierten ersten systematischen Beschreibung von Körper und Gehirn begründete Vesalius die moderne Anatomie und machte sie zum Fundament der Medizin. Mehrere Gefäße, Drüsen, Knochen, Muskeln und Bänder des menschlichen Körpers sind nach Vesalius benannt.

Anatomie: Auch in Zukunft eine Mischung aus dreidimensionalem Verständnis und haptischer Erfahrung, nur mit viel mehr digitalen Elementen und Möglichkeiten

Friedrich Paulsen

Andreas Vesalius war natürlich nicht der Erste, der anatomisches Wissen „visuell erfahren" wollte und sich angeeignet hat, er war aber der Erste, der es in einem Buch „De humani corporis fabrica libri septem" mit für seine Zeit hochwertigen Holzschnittdrucken für einen größeren Personenkreis verfügbar und somit visuell begreifbar machte (Paulsen et al. 2022).

Vor ihm hatten schon die bekannten Anatomen des Altertums Hippokrates von Kos 460–370 v. Chr. und Galen von Pergamon 131–200 n. Chr. Schriften verfasst, die zahlreiche anatomische Details berücksichtigten (s. Kap. I.5). Viele mehr oder weniger bekannte Anatomen folgten, wie Mondino di Luzzi (1270–1326), der die Leichenpräparation in den Anatomieunterricht einführte und dazu ein Buch herausbrachte, allerdings ohne Abbildungen. Und natürlich Leonardo da Vinci (1452–1519), der ein Meister der visuellen Darstellung von durch ihn selbst präparierten Körpern war. Leonardo stellte zwar sehr viele detaillierte Zeichnungen her, sein geplantes Anatomiebuch wurde aber nie fertig und es blieb bei einer Sammlung anatomischer Skizzen. So war es dann Andreas Vesal, der mit seinen **bebilderten Büchern** die damalige medizinische Welt beeindruckte. Die Abbildungsqualität wurde über die Jahre bis Jahrhunderte immer besser und es wurden Farbkolorierungen möglich, die schwarz-weiß Abbildungen ablösten (Paulsen at al. 2022).

Anfangs waren die Anatomiebücher für Studierende der Medizin nicht erschwinglich, da sie einfach zu teuer waren. Erst Mitte des 19. Jahrhunderts war die Buchherstellung so weit fortgeschritten, dass **Anatomiebücher** auch **für Studierende** möglich wurden und in ausreichender Menge verfügbar waren. Neben

„Ärzte ohne Anatomie sind Maulwürfen gleich: sie arbeiten im Dunkeln, und ihrer Hände Tagewerk sind Erdhügel."

(Friedrich Tiedemann, 1781–1861, Ordinarius für Anatomie in Heidelberg)

vielen anderen Innovationen dieser Zeit, wie der ersten schmerzfreien Operation unter Narkose (1846 im Massachusetts General Hospital), führte die dadurch immer bessere Kenntnis der Anatomie dazu, dass immer mehr Erkrankungen besser verstanden wurden und chirurgisch und interventionell auch immer mehr versucht wurde (Thorwald 1956). Dieses Jahrhundert führte zur modernen Chirurgie mit vielen dramatischen Höhepunkten, aber auch vielen schicksalhaften Niederlagen. Auch die Anatomie entwickelte sich in dieser Zeit von einer deskriptiven Lehre hin zu einer **angewandt funktionellen Wissenschaft**. Gerade die Interaktion zwischen Anatomen und Chirurgen beförderte die wissenschaftliche Fortentwicklung immens. So war es ab Ende des 19. Jahrhunderts üblich, dass ein Chirurg zunächst zwei oder mehr Jahre wissenschaftlich und in der Lehre in der Anatomie tätig war, bevor er Chirurg wurde.

Mit der Entdeckung der „X-Strahlen" durch Wilhelm Conrad Röntgen 1895 kam es im 20. Jhd. über die Entwicklung in der Computertechnologie zu einer Revolution in der **Bildgebung des Körpers**, die ohne die Kenntnis der Anatomie nicht denkbar wäre (s. Kap. I.31). So wurde die Computertomografie (CT) in den 70. Jahren des letzten Jahrhunderts von Sir Godfrey Hounsfield entwickelt, die Grundlagen der Magnetresonanztomografie wurden bereits 1946 im Zusammenhang mit der Strukturbestimmung komplexer Moleküle beschrieben und kontinuierlich fortentwickelt. Dauerte ein Kopf-CT Anfang der 1990er-Jahre noch an die 30 Minuten, ist heutzutage mit modernen Geräten ein Ganzkörper-CT in weniger als 15 Sekunden möglich. In der zweiten Hälfte des

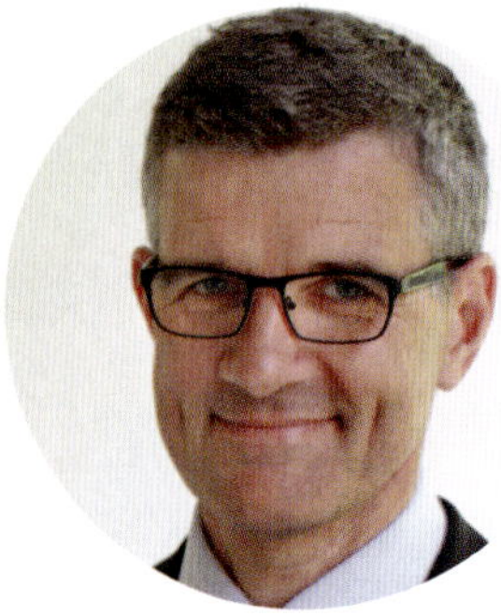

Prof. Dr. med. Dr. h.c. mult. Friedrich Paulsen

Friedrich Paulsen ist Anatom und leitet das Institut für Funktionelle und Klinische Anatomie an der Friedrich-Alexander-Universität (FAU) Erlangen-Nürnberg.

letzten Jahrhunderts wurden die Sonografie, die Dopplersonografie, Angiografie, Szintigrafie, Positronenemissionstomografie und diverse weitere Methoden entwickelt, die immer – auch basierend auf den Möglichkeiten der Datenspeicherung und -verarbeitung – weiterentwickelt und verbessert wurden. Ohne ausreichende Anatomiekenntnisse sind alle diese Verfahren nicht beurteilbar. Mit den Verfahren wurden große chirurgische Eingriffe zurückgedrängt und durch **interventionelle Verfahren** (wie z.B. die Stentimplantation via Herzkatheter) und **mikrochirurgische Verfahren** z.B. über Endoskope teilweise ersetzt. All diese Verfahren und deren Anwendung wurden oft in Kooperation mit Anatom:innen entwickelt, häufig mit ersten Tests an Körperspender:innen.

Diese rasante Entwicklung setzt sich weiter fort und findet heute auch in der anatomischen Ausbildung Anwendung. So wandelt sich die mikroskopische Ausbildung der Studierenden von histologischen Schnittpräparaten in Histologiekursen am Mikroskop zusehends zu **virtuellen Mikroskopierkursen**, bei denen die Studierenden mit ihren Smartphones und Tablets auf virtuelle Präparatekästen zugreifen und die Präparate wie unter einem echten Mikroskop hoch- und runtervergrößern können. Diese Entwicklung war schon vor der Coronapandemie weit verbreitet (Paulsen et al. 2010), hat aber durch die Pandemie nochmals einen intensiven Schub erhalten. In naher Zukunft werden histologische Präparate dreidimensional mikroskopierbar sein, indem mittels Software (z.B. HistoDigital®) Schnittserien dreidimensional rekonstruiert werden und den Studierenden somit die Struktur noch weiter verständlich machen (Ali et al. 2020). In der makroskopischen Anatomie ist die Ausbildung im Präparierkurs aufgrund diverser und häufig mitgeteilter Vorteile nach wie vor das Nonplusultra, aber auch hier wird das Lernen der Anatomie immer mehr durch dreidimensionale Anwendungen basierend auf den fortschreitenden Bildgebungsmethoden und -simulationen (z.B. mittels Cinematic Rendering und KI) ergänzt (Binder et al. 2019).

Was die Reform des Medizinstudiums, um die es in diesem Buch vorallem geht, ist die

Kernaussagen:

- Die grundlegende Kenntnis und die haptische Erfahrung von Struktur und Funktion des menschlichen Körpers ist nach wie vor erforderlich für die Behandlung von Patient:innen.
- Die Verknüpfung von Anatomie, Chirurgie, sowie interventionellen und bildgebenden Verfahren basieren auf den Entwicklungen der letzten Jahrhunderte und sind exzellente Beispiele für den Nutzen der Verbindung zwischen Mensch und Digitalisierung.
- Diese Verknüpfung ist Voraussetzung für die Entwicklung vieler neuer Therapieverfahren.

unter Vesalius stattgefundene Revolution – zumindest in der Anatomie – nicht nochmals zu erwarten. Anatomiekenntnisse sind damals wie heute in der Medizin absolut essenziell und werden es für Mediziner:innen auch in Zukunft immer sein. Die Anatomie ist heutzutage deutschlandweit fachlich gut aufgestellt. Der Nutzen und die Einzigartigkeit eines Präparierkurses – ganz im Sinne von Vesalius – sind zweifelsohne in der Ausbildung von Mediziner:innen seit Jahrhunderten offensichtlich und nicht wegdenkbar, auch nicht unter Sparzwängen, das haben viele Beispiele gezeigt. Die Betreuungs- und Ausstattungsrelationen (Studierende: Lehrende) sind sicher deutlich verbesserungswürdig.

Die Anatomie stellt nach wie vor eine unabdingbare Voraussetzung für Struktur und Funktion des menschlichen Körpers dar. Ihre klinische Relevanz wird durch die Verknüpfung mit modernen bildgebenden Methoden und der Möglichkeit dreidimensionaler digitaler Simulationen in allen klinischen Fächern gesteigert. Zukünftig werden sich haptisch-digitale Elemente mit dreidimensionalen bildgebenden Methoden vermischen und dadurch ganz neue Möglichkeiten für interventionell und chirurgisch tätige Mediziner:innen und für Studierende eröffnen.

Literatur

Ali MJ, Zetzsche M, Scholz M, Hahn D, Gaffling S, Heichel J, Hammer CM, Bräuer L, Paulsen F (2020) New insights into the lacrimal pump. Ocul Surf 18:689–698. PMID: 32730907; DOI: 10.1016/j.jtos.2020.07.013

Binder J, Krautz C, Engel K, Grützmann R, Fellner FA, Burger PHM, Scholz M (2019) Leveraging medical imaging for medical education – a cinematic rendering-featured lecture. Ann Anat, 222;159–165. PMID: 30586608; DOI: 10.1016/j.aanat.2018.12.004

Paulsen F, Eichhorn M, Bräuer L (2010) Virtual microscopy – The future of teaching histology in the medical curriculum? Ann Anat, 192:378–382, PMID: 20971623; DOI: 10.1016/j.aanat.2010.09.008

Paulsen F, Waschke J. Sobotta (2022) Atlas der Anatomie. Vorwort, 25. Aufl., Elsevier, München

Thorwald, J (1956) Das Jahrhundert der Chirurgen. Steingrüben, Stuttgart, 18. Aufl. Knaur, München 1995, ISBN 3-426-03275-9

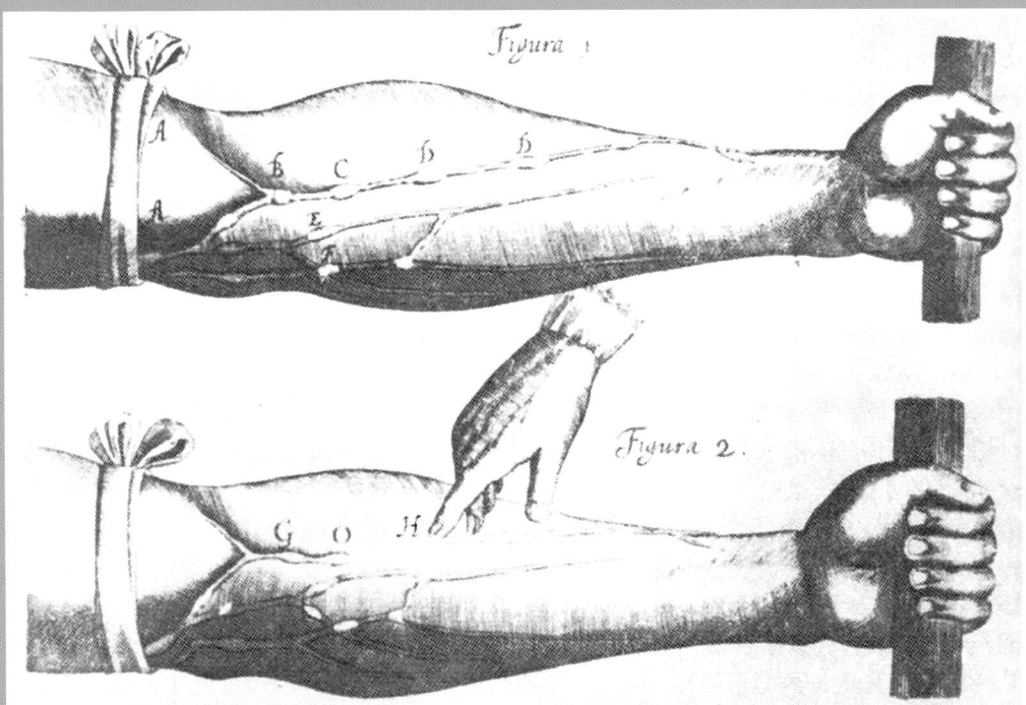

Abbildung aus William Harveys Schrift „Exercitatio Anatomica de Motu Cordis et Sanguinis in Animalibus“

1578–1657

1500 1600 1700

13 Blut im Kreisverkehr

Wissenschaft war im ausgehenden 16. Jahrhundert eine potenziell lebensgefährliche Angelegenheit. Wer mit seinen Ansichten nicht im Einklang mit den kirchlichen Dogmen stand, seien es die katholischen oder calvinistischen, riskierte, auf dem Scheiterhaufen zu enden. Dieses Schicksal teilten der Arzt Miguel Serveto (1509–1553), der den Lungenkreislauf entdeckte, und der Naturphilosoph Giordano Bruno (1548–1600), der bereits die Ansicht vertrat, dass das Blut im Organismus kreise, wofür er allerdings keine experimentelle Untersuchung vorweisen konnte. Das gelang 1628 dem englischen Arzt William Harvey (1578–1657), der sich auf Tierversuche stützen konnte. Zudem widerlegte er entscheidende Postulate von Galen und setzt sich dadurch der Kritik und dem Spott des akademischen Establishments aus. Er führte wissenschaftliche Methoden auf dem Gebiet der Biologie und Medizin ein und kann somit als Begründer der neuzeitlichen Medizin und Physiologie betrachtet werden.

1800 1900 2000

Eine Geschichte von Eminenz versus Evidenz

Thorsten Schäfer

Bei den Menschen des 2. Jahrhunderts n. Chr. wurde dunkles, venöses Blut in der Leber aus Galle gebildet und vom rechten Herzen angesaugt. Es diente mit dem „spiritus naturalis" dem Transport von Wachstum und Energie zum Herzen, durchtrat dann zum größten Teil die Herzscheidewand durch Poren ins linke Herz, wurde dort mithilfe des inneren Feuers mit Luft aus der Lunge vermischt, in das Lebenspneuma „spiritus vitalis" umgewandelt und dabei hellrot und dünnflüssiger. Durch aktives Pulsieren der Arterien wurde das Blut zum Gehirn und zu den Organen transportiert, denen es Vitalität durch die darin enthaltene Luft brachte, und in dieser Einbahnstraße vollständig verbraucht. Der Rauch des inneren Feuers im Herzen musste über die Lunge ausgeatmet werden.

So sei es früher gewesen, argumentierte **William Harvey** (1578–1657) bei der Darstellung seiner neuen Erkenntnisse zur Bewegung des Herzens und des Blutes im Kreisverkehr, um den Widerspruch zu der nun 15 Jahrhunderte lang geltenden Lehrmeinung des Galenos von Pergamon (ca. 128/131–199/216) nicht allzu deutlich werden zu lassen. Galen hatte in über 400 Schriften ein schlüssiges Weltbild von Gesundheit und Krankheit und deren vernunftbasierter Pharmakotherapie auf Basis der Vier-Elemente-Lehre der Naturphilosophie des Aristoteles und der Vier-Säfte-Lehre der hippokratischen Medizin geschaffen (s. Kap. I.5). Einblicke in die Anatomie und Physiologie gewann er durch **Sektionen an Tieren**, die er auf den Menschen übertrug. Sein umfassendes Werk wurde von der Nachwelt für unwiderlegbar gehalten und hemmte über Jahrhunderte weitere Forschungstätigkeiten in der Medizin (Kircheldorf 2014).

Im 16. Jahrhundert geriet das Galensche Weltbild ins Wanken. Der spanische Arzt, Hu-

"I have often wondered and even laughed at those who fancied that everything had been so consummately and absolutely investigated by an Aristotle or a Galen or some other mighty name, that nothing could by any possibility be added to their knowledge."

(William Harvey)

manist und Theologe **Miguel Serveto y Reves** beschrieb 1552 den Lungenkreislauf, vermutlich ohne Kenntnis der Entdeckung der Lungendurchblutung durch den syrischen Universalgelehrten Ibn al-Nafis al Quarashi 300 Jahre zuvor. Serveto brachte die Erläuterung des Lungenkreislaufs im Kapitel über den Heiligen Geist in seinem 1553 herausgegebenen Buch Christianismi Restitutio (Die Wiedereinsetzung des Christentums) unter. Akzeptiert wurde seine Theorie zum Lungenkreislauf wegen des Widerspruchs zu Galen nicht, seine theologischen Thesen führten allerdings zur Hinrichtung auf dem Scheiterhaufen als Protestant durch Protestanten. Auch der Naturphilosoph **Giordano Bruno** stellte sich gegen Galens Lehre und vertrat die Ansicht, dass das Blut im Körper zirkulierte. Er bezweifelte zugleich grundlegende Dogmen der katholischen Kirche. Dabei sei er aufgeblasen und arrogant, von sich selbst überzeugt und gegen andere rücksichtslos polemisch gewesen. Vor der Inquisition in Rom widerrief er nicht vollständig und auch er endete 1600 auf dem Scheiterhaufen (Koehler et al. 2021).

Um diese Zeit studierte William Harvey aus Folkestone/Grafschaft Kent Medizin an der renommierten Universität Padua, kehrte 1602 nach England zurück und wurde königlicher Leibarzt. König Charles I. unterstützte Harveys Forschung zu Physiologie und Anatomie großzügig. Seine bis heute gültigen Ergebnisse zum **Blutkreislauf** trug er ab 1616 in Vorlesungen vor. Zwölf Jahre später veröffentlichte er sein Werk „De motu cordis" (Harvey 1628). Es zeigt, dass er zwischen **Hypothesen und Fakten zu trennen** wusste und Ergebnisse erst akzeptierte, wenn er sie durch **Kontrollversuche bestätigen** konnte. Seine Berechnungen der Pumpleistung des Herzens führten zur Widerlegung

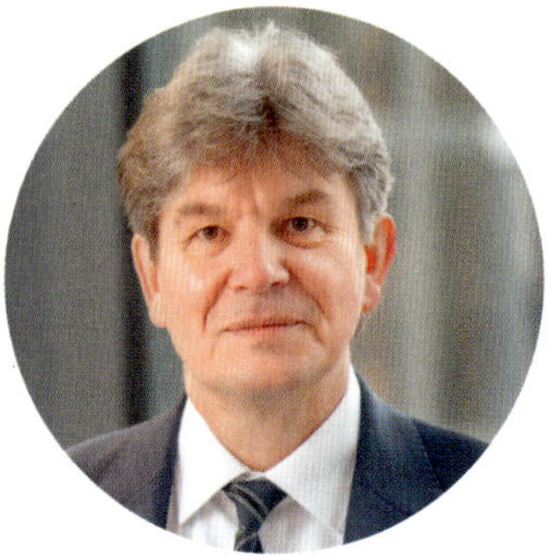

Prof. Dr. med. Thorsten Schäfer, MME

Thorsten Schäfer leitet das Zentrum für Medizinische Lehre an der Ruhr-Universität Bochum und ist zurzeit Vorsitzender der Gesellschaft für Medizinische Ausbildung (GMA).

der galenschen Annahme der andauernden Neuproduktion des Blutes in der Leber und des Blutverbrauchs in der Körperperipherie. Damit blieb der Rückstrom des Blutes zum Herzen als einzige Erklärung. Zwischen Arterien und Venen vermutete er „Anastomosen" oder „Porositäten des Fleisches". 1651 schrieb er an den Hamburger Arzt Slegel, dass er Wasser durch die Lungenarterie in die linke Herzkammer getrieben habe, womit er den **Lungenkreislauf experimentell nachgewiesen** hatte (Neuburger 1930).

Im Unterschied zu seinen Vorgängern vermied er die Auseinandersetzung mit dem Establishment und suchte den Widerspruch historisch aufzulösen: Menschen seien früher eben anders gebaut gewesen. Trotzdem brachten ihm seine Vorlesungen Ablehnung, Hohn und Spott der Kollegen ein, die ihn und seine Anhänger als Circulatores – Hausierer und Marktschreier – bezeichneten. Erst mit der **Entdeckung der Kapillaren** durch Marcello Malpighi 1661, die die Verwandlung des arteriellen in das venöse Blut erklärbar machten, wurde Harveys in sich schlüssige **Theorie des Blutes im Kreisverkehr** von der Fachwelt **akzeptiert** und löste Galens Lehre des Blutflusses ab (Goddemeier 2007).

Heute gehört die Kenntnis der Anatomie und Physiologie des Lungen- und Körperkreislaufs im Sinne Harveys zum **Standardrepertoire** der **ärztlichen Ausbildung**. Man kann

Kernaussagen:

- Die Ergebnisse von Harvey zur Erforschung des Blutkreislaufs sind bis heute gültig.
- Harvey trennte zwischen Hypothesen und Fakten und akzeptierte Ergebnisse erst, wenn er sie durch Kontrollversuche bestätigen konnte.
- Die jahrhundertelang für unwiderlegbar gehaltene Lehrmeinung Galens' war aufgrund von Widerständen aus der Kirche und seinen Kollegen nur schwierig zu verändern und ein langwieriger Prozess.

sich gar nicht vorstellen, dass es anders sein könnte – so wie man sich noch vor 500 Jahren keine Alternative zum Galenschen System vorstellen konnte. Der große Unterschied ist jedoch, dass unsere heutigen Kenntnisse und Theorien auf **reproduzierbaren wissenschaftlichen Experimenten** basieren, die der **guten wissenschaftlichen Praxis** folgen.

Müssen wir uns immer noch vor ideologischer Vereinnahmung und Beeinflussung in Acht nehmen? Aber ja, denn nach Thomas S. Kuhn lenken diese, was beobachtet und überprüft wird, welche Fragestellungen in Bezug auf ein Thema formuliert werden (dürfen) und in welche Richtung Ergebnisse wissenschaftlicher Untersuchungen interpretiert werden.

Literatur

Goddemeier C (2007) William Harvey (1578–1657): Die Entdeckung des Blutkreislaufs. Deutsches Ärzteblatt,104(20): A1375–1377

Harvey W (1628) Die Bewegung des Herzens und des Blutes. Übersetzt und erläutert von Ritter von Töply R in: Sudhoff S (1910) Klassiker der Medizin. Verlag von Johann Ambrosius Barth, Leipzig

Koehler U, Hildebrandt O, Hildebrandt W, Aumüller G (2021) Herz und Herz-Kreislauf-System in der (kultur-)historischen Betrachtung. Herz, 46(Suppl. 1):33–40

Kricheldorf HR (2014) Erkenntnisse und Irrtümer in Medizin und Naturwissenschaften. Springer Spektrum, Berlin

Neuburger M (1930) Zur Entdeckungsgeschichte des Lungenkreislaufs. Sudhoff's Archiv für Geschichte der Medizin, 23(1):7–9

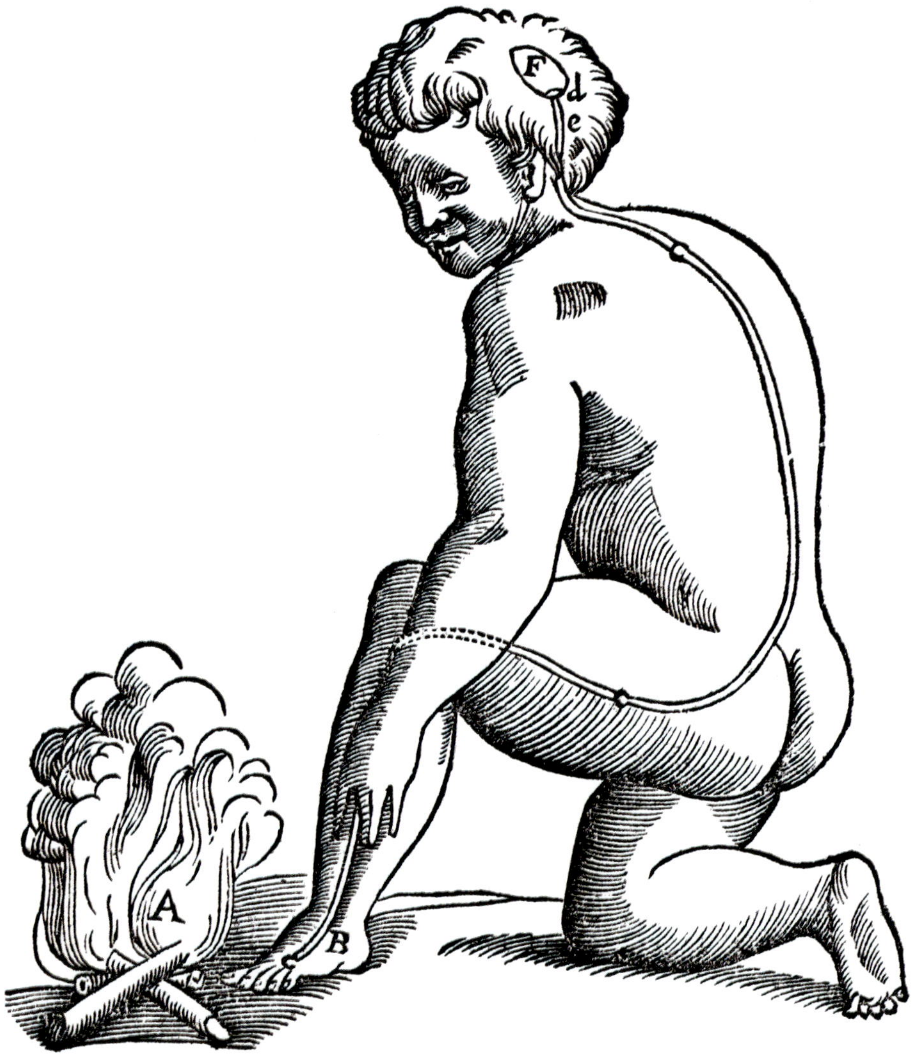

Schmerzmodell nach Descartes

1596–1650

1500 1600 1700

14 Gibt es mich wirklich und wenn ja, aus was?

Den Philosophen René Descartes (1596–1650) beschäftigte der Gedanke, wie zuverlässig wir die Realität erfassen können. Alles könnte ja auch Einbildung oder ein Trugschluss sein. Für ihn gab es schließlich nur eine Sicherheit: Ich denke, also muss es mich wohl geben – „Cogito ergo sum" lautete sein Grundsatz. Damit prägte er einen Leib-Seele-Dualismus: die rationale Seele ist das einzig Sichere, alles andere „da draußen" kann Täuschungen unterliegen. Dazu gehört auch der Leib, in seinen Augen nur die besondere Form einer Maschine. In der Folge prägte er so auch die Theorie und Praxis einer Medizin, die den Menschen nicht als ein Ganzes betrachtete, sondern als Summe reparaturanfälliger Einzelteile. Erst die Psychosomatik, die sich seit Ende des 19. Jahrhunderts zunehmend durchsetzte und dabei viele Widerstände aus dem Mainstream der naturwissenschaftlich orientierten Medizin überwinden musste, stellte die Spaltung infrage und entwickelte ganzheitliche diagnostische und therapeutische Ansätze.

1800 1900 2000

Sind wir oder werden wir?

Gerhard Danzer

Das Thema der Identität ist so alt wie die Menschheit, und die Fragen nach dem Wer oder Was unserer Existenz hat manche Menschen schon vor Jahrtausenden bewegt. So darf man die raunenden Worte des griechisch-antiken Philosophen Heraklit im 6. Jahrhundert vor unserer Zeit (*„Ich habe mich selbst gesucht."*) als einigermaßen modern anmutende Formulierung für eine skeptisch-tastende Identitäts-Entfaltung interpretieren.

Gleichwohl gehen die meisten Historiker:innen und Mentalitätsforscher:innen davon aus, dass die **Identitätsfragen** erst mit dem **Zeitalter der Renaissance** zu einem nicht nur einige wenige Philosophen, sondern viele Menschen **bewegenden Thema** wurde. Die Renaissance als jene Epoche, die nach Aussage von Jacob Burckhardt das Individuum und damit die individuelle Lebensgestaltung „entdeckt" hat, war prädestiniert, dem Einzelnen neben den Chancen von autonomen Daseins-Mustern auch die Fragen nach den Umrissen und Inhalten seiner Persönlichkeit zuzumuten. Einige Jahrhunderte nach der Renaissance reklamierte **Sören Kierkegaard** eine fundamentale und grundsätzliche Identitäts-Irritation des Menschen. In seinen Schriften betonte er, dass er als von Gott verlassenes oder zumindest nicht zur Kenntnis genommenes Individuum Mal um Mal erlebe, wie sehr er auf sich selbst zurückgeworfen und mit seinen Selbstzweifeln und Identitätsfragen alleine war:

> *„Man steckt den Finger in die Erde, um zu riechen, in welchem Land man ist; ich steckte den Finger ins Dasein – es riecht nach nichts. Wo bin ich? Was heißt das: die Welt? ... Wer bin ich? Wie bin ich in die Welt hineingekommen; warum wurde ich nicht gefragt ...? Wie wurde ich Teilhaber an dem großen Unternehmen, das man die Wirklichkeit nennt? Warum soll ich Teilhaber sein? Ist einem das nicht freigestellt? Und wenn ich dazu gezwungen werden soll, wo ist dann der Diskussionsleiter, ich habe einen Einwand zu machen?"* (Kierkegaard 2000, S. 69)

„In der Tat ist Gott allein vollkommen weise, das heißt mit dem vollkommenen Wissen aller Dinge begabt; aber man kann auch die Menschen als mehr oder minder weise bezeichnen, je nachdem sie von den wichtigsten Dingen mehr oder weniger Wahrheiten erkennen."

(René Descartes)

Dass wir leben, ist eine Gabe von Mutter Natur, stark modifiziert von sozialen und kulturellen Einflüssen. **Wie** wir leben, entscheiden Eltern, Familie, Lehrende, Ausbildende, Freunde sowie die sozioökonomischen und historisch-gesellschaftlichen Verhältnisse – und irgendwann in Maßen auch wir selbst mit. Das *Dass* unserer Existenz haben wir ursächlich nicht zu verantworten, wohl aber das *Wie* – wobei es sich dabei mehr um eine treuhänderische als um eine Urheber-Verantwortung handelt. Ob es uns gelingt, neben der Gabe unserer Existenz die Aufgabe der **Selbst- und Person-Werdung** sowie der Gestaltung einer **personalen Identität** wahrzunehmen und ihr gerecht zu werden, gilt keineswegs als ausgemachte Sache. Die Gabe bewegt sich in der Sphäre des Faktischen, wohingegen die Aufgabe (und vor allem ihre Realisierung) ins Reich des Fakultativen fällt.

Person-Sein sowie Persönlichkeit-Werden fußt einerseits auf der Erinnerung von **individueller** wie auch **kollektiver Geschichte** – und andererseits auch darauf, nach vorne zu blicken und für sich wie die Sozietät eine sinn- und bedeutungsvolle **Zukunft** zu entwerfen. Zwar hatte **Jean-Paul Sartre** Recht, als er das Profil eines Menschen mit dessen Taten sowie seiner gelebten Existenz (der Essenz) in Verbindung brachte und meinte, dass der Mensch schlicht die Summe seiner bisherigen Taten (und nicht seiner Absichten und frommen Wünsche) darstellt. Er verfolgte damit einen Gedanken weiter, der sich bereits bei **Hegel** in dessen Phänomenologie des Geistes (1807) findet, und der darauf abhebt, dass die personale Identität an den Entäußerungen des Einzelnen ablesbar ist: *„Das Individuum kann daher nicht wissen, was es ist, ehe es sich durch das Tun zur Wirklichkeit gebracht hat"* (Hegel 1970, S. 297).

Aber mit ebenso gutem Recht behauptete Sartre, dass der **Mensch die Zukunft des Menschen sei**. Wie aber die Zukunft unter den Kautelen personaler Identitätssuche bedenken? Wie sich entwerfen, um mithilfe von Entwür-

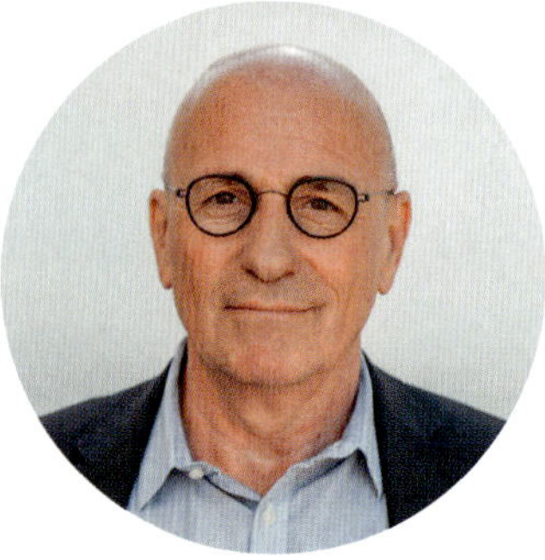

Prof. Dr. med. et phil. Gerhard Danzer

Gerhard Danzer ist Internist, Psychosomatiker, Diplompsychologe, Psychotherapeut und nicht erst seit seiner Emeritierung ein Homo pro se. Er publiziert in den Bereichen Anthropologie, Personale Medizin und Kulturanalyse.

fen mehr über sich und das eigene Selbst in Erfahrung zu bringen? Und wenn es gelungen ist, sich seiner Ziele und Pläne bewusster zu werden: Wie das Ich wieder zurückholen ins Reale und Konkrete aus den Sphären des Imaginären und Utopischen – Sphären, die für Zukunftspläne oftmals die wesentlichen emotionalen und intellektuellen Materialien zur Verfügung stellen? Wie können wir verhindern, dass identitätsbedürftige Individuen als *„Ritter des Möglichen"* (Kierkegaard 2000) den billig-wohlfeilen und konsequenz-armen Träumereien des Morgen und des Konjunktivs verfallen, ohne dass sie einen Ausgleich und einen zeitlichen Konnex mit ihrer Vergangenheit (dem Geworden-Sein) und ihrer Gegenwart (der Augenblick als einziger und tatsächlicher Moment des Handelns) herstellen?

„Sage mir, mit wem du umgehst, so sage ich dir, wer du bist" (Goethe 1981, S. 286) – so lautet eine alte identitätsdiagnostische Faustregel. *„Sage mir, wohin du willst und was du planst, und ich mutmaße, wer du bist und wer du werden könntest"* – so lautet analog dazu eine Anleitung zur Identitätsvermessung, die auch zukünftige Entwicklungen von Personen mitberücksichtigt. Gewährsmann hierfür ist unter anderem **Max Scheler** mit seiner Idee, der Mensch sei eine Richtung und kein Ding, und die dauernde Transzendenz des Status quo gehöre unzweifelhaft zu seinem Wesen. Wenn wir demnach Richtung und Daseinsbewegung eines Individuums erspüren, zeichnet sich sein Lebensgesetz, das es womöglich seit seinen Kindesbeinen in sich trägt und unbewusst schon lange verwirklicht, noch ein-

Kernaussagen:

- Der Mensch ist ein Werden und kein Sein: Bei manchen Patient:innen kann eher das Krank-Sein als das Gesund-Werden im Vordergrund stehen.
- Eine ausführliche bi-perspektivische (also biomedizinische wie auch psychosoziale und soziokulturelle) Anamnese ist Voraussetzung für das Verständnis des jetzigen Krank-Seins und das Identifizieren von Potenzialen und Ressourcen für das zukünftige Gesund-Werden.
- Versteht man den Menschen in seinem Werden und seinen sozialen Gefügen zu wenig und sieht nur sein jetziges Sein, können das Potenzial und die verborgenen Ressourcen, die für eine Besserung seiner Krankheit hilfreich wären, nicht genutzt werden.
- Das Verständnis des Werdegangs eines Individuums ist Voraussetzung dafür, gemeinsam mit ihm sinnvolle Ziele, die zum Leben dieser Person passen, identifizieren und festlegen zu können.

mal deutlicher ab, als wenn wir nur seine Vergangenheit ins Visier nehmen.

Der in Tübingen lehrende Philosoph **Ernst Bloch** beschäftigte sich in seinen Schriften mit der Zukünftigkeit von Individuen und Sozietäten. Er beschrieb deren „Noch-Nicht“ als Möglichkeitssinn (ein Begriff von Robert Musil) und potenzielles Sein, das sich aus dem Status eines unsichtbaren und sich selbst nicht gewissen Innen nach außen kehren, entäußern und so verwirklichen kann: *„Ich bin. Aber ich habe mich nicht. Also werden wir erst“* (Bloch 1985, S. 13).

Der **Mensch ist ein Werden** und kein Sein (Danzer 2021, S. 39), und sobald man ihn auf seine Vergangenheit oder auf den Status quo seines Daseins fixiert, verfehlt man ihn hinsichtlich seiner Potenzialitäten und Entfaltungsmöglichkeiten. Die **Totalität der personalen Identität** ist neben dem **vergangenen**, gelebten **Leben** stets auch eine **noch zu realisierende, zukünftige**, und ihre endgültigen Inhalte lassen sich frühesten mit dem Ableben des Betreffenden taxieren.

Literatur

Bloch E (1985) Tübinger Einleitung in die Philosophie (1970), Gesamtausgabe Band 13, Suhrkamp, Frankfurt am Main

Danzer G (2021) Personale Medizin, Springer, Heidelberg

Goethe JW (1981) Wilhelm Meisters Wanderjahre (1821/29), Hamburger Ausgabe, Band 8, Beck, München

Hegel GFW (1970) Phänomenologie des Geistes (1807), Werke Band 3, Suhrkamp, Frankfurt am Main

Kierkegaard S (2000) Die Wiederholung (1843). EVA, Hamburg

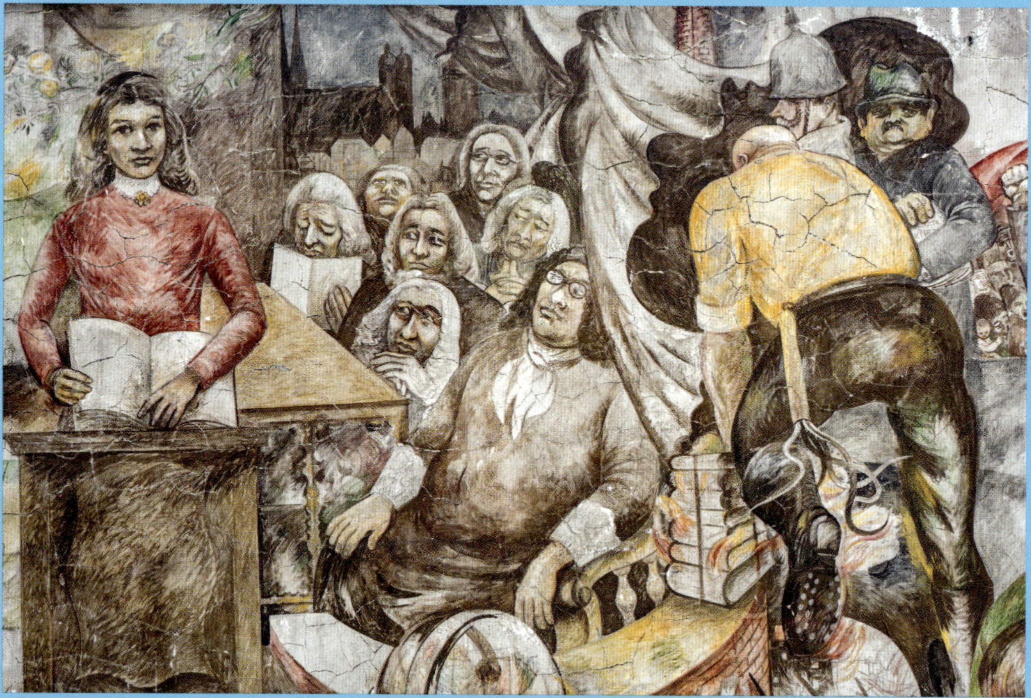

Dorothea Christiane Erxleben 1754 in der Universität Halle (Malerei von Johannes Wagner)

1715–1726

1600

1700

1800

15 Die erste promovierte Ärztin Deutschlands

Als Arzttochter entwickelte Dorothea Erxleben (1715–1762) schon früh ein Faible für die Medizin. Ihr Vater förderte ihr Talent, vermittelte theoretisches Wissen mit Bezug zu Fällen aus seiner Praxis und ließ sich später sogar von ihr bei den Sprechstunden vertreten. Trotz ihres breiten medizinischen Wissens blieb ihr aber der Zugang zur Universität verwehrt, da ein Medizinstudium für Frauen damals nicht infrage kam. 1740 wandte sie sich daher mit der Bitte, Medizin studieren zu dürfen, an den preußischen König Friedrich den Großen. Als die positive Antwort einging, hatte Dorothea bereits einen Diakon geheiratet und nahm das königliche Privileg vorerst nicht in Anspruch. In der Gemeinde ihres Mannes boten sich aber viele Möglichkeiten, zu helfen und zu heilen. Nur war den ansässigen Ärzten die erfolgreiche „Frau Doctor" eine Konkurrentin und sie klagten sie wegen „Kurpfuscherei" an. Daraufhin kündigte sie selbstbewusst eine Promotion an. Das königliche Schreiben mit der Erlaubnis dazu erfüllte nun doch noch seinen Zweck: Am 12. Juni 1754 wurde Dorothea in Halle feierlich zum „Doktor der Arzeneygelahrtheiten" erklärt.

Dorothea Christiane Erxleben und Patientensicherheit

Erika Baum

Dorothea Christiane Erxleben, geb. Leporin (latinisierte Form von Hase, zu der ein Vorfahre gewechselt hatte), wurde 1715 als das zweite von vier Kindern einer Arztfamilie in Quedlinburg in Sachsen-Anhalt geboren. Sie hatte somit einen Hintergrund aus dem Bildungsbürgertum, aber nie finanzielle Reserven.

Da sie zart und kränklich war, wurde sie von schwerer Hausarbeit verschont und durfte beim Unterricht ihres um zwei Jahre jüngeren Bruders dabei sein. Dies lenkte sie auch von ihren Beschwerden ab. Dabei zeigte sich, dass sie offensichtlich hoch intelligent und sehr interessiert war. Auch als der Bruder zur Lateinschule, die Mädchen nicht besuchen durften, wechselte, lernte sie zu Hause mit. Einem Lehrer fiel auf, dass sie ausgesprochen kluge Abhandlungen verfasste und sie erhielt daraufhin vom Rektor externen Unterricht. Zu dieser Zeit hatte Laura Bassi in Italien den Doktor- und Professorentitel erworben und man traute Dorothea das gleiche zu. Außerdem wurden sie und ihr Bruder vom Vater mit unterrichtet und auch zu Hausbesuchen mitgenommen.

1740 begann der Bruder das Medizinstudium in Halle und im gleichen Jahr gab es einen Festakt für König Friedrich II. von Preußen (später *„der Große"* genannt). Dorothea nutzte diesen Anlass für ein Gesuch, selbst studieren und promovieren zu dürfen. Das wurde vom König 1741 *„mit dem allergrößten Vergnügen"* bewilligt. Ein Gesuch um finanzielle Unterstützung für die Familie wurde jedoch abgelehnt. Ihr Bruder hatte derweil das Land verlassen, um nicht in den Schlesischen Krieg ziehen zu müssen und studierte in Göttingen Medizin. Derweil vertrat die Tochter öfter den Vater in der Praxis.

1741 starb ihre Cousine, woraufhin Dorothea den 18 Jahre älteren Witwer mit fünf Kindern und Diakon Johann Christian Erxleben bei der Haushaltsführung unterstützte und diesen knapp ein Jahr später heiratete. Sie bekam mit ihm vier eigene Kinder und verzichtete daher zunächst auf eine akademische Karriere. Allerdings behandelte sie weiterhin Menschen in Quedlinburg. 1742 publizierte sie auf Veranlassung ihres Vaters **eine Schrift über das Für und**

„Wer nicht warten kann, kann auch nicht heilen."

(Dorothea Erxleben)

Wider der Frauenbildung. Darin heißt es unter anderem:

> *„So führt der Ausschluss vieler von der Gelehrsamkeit zu ihrer Verachtung. Dieses Unrecht ist ebenso groß wie dasjenige, das jenen Frauen widerfährt, die dieses herrlichen und kostbaren Gegenstandes beraubt werden."* (Probst 2013)

1753 wurde sie von drei Quedlinburger Kollegen wegen Kurpfuscherei beklagt. Eine von ihr behandelte ältere Frau war an Fleckfieber verstorben, dabei musste man in Preußen für ärztliche Behandlungen studiert oder promoviert haben. Sie bot eine gegenseitige Prüfung mit den Klägern an, was diese ablehnten. Daraufhin legte sie kurz nach der Geburt ihres vierten Kindes ihre Promotionsschrift vor und absolvierte die mündliche Prüfung mit Bravour. Nun erhielt sie die offizielle Erlaubnis zur Ausübung der Heilkunde. 1754 fand die Promotionsfeier in Halle statt – allerdings nicht im öffentlichen Hörsaal, sondern in der Wohnung des Dekans.

Zwei Söhne wurden später selbst erfolgreiche Wissenschaftler. Dorothea starb mit 46 Jahren an Brustkrebs oder einem Blutsturz bei Tuberkulose – drei Jahre nach ihrem Ehemann. Obwohl dieser kränklich war, ein relativ geringes Einkommen hatte und sie eine große Familie zu versorgen hatte, war sie in all diesen Jahren ärztlich tätig, auch in höheren Kreisen anerkannt und versorgte dabei vor allem arme Menschen sowie Frauen und Kinder.

Ausgesprochen weitsichtig sind die Ausführungen in ihrer **Promotionsarbeit**: Für sie steht Patientensicherheit an erster Stelle. Dem haben sich auch die Wünsche nach schneller Heilung und angenehmen Verfahren unterzuordnen.

Außerdem hebt sie den psychischen Anteil jeder Genesung hervor. Ein weiterer Punkt ist ihre Warnung vor Polypragmasie: *„... aber nur wenige, ausgewählte und nach allen Regeln der Kunst verstandene (Heilmittel) einzusetzen"* (Markau 2006). Diese Empfehlung hat noch heute Gültigkeit, ebenso wie wichtige Prinzipien der Allgemeinmedizin, die sie beschreibt: die langfristige Be-

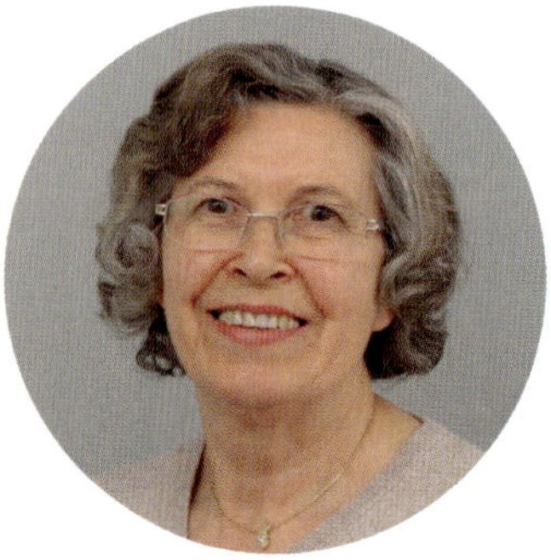

Prof.in Dr.in med. Erika Baum

Erika Baum war von 1982–2018 in Biebertal hausärztlich tätig. Von 1988–2016 übernahm sie die Leitung der Professur/Abteilung für Allgemeinmedizin der Philipps-Universität Marburg. Sie ist Präsidiumsmitglied der DEGAM und war von 2016–2019 Präsidentin.

gleitung von Patient:innen und deren Sicherheit als wichtigster Grundwert, der bio-psychosoziale Ansatz und das abwartende Offenhalten.

Zudem demonstriert sie die **Vereinbarkeit von ärztlicher Tätigkeit und Familie**, den hohen sozialen Anspruch des Arztberufes und beweist, dass Frauen sehr wohl in der Lage sind, anspruchsvolle wissenschaftliche Anforderungen mit Bravour zu erfüllen.

Warum konnte dies bereits mehr als 100 Jahre bevor Frauen allgemein in Deutschland das Recht erhielten, Medizin zu studieren, passieren?

Maßgeblich war hier wohl der **Geist der Aufklärung** und dass etliche Männer bereit waren, das Talent einer Frau zu erkennen und zu fördern: der Vater, der jüngere Bruder, der Direktor der Lateinschule und auch der Dekan der Medizinischen Fakultät in Halle. Hinzu kam ein König, der intelligent und nonkonform war, was man von vielen seiner Kollegen und Nachfolgern nicht behaupten kann. Friedrich II. von Preußen, selbst vermutlich homosexuell, förderte Bildung und geistige Freiheit (Wikipedia 2022). Vermutlich hatte er daher keine Probleme, einer Frau die Promotion zu genehmigen. Für ihn zählte vor allem die Nützlichkeit für den Staat. Somit verdanken wir ihm neben dem Anbau der Kartoffel, der Hungersnöte besiegte, die **erste promovierte Ärztin Deutschlands**.

Die Patientensicherheit wird in den Entwürfen zur neuen Ärztlichen Approbationsordnung

Kernaussagen:

- Wichtige Prinzipien der Versorgung von Patient:innen gehen auf Dorothea von Erxleben zurück: die langfristige Begleitung von Patient:innen, das abwartende Offenhalten und die Orientierung am biopsychosozialen Modell.
- Statt Aktionismus und Polypragmasie sollte man auf gut begründete Verfahren und gegebenenfalls abwartendes Offenhalten setzen.
- Wenige aber nach allen Regeln der Kunst verstandene Heilmittel einzusetzen, sind Voraussetzung für die Patientensicherheit.
- Dorothea Erxleben demonstrierte die Vereinbarkeit von Familie und Beruf. Sie zeigte, dass Frauen hohe intellektuelle und soziale Kompetenz aufweisen können und im Arztberuf ein großer Gewinn für die Gesellschaft sind.

(ÄApprO) erstmalig explizit aufgegriffen. „*Gemeinsam klug entscheiden*" soll in Zukunft ein zentraler Bestandteil in Lehre und Prüfung finden. Die Patientenorientierung und Stärkung der Allgemeinmedizin greifen wichtige Anliegen von Dorothea Erxleben auf. In den Koalitionsvereinbarungen nimmt die Gendermedizin als Ausbildungsbestandteil erstmalig eine wichtige Rolle ein. Heute sind 65% der Berufsanfänger:innen weiblich und dies impliziert in Zukunft neue Formen der Zusammenarbeit in den Gesundheitsberufen.

Dorothea Erxleben zeigt, dass Frauen hohe intellektuelle und soziale Kompetenz aufweisen können. Sie demonstriert auch die Vereinbarkeit von Familie und Beruf. Frauen im Arztberuf sind ein großer Gewinn für die Gesellschaft.

Statt Aktionismus und Polypragmasie sollte man auf gut begründete Verfahren und gegebenenfalls abwartendes Offenhalten setzen.

Literatur

Goddemeier C (2013) Dorothea Christiane Erxleben: Doktor der „Arzeneygelahrtheit", Dtsch Arztebl 110(17): A-841

Markau KSG (2006) Dorothea Christiana Erxleben (1715–1762): Die erste promovierte Ärztin Deutschlands. Eine Analyse ihrer lateinischen Promotionsschrift sowie der ersten deutschen Übersetzung. urn:nbn:de:gbv:3-000010362

Probst E (2013) Dorothea Erxleben. Die erste deutsche Ärztin. GRIN Verlag Norderstedt

Wikipedia (2022) Friedrich II (Preußen). URL: https://de.wikipedia.org/wiki/Friedrich_II._(Preußen) (abgerufen am 12.06.2023)

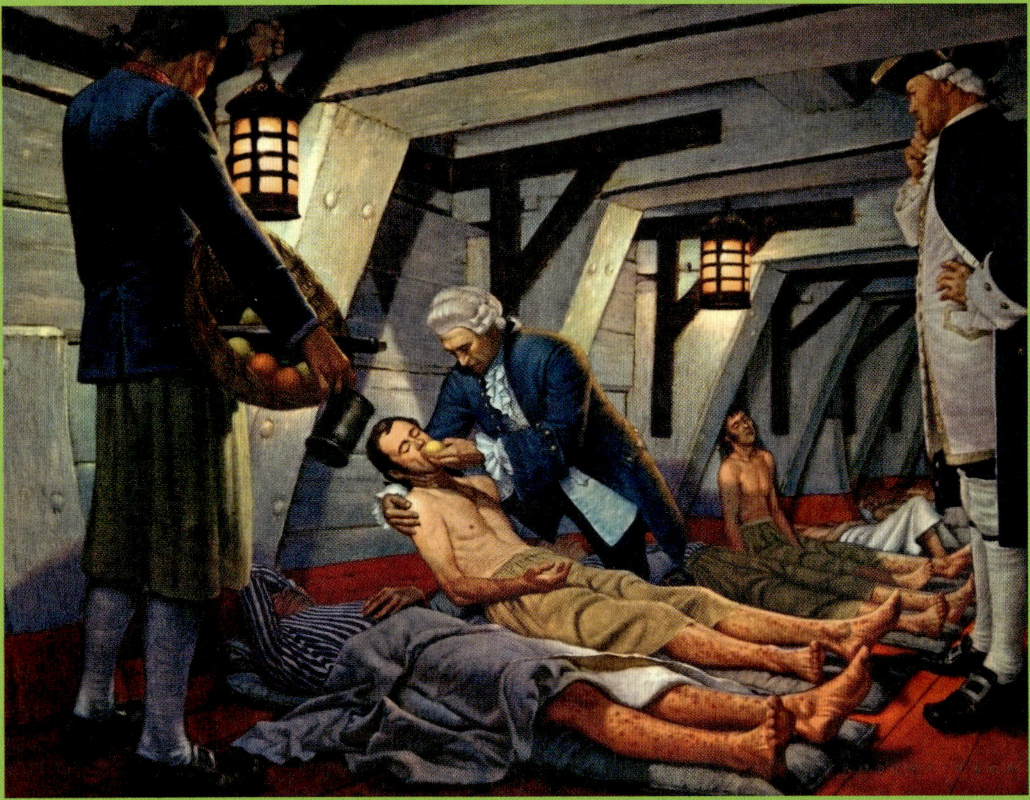

Schiffsarzt James Lind mit seinen Patienten (Gemälde von Robert Thom)

1716–1794

1700 1800 1900

16 Gebt ihnen Saures!

... war die Empfehlung, die der Schiffsarzt James Lind (1716–1794) den Kapitänen der Royal Navy gab. Nach langen Wochen auf See kam es bei den meisten Seefahrern zu faulenden Zähnen, Blutungen, Geschwüren, Blindheit und Depressionen: Skorbut, eine verheerende und schließlich tödliche Krankheit. Dass Zitronen helfen konnten, war zwar bekannt, hatte sich aber noch nicht durchgesetzt. Lind tat als Erster etwas, das heute bei der Einführung neuer Therapien Standard ist: er führte eine kontrollierte Vergleichsstudie durch, bei der er einer Gruppe von Matrosen bei gleicher Diät jeweils eine andere Substanz verabreichte, neben Essig, Schwefelsäure, Apfelwein eben auch Zitronensaft. Das Ergebnis: Nur bei der letzten Gruppe trat kein Skorbut mehr auf. Fortan führten die Schiffe kistenweise Zitrusfrüchte mit sich und das Problem war gelöst. Lind war noch der Auffassung gewesen, dass es die Säure war, die die Mangelerkrankung verhinderte. Dass Vitamin C die entscheidende Wirkkomponente war, wurde erst 1928 festgestellt.

2000 2100 2200

Prävention und Gesundheitsförderung sind wichtige Pfeiler für die öffentliche Gesundheit

Ute Teichert

Noch zu Beginn des 20. Jahrhunderts waren die übertragbaren Erkrankungen von entscheidender Bedeutung für die Sterblichkeitsrate. Die Influenza-Epidemie 1918, auch als Spanische Grippe bekannt, war eine der verheerendsten Epidemien, die über 20 Millionen Todesfälle verursachte. Innerhalb eines Jahres traten mehr Todesfälle auf, als jemals zuvor in einem Krieg oder durch Hungerskatastrophen (National Center for Infectious Disease [CDC] 1999, Exner u. Kistemann 2000). Die Erfolge bei der Verhütung, Erkennung und Kontrolle von Infektionskrankheiten im 20. Jahrhundert basierten auf einer **Vielzahl politischer und gesellschaftlicher Veränderungen**, u.a. hygienischen Präventionsstrategien und medizinischen Innovationen. So kam es zu einem deutlichen Rückgang der Säuglings- und Kindersterblichkeit sowie einem Anstieg der durchschnittlichen Lebenserwartung von bis zu 30 Jahren. An diesen Erfolgen hat der **Öffentliche Gesundheitsdienst** (ÖGD) damals wie heute einen erheblichen Anteil.

Johann Peter Frank gilt als Pionier und Begründer des ÖGD. Der 19. März, dem Geburtstag von Johann Peter Frank, wird jährlich ausgerufen, um die Arbeit der Gesundheitsämter als zentrale Säule für den Gesundheitsschutz der Bevölkerung hervorzuheben. Frank untersuchte Fragen zur Verbesserung der Gesundheit und schrieb bereits 1784 in einer bekannten Abhandlung „System einer vollständigen medicinischen polizey“:

> *„Man lasse durch menschenfreundliche Ärzte die Natur, Lage und Beschaffenheit des geringsten Dörfchens ausforschen, dessen Krankheiten nebst Ursachen davon mit einer pünktlichen Genauigkeit nachsuchen, das Verhältnis der Geschlechter, der verschiedenen Menschenklassen, jenes der Geburten zu den Todesfällen berechnen und so über jeden Distrikt eine Art von besonderer Geographie verfertigen.“ (Frank 1784)*

Die Grundlage für die Gesundheitsberichterstattung und Datenerhebung, die neben Prävention und Gesundheitsförderung eine wichtige Rolle spielen, wurde von James Lind 1753 gelegt. Der schottische Schiffsarzt veröffentlichte 1753 seine ersten Ergebnisse einer Vergleichsstudie. Seine Idee war es, Skorbut mit Zitronenfrüchten zu behandeln. So teilte er erkrankte Seeleute in Gruppen ein und achtete darauf, dass sie unter denselben Bedingungen lebten und sich im selben Krankheitsstadium befanden. Eine Gruppe erhielt die damals üb-

„Es ist fürchterlich: Ihr Zahnfleisch wurde so faul, dass alles Fleisch bis zu den Wurzeln der Zähne abfiel und diese beinahe alle ausfielen. Mit solcher Ansteckungskraft breitete sich die Krankheit über unsere drei Schiffe aus, dass Mitte Februar von den 100 Personen, die wir waren, keine zehn mehr gesund waren.“

(Logbuch des Kapitäns Jacques Cartier 1542)

liche Behandlung, die andere Gruppe wurde mit frischen Früchten versorgt. Als Ergebnis stellte er fest, dass letztere Gruppe besser vor **Skorbut** geschützt war. Dass es das in den Früchten enthaltene **Vitamin C** war, wurde erst später erkannt. Das ist für uns heute eine Selbstverständlichkeit, war damals aber ein erster Schritt in Richtung einer **evidenzbasierten Medizin** (IQWiG 2020).

Die Erfassung des **Gesundheitszustandes** und des **Gesundheitsverhaltens** sowie die darauf aufbauende **Gesundheitsberichterstattung** sind auf kommunaler, aber auch auf Landesebene von großer Bedeutung. Auf der Grundlage dieser Daten können Maßnahmen zur Verbesserung der Bevölkerungsgesundheit und zur Überprüfung der Wirksamkeit von Maßnahmen durch den ÖGD geplant werden. Als wichtiges Beispiel ist hier die Schuleingangsuntersuchungen zu nennen, die einzige in Deutschland vorgeschriebene Pflichtuntersuchung für eine komplette Altersgruppe. Gesundheitsberichterstattung als Aufgabe des ÖGD wurde in den meisten Bundesländern gesetzlich verankert und auch auf Bundesebene vor mehr als 20 Jahren eingeführt. In den Kommunen und Städten sind es die Gesundheitsämter vor Ort, die die vielfältige Gesundheitsberichterstattung übernehmen. Dabei werden einzelne Themen fokussiert, wie z.B. die Gesundheit von Kindern und Jugendlichen, die Gesundheitsversorgung älterer Menschen, aber auch psychische Gesundheit und Gesundheitsversorgung im ländlichen Raum sind spezielle

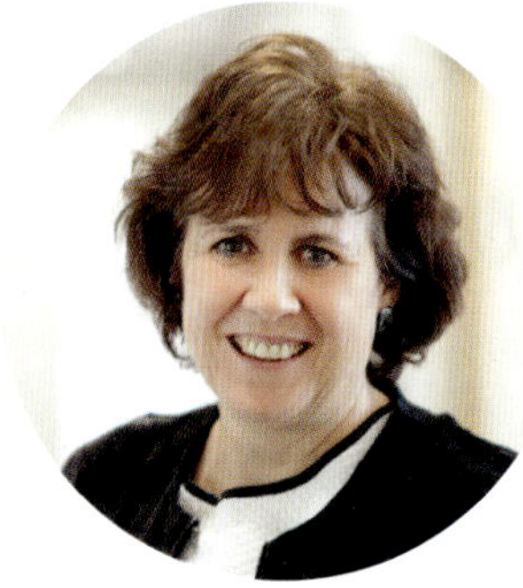

© Bettina Engel-Albustin

Dr.in med. Ute Teichert

Ute Teichert ist Fachärztin für Öffentliches Gesundheitswesen und Magistra Public Health. Sie leitet seit Februar 2022 die Abteilung Öffentliche Gesundheit im Bundesgesundheitsministerium.

Themen. Damit können wichtige Impulse für die Planung von **Gesundheitsförderung** und **Prävention** gesetzt sowie die **Versorgungsbedarfe** lokal und regional **adressiert werden**. Es gibt bei der gesundheitlichen Lage und den Lebensverhältnissen regional große Unterschiede, die durch eine kleinräumige Betrachtung gut analysiert werden können (Antes et al. 2016).

Neben dem Infektionsschutz, der Pandemiebekämpfung und der Gesundheitsberichterstattung hat der ÖGD viele weitere wichtige Aufgaben, wie etwa die Hygieneüberwachung, Kinder- und Jugendärztliche Dienst, amtsärztliche und der sozialpsychiatrische Dienst. Diese Aufgaben können sich von Bundesland zu Bundesland in ihren Schwerpunkten unterscheiden. Sie werden durch Bundesgesetze, Landesgesetze und -verordnungen und teilweise auch durch EU-Recht bestimmt.

Aufgrund der vielfältigen und komplexen Einflussfaktoren auf Gesundheit sowie die hohe Bedeutsamkeit von Gesundheitsmaßnahmen für die Bevölkerung, ist es wichtig, dass auch die Arbeiten des **ÖGD wissenschaftlich begleitet werden** und sich hinsichtlich der Ergebnisse **selbst evaluiert**. Bisher gibt es keine akademische Anbindung für den ÖGD an den medizinischen Fakultäten in Deutschland. Für unterschiedliche Berufe im Öffentlichen Gesundheitswesen finden Aus-, Fort- und Weiterbildung derzeit maßgeblich durch die Akademien für Öffentliches Gesundheitswesen statt.

Um eine stärkere Verankerung des ÖGD in Forschung, aber auch in Wissenschaft und Lehre an den Universitäten zu erreichen, hat der Bundesverband der Ärztinnen und Ärzte des Öffentlichen Gesundheitsdienstes (BVÖGD) schon 2016 ein **Johann-Peter-Frank-Kooperationsmodell** vorgeschlagen (Teichert et al. 2016). Das Kooperationsmodell sieht vor:

- Aus-, Fort- und Weiterbildung für den ÖGD auszubauen,
- Forschung und Wissenschaft im Bereich Öffentliche Gesundheit zu fördern,
- Vorhandene fachliche Strukturen und Netzwerke auf praktischer/praxisorientierten und akademischer Ebene von Praktiker:innen und Akademiker:innen im ÖGD auf nationaler und internationaler Ebene zu stärken.

Dies ist ein notwendiger Schritt zur Förderung der Praxis, Forschung und Lehre in Hinblick auf Öffentliche Gesundheit in Deutschland und somit auch ein wichtiger Beitrag im europäischen Kontext. Dafür ist es zentral notwendig, zeitnah, strukturiert und mit ausreichenden

Kernaussagen:

- Die Arbeiten des Öffentlichen Gesundheitsdienstes (ÖGD) sind eine zentrale Säule für den Gesundheitsschutz der Bevölkerung und umfassen weit mehr als Infektionsschutz und Pandemiebekämpfung.
- Durch die Gesundheitsberichterstattung können Impulse für die Planung von Gesundheitsförderung und Prävention gesetzt und Versorgungsbedarfe lokal und regional adressiert werden.
- Die Erforschung der Lebensverhältnisse der Bevölkerung und kontinuierlich erhobene Daten zur Gesundheitssituation sowie zum Gesundheitsverhalten sind eine wichtige Quelle für den Erkenntnisgewinn und die Entwicklung von Interventionsmaßnahmen. Forschung sollte daher auch in den Lebenswelten stattfinden, nicht nur im Labor.
- Eine stärkere Verankerung des ÖGD in Forschung, aber auch in Wissenschaft und Lehre an den Universitäten, ist notwendig, um eingeführte Maßnahmen wissenschaftlich begleiten und evaluieren zu können.

Ressourcen die **Einrichtung von Lehrstühlen** zu etablieren sowie den **Aufbau eines Netzwerkes** zwischen den Akademien für Öffentliches Gesundheitswesen und den Universitäten anzugehen. Durch eine enge Verzahnung von Forschung und Praxis sollte das Thema Öffentliche Gesundheit und Bevölkerungsmedizin, unter Einbindung der medizinischen Fakultäten, reakademisiert werden.

Literatur

Antes G, Kunzweiler K, Töws I (2016): Das medizinische Dilemma der Prävention – Evidenz, Nutzen, Chancen und Risiken. In: Rebscher H, Kaufmann S (Hrsg.): Präventionsmanagement in Gesundheitssystemen. Hg. v. medhochzwei Verlag. Heidelberg. URL: https://www.cochrane.de/sites/cochrane.de/files/public/uploads/artikel/antes_buchkapitel_medizinische_dilemma_praevention.pdf (abgerufen am 12.06.2023)

Exner M, Kistemann Th (2000) Medizinische Risikobewertung von Infektionskrankheiten. Entwicklung – Risiken – Prävention. In: Bergler R et al. (Hrsg.) Irrationalität und Risiko. Gesundheitliche Risikofaktoren und deren Naturwissenschaftliche und psychologische Bewertung, S. 2, Kölner Universitätsverlag, Köln

Frank JP (1784): System einer vollständigen medicinischen Polizey. Schwan (Band 1), Mannheim

IQWiG (2020) Die Geschichte der evidenzbasierten Medizin. URL: https://www.gesundheitsinformation.de/die-geschichte-der-evidenzbasierten-medizin.html (abgerufen am 12.06.2023)

National Center for Infectious Disease (CDC) (1999) Achievements in Public Health, 1900–1999: Control of Infectious Diseases (Morbidity and Mortality Weekly Report, 48[29];621–629). URL: https://www.cdc.gov/mmwr/preview/mmwrhtml/mm4829a1.htm (abgerufen am 12.06.2023)

Teichert U, Kaufhold C, Rissland J, Tinnemann P, Wildner M (2016) Vorschlag für ein bundesweites Johann-Peter Frank Kooperationsmodell im Rahmen der nationalen Leopoldina-Initiative für Public Health und Global Health. Gesundheitswesen 78 (07), S. 473–476

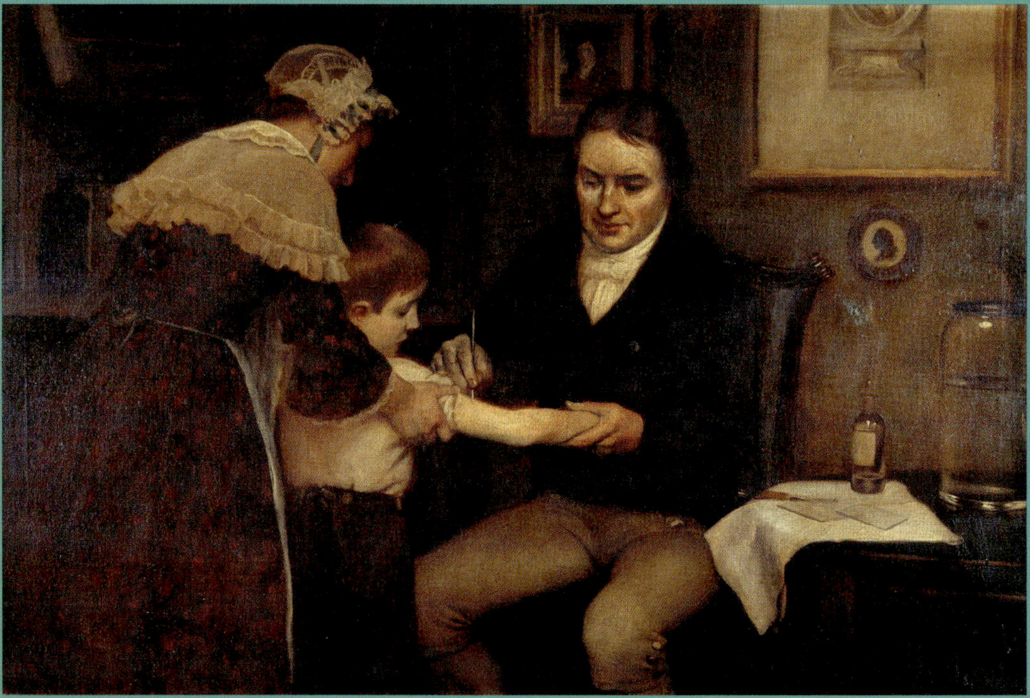

Edward Jenner bei seiner ersten Vakzination (unbekannter Maler)

1749–1823

1700 1800 1900

17 Mit Lanzette und Spritze gegen Bakterien und Viren

Im 18. Jahrhundert hatten Ärzte beobachtet, dass Melkerinnen oft an den relativ harmlosen Kuhpocken erkrankten, aber niemals an Pocken. Diese waren früher in Europa und Asien allgemein verbreitet. Die Sterblichkeit der Erkrankung betrug etwa 15%, wer die Krankheit überlebt hatte, erkrankte kein zweites Mal. Das brachte den englischen Landarzt Edward Jenner (1749–1823) auf die Idee zu einem riskanten Experiment: Er übertrug einem achtjährigen Jungen, der bisher von den Pocken verschont geblieben war, das Pustelsekret einer an Kuhpocken erkrankten Magd. Wie erwartet erkrankte er. Sechs Wochen später infizierte er den Knaben mit Pockensekret, und erwartungsgemäß erkrankte er nicht. Das war der Beginn des Siegeszugs der Impfungen. Erfolgreiche Immunisierungen gegen andere Infektionskrankheiten wurden erst im späten 19. und 20. Jahrhundert entwickelt (von Tollwut, Tetanus, Diphtherie über Polio bis zum Gebärmutterhalskrebs). Manche sind bis heute trotz intensiver Forschungen noch nicht gelungen, wie z.B. eine Impfung gegen AIDS.

2000 2100 2200

Impfungen – Eine der großen Errungenschaften der Medizin

Bernd Salzberger

Infektionskrankheiten waren über viele Jahrhunderte die häufigste Todesursache, die beiden gefürchtetsten waren die Pest und die Pocken. Schon im Alten Testament finden sich Hinweise auf Ausbrüche der Pocken, im Mittelalter und der frühen Neuzeit kehrten die Pocken regelmäßig wieder und zeigten vor allem bei Kindern eine hohe Todesrate. Die Überlebenden waren häufig von den Narben, die der Ausschlag hinterließ, schwer gezeichnet. Aber Überlebende hatten einen lebenslangen Schutz vor den Pocken erworben, sie waren immun. Dieser Schutz, der ähnlich auch bei anderen Infektionskrankheiten vorkommt, hat Ärzte seit dem Altertum beschäftigt und auch angespornt, die Behandlung zu verbessern.

In Asien wurden zwei Methoden entwickelt, die eine mildere und damit ungefährlichere Infektion verursachten und in der Folge dann Schutz boten. Hierbei wurde Material aus Pusteln (Pockenviren) in die Haut (Indien) oder in die Nasenschleimhaut (China) inokuliert. Im Gegensatz zur „natürlichen“ Infektion durch die Pocken, die in der Regel über die Lunge erfolgt und bei der sich die Infektion rasch im ganzen Organismus ausbreitet, führt die Einbringung über die Haut oder Schleimhaut zu einer langsameren Infektion. Das Immunsystem kann damit vor der Ausbreitung der Viren im Körper einen Schutz aufbauen.

Diese Technik, **Variolisierung** genannt, hatte aber auch zwei Nachteile: bei Menschen

"I am not surprised that men are not thankful to me; but I wonder that they are not grateful to God for the good which he has made me the instrument of conveying to my fellow-creatures."

(Edward Jenner)

mit angeborenen Fehlern des Immunsystems konnte auch diese Form der Infektion tödlich sein und außerdem waren Infizierte selbst ansteckend, sodass ein Kontakt hier auch tödlich sein konnte. Trotzdem war diese Technik so erfolgreich, dass sie in Asien und im arabischen Raum weit angewandt wurde und im 18. Jahrhundert aus der Türkei nach England eingeführt wurde. Die Zurückhaltung dort war anfangs groß, die Methode wurde zuerst bei zum Tode Verurteilten erprobt. Sie zeigte sich als sicher, die Verurteilten wurden begnadigt und im Folgenden wurde die Variolisierung in England fast als Standard eingeführt – auch in der königlichen Familie.

Die Beobachtung, dass auch vorhergegangene Infektionen mit den Kuhpocken Schutz vor den Pocken boten, wurde im 18. Jahrhundert in medizinischen Fachkreisen diskutiert.

Edward Jenner wird diese Beobachtung häufig fälschlicherweise zugeschrieben, seine Rolle bei der **Entwicklung der Pockenimpfung** schmälert dies jedoch nicht. Er hat experimentell die Sicherheit und Wirksamkeit der Impfung mit den Kuhpocken gezeigt, veröffentlicht und hat diese Technik damit propagiert und in die breite Anwendung gebracht. Auch falsch ist, dass Jenner seine Impflinge dann gegenüber den Pocken exponiert habe: er hat die Impflinge danach variolisiert, also einer Technik, die damals weit verbreitet war, zuge-

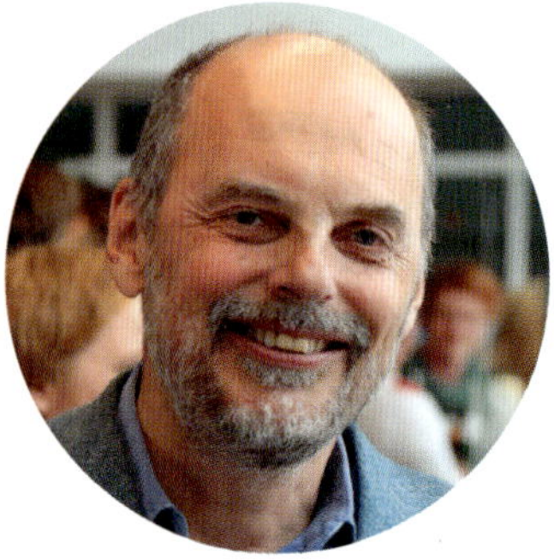

Prof. Dr. med. Bernd Salzberger

Bernd Salzberger ist Facharzt für Innere Medizin und Infektiologie. Er leitet den Bereich Infektiologie innerhalb der Abteilung Krankenhaushygiene und Infektiologie am Universitätsklinikum Regensburg und war von 2013–2021 Studiendekan der Medizinischen Fakultät der Universität Regensburg. Seit 2019 ist er Vorstandsvorsitzender der Deutschen Gesellschaft für Infektiologie e.V. (DGI).

führt. Die Variolisierung verlief nach der Vakzinierung dann klinisch sehr viel milder – was ganz folgerichtig als Beweis der Wirksamkeit akzeptiert wurde.

Die neuartige Vakzinierung wurde über viele Jahre lang mit einer Lanzette durchgeführt. Dabei wurde Material aus Pusteln nach Vakzinia-Infektion verwandt. An der Einstichstelle entstand eine kleine Pustel, die fast immer mit der Abheilung eine Narbe hinterließ. Die Narbe galt als Immunitätsnachweis, ein Eintrag im Impfbuch sozusagen. Und auch ein Bild für die unterschiedliche Gefährlichkeit: die kleine Narbe der Geimpften gegen das pockennarbige Gesicht der Überlebenden.

Der Schritt von der Variolisierung zur **Vakzinierung**, von der Inokulation des gefährlichen Pockenvirus zur viel ungefährlicheren Einbringung des Vaccinia-Virus ist der erste Schritt zur modernen Impfung. Hier wird der Schutz nicht durch den eigentlichen Erreger aufgebaut, sondern durch die Inokulation eines ungefährlicheren Erregers. Weiterentwicklungen sind viele Lebendimpfstoffe mit attenuierten Viren (z.B. Masern), Totimpfstoffe, die keine Infektion mehr verursachen, z.B. Pneumokokken- oder Influenzaimpfung, Vektorimpfstoffe und die modernen mRNA-Impfstoffe (SARS-CoV-2-Virus) (s. Kap. I.50).

Kernaussagen:

- Impfungen sind eine der wichtigsten, spezifischen und kostengünstigsten Präventionsmaßnahmen. Gleichzeitig stießen und stoßen Impfungen auf große Zurückhaltung.
- Die sorgfältige, empirische Beobachtung von Wirkungen und Nebenwirkungen war und ist eine wichtige Grundlage, um erfolgreich Impfmaßnahmen zu entwickeln.
- Die Verhinderung von schweren Erkrankungen durch eine abgeschwächte Infizierung zur Stärkung des Immunsystems von Menschen, ist ein Prinzip, das mit der Entwicklung von mRNA-Stoffen in eine neue Ära eintritt.

Die Entdeckung der **Vaccinia-Impfung** hat auch zur Eradikation der Pocken geführt, im Jahre 1977 wurde der letzte natürliche Pockenfall verzeichnet.

Lanzetten werden heute nicht mehr zur Impfung benutzt, die Spritze hat sie abgelöst. Aber die Injektion in die Haut bleibt auch heute eine wichtige Technik: bei intradermaler Applikation werden manche Erreger dem Immunsystem besonders gut präsentiert. Wir wissen heute, dass dies durch den raschen Kontakt mit den dendritischen Zellen geschieht – unsere Vorgänger im Altertum waren ganz auf die empirische Beobachtung angewiesen und kamen damit zu ähnlichen Schlussfolgerungen.

Impfungen sind sicherlich eine der ganz großen Errungenschaften der Medizin und dass diese in der medizinischen Terminologie als Vakzinen bezeichnet werden, ist eine Erinnerung an Edward Jenner und seine Arbeiten.

Dabei sollte nicht vergessen werden, dass für einige Infektionskrankheiten immer noch keine wirksamen Impfstoffe zur Verfügung stehen (z.B. für die HIV-Infektion), trotz langjähriger intensiver Forschung (s. Kap. I.48). Und viele Impfstoffe könnten noch besser wirksam sein, z.B. die Impfstoffe gegen Tuberkulose, Influenza und Malaria.

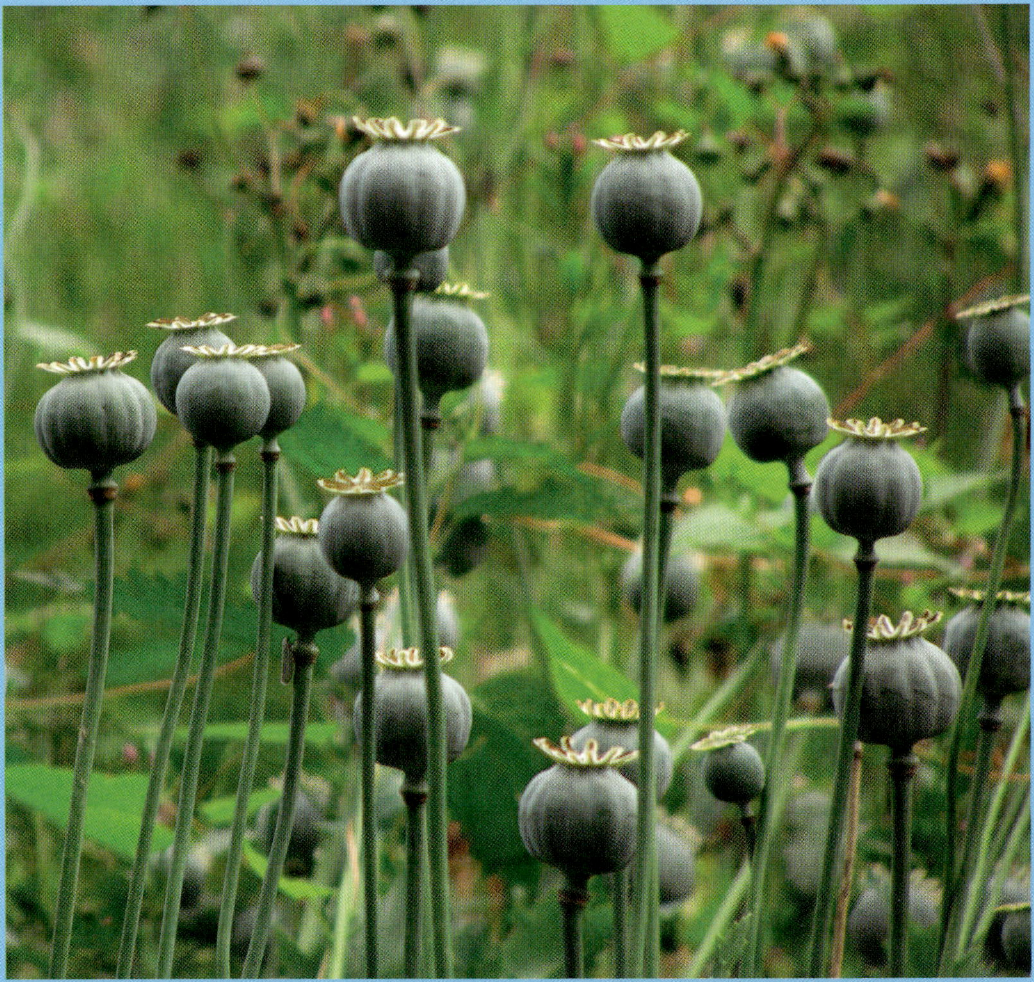

Schlafmohn. Sertürner (1783–1841) entwickelt eine folgenschwere Substanz.

1783–1841

1700 1800 1900

18 Segensreiche Medikamente und verhängnisvolle Drogen

Bereits vor etwa 6.000 Jahren soll Opium, der Extrakt aus den Kapseln des Schlafmohns (Papaver somniferum), als Rauschmittel verwendet worden sein. Im römischen Imperium verbreitete sich der Gebrauch der Droge über alle Teile Europas bis in den Orient und nach China. Schon im 12. Jahrhundert lobte Hildegard von Bingen Opium als wirksame Arznei gegen vielerlei Erkrankungen und Paracelsus setzte es im 16. Jahrhundert zur Behandlung von Schmerzen, Durchfallerkrankungen und als Schlafmittel ein. 1805 isolierte der 22-jährige Apothekengehilfe Friedrich Wilhelm Sertürner (1783–1841) aus Opium Morphin, das bis heute als hochpotentes Schmerzmittel verwendet wird. Es hat zahllosen Patient:innen unerträgliche Qualen erspart, wegen seines hohen Abhängigkeitspotenzials aber auch zahllose Opfer gefordert. In Deutschland stellte die Firma Bayer später das synthetische Opiat Diacetylmorphin her, das sie 1890 als Heroin auf den Markt brachte, als Schmerzmittel und – bevor es sich als Droge mit fatalem Suchtpotenzial entpuppte – als frei verkäuflichen Hustensaft.

2000 2100 2200

Vom Opium zum Morphin – Segen und Fluch eines wirksamen Arzneistoffs

Christoph Friedrich

Der Marburger Pharmaziehistoriker Rudolf Schmitz bemerkte 1981 über Opium, dass es *„auf der Welt wohl kein anderes pflanzliches Produkt [gibt], das zugleich so viel Segen und Unheil gestiftet“* habe. Die Bezeichnung Opium stammt vom altgriechischen opos = Saft. Bei **Opium** handelt es sich um den getrockneten Milchsaft des Schlafmohns (Papaver somniferum), der durch Einschnitte in dessen unreife Fruchtkapseln gewonnen wird und anschließend an der Luft trocknet.

Opium wurde bereits im Altertum als **Heilmittel** verwendet, wie altägyptische, assyrische, griechische, römische und arabische Quellen belegen. Die Indikationsgebiete waren vielfältig, neben Schlafbeschwerden, vor allem starke Durchfälle, wie Ruhr, Husten, Schmerzen oder Hysterie. Kenntnisse über die Wirkung des Opiums gelangten durch salernitanische und toledische Übersetzer im 11. und 12. Jahrhundert in das christliche Abendland. Gemeinsam mit anderen Drogen, wie der Alraune (Mandragora) und dem Bilsenkraut (Hyoscyamus), fand Opium im Mittelalter als Schlaf- und Schmerzmittel Anwendung, beispielsweise in Form der sogenannten Schlafschwämme (Spongia somnifera). Auch Paracelsus (1493/94–1541) schätzte Opium, das als Laudanum vielfache Anwendung fand (s. Kap. I.11). Es war zudem Bestandteil von Hexentränken und -salben und erwies sich hier als verhängnisvolle **Droge**.

Opium, das lange Zeit als Schlafmittel oder in Form der Tinctura Opii bei Durchfällen eingesetzt wurde, fand im 19. und 20. Jahrhundert auch zunehmend eine missbräuchliche Anwendung. Der Opiumgenuss wirkte sich auf Wirtschaft, Handel und das soziale Leben aus, ganz besonders in China, wo zahlreiche Süchtige nicht mehr arbeitsfähig waren. Zu Beginn des 20. Jahrhunderts gab es internationale Konferenzen, so 1909 die Opiumkonferenz in Shanghai, die sich mit dem Opiummissbrauch beschäftigten. Die in Shanghai gefassten Beschlüsse hatten jedoch nur empfehlenden Cha-

„Das Morphium, dieser souveräne Schmerzstiller, ist allzu oft nur ein falscher Freund des Leidenden; es lässt sich seine Gefälligkeit allzu teuer bezahlen, es fordert mit der Zeit die Freiheit, zuweilen auch das Leben."

(Arthur Schnitzler)

rakter. 1912 wurde das Haager Abkommen verabschiedet, das den Verkehr mit Stoffen wie Opium unter eine Kontrolle stellte. 1925 beschloss der Völkerbund im **Genfer Abkommen**, dass der Opium-Verkehr nur für **medizinische Zwecke** erlaubt sei.

1804/05 hatte der 21-jährige Apothekergehilfe Friedrich Wilhelm Sertürner (1783–1841) in der Paderborner Hofapotheke den Wirkstoff des Opiums entdeckt, den er 1817 **Morphin** nannte. Die Anregungen für seine Analysen erhielt er aus der Praxis. Sertürner hatte festgestellt, dass trotz der sorgfältig durchgeführten Herstellung die Wirkung von Opiumpräparaten, die damals vor allem als Schlafmittel Verwendung fanden, unterschiedlich war. Bisweilen erwies sich ihre Wirkung als zu gering, in anderen Fällen zeigte sich eine viel zu langanhaltende Wirkung, heute spricht man in der Medizin von „hang over". Aufgrund seiner Kenntnisse der pflanzenchemischen Literatur postulierte Sertürner: Wenn es gelänge, das „principium somniferum", also das schlafbringende Prinzip, d.h. den Wirkstoff des Opiums, zu isolieren, wäre eine genauere Dosierung möglich. Ausgehend von den Arbeiten des bedeutenden Apothekers Carl Wilhelm Scheeles (1742–1786), der aus Pflanzen Säuren isoliert hatte, vermutete Sertürner, dass es sich bei diesem Stoff um eine Säure handeln müsse. Mithilfe von Tierversuchen stellte er jedoch fest, dass die von ihm isolierte Mekonsäure keine schlaffördernde Wirkung besitzt und daher nicht das „principium somniferum" sein könne. Sertürner suchte weiter und fand einen Stoff, der basische Eigenschaften besaß und sowohl in Tier- als auch Menschenversuchen eine starke schlafbringende Wirkung zeigte. Morphin wurde wie die in Frankreich und Deutschland nach 1817 isolierten weiteren Alkaloide (basische Pflanzenstoffe), Chinin, Coffein, Atropin oder Codein, in die Therapie eingeführt. Schon bald zeigte sich aber, dass Morphin ebenfalls eine Suchtwirkung besaß. Wie beim **Opium** gab es auch beim

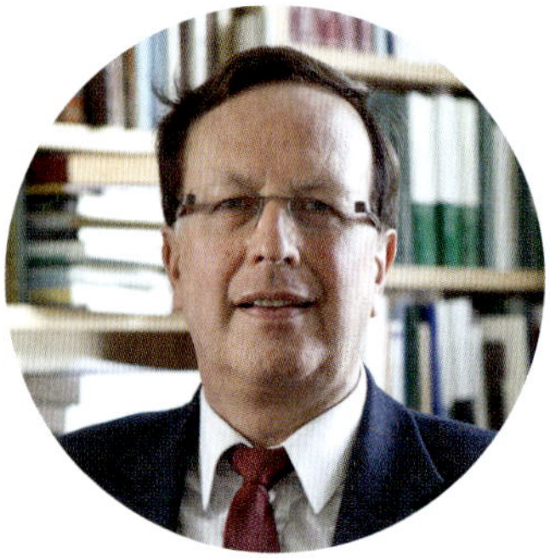

Prof. Dr. rer. nat. Christoph Friedrich

Christoph Friedrich studierte Pharmazie und Geschichte in Greifswald, wo er promovierte, sich habilitierte und 1992 zum Professor ernannt wurde. 2000 wechselte er an die Philipps-Universität Marburg, wo er das Institut für Geschichte der Pharmazie leitete. Er verfasste über 50 Bücher und 400 Publikationen.

Morphium eine **missbräuchliche Anwendung**, und die Anzahl der Morphinisten stieg beträchtlich. Ausgehend von der chemischen Struktur des Morphins suchte man nach Arzneistoffen, die ein geringeres Suchtpotenzial aufwiesen. Das von der Firma Bayer 1898 unter dem Namen **Heroin** als freiverkäufliches Hustenmittel in den Handel gebrachte Diacetylmorphin besaß aber, wie man bald feststellte, eine noch viel stärkere suchterregende Wirkung und musste aus dem Handel genommen werden. Heroin wurde wie Morphin und Opium unter das 1920 entstandene Betäubungsmittelgesetz gestellt.

Morphin wird nach wie vor bei starken Schmerzen, etwa bei Krebspatient:innen, eingesetzt. Es ist einerseits ein bis heute unersetzliches Medikament, andererseits aber auch eine verhängnisvolle Droge. Dies macht die seit den 1990er-Jahren in den USA kursierende **Opioid-Krise** deutlich, in der jährlich zwischen 4.000 (1999) und 64.000 (2016) Menschen starben. Todesfälle infolge von Überdosierungen verschreibungspflichtiger Opiate sanken nach 2010, während Überdosierungen von illegalen Opiaten zunahmen. Insgesamt starben seit dem Beginn der Opioid-Krise bis 2020 in den USA 450.000 Menschen, 2020 allein 93.331, durch einen Missbrauch von Opioid-Schmerzmitteln (Wikipedia 2022).

Der Arzt und die Ärztin sollten diese Ambivalenz und potenzielle Interessenskonflikte stets im Blick haben und eine missbräuchliche Anwendung verhindern. Dafür muss er/sie

I

Kernaussagen:

- Medikamente, wie z.B. Morphin, sind bis heute unentbehrliche Arzneimittel, besitzen aber andererseits auch eine verhängnisvolle Suchtwirkung. Der Arzt sollte stets eine genaue Dosierung und Indikation beachten.
- Die Erkenntnis von Wirkungen und Nebenwirkungen sollte mit Kenntnissen der Verordnungsweise verknüpft sein.
- Interessenskonflikte, eine missbräuchliche Anwendung und die langfristigen Auswirkungen der Medikamenteneinnahme sollten immer wieder überprüft und streng überwacht werden.

peinlichst die Festlegungen der Betäubungsmittelgesetzgebung einhalten und die Verordnung auf speziellen BTM-Rezepten vornehmen. Die **neue Approbationsordnung** umfasst sowohl die Vermittlung von Kenntnissen über die Wirkungen und Nebenwirkungen von Morphin und Opium, aber auch über deren Verordnungsweise als auch über die Reflexion des eigenen professionellen Handelns. Gerade das Beispiel dieser beiden Arzneimittel, die eine besonders reiche Geschichte besitzen, verdeutlicht dem angehenden Mediziner bzw. der angehenden Medizinerin den Dualismus zwischen segensreicher und verhängnisvoller Wirkung von Arzneimitteln, die stets bei Arzneimittelverordnungen zu bedenken ist.

Literatur

Schmitz R (1981) Opium als Heilmittel. In: Völger G (Hrsg.) Rausch und Realität. Drogen im Kulturvergleich. Köln S. 380–385, hier S. 380.

Friedrich C (2005) Von der pflanzlichen Droge zum Arzneistoff. Eine historische Betrachtung aus Anlass der Entdeckung des Morphins vor 200 Jahren. Zeitschrift für Phytotherapie 26: 106–112

Friedrich C (2022) Friedrich Wilhelm Sertürner. Süringer Spectrum, Heidelberg 2022, S. 147

Wikipedia (2022) Opioidkrise in den Vereinigten Staaten. URL: https://de.wikipedia.org/wiki/Opioidkrise_in_den_Vereinigten_Staaten (abgerufen am 12.06.2023)

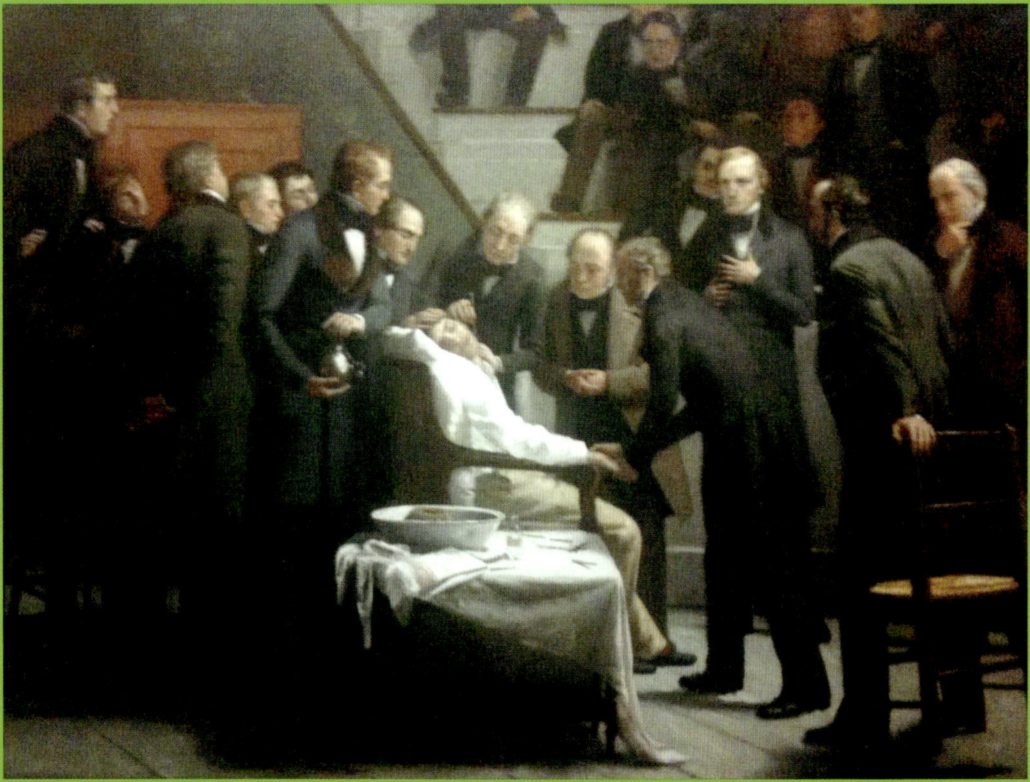

Die erste Operation unter Äthernarkose (Gemälde von Robert Hinckley). Pionier der Anästhesie: Crawford Williamson Lang (1815–1878)

1815–1878

1700 1800 1900

19 Vom Narco-Junkie zum Helfer der Menschheit

Der Gebrauch von Äther als Rauschdroge war im 19. Jahrhundert durchaus populär. Auch der junge Medizinstudent Crawford Williamson Long (1815–1878) feierte mit seinen Kommilitonen fröhliche Partys, bei denen diese Substanz konsumiert wurde. Später stiegen sie auf Lachgas um. Bei solchen Zusammenkünften hatte Long festgestellt, dass die Beteiligten unter Einfluss der eingeatmeten Gase keinen Schmerz empfanden. Seine eigenen Erfahrungen veranlassten ihn, eine Patientin vor einem chirurgischen Eingriff aus einem mit Äther getränkten Handtuch inhalieren zu lassen. Nach dieser Vorbereitung entfernte er am 30. März 1842 vollkommen schmerzfrei ein Geschwulst. In den folgenden Jahren begann der Siegeszug der Anästhesie; in den USA wird der 30. März immer noch als „Doctor's Day" gefeiert. In Deutschland ebnete 1847 der berühmte Charité-Chirurg J.F. Dieffenbach mit seiner Monografie „Der Äther gegen den Schmerz" den Weg für die routinemäßige Einführung der Äthernarkose.

2000 2100 2200

William Crawford Long – Von Anästhesiologie und Patientensicherheit

Reinhard Strametz und Stefan Bushuven

Lachgas und Äther waren verbreitete Rauschdrogen des 18. Jahrhunderts. Und eine Reihe von Ärzten, darunter Long, Morton, Wells, Jackson und Seishu, entdeckten die Wirksamkeit pharmakologischer Substanzen und ihre Einsetzbarkeit für Operationen. Die **Entdeckung der Narkotika** öffnete der Medizin neue Perspektiven, war gewissermaßen ein Katalysator für wissenschaftliche Forschung und eröffnete die Möglichkeit, Menschen von einer Vielzahl todbringender Erkrankungen zu heilen. Heute wären viele Operationen und sogar ganze Fachdisziplinen ohne Narkosen undenkbar. Und doch war diese Entdeckung nicht nur eine wohltuende Neuerung, sondern brachte auch eine Reihe von Gefahren mit sich.

Erste Anleitungen zur Narkose beinhalten unter anderem Beschreibungen, die aus heutiger Sicht anzulehnende Empfehlung, den oder die Patient:in so lange einer narkotisierenden Substanz auszusetzen, bis eine „tiefe blaue Lippenfarbe" zu erkennen sei. Das bedeutete nichts anderes als das gezielte Herbeiführen eines hypoxischen Zustands nahe des Herzkreislaufstillstands, der nur durch die schmerzbedingte Sympathikusaktivierung durch den Eingriff abgewendet wurde.

Obwohl zahllose Menschen durch Narkosen profitierten, starben auch viele an deren Komplikationen. Auch heute noch können Narkosen tödlich verlaufen, insbesondere, wenn Sorgfalt und Sicherungsmaßnahmen nicht beachtet werden. Die Erkenntnis, dass die Narkose nicht als nebenwirkungsfreies Heilmittel eingesetzt werden konnte, sondern spezielle Expertise für eine zunehmend komplexe Welt operativer Eingriffe benötigte, führte zur Gründung eines neuen Fachgebietes, der **Anästhesiologie**. *„There should be not deaths due to anesthesia"*, lies Sir Robert Macintosh 1949 als erster europäischer Lehrstuhlinhaber für Anästhesiologie verlauten (Sykes u. Benad 2004).

Heute sind die Abteilungen der Anästhesiologie aufgrund der Vielfalt der Aufgaben meist die größten an mittelgroßen und großen Krankenhäusern. Und dabei ist die Bezeichnung „Anästhesistin" oder „Anästhesist" vielleicht nicht (mehr?) ganz akkurat. Denn heute sind anästhesiologische Fachkräfte nicht nur dienstleistende „Narkosebegleiter:innen", die

„Errare humanum est, sed in errare perseverare diabolicum“ – „Irren ist menschlich, aber im Fehler zu verharren teuflisch.“

(Seneca)

Personen operabel machen, sondern sichern diese gegen die Risiken der Anästhesie, der Operationen und Komplikationen ab. Dabei sind sie zudem in vielen perioperativen **Schnittstellengebieten** wie der Intensivmedizin, der inner- und außerklinischen Notfallmedizin, dem Interhospitaltransfer der Schmerztherapie und der Palliativmedizin vertreten.

Das Verständnis um die **Patientensicherheit** ist anderen Fachdisziplinen keinesfalls fremd, im Gegenteil. Sie ist eine dauerhafte und immerwährende Begleiterin aller medizinischen, pharmakologischen und psychotherapeutischen Interventionen. Dies trifft auch auf andere Schnittstellenfächer zu, mit denen sie eng verbunden und einflussnehmend ist. Hierzu zählen u.a. das Medizinrecht, die Medizinökonomie, die Krankenhaushygiene, die Arbeitssicherheit und die Medizinethik. Denn Patientensicherheit ist zweifelsfrei **ethisch geboten**, unabhängig ob wir tugendethische, deontologische oder teleologische Maßstäbe setzen. Sie ist ökonomisch relevant, insbesondere, wenn bereits jetzt große Teile der Ressourcen in das Management individueller, reputativer, forensischer und ökonomischer Schäden investiert werden müssen (Slawomirski et al. 2017). Und sie ist und bleibt auch zum Schutz vulnerabler Personalressourcen wichtig, denn Patientensicherheit und die Sicherheit der Behandelnden sind untrennbar miteinander verbunden:

Eine der größten Gefahren für medizinisches Fachpersonal besteht darin einen **Fehler zu begehen**, der nicht nur einen relevanten Patientenschaden auslöst, sondern auch die Verursachenden dauerhaft treffen kann. Ein Irrtum bei einer Operation, die fehlerhafte Berechnung einer Medikamentendosis, oder die unzureichende Exploration suizidaler Patient:innen, die sich dann das Leben nehmen, sind nur einzelne Beispiele. Sie sind die Spitze des Eisberges unsicherer Handlungen in komplexen, schnelllebigen, vieldeutigen und wandelbaren Arbeitswelten und Auslöser des „Second Victim“ Phänomens (Wu 2000) sowie posttraumatischer Stressreaktionen. Sie können zu Meidungsverhalten, Bagatellisierung, Zynismus, sozialem Rückzug, Depression, Sucht, Arbeitsunfähigkeit oder sogar Suizid eines Be-

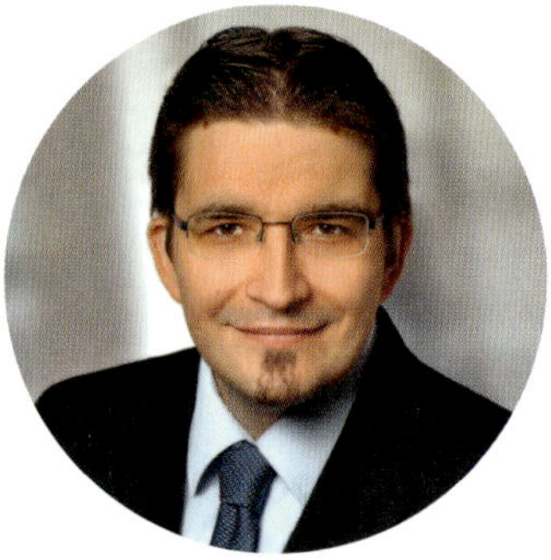

Prof. Dr. med. Dipl.-Kfm. Reinhard Strametz

Reinhard Strametz ist Anästhesist und Ökonom, lehrt Patientensicherheit, leitet das Wiesbaden Institute for Healthcare Economics and Patient Safety und forscht zum Second Victim Phänomen und klinischem Risikomanagement.

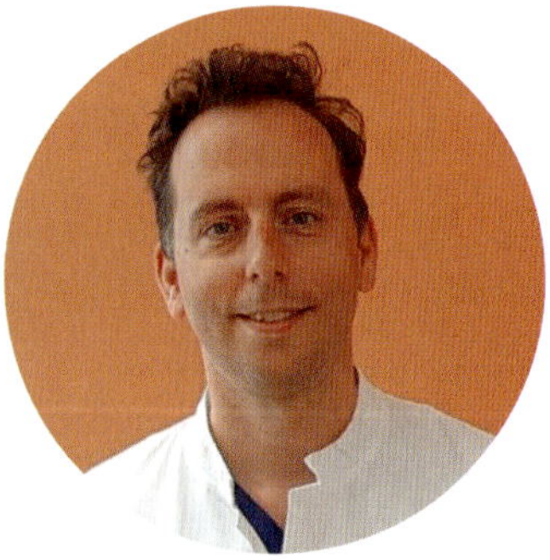

Dr. med. Stefan Bushuven, MME, M.A., MHBA

Stefan Bushuven ist Krankenhaushygieniker, Intensivmediziner, Medizindidaktiker und -ethiker im Gesundheitsverbund Landkreis Konstanz. Forschungsschwerpunkte sind psychologische Faktoren der Patientensicherheit und der interprofessionellen Aus-, Fort- und Weiterbildung.

handelnden führen. Gleichzeitig werden durch die psychische Beeinträchtigung des Second Victims viele weitere künftige Patient:innen geschädigt.

Fehler geschehen. *„Errare humanum est ... irren ist menschlich“* (Seneca 63) auch in der Medizin (Havens u. Boroughs, 2000). „Menschlich“ ist es aus moralischen und ethischen Gründen auch dann, nicht Schuldige zu suchen und vergeltend zu bestrafen, sondern **Fehlerursachen** retrospektiv zu **analysieren** und prospektiv didaktische, organisatorische und technische **Maßnahmen zu ergreifen**. Hierzu bedarf es nicht nur einer einzelnen Berufsgruppe, die zweifelsfrei einige der kritischsten Bereiche der Medizin streng überwacht. Es braucht vom Beginn *jeder* medizinischen Ausbildung an (und nicht erst in der Fort- oder Weiterbildung!) ein profundes Wissen um Fehlerarten und ihre Ursprünge sowie eine Sicherheitskultur, statt eines angstbesetzten „Blame and Shame“. Denn dieses zeigte in der Vergangenheit immer wieder, dass es Fachkräfte aus den ohnehin personell ausgedünnten Bereichen in andere Bereiche verschiebt. Diese Verluste können wir uns nicht mehr leisten – weder aus ethisch-moralischen noch ökonomischen Gründen.

Dies bedeutet, dass **professions- und sektorenübergreifendes Fehler- und Risikoforschung**, Sicherheitskultur und Risikokommunikation noch stärker in die medizinische Ausbildung aller Fachberufe einfließen müssen, um in tätigen Fachkräften und Teams Selbstreflexion, Achtsamkeit und Resilienz zu erwe-

Kernaussagen:

- Das relativ junge Fach Anästhesiologie ist aus der Erkenntnis entstanden, dass es eine spezielle Expertise für Narkosen bei operativen Eingriffen benötigt.
- Patientensicherheit ist das Fundament jedes medizinischen Handelns.
- Professions- und sektorenübergreifende Fehler- und Risikoforschung, Sicherheitskultur und Risikokommunikation sollten noch stärker in die medizinische Ausbildung aller Fachberufe einfließen.

cken. Denn aus moralischer Sicht ist es doch das, was ich mir von allen Absolvierenden wünschen kann, wenn ich selbst auf dem OP-Tisch liege, eine Infusion mit einem komplexen Pharmakon bekomme oder ein psychotherapeutisches Gespräch in einer seelisch belastenden Situation: resiliente, reflektierte und sorgfältige Fachpersonen. **Patientensicherheit** ist kein „Sahnehäubchen" nach der Ausbildung, sondern das **Fundament jeden medizinischen Handelns** – nicht nur in der Anästhesiologie. Das ist auch, was bereits Seneca in seinen epistulae morales mit dem oben nur ansatzweise abgedruckten Zitat aussagen wollte war: „*Errare humanum est, sed in errare perseverare diabolicum (Irren ist menschlich, aber im Fehler zu verharren teuflisch)*" – und das ist zu lehren.

Literatur

Havens DH, Boroughs L (2000) „To err is human": a report from the Institute of Medicine. J Pediatr Health Care, 14, 77–80

Seneca (63) Epistules morales. VI:57,12

Slawomirski LA, Auraaen A, Klazinga N (2017) The economics of patient safety: Strengthening a value-based approach to reducing patient harm at national level. OECD Health Working Papers, 96

Sykes K, Benad G (2004) The influence of Sir Robert Reynolds Macintosh on the development of anaesthesia. Anaesthesiol Reanim, 29(3):91–6. PMID: 15317362

Wu AW (2000) Medical error: the second victim. The doctor who makes the mistake needs help too. BMJ, 320, 726–7

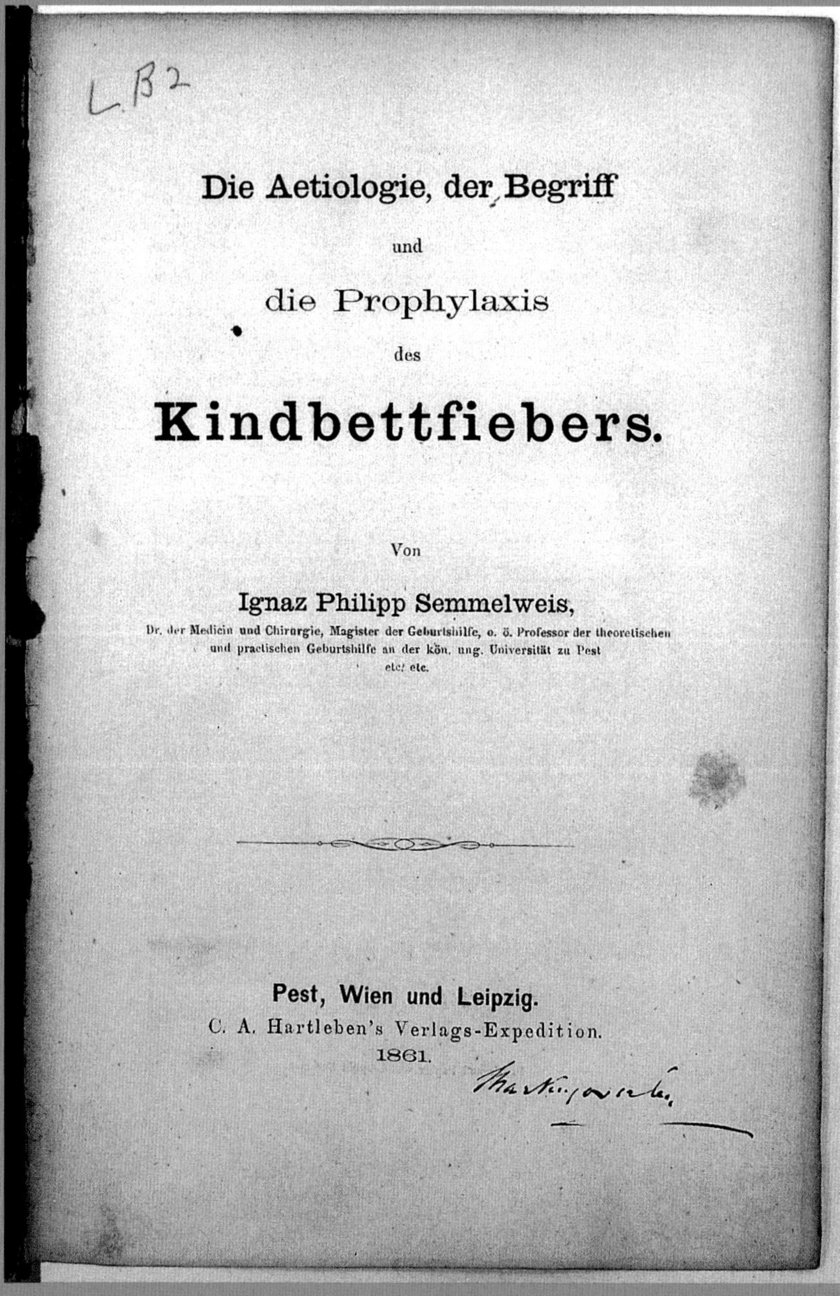

Die Aetiologie, der Begriff

und

die Prophylaxis

des

Kindbettfiebers.

Von

Ignaz Philipp Semmelweis,

Dr. der Medicin und Chirurgie, Magister der Geburtshilfe, o. ö. Professor der theoretischen und practischen Geburtshilfe an der kön. ung. Universität zu Pest etc. etc.

Pest, Wien und Leipzig.
C. A. Hartleben's Verlags-Expedition.
1861.

Titelblatt des Buches über das Kindbettfieber von Ignaz Semmelweis

1818–1865

1700 1800 1900

20 Das Rätsel des Kindbettfiebers

Wien, 1846: Auf der geburtshilflichen Station des Wiener Allgemeinen Krankenhauses sterben gut 10% aller Wöchnerinnen am Kindbettfieber. Das sind dreimal so viele wie auf der zweiten Gebärstation, wo die Patientinnen von Schwestern oder Hebammen betreut werden. Der Arzt Ignaz Semmelweis (1818–1865) vermutet, dass der Grund für die höhere Sterblichkeit an der mangelnden Hygiene seiner Kollegen liegt. Neben der klinischen Tätigkeit mussten sie auch Sezierübungen an Leichen durchführen und untersuchten danach die Wöchnerinnen, nachdem sie sich lediglich die Hände mit Seife und manchmal überhaupt nicht gewaschen hatten. Semmelweis verpflichtete sie daher, vor jeder Untersuchung die Hände mit Chlorlösung zu desinfizieren. So konnte er die Mortalität von 12,3% auf 1,3% senken und wird seitdem „Retter der Mütter“ genannt. Seine Studie von 1847/48 gilt heute ein erster praktischer Fall von evidenzbasierter Medizin und als Beispiel für eine methodisch korrekte Überprüfung wissenschaftlicher Hypothesen.

Ignaz Philipp Semmelweis – Mutiger und beharrlicher Vorreiter der Patientensicherheit und der evidenzbasierten Medizin

Ruth Hecker

Ignaz Semmelweis ist bekannt als der **„Retter der Mütter“** des 19. Jahrhunderts. Nur wenige wissen, wie viel Arbeit, Durchhaltevermögen und widrige Auseinandersetzungen mit Kollegen nötig waren, den Weg von der Beobachtung der hohen Müttersterblichkeit bis zur erfolgreichen Lösung, der Anwendung von Chlorkalk zur Händedesinfektion, zu gehen.

„Alles war ungeklärt, alles war zweifelhaft, nur die große Anzahl der Toten war eine unzweifelhafte Wirklichkeit“ notiert Semmelweis Ende 1846 in seinem Tagebuch.

Wenn wir heute von Patientensicherheit und Qualitätsmanagement sprechen, sprechen wir davon, dass unsere Beobachtungen selbstverständlich durch Zahlen, Daten und Fakten belegt werden müssen. Und genau dies war der Ansatz von Ignaz Semmelweis, nicht nur die pathophysiologischen Vorgänge zu erklären, sondern die Beobachtungen und Ergebnisse durch Statistiken zu belegen. Er hat die Zahlen der Sterberaten zweier Stationen gesammelt und die Unterschiede systematisch analysiert. Somit ist er einer der **Urväter der Patientensi-**

„Nächste Woche trete ich meine Stelle als ‚Herr Doktor‘ auf der ersten Station der Entbindungsklinik im Allgemeinen Krankenhaus von Wien an. Ich war entsetzt, als ich vom Prozentsatz der Patienten hörte, die in dieser Klinik sterben. In diesem Monat starben dort sage und schreibe 36 von 208 Müttern, alle an Kindbettfieber. Ein Kind zur Welt zu bringen ist genauso gefährlich wie eine Lungenentzündung ersten Grades.“

(Ignaz Semmelweis 1846)

cherheit und der evidenzbasierten Medizin (Best u. Neuhauser 2004).

Ignaz Semmelweis arbeitete 1846 im Allgemeinen Krankenhaus in Wien. In dieser Zeit war die häufigste Todesursache bei jungen Frauen das Kindbettfieber.

In diesem Krankenhaus gab es zwei geburtshilfliche Abtei lungen, die erste Station durch Ärzte geführt und die zweite durch Hebammen. Interessanterweise lag die Sterberate (10%) auf der ärztlich geführten Station höher als die der anderen Station (4%). Viele Ursachen wurden diskutiert, so etwa eine mögliche Überbelegung auf der ersten Station. Diese Ursache wurde schnell verworfen, weil die Daten keine Überbelegung bestätigten, im Gegenteil (Semmelweis 1861a). Jede seiner weiteren Beobachtungen, z.B. der Einfluss durch die Seiten- oder Rückenlage bei der Geburt, führte zu einer direkten Intervention. In diesem Fall wurde die Geburt eine Zeit lang auf beiden Stationen in Seitenlage durchgeführt und die Sterblichkeit neu bewertet. Auch diese Änderung in der Be-

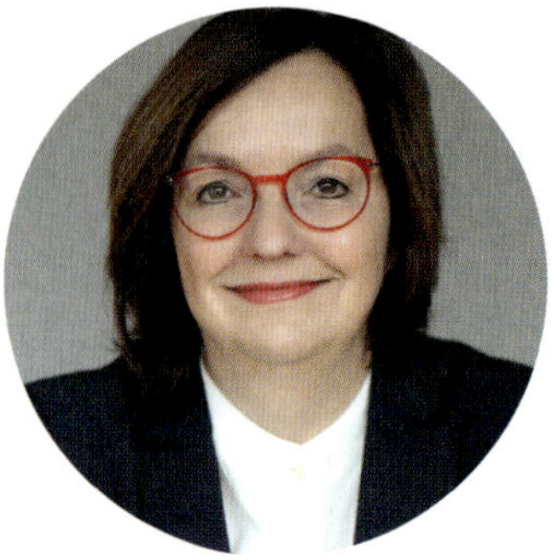

Dr.in med. Ruth Hecker

Ruth Hecker ist Vorsitzende des Aktionsbündnis Patientensicherheit seit 2019 und Chief Patient Safety Officer der Universitätsmedizin Essen. Die Fachärztin für Anästhesiologie ist Initiatorin von „Deutschland erkennt Sepsis“.

handlung hatte keinen positiven Einfluss auf die Sterblichkeit.

Ohne es so zu nennen, hat Semmelweis den uns heute im Qualitätsmanagement bekannten und 100 Jahre nach Semmelweis durch Deming (Deming 1982) bekannten **PDCA Zyklus** durchgeführt: Von der Beobachtung über die Interventionsplanung (**P**lan) und Interventionsdurchführung (**D**o) hin zur Überprüfung (**C**heck), ob die Intervention erfolgreich war. Wenn sie erfolgreich war, konnte man die Interventionen in die tägliche Praxis (**A**ct) überführen. Falls nicht, musste der Zyklus, im Sinne des kontinuierlichen Verbesserungsprozesses, neu gestartet werden (**A**ct).

Diesen PDCA-Zyklus hat Ignaz Semmelweis immer wieder von vorne begonnen, er blieb hartnäckig und ließ sich nicht entmutigen, bis er endlich Erfolg hatte.

Ein befreundeter Pathologe und Gerichtsmediziner wurde bei einer Sektion verletzt und verstarb an einer Infektion (Semmelweis 1861b), heute nennen wir das Krankheitsbild Sepsis. Das brachte Semmelweis auf die Idee, dass die gleichen Ärzte, die Sektionen vornahmen, dann auf der Station, durch unzureichende **Waschung der Hände** nach der Sektion die Frauen bei der Untersuchung infizierten. Das würde auch den Unterschied zwischen den beiden Stationen erklären, da die Hebammen keine Obduktionen durchführten (Loudon 2013).

Damals üblich – heute undenkbar! – wuschen sich Ärzte und Student:innen nach der Obduktion die Hände nur mit Wasser und Seife. Diese Art der Reinigung schien Semmelweis nicht auszureichen, auch der unangenehme Geruch der Obduktion war nicht verschwunden. Auch hier bewies Semmelweis wieder Durchhaltevermögen: erst bei der Verwendung von Chlorkalk verschwand der Geruch nach der Händewaschung.

I

Kernaussagen:

- Am Anfang stehen die sorgfältige Beobachtung und die kontinuierliche Reflexion des Tuns. Semmelweis kann als Urvater der evidenzbasierten Medizin betrachtet werden, so hatte er Vergleiche zwischen zwei Gruppen gezogen (frühe Fallkontrollstudie).
- Implizit wendete Semmelweis den PDCA-Zyklus an, der heute fester Bestandteil des Qualitätsmanagements ist.
- Reformen können z.T. auf erheblichen Widerstand treffen, da Menschen diese als Angriff auf ihre Komfortzone und Besitzstände betrachten können.
- Manchmal werden medizinische Fortschritte nicht anerkannt, sodass man dann erst als Verstorbener die verdiente Anerkennung erhält.

Schließlich führte Semmelweis 1847 die **Händewaschung mit Chlorkalk verbindlich** ein und die Sterblichkeit auf der ärztlich geführten Station nahm drastisch ab, lag sogar teilweise unter der Sterblichkeit der von den Hebammen geführten Station (Loudon 2013).

Semmelweis konnte seine Ergebnisse mit Zahlen, Daten und Fakten eindeutig belegen. Leider wurde sein Erfolg bei seinen Kollegen und in der Wissenschaft nicht anerkannt, seine Hypothese zur Entstehung des Kindbettfiebers wurde nicht ernst genommen. Die Kollegen empfanden diese Hypothese als Beleidigung, sie wollten nicht wahrhaben, dass *sie, die Ärzte*, etwas falsch machten oder gar ihre Patienten:innen Gefahren aussetzten (Best u. Neuhauser 2004).

Bis heute ist Semmelweis und sein Weg in der Händehygiene fester Bestandteil in den Vorlesungen über **Hygiene und Qualitätsmanagement**. Sein Verdienst besteht darin, durch einen streng empirischen Zugang als Vorreiter der evidenzbasierten Medizin die Patientensicherheit schon früh in den Blick genommen zu haben.

Literatur

Best M, Neuhauser D (2004) Heroes and martyrs of quality and safety. Ignaz Semmelweis and the birth of infection control. BMJ Quality and Safety 13:233–234

Deming WE (1982) Out of the Crisis; Massachusetts Institute of Technology, Cambridge

Loudon I (2013) Ignaz Phillip Semmelweis' studies of death in childbirth. JLL Bulletin: Commentaries on the history of treatment evaluation

Semmelweis I (1861a) Die Aetiologie, der Begriff und die Prophylaxis des Kindbettfiebers. 12:13–21

Semmelweis I (1861b) Zwei offene Briefe an Dr. J. Spaeth, Professor der Geburtshilfe an der k.k. Josefs-Akademie in Wien und an Hofrath Dr. F. W. Scanzoni, Professor der Geburtshilfe zu Würzburg. Pest

Ignaz Semmelweis und das Change-Management

Stefan Bushuven

Ignaz Semmelweis (1818–1865) zeigte 1847 mit der ersten professionsübergreifenden Cross-Over Studie die Wirksamkeit der chlorbasierten Händedesinfektion in der Geburtshilfe. Auch wenn ihm zeitlebens Anerkennung versagt wurde, griffen andere seine Erkenntnisse auf und bildeten eines der Fundamente der modernen Krankenhaushygiene: die Hygienische Händedesinfektion (Pittet et al. 2009).

Sein Ansatz zeugt von dem Mut, sich seines Verstandes zu bedienen, dieses wiederentdeckten revolutionären Denkmusters, welches nach Horaz 20 v. Chr. (Sapere Aude!) v.a. Immanuel Kant 1784 prägte. Es wurde Kernthema eines unruhigen 18. Jahrhunderts mit nationalistischen Konflikten, Revolutionen, Restaurationen, Kolonialismus, Industrialisierung und exponentiell wachsender Wissenschaft und Wirtschaft. Semmelweis wagte es, sich gegen eine traditionalistische Ärzteschaft zu stellen und demonstrierte nachdrücklich und wiederholt die ethisch gebotene Notwendigkeit für die Verbesserung der Patientensicherheit. Er scheiterte.

Die Effekte, die er dabei bekämpfte, waren nicht nur ein anderes Krankheitsverständnis sowie das geringe Ansehen der Geburtshilfe. Es waren auch **„Gruppendenken“** und **„Selbstüberhöhung“** gepaart mit **„Clinical-Tribalism“** und der Strategie, wissenschaftliche Erkenntnisse wegzudiskutieren und nicht zu überprüfen: *„Das haben wir schon immer so gemacht“*, *„Wo kommen wir denn da hin?“* und *„Spekulativer Unfug“*. Im englischen Sprachraum: **„The Semmelweis Effect“**.

Gruppendenken (Whyte 1956) beschreibt die Anpassung an Meinungen und Verhaltensweisen aus einem Kollektiv zur Erzeugung von Einmütigkeit. Damit besteht die Möglichkeit, dass die Gruppe eine Entscheidung trifft, die jedes Gruppenmitglied für sich allein ablehnen würde. **Selbstüberhöhungseffekte** (Dunning et al.

„[Ich habe] ..., um dem Morden ein Ende zu machen, den unerschütterlichen Entschluss gefasst, jedem, der es wagt, Irrthümer über das [Kindbett]-Fieber zu verbreiten, schonungslos gegenüber zu treten."

(Ignaz Semmelweis 1861)

2004) sind jedem Menschen angeboren: *„Ich bin besser als die anderen – und wenn ich besser bin, warum sollte ich dann auf andere hören?"* Zweifellos ist es kritisch, wenn alle dies denken. Und **Clinical Tribalism** (Braithwaite et al. 2016) finden wir überall, wo sich Professionen gegeneinander abgrenzen, um den inneren Zusammenhalt zu stärken (*„Ach, die Ärzte ...", „Ach die Pflege ..."*). Diese individual- und gruppenpsychologischen Umstände standen Semmelweis trotz seines **„Speaking Up"** (Schwappach 2016) entgegen und verhinderten, dass seine Erkenntnisse zu Lebzeiten Beachtung fanden. Er starb mit 47 Jahren unter dubiosen Umständen (Buehrke 2012).

Seine Forschung zeigt nicht nur seine unverzichtbaren Verdienste für die Chirurgie, Geburtshilfe und Krankenhaushygiene, sondern auch, wie essenziell wissenschaftliche Kompetenzen im ärztlichen Alltag sind: Die **Ambiguitätstoleranz** und **Neugier**, Althergebrachtes (und damit auch sich selbst) infrage zu stellen, der **Mut** und die **Motivation**, Ressourcen in die Forschung einzubringen, die **kritische Reflexivität**, Ergebnisse kontextsensitiv zu interpretieren und die **didaktische Kompetenz**, diese Ergebnisse hierarchie- und professionsübergreifend zu übertragen um dauerhaft Veränderungen zu erwirken.

Semmelweis scheiterte zeitlebens am **Change Management**. Zu glauben, dass die Verkennung, die er, Lister, Behring, Koch (s. Kap. I.24) und viele andere erfuhren, ein Relikt vergangener Jahrhunderte sind, der irrt.

Dies sehen wir in einer Zeit, die wir zugleich als **„post-antibiotisches" Zeitalter** sowie **Zeitalter der „Anthropo-zoonotischen" Viruserkrankungen** bezeichnen können: *„Händedesinfektion brauchen wir nicht", „Wir haben bei uns keine Infektionen", „Antibiose für 3 Wochen – sonst stirbt der Patient", „Ich mache keine Flächendesinfektion, das ist Schwesternarbeit", „Der Mundschutz beschränkt meine*

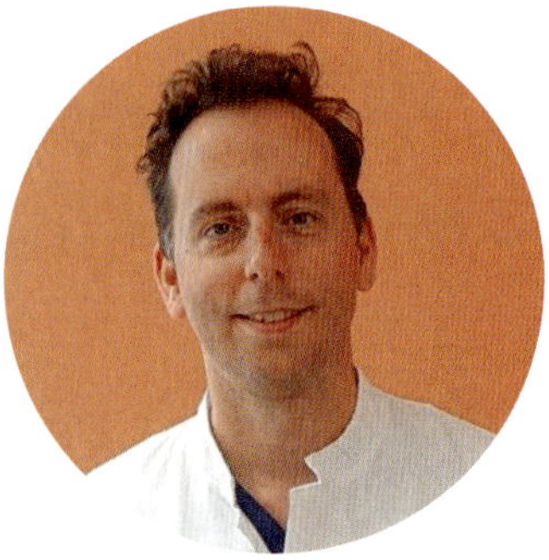

Dr. med. Stefan Bushuven, MME, M.A., MHBA

Stefan Bushuven ist Krankenhaushygieniker, Intensivmediziner, Medizindidaktiker und -ethiker im Gesundheitsverbund Landkreis Konstanz. Forschungsschwerpunkte sind psychologische Faktoren der Patientensicherheit und der interprofessionellen Aus-, Fort- und Weiterbildung.

Grundrechte", *„Das ist zu teuer"* und *„Wo kommen wir denn da hin?"* – dies ist ebenso wenig neu wie überschießende Reaktionen wie Mikrobenphobie und unnötige Desinfektionsmaßnahmen.

Nur mit Ausdauer und Überzeugungskraft gelingt es uns, den Antiinfektiva-Einsatz von einem flächendeckenden *„Wirkt immer/Kann nicht schaden"* zu einem rationalen Einsatz zu wandeln, die Händedesinfektion maßvoll als professionsübergreifendes Kernelement jedes medizinischen Handelns an Patient:innen zu etablieren.

Doch nicht nur das.

Auch das professions- und hierarchie-übergreifende Ansprechen unsicherer Handlungen, die konstruktive Fehlerkorrektur und das Geben und Nehmen von Feedback wollen gelernt *und* gelehrt sein. Hier treten die Rollen **„Collaborator"**, **„Communicator"** und **„Health Advocat"** aus dem CanMeds Rollenmodell in den Vordergrund.

Für die medizinische Ausbildung bedeutet dies, dass wir den künftigen Generationen aller medizinischen Fachberufe nicht nur Wissen um das symbiotische Verhältnis von Mensch-, Tier- und Umwelt-Mikrobiom – dem **„One Health Ansatz"** – die ethisch gebotene Reflexivität im professionellen Handeln und das wissenschaftliche „Handwerkszeug" vermitteln.

Es bedeutet auch, die aus der Methodenkompetenz gewonnenen Erkenntnisse zu interpretieren, zu verteidigen, sich selbst infrage zu stellen, Feedback zu geben und anzunehmen, mit anderen Personen adaptiert an Kultur-, Hierarchie-, Disziplin- oder Professionsbarrieren in einen wertschöpfenden Diskurs mit einem akzeptablen Ergebnis zu gelangen und die Ergebnisse verständlich und langfristig zu publizieren.

Kernaussagen:

- Gruppendenken, Selbstüberhöhung und Clinical Tribalism sowie die Strategie, wissenschaftliche Erkenntnisse wegzudenken, können die Gestaltung und Verabschiedung medizinischer Reformen verhindern (Semmelweis-Effekt).
- Im „One Health Ansatz" wird den künftigen Generationen aller Fachberufe das Wissen über die Zusammenhänge zwischen Mensch, Tier und Umwelt sowie die hierzu erforderliche Reflexivität vermittelt.
- Das Beharrungsvermögen der medizinischen Ärzteschaft kann hoch sein – wer dies ändern möchte, kann häufig scheitern.

Und im Kontext der geopolitischen, kulturellen, digitalen, informationstechnischen, medizinischen, ökologischen und ökonomischen Herausforderungen unserer Zeit, mit ihren Fragen an Ethik, Recht, Politik und Gesellschaft, gelingt dies nur durch das Wecken der Motivation junger Menschen zu lernen, die dann durch praxisnahes Wissen ein wertschöpfendes medizinisches System freiverantwortlich, reflexiv, konstruktiv, situationsgerecht und zukunftsorientiert (um)-gestalten.

Und wie ihre Lehrenden und Lernenden vor ihnen, können diese Fachpersonen dann die nächsten Generationen motivieren und somit ein Mischungsverhältnis aus evidenzbasierter medizinischer Tradition, Evolution und Revolution erschaffen.

Literatur

Braithwaite J, Clay-Williams R, Vecellio E, Marks D, Hooper T, Westbrook M, Westbrook J, Blakely B, Ludlow K (2016) The basis of clinical tribalism, hierarchy and stereotyping: a laboratory-controlled teamwork experiment. BMJ Open, 6, e012467

Buehrke T (2012) Genial gescheitert: Schicksale großer Entdecker und Erfinder. DTV, 168–173

Dunning D, Heath C, Suls JM (2004) Flawed Self-Assessment – Implications for Health, Education and the Workplace. Psychological Science in the Public Interest, 5(3):69–106

Pittet D, Allegranzi B, Boyce J, World Health Organization World Alliance for Patient Safety First Global Patient Safety Challenge Core Group of E (2009) The World Health Organization Guidelines on Hand Hygiene in Health Care and their consensus recommendations. Infect Control Hosp Epidemiol, 30, 611–22

Schwappach DL (2016) When silence is dangerous: "Speaking-up" about safety concerns. Z Evid Fortbild Qual Gesundhwes, 114, 5–12.

Whyte WH (1956) The Organization Man. 429

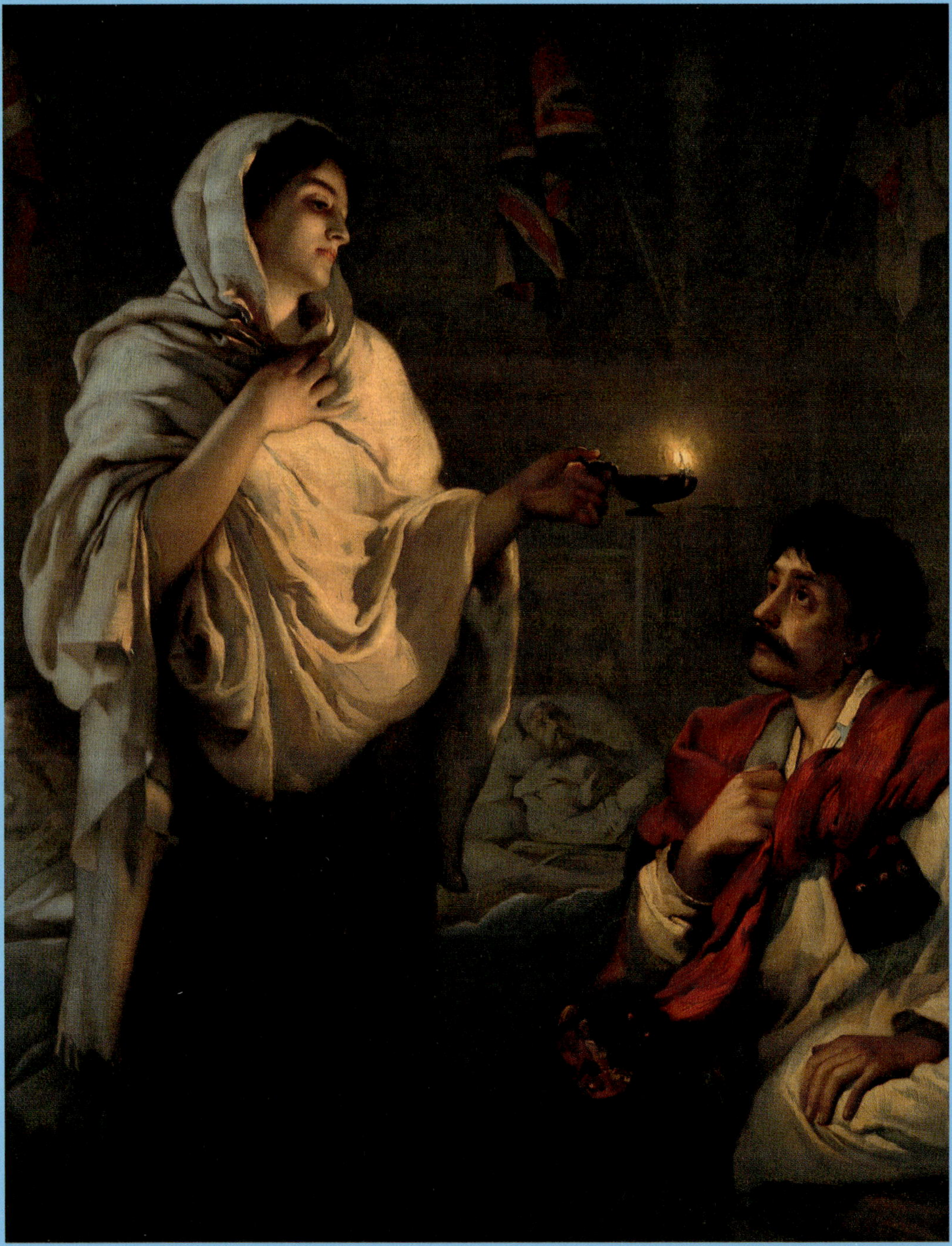

Florence Nightingale bei der Betreuung von Soldaten im Krimkrieg (Kolorierte Lithographie nach Henrietta Rae)

1820–1910

1800 1900 2000

21 The Lady with the Lamp

Krankenpflege war im viktorianischen England ein Beruf mit geringem Ansehen, der oft in schmutzigen Krankenhäusern von unausgebildeten ehemaligen Dienstmädchen oder Witwen verrichtet wurde. Verständlich das Entsetzen der wohlhabenden und angesehenen Eltern von Florence Nightingale (1820–1910), als sie ihnen kundtat, sich zur Krankenschwester berufen zu fühlen. Florence setzte sich durch und begann eine Ausbildung, unter anderem im Stammhaus der deutschen Diakonissen in Kaiserswerth. Schon früh vertrat sie die Auffassung, dass es neben dem ärztlichen Wissen eine eigenständige pflegerische Kompetenz geben sollte. Ihre Schriften zur Pflege gelten daher als ein Ursprung der heutigen Pflegetheorie. Während des Krimkriegs (1853–1856) leitete sie eine Gruppe von Pflegerinnen, die britische Soldaten in einem Militärkrankenhaus in der Türkei versorgten. Da sie nachts die Patienten mit einer einfachen Lampe in der Hand besuchte, wurde Nightingale als „Lady with the Lamp" in ihrer Heimat zu einer Legende.

Florence Nightingale – Wegbereiterin und Reformerin

Gertrud Stöcker

Als die Weltgesundheitsorganisation (WHO) das Jahr 2020 zum „Jahr der Pflegefachpersonen und Hebammen" erklärte, diente dies nicht nur der Erinnerung an eine internationale und weit über die Berufsgruppe hinaus bekannte Persönlichkeit der Pflegegeschichte. Vielmehr verband der International Council auf Nurses (ICN) zusammen mit der WHO das Gedenken an den 200. Geburtstag von Florence Nightingale mit der Situation, den Herausforderungen und Chancen der professionellen Pflege im 21. Jahrhundert. ‚*Nursing Now*' – eine globale Initiative von ICN, WHO und dem Burdett Trust – hatte für 2020 die „*Nightingale Challenge*" ausgerufen, eine weltweite Kampagne, welche die Kompetenzentwicklung und Förderung „*junger Pflegefachpersonen und Hebammen als Führungspersonen, Praktiker und einflussreiche Interessenvertreter im Gesundheitswesen*" intendierte. Die Kampagne betonte die **gesellschaftliche Bedeutung der Profession Pflege**, noch bevor in der Corona-Pandemie der Begriff „Systemrelevanz" Einzug in die gesellschaftliche Debatte erhielt. Die aktive Beteiligung an dieser Kampagne wurde u.a. „*als ein Lösungsansatz gegen den Fachpersonalmangel*" angesehen (Kolling 2020).

„*Der Bevölkerung die Bedeutung und Grundsätze guter Pflege vor Augen zu führen*", kann als ein Grundanliegen von Florence Nightingale angesehen werden (Kolling 2020). Damit verbunden ist ihre

„Krankenpflege ist keine Ferienarbeit. Sie ist eine Kunst und fordert, wenn sie Kunst werden soll, eine ebenso große Hingabe, eine ebenso große Vorbereitung, wie das Werk eines Malers oder Bildhauers. Denn was bedeutet die Arbeit an toter Leinwand oder kaltem Marmor im Vergleich zu der am lebendigen Körper, dem Tempel für den Geist Gottes?“

(Florence Nightingale)

Intention, dem Pflegeberuf die ihm gebührende gesellschaftliche **Wertschätzung** entgegenzubringen, die ihm damals wie heute nicht selten versagt bleibt. Nightingale war davon überzeugt, dass der Pflege eine eigene Bedeutung bei der Versorgung von kranken Menschen zukommt, und entwickelte ihre Vorstellungen einer eigenen, vom ärztlichen Handeln (fachlich begründeten) abgrenzbaren Berufsdomäne. Ihre theoretischen Aussagen, die sie auf der Grundlage ihrer im Krimkrieg gemachten Erfahrungen vornahm und in ihrem Buch „Notes on Nursing“ 1860 veröffentlichte, sind Vorläufer für die **Entwicklung der klassischen Modelle der Pflegetheorien** und begründen eine **wissenschaftliche Herangehensweise** im Problemerkennen, -handeln und -vermitteln in Bildung und Struktur (Nightingale 1878). Interessanterweise ist dies eher von deutschen Mediziner:innen (z.B. Virchow, Mendelsohn) aufgenommen worden, als von Pflegeexpert:innen (s. Kap. I.22). Wissen allein, in das Nightingale die wissenschaftlichen Entwicklungen und Erkenntnisse ihrer Zeit einbezieht, begründet ihrer Auffassung nach jedoch noch keine Pflegeexpertise, vielmehr sind für eine Könnerschaft Erfahrungen in der klinischen **Pflegepraxis** erforderlich. Nightingale versteht Pflege als Kunst, die *„nicht wie Technik ausformuliert werden [...] ebenso wenig in eine Formel gefasst werden [kann]“* (Nightingale, zi-

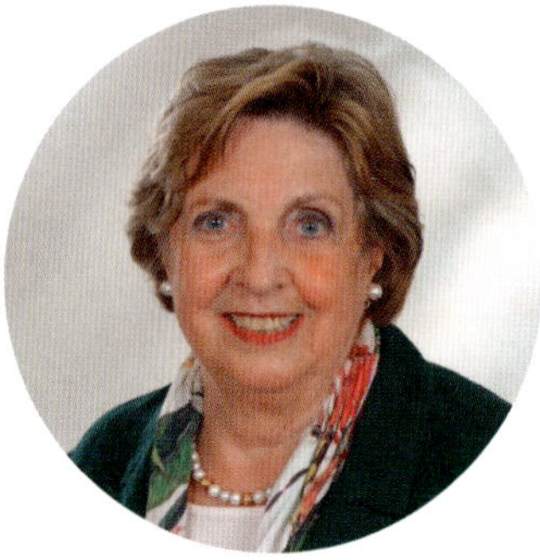

Gertrud Stöcker

Gertrud Stöcker ist Krankenschwester, Lehrerin für Pflege in der Aus- und Weiterbildung, Lehrbeauftragte an Hochschulen, Fachgebietsleiterin im MDS, ehrenamtliche Mitarbeiterin in Organisationen der Pflegebildung und Politikberaterin zur Pflege sowie dem Sozial-/Beruferecht. Sie ist Ehrenpräsidentin des Deutschen Pflegerat e.V. (DPR).

tiert nach Hallet 2020). **Gestaltungskompetenz** in der pflegerischen Beziehung und **Empathie** sind unverzichtbare Elemente **pflegerischer Kunst** oder Könnerschaft.

Damit sind auch – übersetzt in die heutige Sprache – die **Grundpfeiler** des auf Nightingale zurückgehenden **Ausbildungssystems** umrissen: (Persönlichkeits-)Bildung und Kompetenz, die kritisches Wissen und reflektierte Erfahrungen integrieren, Ausbildung und Führung durch die eigene Berufsgruppe und Verantwortung für die Mitgestaltung des Gesundheitswesens sowie für weitere gesellschaftsbezogene Aufgaben des Pflegefachpersonals. Das von Nightingale implementierte mehrjährige und mehrgliedrige Ausbildungsbildungssystem setzt frühzeitig hohe Ausbildungsstandards und zeigt *„schon damals die Bedeutung einer umfangreichen Aus- und Weiterbildung für diesen Beruf“* (Hallet 2020).

In Deutschland fiel das Jubiläumsjahr zum 200. Geburtstag von Florence Nightingale zusammen mit einer tiefgreifenden **Reform der Pflegeausbildung(en)**, die im Vergleich zu anderen europäischen und außereuropäischen Ländern durch eine längst überfällige und nachholende Entwicklung gekennzeichnet ist.

In ihrer Weitsicht und ihrem unermüdlichen Reformwillen hat Nightingale viele der nunmehr eingelösten Forderungen bereits vor 150 Jahren erhoben.

Sie betreffen die Verantwortung für die Gestaltung, Steuerung, Organisation und Evaluation des Pflegeprozesses, vor allem aber auch die Evidenz des eigenen fachlichen Handelns. Das **Pflegeberufegesetz von 2017** legt erstmals vorbehaltene Tätigkeiten für die Pflegepersonen fest. Als absolute Vorbehalte dienen sie dem Schutz der zu pflegenden Menschen und stellen den selbstständigen Verantwortungs- und Aufgabenbereich der Pflegefachpersonen unter einen besonderen rechtlichen Schutz, alle anderen Heilberufe sind von diesen Tätigkeiten/Aufgaben explizit ausgeschlossen (Igl 2018, Stöcker 2019).

Domänenspezifisches Wissen und Können der Pflegefachpersonen unterscheidet sich von dem anderer Professionen. Es ist Voraussetzung für eine interdisziplinäre Zusammenarbeit auf Augenhöhe und die Grundlage für *„individuelle, multidisziplinäre und berufsübergreifende Lösungen bei Krankheitsbefunden und Pflegebedürftigkeit“* (§ 5 Abs. 3 Nr. 3 PflBG). Die Pflegewissenschaft ist

Kernaussagen:

- Die Pflege hat eine eigene Bedeutung in der Versorgung von kranken Menschen. Ihre professionelle Aufgabe bezieht sich auf die Beziehungsgestaltung: Die Patient:innen stehen im Mittelpunkt.
- In der pflegerischen Ausbildung wurden schon seit Nightingale Rollen definiert, die auf Persönlichkeitsbildung, kritische Reflexion und Verantwortung für die Mitgestaltung im Gesundheitswesen zielen.
- Interprofessionelle Zusammenarbeit sollte in der Patientenversorgung gefördert und verbessert werden.
- Wissenschaftliche Erkenntnisse sollten vermehrt in die klinische Pflegepraxis einfließen.

als die Fachwissenschaft der Profession Pflege anzusehen, weitere Wissenschaften erfüllen die Funktion von Bezugswissenschaften. Die wachsende zunehmende Bedeutung (pflege-) wissenschaftlich begründbaren Pflegehandelns zeigt sich auch in der zunehmenden Implementierung primärqualifizierender **Pflegeausbildung an Hochschulen**, die über die berufliche Pflegeausbildung hinausgehende Kompetenzen vermittelt.

„Ein professionelles ethisch fundiertes Pflegeverständnis und ein berufliches Selbstverständnis“ (§ 5 Abs. 4 PflBG) sind entscheidende Grundlagen der Ausbildung zur Pflegefachperson – in der Sprache Nightingales *„charakterliche Bildung und moralische Festigung“* (Kolling 2020). Persönlichkeitsbildung ist unverzichtbares Ausbildungsziel, ebenso wie die Weiterentwicklung fachlicher und personaler Kompetenzen eine Verpflichtung im Prozess des lebenslangen Lernens darstellt.

Nightingale hat mit ihrer Überzeugung, dass Pflege einen eigenen Beitrag zur Gesundheits- und Krankenversorgung leistet, richtungs- und zukunftsweisende Entwicklungen angestoßen, die bis heute ihren Niederschlag im Pflege- und Ausbildungsverständnis finden. Auf dem Boden domänenspezifischer Expertise kann durch interprofessionelle Kommunikation und Zusammenarbeit die Patientenversorgung deutlich verbessert werden. Dieses Potenzial zu nutzen, erfordert eine **longitudinale Verankerung interprofessionellen Lehrens und Prüfens** in den Gesundheitsberufen.

Literatur

Gesetz über die Pflegeberufe (Pflegeberufegesetz – PflBG) vom 17.7.2017. BGBl. I S. 2581

Hallet Ch (2020) Das Lebenswerk Nightingales aus der Sicht einer Historikerin. Die Schwester/Der Pfleger 5:12–14

Igl G (2018) Es geht um Pflegequalität und Versorgungssicherheit. Die Schwester/Der Pfleger 1:94–95

Kolling H (2020) Wegbereiterin der modernen Krankenpflege. Die Schwester/Der Pfleger 5:4–11

Nightingale F (1878) Rathgeber für Gesundheits- und Krankenpflege. 2. Aufl. (nach der letzten Ausgabe des englischen Originals neu bearbeitet und mit Anmerkungen versehen von Niemeyer, Paul). Brockhaus Leipzig

Stöcker G (2019) Vorbehaltene Aufgaben für die Pflege nach § 4 PflBG – Auswirkungen für die Pflegepraxis. Pflege aktuell 11:84–87

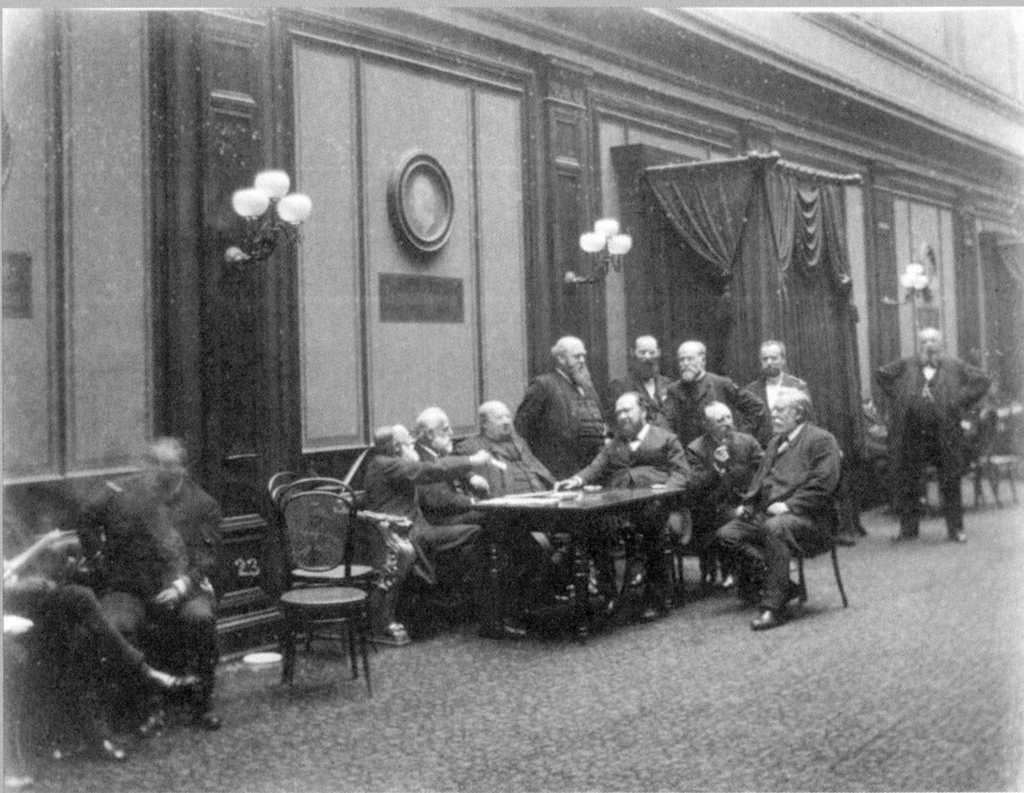

Bundesarchiv, Bild 147-0935
Foto: Braatz, Julius | 1889

Virchow und seine Mitstreiter der Deutsch-Freisinnigen Partei im Deutschen Reichstag

1821–1902

1800 1900 2000

22 Ein Arzt in sozialer Verantwortung

„Die Medizin ist eine soziale Wissenschaft, und die Politik ist weiter nichts als Medizin im Großen."

Dieser Satz kennzeichnet die Haltung und das Engagement von Rudolf Virchow (1821–1902), einem der größten Ärzte und gleichzeitig Politiker des ausgehenden 19. Jahrhunderts. Berühmt wurde er nicht nur durch die von ihm begründete Zellularpathologie, die besagte, dass Krankheiten durch Störungen in der Funktion der Körperzellen entstehen. Virchow war zudem ein aktiver Politiker im linksliberalen Spektrum der Gesundheits- und Sozialpolitik und entschiedener Befürworter einer „vollen und unumschränkten Demokratie". Er sah in den Ärzten „die natürlichen Anwälte der Armen" und schrieb ihnen eine entsprechende Verantwortung zu. Von 1880 bis 1893 war Virchow Mitglied des Deutschen Reichstags. Mit dem ersten konservativen Reichskanzler Otto von Bismarck legte er sich derart an, dass dieser ihn zum Duell forderte, was Virchow mit der Begründung ablehnte, dass er das nicht für eine zeitgemäße Form der Diskussion halte.

2100 2200 2300

Ein Verfechter der Verbindung von Medizin und Politik

Eckhard Nagel und Andrea Thater

„Die Medizin ist eine soziale Wissenschaft, und die Politik ist weiter nichts als Medizin im Großen“ (Virchow 1846). Dieser Satz des Pathologen Rudolf Virchow aus dem 19. Jahrhundert erscheint bis heute eine Anmaßung. Sie zeichnet aber einen jungen Mann aus, der die Komplexität der medizinischen Wissenschaft erkannt, weiterentwickelt und gelebt hat. Entsprechend den damaligen Möglichkeiten erforschte und definierte Virchow im Rahmen seiner Medizinstudien Krankheitsprozesse und konzentrierte sich zuallererst auf den menschlichen Körper, den er mit großer Akribie studierte. Sein Interesse galt besonders der **pathologischen Anatomie**, die er im Laufe seines Wirkens vollständig revolutionierte. Die Ursache und das Wesen von Krankheiten führte Virchow erstmalig auf die Strukturen des Organismus selbst zurück. Auf der Suche nach der kleinsten relevanten Einheit, stellte er die Zellen in den Mittelpunkt seines Forschens. Zum Wintersemester 1849/50 übernahm er in Würzburg den Lehrstuhl für pathologische Anatomie. Hier begründete er die sogenannte **Zellularpathologie** und zeigte durch seine Arbeiten, dass Krankheiten ihren Ausgangspunkt in veränderten Zellen finden (Schönholz 2013).

Virchow legte damit eine der wesentlichen Grundlagen für die gesamte weitere naturwissenschaftliche Entwicklung. Zurecht gilt er heute als einer der berühmtesten deutschen Mediziner, der das Zusammenspiel von pathologischen Prozessen, der Ausbildung von Krankheitssymptomen und nachfolgenden Therapiestrategien beispielhaft begründete. In diesem Sinne wurde er 1856 als Professor der Pathologie und Therapie auf das neugeschaffene Ordinariat an die Charité berufen, wo er bereits

„Zu allen Zeiten sind der Entwicklung der Medizin hauptsächlich zwei Hindernisse in den Weg getreten: die Autoritäten und die Systeme."

(Rudolf Virchow)

seine Ausbildung begonnen hatte. Rudolf Virchow ist aber die Persönlichkeit, welche die Medizin weit über die individuelle Patientensicht hinaus definiert und weiterentwickelt hat. Sein Leben war geprägt durch die politischen und gesellschaftlichen Ereignisse seiner Zeit. Er, der für Veränderung brannte, war selbstverständlich auch Teilnehmer am Barrikaden-Bau während der Märzrevolution 1848 in Berlin. Bereits als junger Arzt beteiligte er sich an einer Untersuchungskommission zur **Typhusepidemie** im gleichen Jahr in Oberschlesien und führte die Erkrankung auf soziale und schlechte hygienische Verhältnisse zurück. Zwar hatte man sich erhofft, vom kritischen Gelehrten Virchow das Misstrauen der Bevölkerung gegenüber dem preußischen Staat zu entkräften. Allerdings ging diese Rechnung nicht auf, da Virchow in seinem Bericht die preußische Regierung und Verwaltung als Ursache von **Hunger, Krankheit und Armut** sah. Als einziges probates Mittel zur Lösung dieser Probleme sah er Bildung, Demokratie, Wohlstand und Freiheit für die Bevölkerung. Sein Bericht ist nicht nur als ein sozialmedizinisches Schlüsseldokument zu sehen, sondern vielmehr als politisches Programm zu lesen, das den ärztlichen Autoritätsanspruch sowie die demokratische Weltanschauung eng verbindet und seine Grundsätze beschreibt (Schönholz 2013, Goschler 2002).

Nach der Revolution engagierte er sich zudem bei der **Reform der Universität** und stellte eine Zentralfigur in der Umgestaltung der Hochschullandschaft dar. Virchow vertrat die Überzeugung, der Mensch sei ein Produkt aus seinen Verhältnissen und es wäre ungerecht, ihn für Fehler in seiner Bildung und Entwick-

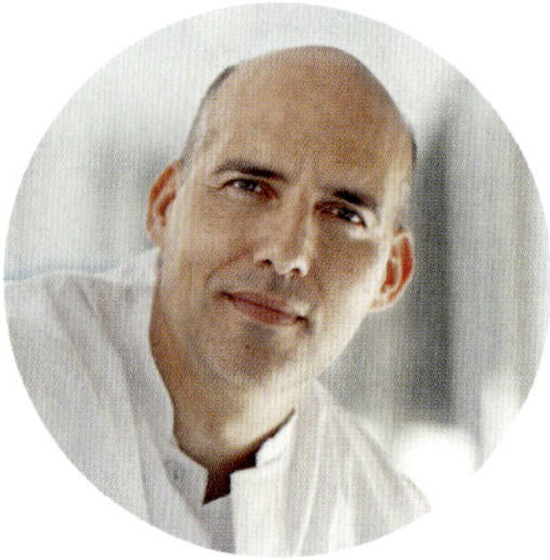

Univ.-Prof. Dr. Dr. med. habil. Dr. phil. Dr. theol. h.c. Eckhard Nagel

Eckhard Nagel studierte Humanmedizin, Geschichte und Philosophie in Hannover, den USA, Großbritannien und Frankreich. Der Transplantationschirurg hält seit 2021 die C4-Professur für Medizinmanagement und Gesundheitswissenschaften an der Universität Bayreuth inne und ist dort seit 2015 Geschäftsführender Direktor am gleichnamigen Institut (IMG). Er ist Gründungsmitglied des Nationalen und Deutschen Ethikrats und langjähriger Präsident des Deutschen Evangelischen Kirchentages. Nach der Leitung des Chirurgischen Zentrums am Universitätsklinikum Augsburg bis 2010 und Vorstandsvorsitz der Universitätsklinik Essen bis 2015 versorgt er Patient:innen heute vornehmlich als Ärztlicher Direktor der Klinik „Ederhof" für Kinder und Jugendliche vor und nach Organtransplantation.

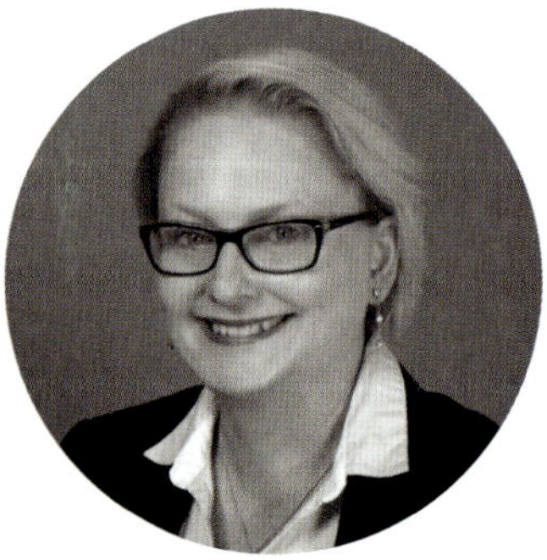

Dipl.-Gesök.in Andrea Thater

Andrea Thater ist Diplom-Gesundheitsökonomin und arbeitet als wissenschaftliche Mitarbeiterin am Institut für Medizinmanagement und Gesundheitswissenschaften der Universität Bayreuth sowie am Bayerischen Krebsregister.

lung zu bestrafen. Der Staat habe die Aufgabe, derartige Fehler durch die richtige Erziehung zu beseitigen. Ihm war es daher wichtig, dass nicht nur Privilegierte Zugang zu Universitäten haben, sondern jeder mit den notwendigen geistigen Fähigkeiten (Schönholz 2013, Winter 1977).

Sein Interesse für Politik stand in einem engen Verhältnis zu seinem Verständnis für sozialpolitische und sozialhygienische Fragestellungen. In mehreren konkreten Beispielen wies Virchow nach, dass die **Lebenserwartung von der sozialen Lage des Einzelnen abhängt** und umso geringer ausfällt, je schlechter der soziale Status ausgeprägt ist. Aktuelle Studien belegen, dass sozial benachteiligte Bevölkerungsgruppen eine verkürzte Lebenszeit und vorzeitige Sterblichkeitsraten aufweisen. Er war daher ein Verfechter der allgemeinen Prophylaxe und setzte sich für hygienische Aufklärung und Erziehung sowie Gymnastik und vernünftige Ernährung ein (Winter 1977, Lampert et al. 2019).

Sein vehementes Eintreten für seine politischen und wissenschaftlichen Ansichten hatte vielfältige Kontroversen zur Folge, zu deren bekanntesten die Auseinandersetzung mit dem preußischen Ministerpräsidenten Fürst von Bismarck und seinem späteren Kollegen Robert Koch zählten. In der Berliner Öffentlichkeit muss sein Konflikt mit von Bismarck besonders eindrücklich gewesen sein, als er 1865 von diesem zu einem Duell herausgefordert wurde, was Virchow generell ablehnte. Robert Koch, dem Entdecker des Mykobakterium Tuberkulo-

Kernaussagen:

- Ein wissenschaftliches Verständnis der Strukturen des Organismus ist die Grundlage, um Ursache und Wirken von Krankheit zu verstehen.
- Die Sozialmedizin lehrt die Zusammenhänge zwischen Lebensbedingungen und Erkrankungen sowie sozialpolitischen Faktoren.
- Die Verbesserung der Gesundheitsversorgung ist unabdingbar mit Bildung, Demokratie, Wohlstand und Freiheit für die Bevölkerung verbunden.
- Auch große Wissenschaftler:innen können Fehleinschätzungen unterliegen – der kontinuierliche kritische, wissenschaftliche Diskurs ist ein wichtiges Korrektiv.

sis, fand sich von Virchow massiv kritisiert, da er das vermeintliche Therapiemittel Tuberkulin als unwirksam darstellte. Dass Virchow die Bakterienentstehung der damals größten Volkskrankheit Tuberkulose allerdings gleichzeitig verneinte, war eine tragische Fehleinschätzung (Schönholz 2013, Goschler 2002) (s. Kap. I.24).

Die Gesellschaft hat Virchow vieles zu verdanken: Nicht nur als Arzt und Wissenschaftler, sondern auch als politisch engagierten Menschen. So setzte er sich beispielsweise für eine Modernisierung der Kanalisation, den Bau von Krankenhäusern, welche für alle Schichten der Bevölkerung zugänglich sind, und die Entfernung der Wochenmärkte aus der Innenstadt durch die Etablierung von Markthallen sowie die Eliminierung der Schlachthöfe aus der Innenstadt in die Peripherie ein (Saherwala et al. 2002).

Literatur

Goschler C (2002) Rudolf Virchow, Mediziner – Anthropologe – Politiker. Böhlau, Köln

Lampert T, Hoebel J, Kroll LE (2019) Soziale Unterschiede in der Mortalität und Lebenserwartung in

Deutschland – Aktuelle Situation und Trends. Berlin

Saherwala G, Schnalke T, Vanja K, Veigel HJ (2002) Zwischen Charité und Reichstag. Museumspädagogischer Dienst Berlin

Schönholz C (2013) Rudolf Virchow und die Wissenschaften vom Menschen. Königshausen und Neumann, Würzburg

Winter K (1977) Rudolf Virchow. B.G. Teubner, Leipzig

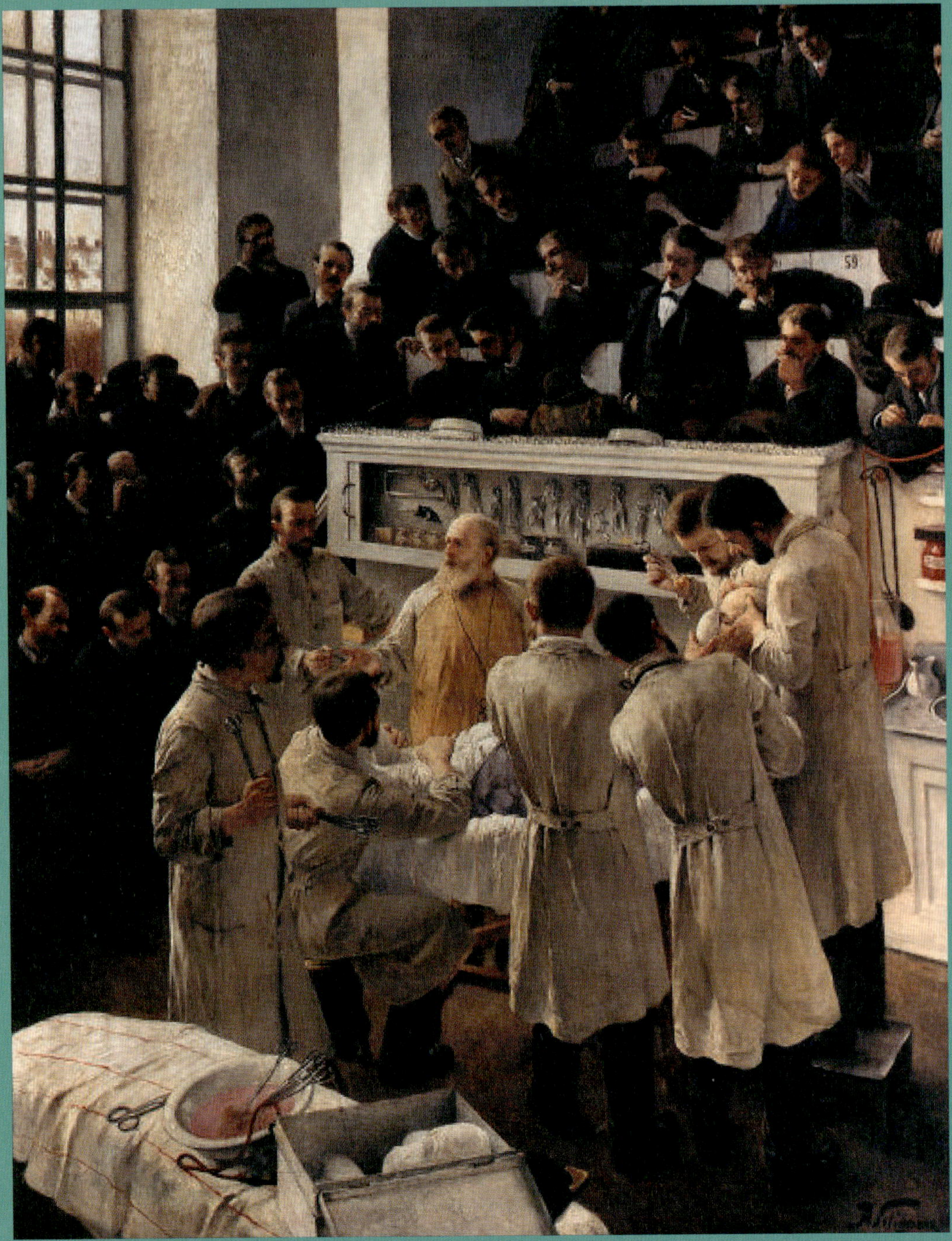

Theodor Billroth bei einer Operation im Hörsaal (Gemälde von Adalbert Franz Seligmann)

1829–1894

1800 1900 2000

23 Große Chirurgie

Eigentlich wollte er Musiker werden, entschied sich dann aber auf Drängen seiner Mutter für die Medizin. Zum Virtuosen wurde er dann doch noch, allerdings nicht mit der Geige (die er hervorragend spielte), sondern mit dem Skalpell: Theodor Billroth (1829–1894). 1881 führte er die erste Magenteilresektion durch und entwickelte Operationstechniken, die seitdem seinen Namen tragen. Er gilt als Begründer der modernen Bauchchirurgie, als Pionier der Kehlkopfchirurgie, der pathologischen Anatomie und der Bakteriologie, und er förderte den Krankenhaus- und Pflegebereich. So kümmerte er sich um die Krankenhaushygiene und frühzeitig auch um die Schwesternausbildung, die bis dahin ausschließlich konfessionell betrieben wurde. Konsequenterweise gründete er dazu eine Klinik mit angegliederter Krankenpflegeschule. Billroth war auch ein Vorbild für eine positive Fehlerkultur: In seinen Publikationen zeigte er nicht nur seine Erfolge auf, sondern als einer von wenigen Operateuren rückhaltlos auch alle chirurgischen Misserfolge.

Christian Albert Theodor Billroth (1829–1894): Begründer der modernen wissenschaftlichen Chirurgie

Hauke Lang

Theodor Billroth gilt als der Begründer der **modernen wissenschaftlichen Chirurgie**. Zahlreiche operative Errungenschaften, wissenschaftliche Erkenntnisse und humanitäre Grundsätze in der Patientenversorgung gehen auf sein Wirken und seine charismatische Persönlichkeit zurück und beeinflussen bis heute unser chirurgisches Denken und Handeln.

Zu Billroths Zeit Mitte des 19. Jahrhunderts waren durch die Einführung der Äthernarkose und die Lehre von der aseptischen Medizin die entscheidenden Voraussetzungen für die Einleitung einer neuen chirurgischen Epoche gegeben. Die Möglichkeit der Schmerzbeherrschung verschob das Spektrum der Chirurgie von einer reinen Notfallversorgung hin zu geplanten Behandlungen. Nicht mehr schnelles Operieren, sondern eine strukturierte und geplante anatomische Herangehensweise waren vorrangig. Gleichzeitig konnte durch konsequente Umsetzung der antiseptischen Methoden, zu deren Verfechtern auch Billroth gehörte, die durch Wundbrand bedingte sehr hohe postoperative Todesrate von teilweise über 50% merklich gesenkt werden. Diese Entwicklungen ermöglichten eine Erweiterung des chirurgischen Betätigungsfeldes. Beschränkten sich operative Eingriffe zuvor überwiegend auf Körperoberfläche und Extremitäten, beispielsweise Frakturbehandlungen oder Amputationen, so rückte nun zunehmend auch das Körperinnere in den Fokus chirurgischer Überlegungen.

Theodor Billroth – Lehrstuhlinhaber in Zürich (1860–1867) und Wien (1867–1894) – war ein begnadeter **Operateur** und ein höchst innovativer **Chirurg**. In seiner Wiener Zeit wagte er sich

„Unsere Aufgabe ist es, die Gegenwart und soweit unser Blick reicht, die Zukunft unserer nächsten Generation nach unseren Kräften, nach unserem besten Wissen und Gewissen glücklich zu gestalten."

(Theodor Billroth)

auch in die Tiefen der Bauchhöhle und führte 1881 die **erste erfolgreiche Magenteilresektion** zur Entfernung eines Karzinoms durch. Die Patientin lebte nach dem Eingriff noch mehrere Monate. Später modifizierte Billroth diesen Eingriff, indem er die Magendarmpassage anstatt mit einer **Gastroduodenostomie** (Billroth I) durch eine **Gastrojejunostomie** (Billroth II) wiederherstellte. Diese operativen Pionierleistungen Billroths waren bahnbrechend für die Entwicklung der Magenchirurgie. Zahlreiche weitere Operationsverfahren, wie die erste Kehlkopfexstirpation oder Eingriffe an der Speiseröhre, gehen ebenfalls auf ihn zurück.

Trotz seiner außergewöhnlichen chirurgischen Fähigkeiten versuchte Billroth, nach Möglichkeit konservativ zu behandeln, vermutlich auch unter dem Eindruck der Sterblichkeit an Wundbrand, die trotz der medizinischen Neuerungen nach wie vor hoch war. Allerdings darf bezweifelt werden, dass dies der einzige Grund für seine Vorgehensweise war. Vielmehr postulierte er schon damals, dass obgleich der beeindruckenden und vor allem schnellen Behandlungserfolge durch resezierende Verfahren manche Erkrankungen eher medikamentös therapiert werden sollten. Billroth hatte die Hoffnung, dass Mittel – er sprach in diesem Zusammenhang bereits von Chemotherapie – zur Heilung von Karzinomen gefunden werden würden. Bis dahin aber müsse so viel wie möglich operativ behandelt werden. Diese und andere seiner **Thesen zur Diagnostik und Therapie des Magenkarzinoms** haben auch heute, 140 Jahre nach der ersten Magenresektion, immer noch Bestand.

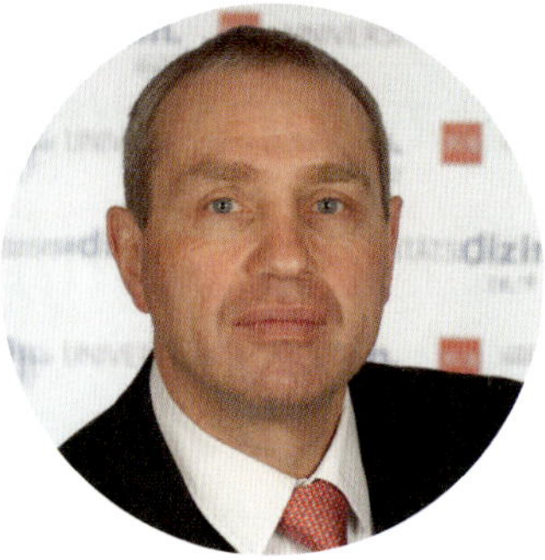

Prof. Dr. med. Hauke Lang, M.A., FACS

Hauke Lang ist Direktor der Klinik für Allgemein-, Viszeral- und Transplantationschirurgie der Universitätsmedizin Mainz und war 2021/2022 Präsident der Deutschen Gesellschaft für Chirurgie (DGCh).

Billroths Verdienste liegen nicht nur in der zukunftsweisenden **Entwicklung neuer Operationsmethoden**, sondern er gab der Chirurgie auch eine bis dahin nicht vorhandene wissenschaftliche Ausrichtung. Seine Arbeiten und sein Wirken waren Grundlage und entscheidender Impuls für die Entwicklung der Chirurgie von der empirischen Heilkunst hin zu wissenschaftlich fundierter und **evidenzbasierter Medizin**. Beispielhaft hierfür ist das Zusammenführen von pathologischer Anatomie und Pathophysiologie mit der klinischen Tätigkeit eines Chirurgen. Der systematische Einsatz des Mikroskops für histologische und mikrobiologische Untersuchungen begleitete Billroths gesamten chirurgischen Werdegang. Zudem erkannte er die Notwendigkeit einer kontinuierlichen, patientenbezogenen Dokumentation für die Krankenversorgung und als Grundlage für den medizinischen Fortschritt. Ein offener, kritischer Umgang mit den eigenen Resultaten nach wissenschaftlichen Kriterien war maßgeblich für seine klinische Tätigkeit. Hierin sind die Anfänge einer **Fehlerkultur und Qualitätskontrolle** zu sehen.

Neben seiner fachlichen Kompetenz war Billroth auch ein warmherziger, mitfühlender und seinen Patient:innen äußerst zugewandter Arzt. Salus Aegroti Suprema Lex, das Wohl der Patient:innen stellte er über alles. Der Kranke und die Kranke sowie dessen/deren Betreuung,

Kernaussagen:

- Das Zusammenwirken von Äthernarkose, Schmerzbeherrschung, aseptischer Medizin, anatomischer Herangehensweise und Zuwendung zum erkrankten Menschen waren die Voraussetzungen für die moderne Chirurgie.
- Die Chirurgie als wissenschaftliche und evidenzbasierte Medizin fußt auf dem Zusammenführen von vorklinischen und klinischen Fachdisziplinen.
- Billroth zeigte, dass der engagierte Einsatz für die Ausbildung der nächsten Generation von Ärzt:innen und Pflegekräften ein wichtiger Bestandteil der professionellen Identität ist.
- Der kritische Umgang mit den eigenen Resultaten sowie eine offene Fehlerkultur sind Grundpfeiler für die Entwicklung und Qualität der klinischen Tätigkeit.

Pflege und Behandlung waren der Mittelpunkt seines Arzt-Seins.

Unermüdlich setzte er sich auch für Verbesserungen in der Krankenversorgung sowie für eine strukturierte Ausbildung des Pflegepersonals ein. Besonderen Wert legte Billroth auf die **Ausbildung seiner Schüler** und ein gutes Verhältnis zu ihnen. Er war stolz auf seine chirurgische Schule und fand Zufriedenheit in der Gewissheit, dass seine Arbeit in wissenschaftlicher und auch humanitärer Richtung von seinen Schülerinnen und Schülern fortgesetzt wurde.

Theodor Billroth war ein Pionier der Bauchchirurgie und Wegbereiter der modernen, wissenschaftlich geprägten Chirurgie. Viele seiner richtungsweisenden Arbeiten wirken bis in die heutige Zeit. Sein unermüdlicher und selbstloser Einsatz zum Wohle der Patient:innen, verbunden mit einem Höchstmaß an Empathie, vereinen ebenso traditionelle wie zeitlose chirurgische Tugenden.

Literatur

Billroth T (2018) Offenes Schreiben an Herrn Dr. L. Wittelshöfer. In: Wiener Medizinische Wochenschrift. Band 31, S. 161–165

Hartel W, Peiper HJ (2010) Das Theodor-Billroth-Geburtshaus in Bergen auf Rügen. Ursprung – Lebensweg – Gedenkstätte. Wallstein-Verlag

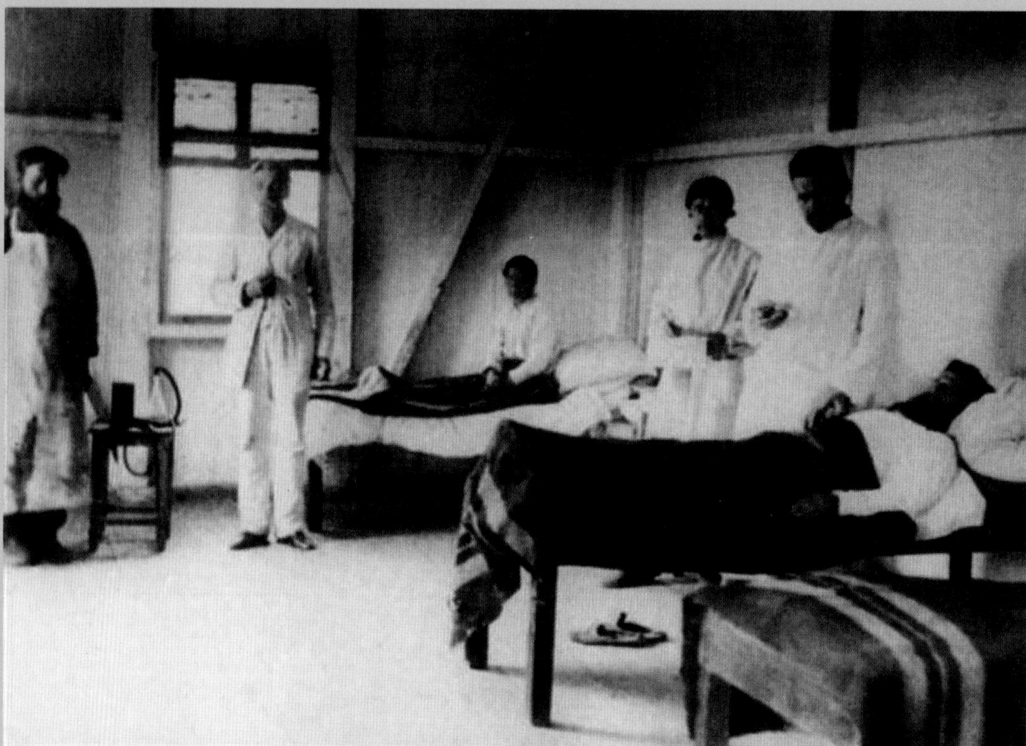

Cholerastation in Baku/Aserbaidschan

1843–1910

1800 1900 2000

24 Not und Elend begünstigen eine weltweite Seuche

Zu Beginn des 19. Jahrhunderts trat von Asien bis Mitteleuropa eine verheerende Epidemie auf. Die Kranken litten unter schwersten Brechdurchfällen mit hohem Wasser- und Elektrolytverlust, die Sterblichkeit betrug bis zu 70%. Als Ursache wurden mysteriöse „Miasmen" angesehen, die durch faulige Prozesse in Luft und Wasser entstehen sollten. In der Tat trat die Erkrankung vor allen in Elendsvierteln mit schlechten hygienischen Bedingungen auf. Der italienische Anatom Filippo Pacini (1812–1883) hatte bereits 1854 ein Bakterium beschrieben, das er als Erreger der Cholera ansah, konnte sich aber gegen die offizielle Miasmen-Theorie nicht durchsetzen. 30 Jahre später entdeckte Robert Koch (1843–1910) im Darm Verstorbener das Vibrio cholerae. Danach wurden tiefgreifende Maßnahmen zur Sanierung der hygienischen Missstände veranlasst. Die Cholera ist auch heute noch nicht besiegt: Seit 2017 herrscht im Jemen die historisch schwerste Epidemie mit über einer Million Krankheits- und mehr als 2.300 Todesfällen.

2100 2200 2300

Armut ist die schlimmste und gefährlichste Infektionskrankheit

Gerhard Trabert

Mahatma Gandhi sagte vor über 70 Jahren: *„Armut ist die schlimmste Form von Gewalt“* (Gandhi 1993). Dem stimme ich, aufgrund all meiner langjährigen Berufserfahrung im In- und Ausland absolut zu. Ich würde ergänzend als Mediziner behaupten wollen: *Und Armut ist die schlimmste und gefährlichste Infektionskrankheit! Eine Infektionskrankheit, die verhindert werden könnte!*

Die Geschichte und die medizinhistorische Analyse bezüglich der Entstehung und Verbreitung von Infektionskrankheiten, ist immer auch eine Darstellung, ein Erkennen und bekämpfen von Armut in der jeweiligen Epoche.

Robert Koch, der Entdecker, bzw. besser formuliert: der Mediziner, der die spezifischen Erreger der Tuberkulose, Cholera und des Milzbrandes (Anthrax) identifizierte, sagte im Kontext der Bekämpfung von Infektionskrankheiten: *„Die Bakterie ist nichts, das Millieu ist alles“* (Gräber 2011).

Die Umschreibung „Milieu“, muss hier größer und die Lebenssituation von Menschen reflektierend gedacht und verstanden werden.

Dass Medizin eine **soziale Wissenschaft** ist, haben auch **Rudolf Virchow** (s. Kap. I.22) und der jüdische Armenarzt **Salomon Neumann**, einer der bedeutsamsten Mediziner des 19. Jahrhunderts, betont.

Virchow und Salomon forderten im Rahmen der Cholera- und Typhusepidemien in Berlin vehement, die Abwasserversorgung zu regulieren und ein neues Kanalisationssystem einzuführen. Sie hatten bei ihren Analysen festgestellt, dass insbesondere die Menschen von den beschriebenen Infektionskrankheiten betroffen waren, die in Stadtteilen lebten, die katastrophale hygienische Bedingungen aufwiesen und häufig als Elendsviertel beschrieben wurden. Der Erfolg der Umsetzung ihrer Forderungen bestätigte die Annahme, dass die **Lebensbedingungen entscheidend** sind **für das Auftreten und die Verbreitung von Infektionskrankheiten**.

Ist auch in der Gegenwart die Medizin noch eine soziale Wissenschaft? Ist Politiker:innen und auch uns Ärzt:innen immer noch bewusst, dass die Politik weiter nichts als Medi-

> *„Die Bakterie ist nichts, das Milieu ist alles.“*
>
> (Robert Koch)

zin im Großen darstellt? Rudolf Virchow betonte:

> *„Die Ärzte sind die natürlichen Anwälte der Armen und die soziale Frage fällt zu einem erheblichen Teil in ihre Jurisdiktion.“ (Diesfeld 2012)*

Gerade bei der Verursachungssuche und der Bekämpfung von Infektionskrankheiten erkannten immer wieder Ärztinnen und Ärzte, dass der soziale Status, dass Armut, dass die konkreten Lebensbedingungen, die mit Armut fundamental verknüpft waren und auch heute noch sind, eine der entscheidenden Gründe für das Ausbrechen und sich Ausbreiten von Infektionskrankheiten darstellt. Gesellschaftsstrukturelle Analysen zeigen, dass **Armut** durch soziale Ungerechtigkeit, durch Ausbeutung der Arbeitskraft, und fehlendes gesellschaftliches und speziell politisches Bewusstsein verursacht und manifestiert wurde. Infolgedessen waren es immer auch Ärztinnen und Ärzte die sich für eine Armutsbekämpfung und deren Ursachen engagierten.

Ärztin oder Arzt zu sein bedeutet, eine **respektvolle und würdevolle Begegnung mit Patient:innen**. Sie sind immer Subjekt, niemals Objekt des ärztlichen Handelns. Um sie behandeln zu können, muss ich mehr über die Bedingungen ihres Lebens wissen. Ich muss die Lebensverhältnisse erfragen, oft auch erkunden. Ich muss mir immer die Interdependenz von Verhalten und Verhältnissen, von Individuum und Gesellschaft, von Macht und Ohnmacht vergegenwärtigen.

Wo sind in der Gegenwart die Ärztinnen und Ärzte, die diese von Virchow beschriebene Anwaltschaft übernehmen? Wo sind die Ärztinnen und Ärzte, die diese ungerechte, unsoziale Realität in unserer Gesellschaft anprangern und durch neue Versorgungsmodelle, in der Begegnung mit Patient:innen, versuchen zu bekämpfen? Um zudem nachhaltig Strukturen der Gesundheitsversorgung zu verbessern und zu implementieren, die eine systemische Benachteiligung sozialbenachteiligter Menschen verhindern?

Im Rahmen der weltweiten Corona-Pandemie orientierte sich die Politik sehr stark an

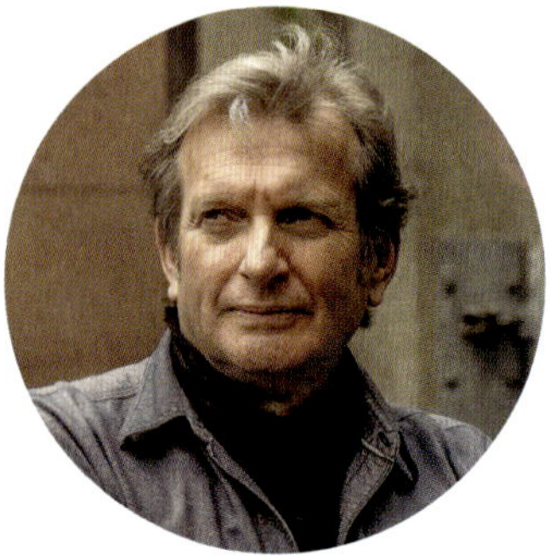

Prof. Dr. med. Gerhard Trabert

Gerhard Trabert ist Arzt und Sozialarbeiter, Professor für Sozialmedizin an der Hochschule Rhein Main und Gründungsmitglied der Vereine „Armut und Gesundheit in Deutschland" und „Flüsterpost" (Verein zur Unterstützung von Kindern an Krebs erkrankter Eltern), sowie stolzer Vater von 4 Kindern :-)!

der wissenschaftlichen Expertise, speziell an den Vorgaben durch das Robert-Koch-Institut. Dieses Robert-Koch-Institut veröffentlichte in den letzten Jahrzehnten regelmäßig epidemiologisch erhobene Studienergebnisse die eindeutig zeigten, dass **Armut mit einer erhöhten Erkrankungsprävalenz und auch Sterberate verbunden** ist. Wenn man die höchste mit der niedrigsten Einkommensgruppe innerhalb der Bevölkerung in Deutschland vergleicht, sterben arme Frauen 4,4 Jahre und arme Männer 8,6 Jahre früher. Es muss die Frage erlaubt sein, warum einerseits die Ärzteschaft immer noch zu wenig auf diese Kausalitäten eingeht und sich nicht vehement für eine Versorgungsstruktur einsetzt, die eine Benachteiligung von armutsbetroffenen Menschen in unserem Gesundheitssystem abschafft. Andererseits muss die Frage erlaubt sein, warum die Politik nicht auf die Wissenschaft hört und versucht, diese skandalöse Korrelation zwischen Armut und Krankheit sowie Krankheit und Armut zu bekämpfen und abzuschaffen.

Die **ärztliche Profession bedeutet** immer auch **Haltung zu zeigen** und **zu bewahren**. Haltung, die jeden Patienten und jede Patienin gleichbehandelt. Die keinerlei Unterschiede im

I

Kernaussagen:

- Armut geht mit einer erhöhten Erkrankungsprävalenz und Sterberate einher. Konkrete Lebensbedingungen und der soziale Status sind ausschlaggebend für das Ausbrechen und die Ausbreitung von Infektionskrankheiten.
- Fehlendes gesellschaftliches und politisches Bewusstsein kann soziale Ungerechtigkeit manifestieren.
- Aufgabe von Ärzt:innen war und sollte immer auch sein, Armut und deren Ursachen zu bekämpfen und sich gegen eine ungerechte und ungleiche Behandlung von Menschen zu engagieren.

eigenen Verhalten, hinsichtlich dem sozialem Status, der ethnischen Herkunft, oder auch der religiösen Zugehörigkeit der Patient:innen praktiziert. Haltung einzunehmen bedeutet aber auch, sich gegen eine ungerechte und ungleiche Behandlung von Menschen aktiv zu engagieren!

Die Medizin ist eine Kunst. Eine Kunst, die fundiertes, reflektiertes Wissen einsetzt, kreative Versorgungsstrukturen zur Behandlung erkrankter Menschen konzipiert und praktiziert und dabei immer die Erfüllung und Verwirklichung der Menschenrechte einfordert und konkret lebt.

Literatur

Diesfeld HJ (2012) Das Recht auf Gesundheit und Zugang zu essenziellen Medikamenten – Eine globale Perspektive. In: Kirch W et al. (2012) Prävention und Versorgung, Thieme Verlag, Stuttgart, 590–591

Gandhi MK (1993) An Autobiography: The Story of My Experiments With Truth. Beacon Press, Boston

Gräber R (2011) Unsere Schulmedizin – Die einzig wahre Wissenschaft? Wie medizinische Studien entstehen und manipuliert werden und warum unsere Schulmedizin keine Naturwissenschaft ist. 1. Auflage, S. 4ff., URL: https://www.renegraeber.de/Schulmedizin-Studien-Report.pdf (abgerufen am 13.06.2023)

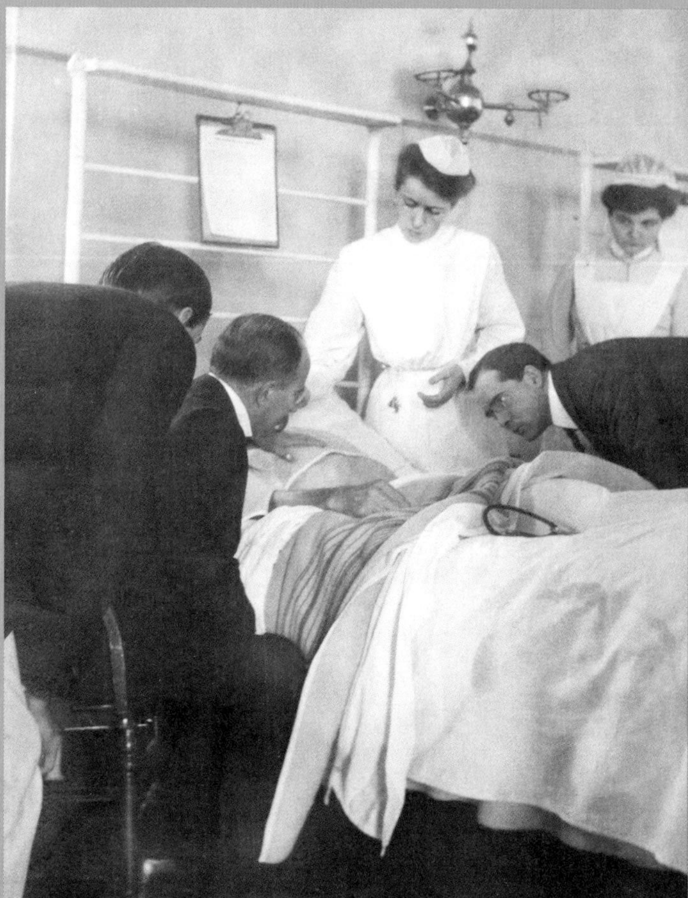

William Osler am Krankenbett

1849–1919

1800 1900 2000

25 Pionier der Medizindidaktik

William Osler (1849–1919) wurde zunächst auf den Lehrstuhl für klinische Medizin in Philadelphia berufen und wechselte kurze Zeit später zur berühmten Johns-Hopkins-Universität in Baltimore. Dort führte er neue, bahnbrechende didaktische Konzepte ein. Da er in London Medizin studiert und Studienaufenthalte in Berlin, Leipzig und Wien absolviert hatte, konnte er die besten europäischen Lehrmethoden mit den modernen angloamerikanischen Didaktikkonzepten kombinieren. Eine wesentliche Rolle spielte dabei die Ausbildung am Krankenbett. Seine didaktischen Vorstellungen prägten auch das Lehrbuch „The Principles and Practice of Medicine" (1892), das er während seiner Professur in Baltimore verfasste. Es wurde bald zum angesehensten medizinischen Werk seiner Zeit. Oslers besonderes Anliegen war, dem Umgang mit den Patient:innen im Verlauf des Medizinstudiums mehr Zeit einzuräumen. Das Weiterbildungscurriculum für Ärzte, an dessen Entwicklung er maßgeblich beteiligt war, schlägt sich auch heute noch in den modernen Verordnungen nieder.

Lehre für das Wohl der Patientinnen und Patienten

Martin R. Fischer

„To study the phenomenon of disease without books is to sail an uncharted sea, while to study books without patients is not to go to sea at all“ (Osler 1914). Dieses Zitat habe ich in meinem klinischen Studium in Freiburg in der Inneren Medizin in den späten Achtzigerjahren des vorigen Jahrtausends gehört. Die **Patient:innen im Mittelpunkt**. Medizin als professionelle Praxis, die die Pflege und Erhaltung der Gesundheit und die Verhütung, Linderung oder gar Heilung von Erkrankung und Leid zum Ziel hat. An diesem Ziel muss sich die Medizin und ihre Lehre heute orientieren. Wissen ist kein Selbstzweck und die Medizin bedient sich einer ganzen Reihe von Wissenschaften, um diesem Ziel nahe zu kommen.

Wer war William Osler? Er wurde 1849 als neuntes Kind von Missionaren geboren und studierte zunächst Theologie und dann Medizin in Kanada. Nach Abschluss seines Studiums reiste er nach Berlin, Leipzig und Wien und verbrachte eine längere Zeit in London, bevor er 1884 den Lehrstuhl für klinische Medizin an der Universität von Pennsylvania in Philadelphia übernahm und dann einige Jahre später an die Johns Hopkins Universität nach Baltimore wechselte.

Was war das damals für eine Zeit? Virchow hatte 1858 durch seine Zellularpathologie das Weltbild der Medizin neu zusammengefügt und geeint (s. Kap. I.22). Die Zelle als morphologische und funktionelle Grundeinheit löste die humoralpathologische Lehre ab und bildete die Grundlage für eine wissenschaftlich fundierte Medizin. Seit ca. 1870 wurde durch diese neue wissenschaftliche Fundierung der Kontakt zu einem Arzt wohl im Mittel tatsächlich lebensverlängernd wirksam.

Damals war der deutschsprachige Raum weltweit anerkannt und führend für **moderne medizinische Ausbildungskonzepte**. William Osler konnte durch seine Reisen wesentliche Anregungen aus Deutschland, Österreich und England aufgreifen und weiterentwickeln, und mit diesen Erfahrungen die reformbedürftigen Studiengänge in Kanada und den USA mit neuen Impulsen versehen. Es sei hier an den Flexner-Bericht von 1910 erinnert (Flexner 1910), der

I

"The practice of medicine is an art, not a trade; a calling, not a business; a calling in which your heart will be exercised equally with your head."

(William Osler)

diese Vorschläge aufgreift und gebündelt darstellt.

Sir William Osler (1849–1919) war ein wichtiger Pionier der Medizindidaktik, der für seine bahnbrechenden Beiträge zur medizinischen Ausbildung und zur Verbesserung der klinischen Praxis auch heute noch von großer Bedeutung ist. Als Arzt, Lehrer und Autor hat Osler die **medizinische Ausbildung nachhaltig revolutioniert** und die Bedeutung von klinischem Denken, praktischer Erfahrung und persönlichem Engagement für den Erfolg der ärztlichen Praxis hervorgehoben.

Er lehrte, dass die medizinische Ausbildung nicht auf Theorie und Buchwissen beschränkt sein sollte, sondern dass die **Studierenden** unbedingt und **frühzeitig klinische Erfahrungen** sammeln und **direkt mit Patient:innen interagieren** sollten. Er erkannte, dass dieser Kontakt mit Patient:innen entscheidend für die Entwicklung klinischen Denkens und für die Verbesserung der Qualität klinischer Entscheidungsfindung ist. So gründete er bereits 1889 die erste klinische Abteilung an der Johns Hopkins University School of Medicine in Baltimore, USA, in der Studierende unter Anleitung erfahrener Ärzte praktische Erfahrungen sammeln und ihr Wissen und ihre Fertigkeiten durch die Lehre an echten Patient:innen vertiefen konnten. Die Studierenden wurden ausgebildet, ein umfassendes Verständnis für die individuellen Patient:innen, ihrem sozialen Umfeld und die Krankheit zu entwickeln. Dieses Konzept der klinischen Lehre ist bis heute zentraler Bestandteil des Medizinstudiums.

Einführung des Seminar- und Kleingruppenunterrichts

Mit der Einführung des Seminar- und Kleingruppenunterrichts bot er den Studierenden die Möglichkeit, in einer intimen Umgebung Fragen zu stellen, Diskussionen zu führen und ihr Verständnis zu vertiefen. Osler vermittelte seinen Studierenden dabei, wie sie ihre Beobachtungen und Überlegungen in einer logischen und klar strukturierten Weise darstellen konn-

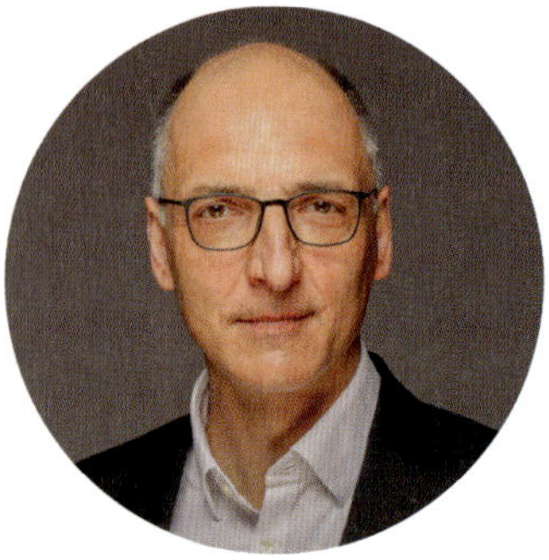

Prof. Dr. med. Martin R. Fischer, MME

Martin R. Fischer ist Studiendekan an der Medizinischen Fakultät der LMU München und Direktor des Instituts für Didaktik und Ausbildungsforschung in der Medizin (DAM) am LMU Klinikum. Er ist Mitglied der Studiengangsleitung des „Master of Medical Education (MME)" der Universität Heidelberg und war von 2011–2017 Vorsitzender der Gesellschaft für Medizinische Ausbildung (GMA).

ten. Dies förderte nicht nur die kritische Denkfähigkeit, sondern auch die Fähigkeit, medizinische Informationen effektiv einzuordnen und zu kommunizieren.

Bedeutung von Autopsien

Osler war auch ein starker Befürworter von Autopsien und glaubte, dass sie ein wichtiges Instrument zur Verbesserung der medizinischen Ausbildung und zur Weiterentwicklung der Medizin waren. Er gründete eine spezielle Abteilung für Autopsien und überzeugte seine Kollegen und Studierenden von der Bedeutung der Autopsie für die **Qualitätssicherung** und **Fehlerdiskussion** in der medizinischen Lehre. Er betonte dabei die Notwendigkeit, die Ergebnisse von Autopsien sorgfältig zu dokumentieren und zu analysieren, um so das Wissen über Krankheiten und ihre Behandlung zu erweitern und Behandlungsfehler aufzudecken und kritisch zu diskutieren.

Medizinhistorischer und ethisch-moralischer Blick auf die Medizin

Osler forderte außerdem, dass die medizinische Ausbildung ein umfassendes Curriculum haben sollte, das auch die Geschichte und Ethik der Medizin einschließt, damit die Studierenden ein **besseres Verständnis der medizinischen** (**Fehl-**)**Entwicklung und ihrer Fortschritte** erlangen. Die Entwicklung ethischer Verantwortung gegenüber den Patient:innen und menschlicher Faktoren wie **Empathie** und **Mitgefühl** in der medizinischen Praxis sollten Fakultäten systematisch bei ihren Studierenden fördern.

Interprofessionelle Lehre für eine bessere Gesundheitsversorgung

Er setzte sich für eine **bessere interprofessionelle Zusammenarbeit** zwischen Ärzten und Krankenschwestern ein und forderte deshalb, dass die medizinischen Fakultäten den Studie-

Kernaussagen:

- Studierende sollten frühzeitig klinische Erfahrungen im direkten Patientenkontakt sammeln und diese mit theoretischen Kenntnissen verbinden.
- Die Dokumentation von Autopsieberichten ist zentral für die Qualitätssicherung und Fehlerdiskussionen.
- Die systematische Förderung der klinischen Entscheidungsfindung und kritischen Reflexionsfähigkeit in kleinen Gruppen sollte wichtiger Bestandteil standardisierter medizinischer Curricula sein.

renden Gelegenheit geben sollten, mit Krankenpflegekräften zusammenzuarbeiten. Die Krankenpflegekräfte spielten eine wichtige Rolle bei der Pflege und Betreuung von Patient:innen und ihre Ausbildung sei ebenso wichtig wie die Ausbildung von Ärzten. Als wichtiges Element der medizinischen Ausbildung führte er Fallstudien und interprofessionelle „Ward Rounds" (Visiten) ein, um den Gesundheitszustand der Patient:innen zu diskutieren, direkt zu überprüfen und **gemeinsam Behandlungspläne** zu entwickeln sowie ihre klinischen Fähigkeiten und kritischen Denk- und Argumentationsfähigkeiten zu verbessern.

Osler und die Standardisierung der medizinischen Curricula

Um sicherzustellen, dass alle Studierenden die gleichen Chancen haben, eine hochwertige medizinische Ausbildung zu erhalten, setzte er sich für ein **standardisiertes medizinisches Curriculum und einen einheitlichen Lehrplan** an allen medizinischen Fakultäten ein.

Wir verdanken Osler die Betonung der praktischen patientennahen Ausbildung. Seine Forderung nach einem standardisierten Curriculum hat wesentlich dazu beigetragen, dass die heutige medizinische Ausbildung auf einem hohen Niveau stattfindet. Osler ist und bleibt eine wichtige Inspirationsquelle für alle diejenigen, die sich heute für eine weitere Verbesserung der medizinischen Ausbildung einsetzen.

Literatur

Flexner A (1910) Medical Education in the United States and Canada: A Report to the Carnegie Foundation for the Advancement of Teaching (PDF). Bulletin No. 4, New York City

Osler W (1914) Aequanimitas 'Books and Men.'

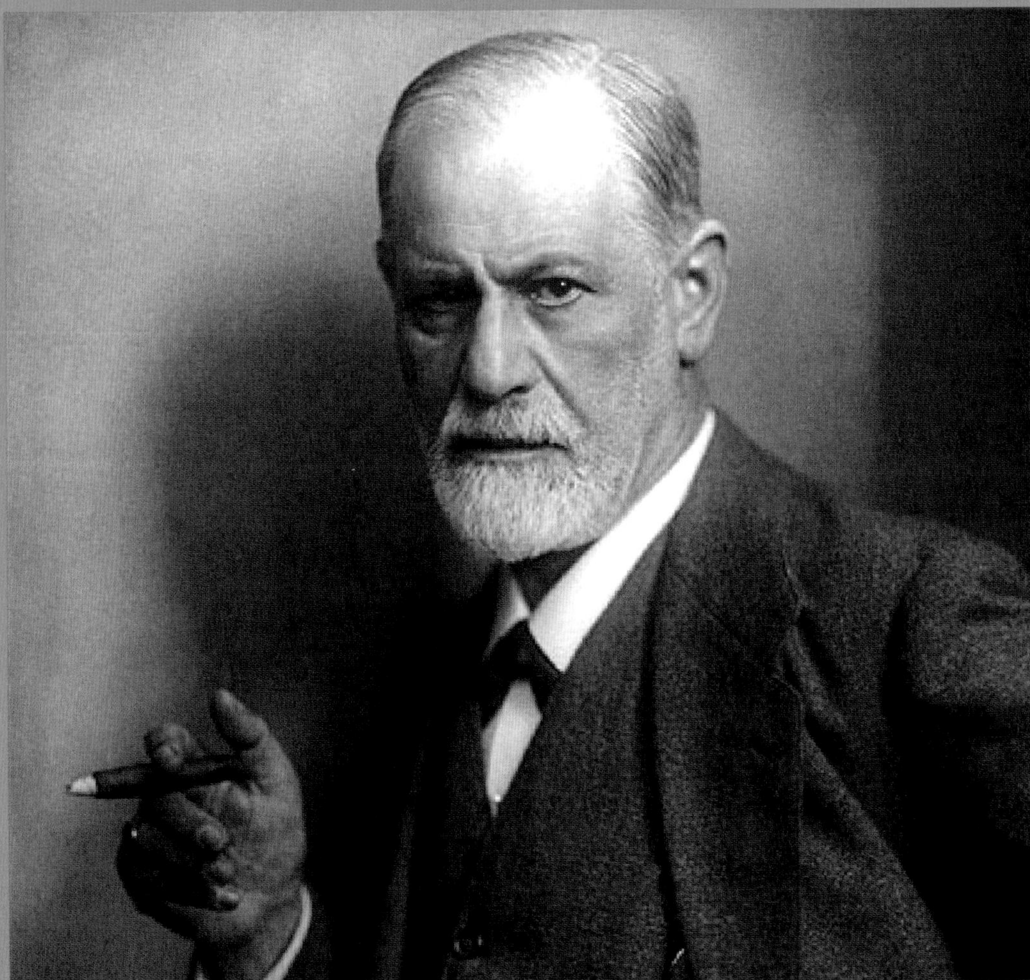

Sigmund Freud – Begründer der Psychoanalyse

1856–1939

1800 1900 2000

26 Bürgerschreck und Gründervater einer neuen Seelenlehre

In den 1890er-Jahren schreibt der habilitierte Wiener Neuropathologe Sigmund Freud (1856–1939) seine ersten Publikationen über einen theoretischen und therapeutischen Ansatz, den er „Psychoanalyse“ nennt. In der akademischen Welt ebenso wie in der Wiener Bourgeoisie stößt er vor allem mit seinen Abhandlungen zur Sexualtheorie und seinen Betrachtungen zur kindlichen Sexualität auf Empörung und heftigen Widerstand. Freuds therapeutischer Ansatz beruht darauf, verdrängte Erlebnisse, Gefühle oder Wünsche aus dem „Unbewussten“ an die Oberfläche des Erkennens und Erlebens zurückzuholen. Dazu nutzte er vor allem die Traumdeutung, die er den „Königsweg zum Unbewussten“ nannte. In der Folge verbreitet sich seine Lehre rasch, entwickelt sich in verschiedene psychodynamische Schulen und wird durch die Emigration vieler jüdischer Psychoanalytiker besonders auch in Amerika heimisch. 1933 verbrennen die Nazis seine Schriften, fünf Jahre später emigrierte Freud vor den Verfolgungen der jüdischen Wissenschaftler nach London.

Vom „Bürgerschreck" zur internationalen Psychoanalyse

Marianne Leuzinger-Bohleber

Als Sigmund Freud bei seinen Patient:innen entdeckte, dass ihre seelischen und psychosomatischen Symptome oft verschwanden, wenn es gelang, ihren bisher tabuisierten (d.h. *unbewussten*) Sinn zu entschlüsseln und sich besonders die Träume der Patient:innen als Königsweg für diese Aufklärungsarbeit anboten, galt er als „Bürgerschreck" im Wien zu Beginn des 20. Jahrhunderts. Die Nationalsozialisten lehnten drei Jahrzehnte später diese „jüdische Wissenschaft" nicht nur ab, sondern verfolgten deren Anhänger oder trieben sie ins Exil.

Doch die Psychoanalyse überlebte als wissenschaftliche Disziplin die Verfolgung und verbreitete sich auf der ganzen Welt. Heute zählt die Internationale Psychoanalytische Vereinigung rund 14.000 Mitglieder. Als kosmopolitische Wissenschaft des Unbewussten befruchtet die **Psychoanalyse** viele Schriftsteller:innen, Filmemacher:innen und Künstler:innen sowie kritische Sozial- und Kulturwissenschaftler:innen, die z.B. die komplexen unbewussten Wurzeln von Antisemitismus, Nationalismus, Fremdenfeindlichkeit, Rechtsradikalismus, Fundamentalismus und heutigen populistischen, autokratischen gesellschaftlichen Strömungen erforschen (Bohleber 2010, Mertens 2022, Nolte u. Rugenstein 2022). So ist die Psychoanalyse zu einer wichtigen „leisen Stimme der Vernunft" in interdisziplinären Diskursen zu individuell und gesellschaftlich tabuisierten Impulsen und Konflikten im Sinne einer **„dunklen Aufklärung"** (Whitebook, 2017/18) geworden.

Doch nicht nur als kritische Kulturtheorie, sondern auch als Therapieverfahren hat sich die Psychoanalyse inzwischen etabliert. Die heutige Psychoanalyse verfügt über ein **breites Spektrum an Angeboten zur Behandlung seelischer Krankheiten**, von Kriseninterventionen, Kurz- und Fokaltherapien bis hin zu tiefenpsychologisch fundierten und psychoanalytischen Langzeitverfahren oder den Psychoanalysen mit mehreren wöchentlichen Sitzungen. Zudem hat sie eine große Kultur der Supervision entwickelt, eine wichtige Absicherung der

„Die Traumdeutung aber ist die Via regia zur Kenntnis des Unbewußten im Seelenleben."

(Sigmund Freud)

Professionalität für Psychotherapeut:innen, Angehörige sozialer Berufe oder besonders verantwortliche Teams. Im Bereich der Medizin wird in sogenannten Balintgruppen gemeinsam über die Arzt-Patient-Beziehung nachgedacht, um ihre Qualität zu verbessern.

Das Standardverfahren, die „große Psychoanalyse", ist eine gründliche Form der Selbsterfahrung z.B. in der Ausbildung von Psychotherapeut:innen, dient aber auch zur Behandlung chronisch psychisch Kranker, bei denen kürzere Verfahren an ihre Grenzen stoßen. Das Ziel aller analytischen Therapien haben wir in einer großen, vergleichenden Psychotherapiestudie zur chronischen Depression, der sogenannten LAC Studie, wie folgt beschrieben:

> *„In der psychoanalytischen Therapie wird der Einfluss untersucht, den unbewusste Wünsche und Ängste auf das bewusste Erleben und Handeln im Hier und Jetzt ausüben. Die psychoanalytische Therapie bleibt nicht, wie oft angenommen wird, bei der Aufarbeitung unbewältigter Kindheitserlebnisse stehen, sondern deckt deren unbewusste wie bewusste Wirkung im Zusammenhang mit lebensgeschichtlichen Erfahrungen auch im Hinblick auf die Zukunftsgestaltung auf."* (Leuzinger-Bohleber et al. 2019)

Bis Ende der 1970er-Jahre waren die Psychoanalyse und ihre verschiedenen Anwendungen (für Einzelne, Paare, Familien und Gruppen) das weitaus häufigste psychotherapeutische Angebot und das Einzige, was durch die Krankenkassen in Deutschland seit 1967 im Rahmen der sogenannten Psychotherapie-Richtlinien finanziert wurde. Seit den 1980er-Jahren gewann die **Verhaltenstherapie** zunehmend an Einfluss, nachdem sie 1980 ebenfalls zur Finanzierung durch die gesetzlichen Krankenkassen zugelassen wurde (s. Kap. I.37).

So hatten sich diese beiden Grundrichtungen der Psychotherapie in der psychotherapeutischen Ausbildung und in der ambulanten und stationären Patientenversorgung bis zum Ende des 20. Jahrhunderts gut etabliert und eine **ge-**

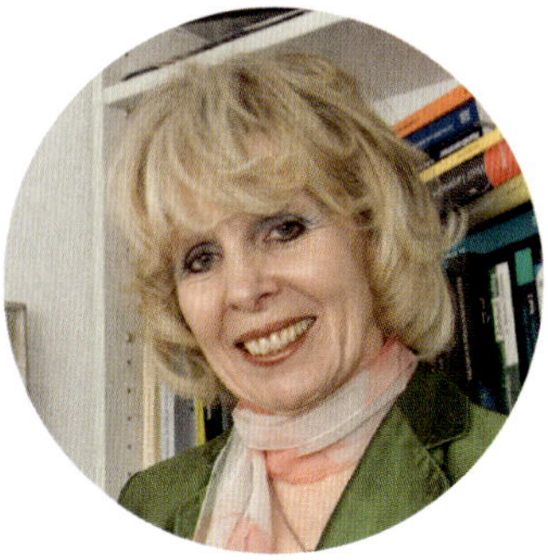

Prof.in Dr.in Marianne Leuzinger-Bohleber

Marianne Leuzinger-Bohleber ist Lehranalytikerin (DPV/IPA), em. Professorin für Psychoanalyse an der Universität Kassel, ehemalige Direktorin des Sigmund-Freud-Instituts in Frankfurt und nun Senior Scientist an der Universitätsmedizin Mainz.

nügend große Zahl empirischer Wirksamkeitsstudien vorgelegt, sodass sie auch Eingang in das 1998 verabschiedete Psychotherapeutengesetz (PsychThG) fanden. Trotz der enormen Anforderungen an Studien, die die Ergebnisse von *Langzeittherapien* nachweisen, liegen inzwischen auch dazu internationale Studien vor, die alle den Kriterien der evidenzbasierten Medizin genügen (Leuzinger-Bohleber et al. 2020).

Inzwischen differenzieren sich die psychotherapeutischen Verfahren weiter aus, doch beruhen die meisten der neuen Angebote auf den beiden Haupttraditionen: der psychoanalytischen und der behavioral-lerntheoretischen. Gerade im Bereich der Psychotherapie ist es wichtig, die unterschiedlichen philosophischen, wissenschaftstheoretischen und -methodischen Grundannahmen dieser beiden Traditionen und ihren Einfluss auf die Ziele der Behandlungen und ihre therapeutischen Vorgehensweisen zu kennen und kritisch zu reflektieren. So hat z.B. eine Gruppe von Zürcher Wissenschaftsphilosophen kürzlich differenziert erläutert, dass die Psychoanalyse aus einer Forschungstradition stammt, die sich einer **kontemplativen Suche nach Wahrheit im menschlichen Leben** verpflichtet fühlt und sich daher mit dem **utilitaristischen Zeitgeist der evidenzbasierten Medizin** weit schwerer tut als die Verhaltenstherapie, die aus einer behavioristischen Tradition hervorgegangen ist (vgl. Guggenheim et al. 2016).

Ein produktiver Dialog zwischen Vertreter:innen diverser Therapierichtungen würdigt

Kernaussagen:

- Die Psychoanalyse konnte über die Behandlung seelischer Erkrankungen unsere kulturelle Welt verändern und die Menschen für die Wirkung seelischer (unbewusster) Vorgänge sensibilisieren.
- Die Psychoanalyse leistet heute mit einer Vielzahl von Therapieangeboten einen wichtigen Beitrag zur Versorgung seelisch Kranker in verschiedenen Altersgruppen.
- Die Psychoanalyse beruht auf einer Forschungstradition, die sich einer kontemplativen Suche nach Wahrheit im menschlichen Leben verpflichtet fühlt und sich daher mit dem utilitaristischen Zeitgeist der evidenzbasierten Medizin weit schwerer tut als die Verhaltenstherapie, die aus einer behavioristischen Tradition hervorgegangen ist. Ein produktiver Dialog zwischen Vertreter:innen verschiedenen Therapierichtigen sichert die Diversität im Feld der Psychotherapie und sollte auch in Zukunft im Dienste der Patient: innen und einer Möglichkeit zur differenziellen Indikation erhalten bleiben.

diese Unterschiede und leitet daraus Erkenntnisse und Wissen zur wichtigen Frage ab, welchem Patienten bzw. welcher Patientin mit welchen seelischen Problemen mit welchem Verfahren am ehesten geholfen werden kann. Dieses Wissen zur Differenzialindikation nicht nur zu vermitteln, sondern auch ständig zu erweitern, gehört auch zu den zentralen Aufgaben von Bildung und Forschung in diesem Bereich.

Literatur

Bohleber W (2010) Was Psychoanalyse heute leistet. Klett Cotta, Stuttgart

Guggenheim JZ, Hampe M, Schneider P, Strassberg D (2016) Im Medium des Unbewussten: Zur Theorie der Psychoanalyse. Kohlhammer Verlag

Leuzinger-Bohleber M, Hautzinger M, Keller W, Fiedler G, Bahrke U, Kallenbach L, Kaufhold J, Negele A, Küchenhoff H, Günther F, Rüger B, Ernst M, Rachel P, Beutel M (2019) Psychoanalytische und kognitiv-behaviorale Langzeitbehandlung chronisch depressiver Patienten bei randomisierter oder präferierter Zuweisung. Ergebnisse der LAC Studie. Psyche- Z Psychoanal 73: 77–105. DOI: 10.217067ps-73-2-77

Leuzinger-Bohleber M, Solms M, Arnold SE (2020) Outcome Research and the Future of Psychoanalysis. Clinicans and Researchers in Dialogue. Routledge, London

Mertens W (2022) Handbuch psychoanalytischer Grundbegriffe. 5. Überarbeitete und erweiterte Auflage. Kohlhammer, Stuttgart

Nolte T, Rugenstein K (2022) 365 x Freud. Ein Lesebuch für jeden Tag. Klett-Cotta, Stuttgart

Whitebook J (2017/18) Freud. Sein Leben und Denken. Klett Cotta, Stuttgart (englisch: Freud. An Intellectual Biography. Cambridge University Press)

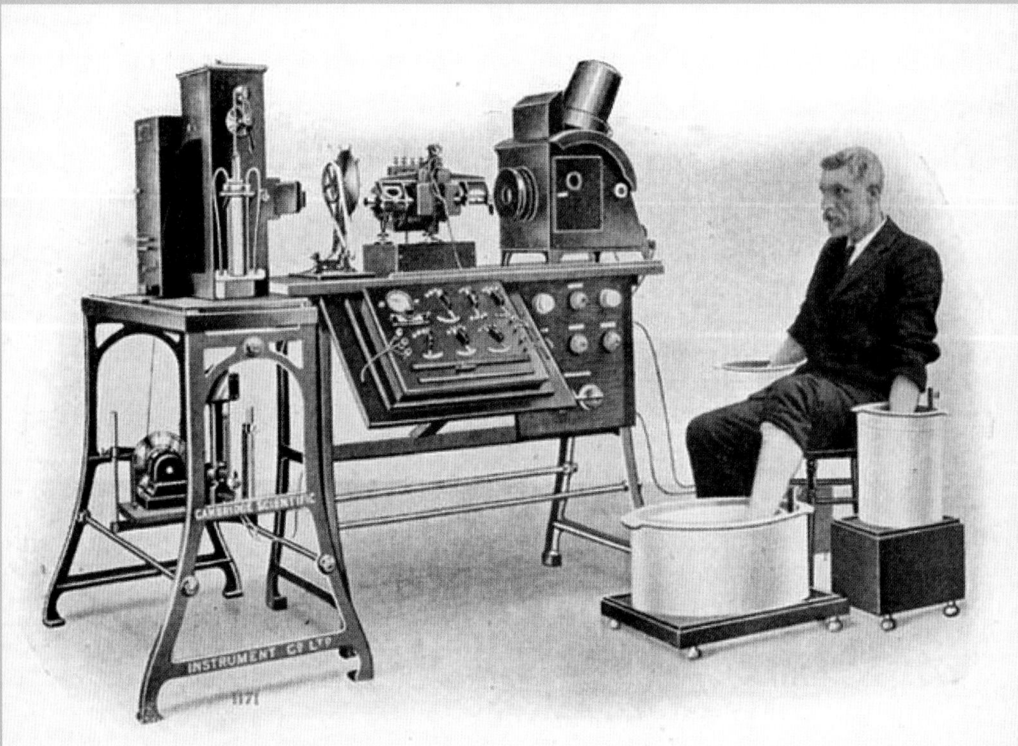

Photograph of a Complete Electrocardiograph, Showing the Manner in which the Electrodes are Attached to the Patient, In this Case the Hands and One Foot Being Immersed in Jars of Salt Solution

Einthovens erste Apparatur zur Messung der Herzströme

1860–1927

1800 1900 2000

27 Die schwachen Ströme des Herzens

Willem Einthoven (1860–1927) wurde als Sohn eines niederländischen Militärarztes auf Java geboren. Nachdem seine Familie in die Niederlande zurückgekehrt war, studierte er Medizin und beschäftigte sich zunächst mit der Physiologie der Atmung. Er entwickelte ein neues revolutionäres Konzept zur Pathophysiologie des Asthmas, das erst 1950 wissenschaftlich bestätigt wurde. 1886 wurde er zum Professor an der Universität Leiden berufen und begann seine Forschungen zur Ableitung von Herzströmen. Dazu benötigte er einige hundert Kilo schwere Apparate, ließ zur Untersuchung von bettlägerigen Patient:innen Kabel von seinem Labor zum Universitätsklinikum verlegen – und kann damit als Erfinder des EKGs und gleichzeitig als ein Pionier der Telemedizin angesehen werden. Mit dem EKG können Herzfrequenz, Herzrhythmus und Lagetyp des Herzens sowie Störungen der Erregungsleitung und -ausbreitung festgestellt werden. Es ist für die Diagnose eines Myokardinfarkts unerlässlich. 1924 wurde Einthoven für seine Entwicklung des EKGs der Nobelpreis für Medizin verliehen.

2100 2200 2300

EKG: Über 150 Jahre essenziell in Klinik und Lehre

Stefan Frantz

Das EKG ist eine der **ältesten diagnostischen Methoden** der Kardiologie, neben der Auskultation und dem Röntgen des Thorax, das wir heute noch täglich im klinischen Alltag einsetzen. Historisch gesehen (Riedel 2020) sind für die **Entstehung des EKGs** drei Entwicklungen entscheidend:

- die Entwicklung eines Galvanometers (elektrisches Messgerät zum Nachweis kleinster Gleich- und Wechselströme) sowie
- eines Aufzeichnungsgerätes und
- genaue Kenntnisse der anatomischen Strukturen, die elektrischen Impulse leiten.

John S. Burdon Sanderson (1828–1905) und Frederick J.M. Page leiteten vom Froschherzen erste direkte Potenziale ab, und beschrieben damit die erste Kammerdepolarisation und -repolarisation. Der Physiologe Augustus Desiré Waller (1856–1922) führte dann eine erste Oberflächenableitung durch. 1867 entstand durch ihn das erste Oberflächen-EKG seines Hundes Jimmy. William Maddock Bayliss (1860–1924) und Ernest Henry Starling (1866–1927) verbesserten die Geräte und konnten so erstmals **drei Phasen in der Erregungsausbreitung** unterscheiden (P-Welle, QRS-Komplex und T-Welle). Willem Einthoven schließlich (1860–1927) verbesserte die

"The method of electrocardiography is still a young plant. We may reasonably expect that it will continue to bear good fruit."

(Willem Einthoven)

technischen Voraussetzungen des Galvanometers und des Aufzeichungssystems weiter und differenzierte diese als Erster in **P**, **Q**, **R**, **S** und **T**. Einthoven registrierte viele Tausende EKGs bei Tier und Mensch. 1906 publizierte Einthoven EKG-Aufzeichnungen des Vorhofflimmerns und -flatterns. 1913 publizierte er das heute noch gebräuchliche Einthoven-Dreieck, mit dem man die QRS-Achse berechnen kann.

Sir Thomas Levis (1881–1945) demonstrierte dann die Merkmale von sinoatrialen und atrioventrikulären Blocks. Er schrieb damals dem EKG eine nur eingeschränkte diagnostische Wertigkeit und geringes Potenzial zu, was zu diesem Zeitpunkt auch korrekt war bei fehlenden therapeutischen Möglichkeiten, denn entsprechende Medikamente bzw. die elektrische Kardioversion/Defibrillation oder Schrittmacher waren noch unbekannt. 1918 beschreibt G. Bousfield erstmals elektrokardiografische Veränderungen bei Angina Pectoris. Heute ist das EKG aus dem Alltag zur Detektion von Rhythmusstörungen, kardialen Ischämien, Hypertrophiezeichen, etc. nicht mehr wegzudenken (Riedel 2020).

Vonseiten der Lehre können aus der Geschichte des EKGs verschiedene Schlussfolge-

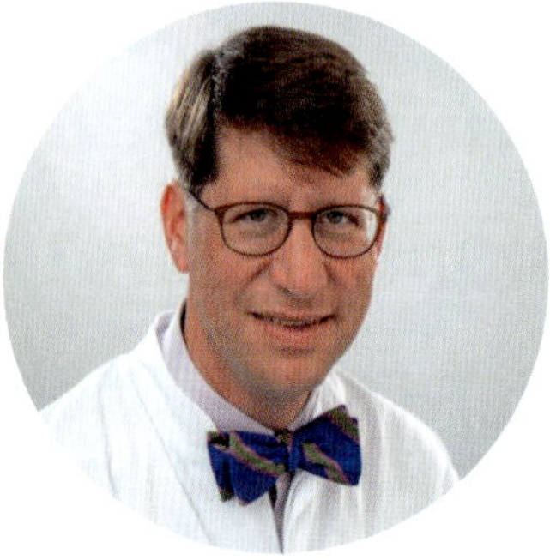

Prof. Dr. med. Stefan Frantz

Stefan Frantz ist Direktor der Inneren Medizin I am Universitätsklinikum Würzburg, stv. Sprecher des Deutschen Zentrums für Herzinsuffizienz und stv. Ärztlicher Direktor des UKW. Der Internist, Kardiologe und Intensivmediziner war von 2014–2017 Direktor für Innere Medizin und Kardiologie an der Martin-Luther-Universität Halle/Wittenberg. Forschungsschwerpunkte sind Herzinsuffizienz, Aktivierung des Immunsystems nach Myokardinfarkt/bei Remodeling und Herz-Hirn-Interaktionen.

rungen gezogen werden. Die Entwicklung des EKGs zeigt, dass die interdisziplinäre wissenschaftliche Zusammenarbeit, aber auch die tiefe Kenntnis verschiedener Fächer, essenziell waren. Zum einen mussten physikalische Voraussetzungen geschaffen werden, zum anderen bedurfte es Kenntnisse der Anatomie und Physiologie. Und nicht zuletzt bedurfte es auch Kliniker:innen, die die Methode verstanden und im richtigen Moment auch in Einsatz brachten. D.h. der **wissenschaftliche Fortschritt** hängt im Wesentlichen davon ab, dass **verschiedene Fachdisziplinen eng zusammenarbeiten**, aber auch, dass Kliniker:innen umfassend in den **vorklinischen Fächern ausgebildet** werden, um als Brücke zwischen Basiswissenschaft und Klinik dienen zu können. Die essenzielle Bedeutung des EKGs beruht nicht zuletzt auch darauf, dass interdisziplinär neue therapeutische Möglichkeiten (wie oben bereits geschrieben: Antiarrhytmika, Schrittmacher, Defibrillatoren, etc.) entwickelt wurden, die natürlich wiederum auf dem Verständnis der Grundlagen des EKGs beruhen.

Aber nicht nur wissenschaftlich ist dieser interdisziplinäre und akademische Ansatz entscheidend. Denn das korrekte Verständnis des EKGs im Alltag setzt voraus, dass schon Studie-

Kernaussagen:

- Das EKG ist eine der ältesten kardialen diagnostischen Möglichkeiten, die noch routinemäßig in der Klinik eingesetzt werden. Es hat nach wie vor eine zentrale Stellung in der Diagnostik von Rhythmusstörungen und Ischämie des Herzens.
- Die korrekte Interpretation des EKGs verlangt Kenntnisse in Physiologie, Pathophysiologie, Anatomie, Physik und Kardiologie.
- Die Bedeutung und der Nutzen wissenschaftlicher Erkenntnis manifestiert sich oft erst Jahrzehnte später: Die Entwicklung von Therapieverfahren erfordert oft große Forschungszeiträume, auch wenn die Diagnostik der Erkrankung bereits gelingt.
- Die Integration von wissenschaftlichem Verständnis und interdisziplinärer, klinischer Expertise ermöglichen einen Fortschritt in der Behandlung von Patient:innen.

rende Grundlagenkenntnisse erwerben, um später technische Methoden als Ärzt:in auch rational und fachlich korrekt einsetzen zu können. Ein wissenschaftliches Verständnis ermöglicht es dann auch, die Weiterentwicklungen, die sich während der Ausübung des Berufs ergeben, im entsprechenden Fachgebiet zu verstehen und anzuwenden.

Insgesamt ist also das EKG ein Paradebeispiel für eine Methode, die ihren Siegeszug in der Klinik angetreten hat, aufgrund eines differenzierten basiswissenschaftlich Verständnisses und einer hohen durch die Klinik geprägten Interdisziplinarität. Medizin ist kein einfaches Handwerk, sondern ein **„Handwerk“**, das nur mit **wissenschaftlichem „Rüstzeug“** verstanden und dadurch rational und menschlich praktiziert werden kann, was wir im Medizinstudium bewahren und vermitteln müssen.

Literatur

Riedel M (2020) Kardiologie: Eine Medizin- und Kulturgeschichte von Martin Riedel, Michael Imhof Verlag, Petersberg

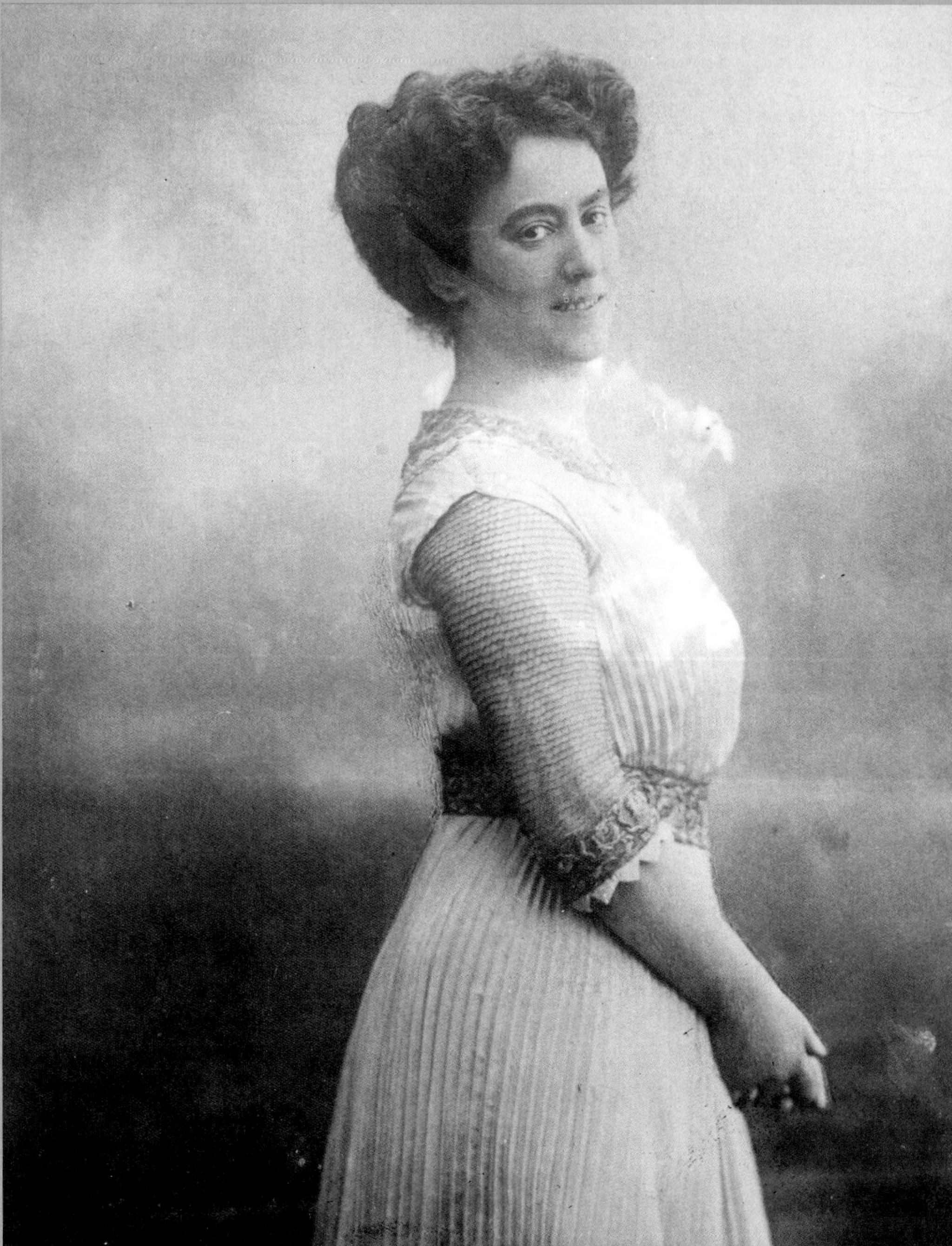

Rahel Hirsch

1870–1953

1800 1900 2000

28 Fräulein Professor

Als Tochter eines Rabbiners und Schuldirektors wurde Rahel Hirsch (1870–1953) zunächst Lehrerin, folgte dann aber ihren eigenen Interessen und studierte Medizin in Zürich. In Deutschland waren Frauen damals noch nicht für das Medizinstudium zugelassen. 1902 legte sie ihre Dissertation vor und entdeckte 1905 einen Mechanismus der Ausscheidung von Stärkekörnern vom Darmtrakt in den Harntrakt. Er wurde nach ihr Hirsch-Effekt benannt und wird bis heute in jedem internistischen Lehrbuch erwähnt. Ihre Herren Kollegen dagegen hatten zunächst nur Spott für die Forschungsergebnisse des „Fräulein Professors" übrig und qualifizierten sie als nicht stichhaltig ab. 1913 wurde ihr dann an der Charité tatsächlich als erste Frau in Preußen der Professorentitel verliehen. Eine Dozentur oder ein Lehrstuhl blieben ihr jedoch versagt und für ihre Tätigkeit wurde sie auch nicht bezahlt. Daher ließ sie sich in Berlin mit einer internistischen Praxis nieder. Nach 1933 entzogen ihr die Nazis die Kassenzulassung. Sie emigrierte nach London, wo wiederum ihre deutsche Approbation nicht anerkannt wurde und sie sich als Laborassistentin und Übersetzerin durchschlug. Vier Jahre nach ihrem Tod bestätigte ein Kollege ihre Forschungsergebnisse und ihre Pionierarbeit wurde international anerkannt.

Rahel Hirsch – Die erste deutsche Professorin für Medizin

Angelika Eggert

Rahel Hirsch zählt zu den Pionierinnen der Medizin in Deutschland. Aufgrund ihrer wissenschaftlichen Leistungen wurde ihr **1913** als erster Ärztin in Preußen und als dritter Frau im deutschen Kaiserreich der **Professorentitel** verliehen. In ihrer Zeit war es für sie sehr schwierig, überhaupt Medizin zu studieren und in einem bis dahin von Männern besetzten Feld wissenschaftlich und persönlich anerkannt zu werden.

Rahel Hirsch entstammt einer jüdischen Gelehrtenfamilie und wurde 1870 in Frankfurt a.M. als sechstes von 11 Kindern ihrer Eltern Mendel und Dorothea Hirsch geboren. Sie besuchte eine Schule für höhere Töchter der Israelitischen Religionsgesellschaft, die von ihrem Großvater Samson Raphael Hirsch, einem führenden Rabbiner des neo-orthodoxen Judentums, gegründet worden war. Nach dem Besuch eines Lehrerinnenseminars in Wiesbaden arbeitete sie an dieser Schule als Pädagogin. Der Beruf der Lehrerin füllte sie jedoch nicht aus. Stattdessen träumte sie davon, wie ihre beiden Brüder Medizin zu studieren (Kuntz et al. 2020).

Für Frauen in Deutschland war dies allerdings **Ende des 19. Jahrhunderts** – anders als in vielen anderen europäischen Ländern und den USA – noch **nicht möglich**. Um dennoch ihren Traumberuf zu erlernen, bereitete sie sich mit Privatunterricht auf das Eidgenössische Maturitätszeugnis als Voraussetzung für ein Medizinstudium in Zürich vor, für das sie 1898 immatrikuliert wurde (Kuntz et al. 2020). Wenige Wochen später entschied der deutsche Bundesrat, Frauen erstmalig zum ärztlichen, zahnärztlichen und pharmazeutischen Staatsexamen zuzulassen, sodass Hirsch in Straßburg und Leipzig weiterstudieren konnte. 1903 legte sie das Staatsexamen ab und promovierte als eine von neun Frauen im gesamten Deutschen Reich im Fach Medizin mit einer Dissertation zur Lehre von der Glykolyse.

Als **zweite Ärztin** in der Geschichte **der Charité** war Hirsch von 1903–1919 als Volontärassistentin von Friedrich Kraus an der II. Medizinischen Klinik der Charité in Berlin tätig.

„Der ist wohl die Puderquaste ins Nachtgeschirr gefallen.“

(Rahel Hirsch's männliche Kollegen nach ihrer Entdeckung, dass großkorpuskulare Stärkekörnerpartikel durch die Schleimhaut des Dünndarms ins Blut eintreten und über den Harn ausgeschieden werden können, was nach damaliger Lehrmeinung unmöglich sein sollte.)

Ihr bedeutsamstes Forschungsergebnis ist der Nachweis über den Mund aufgenommener Stärkekörner im Blut und im Urin von Versuchspersonen und damit der erstmalige **Nachweis des mechanischen Übergangs fester Nahrungspartikel vom Darmtrakt in den Harntrakt** (Hirsch 1906). Als Rahel Hirsch 1907 als erste Frau in der Gesellschaft der Charité-Ärzte über ihre Entdeckung berichtete, wurde sie ausgelacht. Man hielt ihre Beobachtung für unmöglich, obwohl sie ihre damals sensationelle Entdeckung durch Tier- und Selbstversuche belegen konnte. Kolportiert wurde der Kommentar ihrer Kollegen: *„Der ist doch der Puderquast in den Nachttopf gefallen“* (Brinkschulte 1995). Sie ließ sich aber nicht entmutigen, wandte sich anderen Forschungsaufgaben zu (Fieber, Diabetes, innere Sekretion, Morbus Basedow) und publizierte 35 wissenschaftliche Arbeiten. 1908 übernahm sie die Leitung der Poliklinik der II. Medizinischen Klinik der Charité und bekam 1913 als erste Frau in Preußen den Professorentitel verliehen:

> *„Ein großer Erfolg ist aus den akademischen Kreisen Berlins zu verzeichnen. In der deutschen Residenz, in welcher ein Professor der Universität grundsätzlich Studentinnen den Zutritt zu seinen Vorlesungen versagt, ist nun eine Dame, Fräulein Rahel Hirsch, zum Professor an der medizinischen Fakultät ernannt worden. Allen Respekt vor Herrn Geheimrat Prof. Kraus, dem Chef der Klinik, an welcher das Frl. Hirsch wissenschaftlich und praktisch tätig ist, dass derselbe vorurteilslos den betreffenden Vorschlag erstattete.“* (v. Fürth 1913)

Eine Dozentur oder ein Lehrstuhl blieb ihr jedoch versagt. Diese Behandlung durch die Klinik – auch in finanzieller Hinsicht, denn man zahlte ihr kein Gehalt – war wohl der Grund, 1919 die Charité zu verlassen und sich als Ärztin mit einer internistischen Praxis niederzulassen.

Nach Machtübernahme durch das NS-Regime und Entzug ihrer ärztlichen Zulassung als Jüdin musste Rahel Hirsch 1938 nach London emigrieren. Weil ihre Approbation durch die

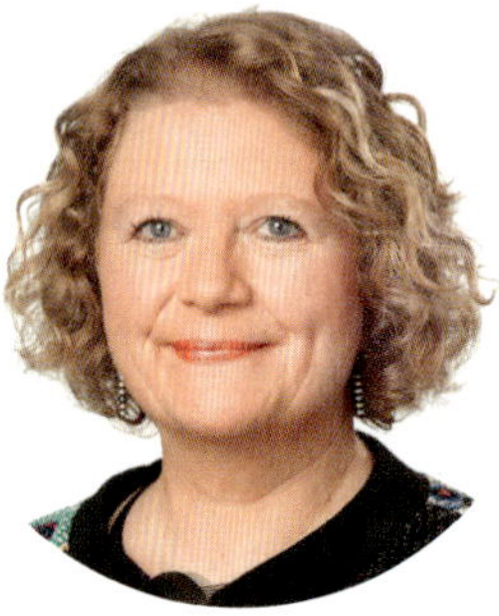

Prof. Dr. med. Angelika Eggert

Angelika Eggert ist Klinikdirektorin und Einsteinprofessorin für Pädiatrische Onkologie & Hämatologie an der Charité in Berlin sowie Sprecherin des Standorts Berlin im Deutschen Konsortium für Translationale Krebsforschung und Co-Direktorin im Nationalen Centrum für Tumorerkrankungen (NCT) Berlin.

britischen Behörden nicht anerkannt wurde, verdiente sie sich als Laborassistentin und als Übersetzerin ihren Lebensunterhalt. Die letzten Lebensjahre verbrachte sie unter Depressionen und Verfolgungsängsten in einer Nervenheilanstalt am Rande Londons, wo sie am 6. Oktober 1953 im Alter von 83 Jahren verstarb.

Erst vier Jahre nach ihrem Tod griff der Gastroenterologe Gerhard Volkheimer in seiner Habilitationsschrift die Befunde von Hirsch über die Durchlässigkeit der Darm- und Nierenwand wieder auf, bestätigte sie und benannte sie nach der Entdeckerin **Hirsch-Effekt** (Kuntz et al. 2020). Auf Anregung von Volkheimer legte Adelheid Winkelmann (heute Erbe) 1965 eine Dissertation vor (Winkelmann 1965), die vielen späteren Arbeiten über Rahel Hirsch und auch diesem Beitrag als Grundlage diente. Der Staat Israel ehrte Hirsch mit der Aufnahme in die Galerie berühmter jüdischer Wissenschaftler:innen.

Die Charité widmete ihrer medizinischen Pionierin erst sehr spät die angemessene Aufmerksamkeit. Auf Initiative zweier junger Ärztinnen wurde 1995 eine von Susanne Wehland gestaltete Bronzeplastik aufgestellt. Seit 2006 ist eine Straße am Berliner Hauptbahnhof und auf dem Charité Campus nach ihr benannt. 2013 veröffentlichte die Deutsche Post eine Gedenk-Briefmarke *„100 Jahre Professorentitel Rahel Hirsch"*. 2013 wurde das Oberstufenzentrum Gesundheit/Medizin in Berlin-Hellersdorf nach ihr benannt. 2016 wurde an ihrem ehemaligen Wohnhaus in Berlin-Charlottenburg eine Gedenktafel angebracht. Seit 2019 hängt ein von Regine Kuschke gemaltes Ölportrait von Rahel Hirsch im repräsentativen Friedrich-Althoff-Saal des Dekanatsgebäudes der Charité – eine Ehre, die bis dato nur Männern zuteilwurde. Anlässlich ihres 150. Geburtstags fand 2020 auf dem Charité-Gelände eine Gedenkveranstaltung statt.

Wir sind heute an der Charité sehr stolz darauf, seit 1999 jährlich das *„Rahel Hirsch Habilitationsstipendium"* an vielversprechende Nachwuchswissenschaftlerinnen zu vergeben, denn auch 120 Jahre nach der Öffnung des Medizinstudiums für Frauen in Deutschland sind im-

Kernaussagen:

- Rahel Hirsch wurde trotz ihrer wissenschaftlichen Erfolge zuerst als Frau und dann als Jüdin lebenslang diskriminiert und ausgegrenzt.
- Die Bereitschaft, sich mit den Auswirkungen des NS-Regimes auf jüdische Ärzt:innen zu beschäftigen und diese aufzuarbeiten, war lange nicht vorhanden und die Auseinandersetzung damit ist nach wie vor erforderlich.
- Auch 120 Jahre nach der Öffnung des Medizinstudiums für Frauen in Deutschland ist in keinem anderen Fach die Diskrepanz zwischen Studentinnen- und Professorinnenanteil so groß wie in der Medizin. Die Diskriminierung und Ausgrenzung von Frauen und Wissenschaftlerinnen kann zu einem enormen Verlust von wissenschaftlichen Erkenntnissen führen.

mer noch geschlechtsbezogene Unterschiede offensichtlich: In keinem anderen Fach ist die **Diskrepanz zwischen Studentinnen- und Professorinnenanteil so groß** wie in der **Medizin**.

Rahel Hirsch ist mit ihrer Authentizität, ihrem Durchsetzungsvermögen als gelehrte Frau in einer bis dahin männlich ausgerichteten medizinischen Welt und ihrer ausgesprochen hohen wissenschaftlichen Persistenz und Frustrationstoleranz auch heute noch ein beeindruckendes Vorbild für Wissenschaft, Gesellschaft und Medizin. Ihre Lebensgeschichte sollte uns daran erinnern, welches Privileg ein Medizinstudium darstellt und wie wichtig es ist, experimentelle Arbeit in Verbindung mit klinischer Arbeit zu verfolgen. Die Symbiose aus Forschung und klinischer Praxis war damals die Voraussetzung dafür, dass die II. Medizinische Klinik der Charité zu einem Zentrum klinischer Forschung avancierte. Sie ist auch heute noch ein wichtiger Aspekt, der in der Ausgestaltung medizinischer Reformen Berücksichtigung finden muss. Rahel Hirsch gilt nicht zuletzt deshalb als Pionierin in der Medizin, weil sie sich aktiv der Forschung widmete. Mit ihren Veröffentlichungen hat sie wesentlich zur Anerkennung von Frauen in der Wissenschaft beigetragen.

Literatur

Brinkschulte E (1995) Professor Dr. Rahel Hirsch (1870–1953) – der erste weibliche Professor der Medizin – vertrieben, verfolgt, vergessen. In: Brinkschulte E (Hrsg.) Weibliche Ärzte. Die Durchsetzung des Berufsbildes in Deutschland. 2. erw. Aufl., 103–113, Edition Hentrich, Berlin

Hirsch R (1906) Über das Vorkommen von Stärkekörnern im Blut und Urin. Zeitschrift für experimentelle Pathologie und Therapie, 3:390ff.

Kuntz B, Erbe A, Chevallier S, Jenss H, Brinkschulte E (2020) Rahel Hirsch – Zum 150. Geburtstag der ersten Medizinprofessorin Deutschlands. Deutsche Medizinische Wochenschrift, 145, 25:1840–1847

v. Fürth N (1913) Zeitschrift für Frauen-Stimmrecht. Organ für die politischen Interessen der Frau, 9:49

Winkelmann A (1965) Medizinhistorische Betrachtungen zum Hirsch-Effekt. Dissertation. Humboldt-Universität Berlin

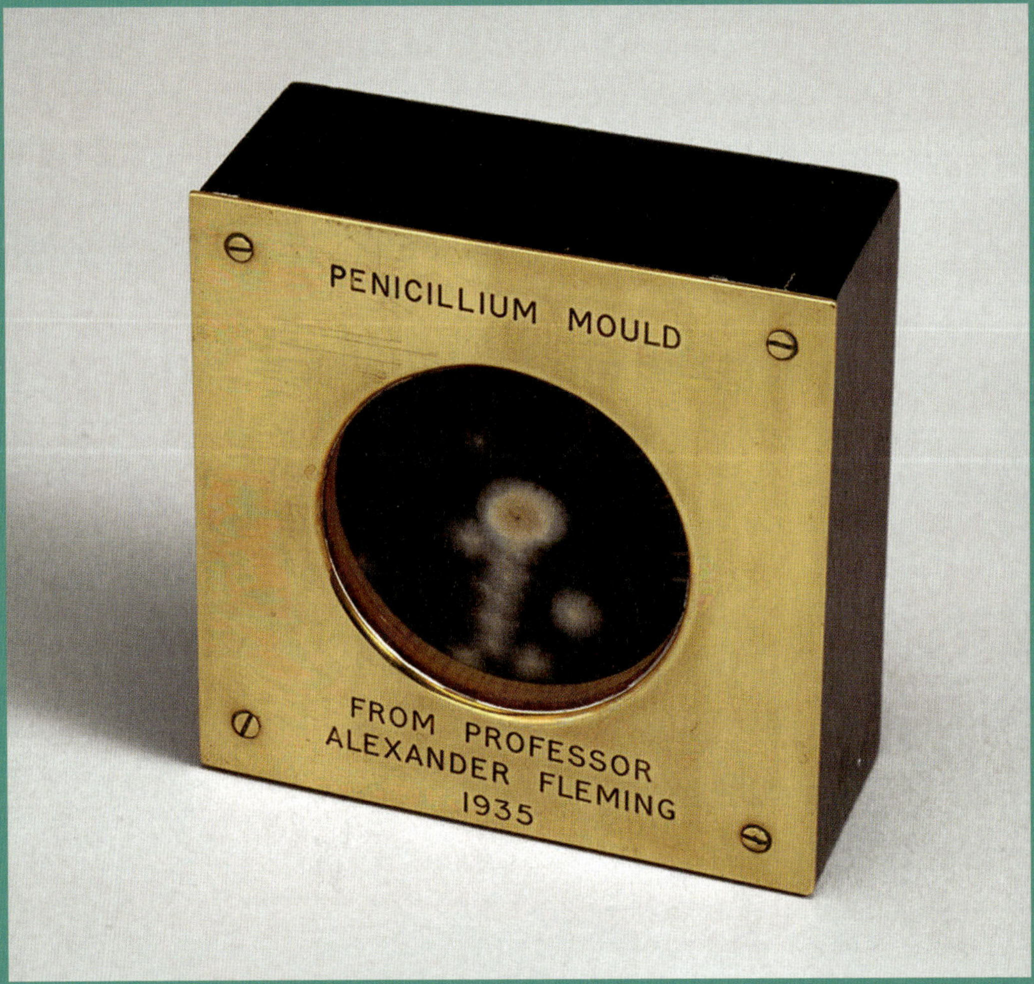

Präparat mit Penicillinschimmel von Alexander Fleming

1881–1955

1800 1900 2000

29 Ein verschimmelter Nährboden macht Medizingeschichte

Bereits 1874 hatte der Chirurg Theodor Billroth den wachstumshemmenden Effekt des Pilzes Penicillium erkannt. Der schottische Mediziner Alexander Fleming (1881–1955) fand 1928 nach seiner Rückkehr aus den Ferien eine verschimmelte Nährbodenplatte vor, die er mit Staphylokokken beimpft und dann vergessen hatte. In der Nachbarschaft des Schimmelpilzes hatten sich die Bakterien nicht vermehrt. Fleming nannte den bakterientötenden Stoff, der aus dem Nährmedium gewonnen werden konnte, Penicillin. Er kam allerdings nicht auf die Idee, dass diese Substanz als Heilmittel eingesetzt werden könnte. Erst Ernst Boris Chain (1906–1979) und Howard Walter Florey (1898–1968), zwei Forscher aus Oxford, entdeckten 1939 im Tierversuch, wie wirksam Penicillin selbst gegen aggressive tödliche Bakterien war. Sofort wurde dessen Bedeutung im Rahmen der Kriegsmedizin erkannt, sodass der Durchbruch des Antibiotikums während des 2. Weltkriegs erfolgte und seither Tausenden von Menschen das Leben rettete. Fleming erhielt 1945 gemeinsam mit Chain und Florey den Nobelpreis für Medizin.

Mit Schimmel gegen Bakterien

Thiên-Trí Lâm und Matthias Frosch

Dem ersten namentlich bekannten Arzt Imhotep, einem altägyptischen Universalgelehrten, werden bereits Heilrezepte zugeschrieben, die wir heute als frühe Ansätze einer antimikrobiellen Therapie deuten können: entzündete Wunden sollten mit Honig oder Umschlägen aus verschimmeltem Brot behandelt werden. Alexander Flemings Entdeckung des Penicillins ist somit ein Meilenstein in der Geschichte der Therapie von Infektionen, sie ist aber keineswegs ihr Ausgangspunkt. **Ansätze zur Bekämpfung von übertragbaren Krankheiten gibt es wohl schon so lange, wie es ärztliches Tun gibt.**

Schon der erste Nobelpreis für Medizin wurde für eine Form der Infektionsbehandlung verliehen. Emil von Behring erhielt ihn 1901 für die sog. **Serumtherapie** gegen die Atemwegsinfektion Diphtherie – ein Behandlungskonzept, das auch in der SARS-CoV-2-Pandemie wieder experimentell versucht wurde. **Das erste Medikament gegen Bakterien, ein Sulfonamid**, wurde von Gerhard Domagk 1932 entdeckt und im selben Jahr unter dem Namen Prontosil erstmalig an Patient:innen erprobt.

Abgesehen von Imhoteps früher Empfehlung wurden schimmelhaltige Zubereitungen gegen Infektionen auch in der Volksmedizin verschiedener Regionen eingesetzt, u.a. in der jüdischen Tradition, in Zentralasien und bei indigenen Völkern in Nordamerika. Der Londoner Apotheker John Parkington beschrieb 1640 Schimmelpilze als Mittel gegen Entzündungen. Charles Lister, u.a. Namensgeber für

„Als ich am 28. September 1928 kurz nach Sonnenaufgang aufwachte, plante ich ganz bestimmt nicht, die gesamte Medizin zu revolutionieren, indem ich das erste Antibiotikum der Welt, oder einen Bakterienkiller, entdeckte … Aber es sieht so aus, als habe ich genau das getan."

(Alexander Fleming)

das Bakterium *Listeria monocytogenes*, behauptete 1871, eine Wundinfektion mit dem Schimmel *Penicillium glaucum* geheilt zu haben. Louis Pasteur entdeckte 1877, dass *Penicillium notatum* den Erreger des Milzbrands *Bacillus anthracis* hemmt. Doch erst die Arbeit von Fleming stieß die klinische Entwicklung des Penicillins von der wissenschaftlichen Entdeckung bis zur breiten Anwendung an.

Ernst B. Chain, Howard W. Florey und Norman Heatley stellten Penicillin in Reinform her. Sie setzten es dann erstmalig 1941 beim 48-jährigen Polizisten Albert Alexander ein. Es wird überliefert, dass dieser sich bei der Gartenarbeit an einem Rosenzweig einen kleinen Kratzer am Gesicht zugezogen hatte. Die Wunde infizierte sich, der Patient entwickelte eitrige Hautpusteln und verlor ein Auge. Beim schwer kranken Patienten sank das Fieber innerhalb eines Tages nach Injektion von Penicillin, er erholte sich deutlich. Das instabile Antibiotikum war aber unter damaligen Verhältnissen schwer herzustellen. Man versuchte, es aus dem Urin zurückzugewinnen und dem Kranken erneut zu verabreichen. Als auch dies nicht mehr ausreichte, verschlechterte sich sein Gesundheitszustand wieder. Schließlich starb er.

Vielleicht wäre Penicillin als Medikament gar nicht weiterentwickelt worden, wenn Florey und Chain nicht noch im selben Jahr in die USA gegangen wären, um ihre Forschung mit Unterstützung der amerikanischen Regierung fortzusetzen. In der Folge konnte Penicillin in großen Mengen produziert und 1942 erstmalig

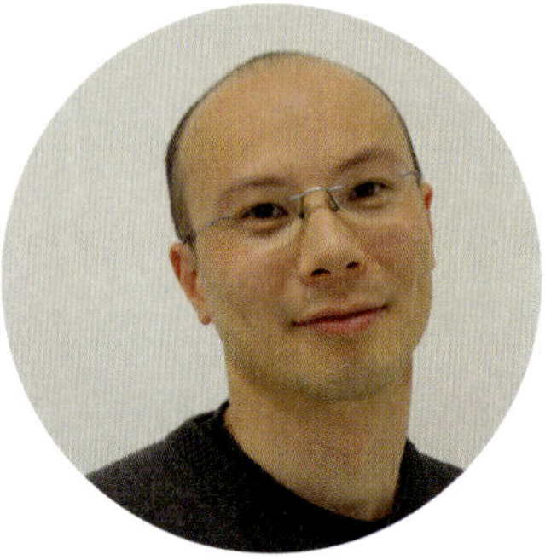

PD Dr. med. Thiên-Trí Lâm, MME

Thiên-Trí Lâm ist Facharzt für Mikrobiologie, Virologie und Infektionsepidemiologie an der Universität Würzburg. Einen Schwerpunkt seiner Arbeit bildet die epidemiologische Erfassung von Antibiotika-Resistenzen am Nationalen Referenzzentrum für Meningokokken und Haemophilus influenzae. Seit 2019 ist er Master of Medical Education (Universität Heidelberg).

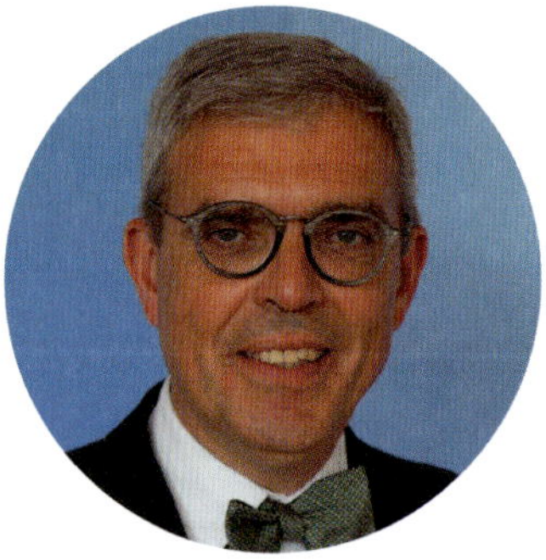

Prof. Dr. Matthias Frosch

Matthias Frosch ist Professor für Hygiene und Mikrobiologie an der Medizinischen Fakultät der Universität Würzburg. Dort wirkte er auch zunächst als Studiendekan und wurde 2006 zum Dekan gewählt. Zudem war er 2016–2018 Gründungsvorsitzender der Universitätsmedizin Bayern e.V. und ist seit 2019 Präsident des Medizinischen Fakultätentages.

zur Heilung einer an Streptokokken infizierten Patientin eingesetzt werden. Die US-Regierung versorgte darauf die amerikanische Armee systematisch mit dem neuen Medikament: am D-Day 1944 führte jeder einzelne Soldat seine eigene Ration mit sich. Penicillin rettete im 2. Weltkrieg das Leben von Tausenden Soldaten.

Im Kampf gegen Infektionen hat sich die Medizin damit ein unschätzbares Arsenal an Chemotherapeutika erobert. Denn **Penicillin ist der erste Vertreter einer ganzen Wirkstoffklasse, den sog. β-Lactam-Antibiotika, die in der Folge entwickelt wurden**. Sie sind aus der modernen Medizin nicht mehr wegzudenken. Auch das Penicillin selbst ist noch heute im Einsatz, z.B. gegen den Erreger der Wundrose *Streptococcus pyogenes* oder als Mittel der ersten Wahl bei der Syphilis.

Antibiotika sind Natursubstanzen, die von Mikroorganismen zur Bekämpfung anderer Mikroorganismen produziert werden. Auf diese Weise verschaffen sich die Kleinstlebewesen einen Überlebensvorteil gegenüber Konkurrenten in der Umwelt. Daher sind diese Stoffe genau an das Bakterium angepasst, gegen das sie wirken. **Antibiotika binden an spezifische Angriffspunkte und greifen gezielt in Lebensprozesse der Bakterien ein**, während andere Methoden wie Desinfektion und Sterilisation Keime durch physikalische oder chemische Einwirkung unspezifisch abtöten. Indem der Mensch Antibiotika nutzt, tritt er in den natürlichen Konkurrenzkampf der Bakterien ein. Diese können ihrerseits durch die evolutionären Prozesse von Mutation und Selektion Resistenzen entwickeln. Zu den Mechanismen hierfür gehören z.B. die Zerstörung des Antibiotikums durch abbauende Enzyme, die Mutation der Angriffspunkte oder die Verhinderung des Substanztransports an seinen Wirkort.

Der enorme Erfolg des Penicillins und der nachfolgenden Antibiotika stimmte Ärzt:in-

Kernaussagen:

- Die Erforschung des Penicillins wurde mit politischer Unterstützung und aufgrund der militärischen Verwendung vorangetrieben.
- Bei der Bekämpfung übertragbarer Krankheiten spielt die Prävention ebenso eine große Rolle wie die Therapie.
- Die Überschätzung der langfristigen Wirksamkeit von Penicillin führte zu einer Unterschätzung des Forschungsbedarfs und der Forschungsaktivitäten (discovery gap).
- Für die Prophylaxe und Therapie übertragbarer Krankheiten ist ein globales Gesamtkonzept erforderlich, dessen Umsetzung von der Politik in Angriff genommen werden sollte.

nen und Wissenschaftler:innen in der zweiten Hälfte des 20. Jahrhunderts außerordentlich optimistisch. Man glaubte, dass Infektionskrankheiten keine Rolle mehr spielen würden. Dies führte dazu, dass in den 1980er- und 90er-Jahren, im sog. **discovery gap**, kaum mehr neue Antibiotika entwickelt wurden. Die zunehmende Resistenzentwicklung bei vielen Bakterien und das Auftreten von multiresistenten Keimen erfordert aber dringend die Erforschung neuer Substanzen. Mehr noch: Nicht zuletzt die SARS-CoV-2-Pandemie weitet den Blick auf die Herausforderungen des gesamten Spektrums an Infektionskrankheiten. Nicht nur Antibiotika gegen Bakterien, sondern auch wirksame neue Mittel gegen Viren, Pilze und Parasiten werden benötigt. Zudem spielt Prävention eine ebenso große Rolle wie Therapie. Neben der **Entwicklung von Impfstoffen** und der **Einhaltung von Hygiene** sollten politische Konzepte vorbeugend die Bedingungen für die Entstehung neuer Infektionserreger in Angriff nehmen. **Die Herausforderungen unserer globalisierten, eng vernetzten Welt erfordern, dass prophylaktische und therapeutische Maßnahmen im Rahmen eines Gesamtkonzeptes koordiniert werden, um einen umfassenden und nachhaltigen Schutz gegen Infektionskrankheiten zu gewährleisten.**

Imhotep empfahl gegen Wundinfektionen neben verschimmeltem Brot auch Honig. Während Dank Alexander Fleming und Kollegen der antibakterielle Effekt von Schimmel aufgeklärt ist und erfolgreich angewendet wird, existieren zum Wirkmechanismus von Honig und dessen mögliche klinische Anwendung nur wenige Studien. Welche Chancen und Entwicklungen mögen von diesem Ansatz aus den Anfängen der Medizin in der Zukunft noch ausgehen?

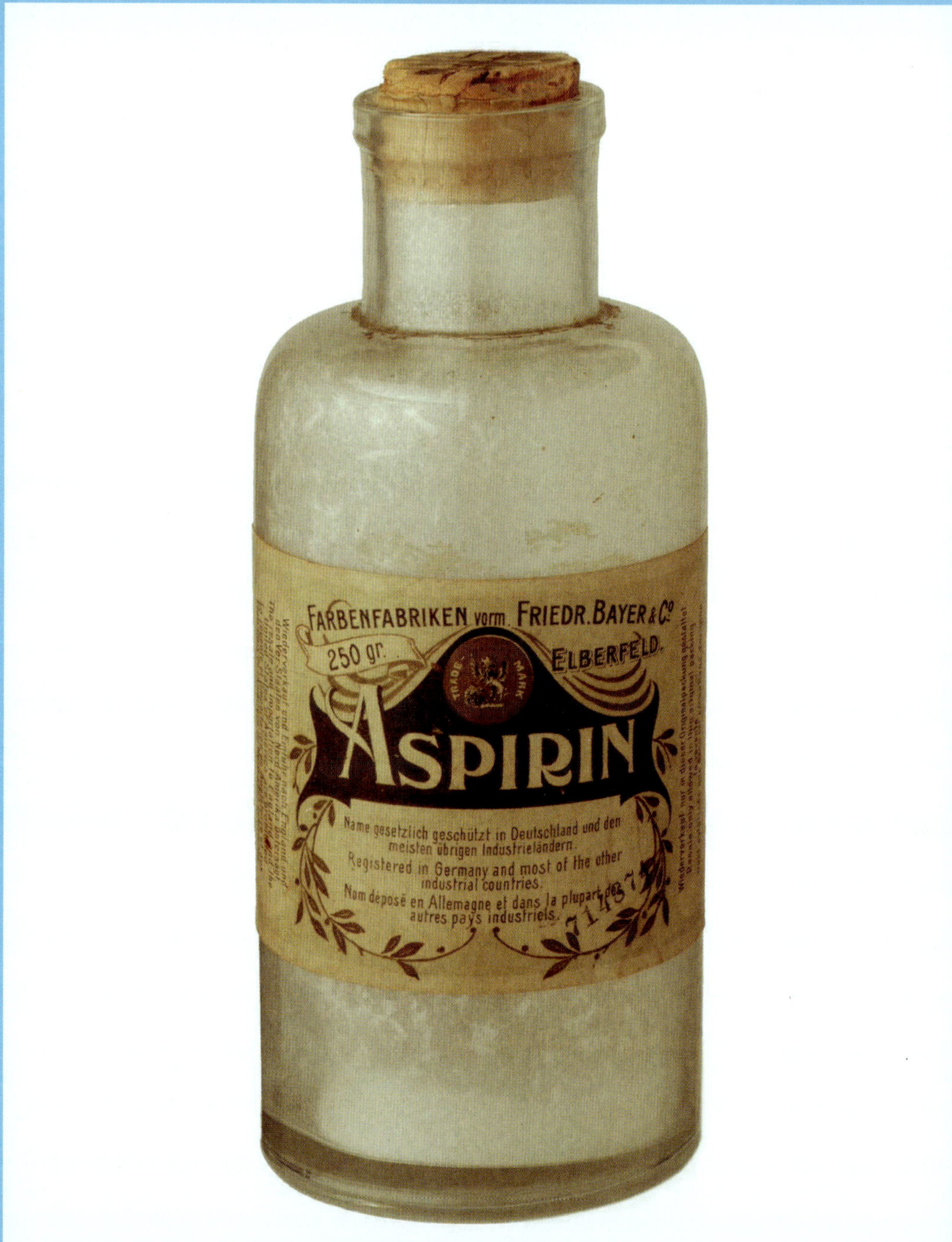

Ein Durchbruch bei der Schmerzbehandlung

1897

1800 1900 2000

30 Von der Weidenrinde zum Blockbuster

Bereits in grauer Vorzeit wussten unsere Vorfahren, dass die Rinde der Weide (Salix alba) Schmerzen lindern und Fieber senken konnte. Bis ins 19. Jahrhundert wurde Salizylsäure zu diesem Zweck direkt aus der Weidenrinde extrahiert. 1897 gelang dem Chemiker Felix Hoffmann (1868–1946) die Synthese von o-Acetylsalicylsäure (ASS). Die Substanz begründete nicht nur den Welterfolg der Firma Bayer, sondern auch den Ruhm von Hoffmann – letzteres vermutlich zu Unrecht. Der jüdische Chemiker Arthur Eichengrün (1867–1949), der die Deportation in ein KZ überlebte, machte kurz vor seinem Tode geltend, dass Hoffmann bei der Synthese von ASS lediglich seine Anordnungen befolgt hätte. Fest steht, dass Eichengrün während der NS-Zeit als Erfinder des Aspirins verleugnet und in seiner Forschungstätigkeit behindert worden war. ASS wirkt entzündungshemmend, analgetisch, Fieber senkend und hemmt schon in kleinen Dosen die Thrombozytenaggregation. Daher wird es auch zur Vorbeugung von Herzinfarkt und Schlaganfällen eingesetzt.

Acetylsalicylsäure

Roland Seifert

Acetylsalicylsäure im Medizinstudium bis in die 1980er-Jahre

Acetylsalicylsäure (ASS) ist ein gutes Beispiel dafür, den **Wandel des Medizinstudiums** zu betrachten. Bis in die 1980er-Jahre wurde ASS als „nicht-steroidales Antirheumatikum" (NSAR) gelehrt und geprüft. Im Vordergrund stand die entzündungshemmende Wirkung, die in hohen Tagesdosierungen (ca. 4 x 1 g) beobachtet wurde. ASS war bis in die 1980er-Jahre der Goldstandard für die rheumatoide Arthritis.

Der Begriff NSAR enthält eine suggestive Anspielung darauf, dass „nicht-steroidal" „besser" sei als „steroidal" (Glukokortikoide; umgangssprachlich als Cortison bezeichnet). Als Folge dieser „Cortison-Angst", die Ärzteschaft und Bevölkerung ergriff, wurde ASS in großen **Mengen unkritisch verschrieben und konsumiert** (Seifert 2021a). Die Folgen des unkritischen ASS-Konsums waren erheblich. **ASS-Intoxikationen** („Salicylismus") waren an der Tagesordnung, und therapeutische Maßnahmen zur Behandlung der ASS-Intoxikation (z.B. forcierte Diurese, Harnalkalisierung) waren ein wichtiger Gegenstand in Lehre und Prüfungen.

Damals war das Konzept von Schleichwerbung noch unbekannt. Im späteren Abschnitt des Medizinstudiums lernte man, dass man „Aspirin®" verschreibt, ohne dass darauf aufmerksam gemacht wurde, dass es sich dabei um einen **Handelsnamen** handelt und nicht um einen internationalen Freinamen (INN). Die fehlende Sensibilisierung für den Unterschied zwischen dem INN eines Arzneistoffs und einem Handelsnamen hat bis zum heutigen Tag Folgen. Man muss sich nur einen beliebigen Arztbrief durchlesen, um zu erkennen, dass die damals ausgebildeten und heute beruflich immer noch aktiven Ärztinnen und Ärzte den Unterschied zwischen **INN und Handels-**

„Wir streben mehr danach, Schmerz zu vermeiden als Freude zu gewinnen."

(Sigmund Freud, 1856–1939)

namen nicht kennen. Dies hat gravierende ökonomische Implikationen: Arzneimittel, die unter einem Handelsnamen vertrieben werden, sind sehr viel teurer als Arzneimittel, die als Generika unter dem INN vertrieben werden. So werden jedes Jahr durch unkritische Verschreibung von Handelspräparaten **große Geldsummen verschwendet** (Ludwig et al. 2021).

Der Wandel in der Beurteilung von Acetylsalicylsäure

Eine bekannte unerwünschte Arzneimittelwirkung (UAW) der ASS sind **gastrointestinale Blutungen**. Wer hätte jemals gedacht, dass sich aus dieser UAW einmal die Hauptanwendung von ASS entwickeln würde?

Am Beispiel der ASS kann man aufzeigen, wie **Erkenntnisse der Grundlagenforschung die klinische Anwendung von Arzneistoffen verändern**. Der britische Pharmakologe und Nobelpreisträger Sir John Vane erkannte, dass ASS ein wichtiges homöostatisches Enzym im Körper, die Cyclooxygenase, durch eine Acetylierung irreversibel hemmt (Vane u. Botting 2003). Dies bedeutet, dass der Körper erst neues Enzym bilden muss, ehe die ASS-Wirkungen aufhören. Je nachdem, wie schnell eine Körperzelle Cyclooxygenase bilden kann, werden die ASS-Wirkungen unterschiedlich schnell beendet.

Genau dies kann man sich zu Nutze machen: Blutplättchen können keine neue Cyclooxygenase mehr bilden, und daher wird das Enzym sehr langfristig durch ASS gehemmt. In der Folge wird weniger Thromboxan gebildet, das eine Blutplättchenverklumpung und damit einen Gefäßverschluss verursacht. Einerseits entstehen durch ASS Blutungen im Gastrointestinaltrakt, aber andererseits kann man durch ASS auch **Herzinfarkte und Schlagan-**

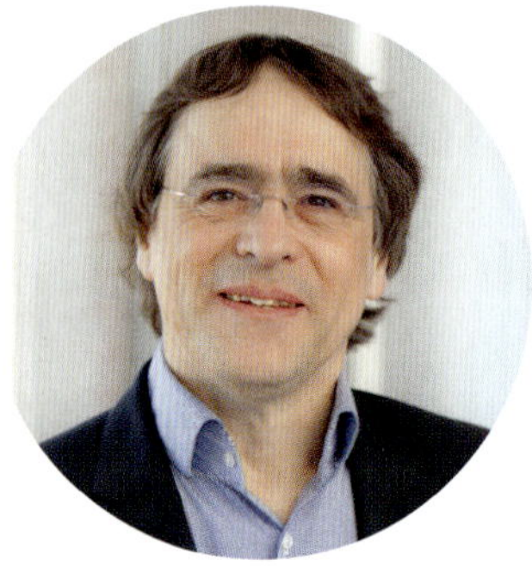

Prof. Dr. med. Roland Seifert

Roland Seifert ist nach dem Medizinstudium an der FU Berlin (1979–1985), der Habilitation für Pharmakologie (1992) und einem USA-Aufenthalt (1995–2004) Lehrstuhlinhaber für Pharmakologie an der Universität Regensburg (2004–2008) und der Medizinischen Hochschule Hannover (MHH) (seit 2008).

fälle verhindern. Durch eine dramatische Verringerung der traditionellen ASS-Tagesdosierungen um den Faktor 40–50 können sehr gute therapeutische Effekte bei Myokardinfarkt und Schlaganfall erzielt werden, ohne dass es zu gravierenden UAW kommt. Diese **modernen Konzepte** der Anwendung von ASS bei kardiovaskulären Erkrankungen werden heute im Medizinstudium gelehrt und geprüft (Seifert 2021b).

Die Zukunft der Acetylsalicysäure im Medizinstudium

Durch die Globalisierung von Produktionsketten vieler Arzneistoffen ist es zu Versorgungsengpässen mit bestimmten ASS-Zubereitungen gekommen. Außerdem sind mit ASS konkurrierende Arzneistoffgruppen ($P2Y_{12}$-Rezeptor-Antagonisten) auf den Markt gekommen, und es ist selbst für den Spezialisten unüberschaubar, ob ASS und $P2Y_{12}$-Rezeptor-Antagonisten therapeutisch gleichwertig sind. Sicher ist, dass eine Langzeittherapie mit $P2Y_{12}$-Rezeptor-Antagonisten sehr viel teurer ist als mit ASS (Ludwig et al. 2021).

Deshalb ist es heute ein Bestandteil des Medizinstudiums geworden, den Studierenden schon frühzeitig die **pharmakoökonomischen Folgen ärztlicher Verschreibungen** vor Augen zu führen. Auch hierfür ist ASS ein sehr gutes Modell. Durch eine Sensibilisierung der Studierenden für Pharmakoökonomie und **Interessenkonflikte** in Arzneimittelstudien mit der pharmazeutischen Industrie, leisten die Hochschulen und das Institut für medizinische und pharmazeutische Prüfungsfragen (IMPP) einen

Kernaussagen:

- Arzneistoffe sollten immer mit dem INN bezeichnet werden. Der Gebrauch von Handelsnamen kann zur Verschwendung großer Geldsummen führen.
- Tief verwurzelte Traditionen können eine rationale Arzneimitteltherapie verhindern, trotz eines entsprechenden Wissensstandes.
- Erkenntnisse der Grundlagenforschung können die klinische Anwendung und Einsatzgebiete von Arzneistoffen verändern und neu definieren.

wichtigen Beitrag zum Erhalt der Funktionsfähigkeit unseres Gesundheitssystems.

ASS ist trotz seiner UAW rezeptfrei in der Apotheke zu erhalten und spielt in der Selbstmedikation für die Indikationen „Fieber", „Kopfschmerzen" und „Entzündung" nach wie vor eine große Rolle (Lennecke u. Hagel 2021), obwohl es aus pharmakologischer Sicht entbehrlich ist und durch besser verträgliche Arzneistoffe wie Ibuprofen ersetzt werden kann. Aber „traditionelles Heilwissen" hat in der Bevölkerung eine lange Halbwertszeit.

Am Beispiel von ASS lässt sich zeigen, wie sich der Stellenwert und die Beurteilung eines seit über 125 Jahren bekannten Arzneistoffs im Laufe der Zeit dramatisch gewandelt haben. Das Beispiel zeigt auch sehr gut, dass modernes medizinisches Wissen nur sehr langsam das Verhalten in der Selbstmedikation beeinflusst. Daraus lässt sich schlussfolgern, dass Ärztinnen und Ärzte eine **große Verantwortung für die medizinische Aufklärung** der Bevölkerung haben.

Literatur

Lennecke K, Hagel K (2021) Selbstmedikation. 7. Auflage. Deutscher Apotheker-Verlag, Stuttgart

Ludwig WD, Mühlbauer B, Seifert R (2021) Arzneiverordnungs-Report 2021. Springer-Verlag, Heidelberg

Seifert R (2021a) Medikamente leicht erklärt. Springer-Verlag, Heidelberg

Seifert R (2021b) Basiswissen Pharmakologie, 2. Auflage. Springer-Verlag, Heidelberg

Vane JR, Botting RM (2003) The mechanism of action of aspirin. Thromb Res 110, 255–258

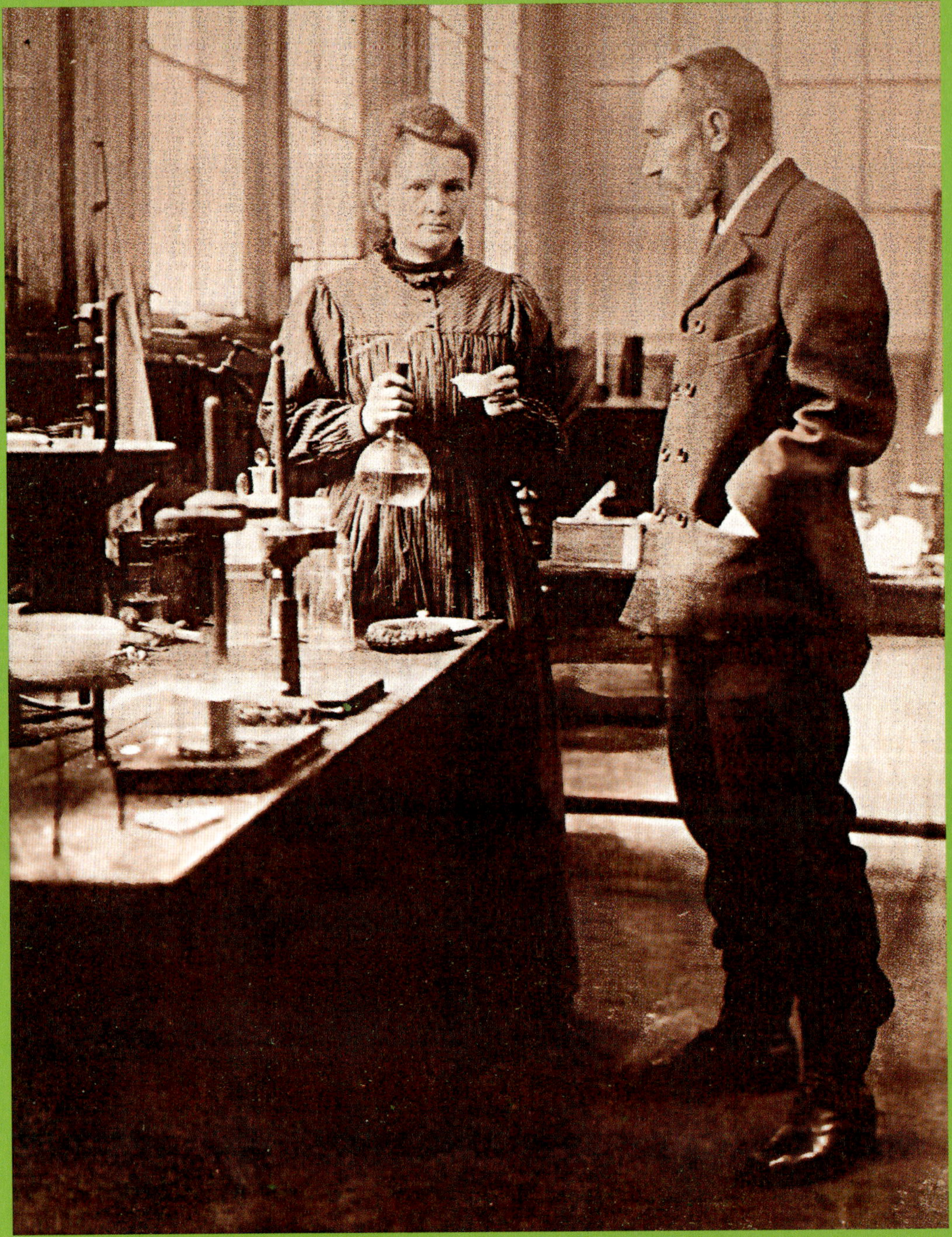

Das Ehepaar Curie in seinem Labor

1898

1800

1900

2000

31 Strahlender Fortschritt

Die Geschichte der Medizin ist auch eine Geschichte der Paradigmenwechsel, bei denen ein Theorem von einem neuen abgelöst wird. Sie weist nicht nur Fortschritte auf, sondern auch Irrwege und Misserfolge, deren Analyse dann wiederum zu neuen Erkenntnissen führen konnte. Irrlehren und Fehleinschätzungen finden sich nicht nur im Altertum und Mittelalter, sondern durchaus auch in der jüngeren Geschichte: 1898 entdeckte Marie Curie (1867–1934) zusammen mit ihrem Ehemann Pierre (1859–1906) das Radium und lösten eine Weltsensation aus. Es galt als wahres Wundermittel, Ärzte empfahlen Radium zur Behandlung aller möglichen Krankheiten und in Paris wurden scheinbar sensationelle Heilungserfolge mit Radium erzielt. Bis sich die Lebensgefahr durch das neue Element herumgesprochen hatte, brachte man damit nicht nur Zifferblätter, sondern auch die eigenen Zähne oder die Augen von Puppen zum Leuchten, und die schön „sterilen", aber unschön strahlenden Produktionsabfälle wurden gar als Füllmaterial für Sandkästen verkauft. Zahllose Todesfälle, besonders bei Arbeiterinnen, die mit Radium hantieren mussten, waren die traurige Folge.

2100 2200 2300

Eine Forscherin baut das Fundament für die Strahlenheilkunde

Max-Johann Sturm, Walter Wohlgemuth und Ulf Teichgräber

Das Fachgebiet der Diagnostischen und Interventionellen Radiologie fußt auch heute noch auf der Entdeckung „einer neuen Art von Strahlen“ durch W.C. Röntgen 1895, eine bis dato unbekannte Sorte sehr durchdringungsfähiger elektromagnetischer Strahlen (Röntgen 1896). Für seine Entdeckung hat Röntgen den allerersten Nobelpreis für Physik 1901 erhalten und dadurch wurde erstmals der Blick in den menschlichen Körper möglich, wie die Aufnahme von Berta Röntgens Hand zeigt. Diese Entdeckung faszinierte auch Henri Becquerel, den Entdecker der Radioaktivität. Der Begriff wurde später von dessen Doktorandin Marie Curie geprägt.

Die 1867 in Warschau geborene Marie Salomea Skłodowska studierte Physik und Mathematik an der Pariser Sorbonne und schloss das Studium als Jahrgangsbeste ab. Dort lernte sie auch ihren späteren Ehemann Pierre Curie kennen. Nach der Heirat im Jahr 1895, änderte sie ihren Namen zu Marie Skłodowska-Curie, denn sie wollte lieber den polnischen Teil ihres Namens behalten als den Familiennamen ihres Ehemanns einfach zu übernehmen. Ein für das ausgehende 19. Jahrhundert sehr emanzipierter Schritt. Sie begann mit einer Promotion bei Becquerel über Uransalze zu einer Zeit, als noch keine Frau in Europa den Doktortitel erhalten hatte (Rockwell 2003). Die **Radioaktivität** wurde mittels Apparaturen gemessen, die Pierre entwickelt hatte. Dabei wurde auch die unterschiedliche Radioaktivität zweier neuer Elemente – **Polonium und Radium** – festgestellt, der Nachweis war aufgrund der sehr geringen Mengen aufwändig. Marie Curie bekam zweimal den Nobelpreis verliehen, zuerst für Physik 1903 und neun Jahre später den Nobelpreis für Chemie 1911, und wurde nach dem Unfalltod des Ehemannes zur ersten ordentlichen Professorin an der Sorbonne ernannt (Rockwell 2003). Die gesamte Kernphysik fußt auf den Entdeckungen der beiden.

Im Ersten Weltkrieg hat Marie Curie einen mobilen Röntgenwagen, den sogenannten Petite Curie, konzipiert und mit diesem in den Feldlazaretten selbst Röntgenuntersuchungen an der Kriegsfront durchgeführt. Wesentlich war ebenso die Ausbildung von technischem und medizinischem Personal in der Radiologie. Seitdem ist der Name Marie Curie auch mit der Strahlenheilkunde eng verknüpft. Die Strahlenheilkunde umfasst heute die Fächer Strahlentherapie, Nuklearmedizin und Radiologie. Die **Radiologie** als solches ist ein bildgebendes **Querschnittsfach**, welches neben dem klassischen „Röntgen“ die Schnittbildverfahren Computertomografie (CT), Magnetresonanztomografie (MRT) und Sonografie beinhaltet und eng mit den verwandten Fächern Nuklearmedizin und Strahlentherapie kooperiert.

Heutzutage ist es offensichtlich, dass Radioaktivität und Strahlung gesundheitsschädlich sind und dementsprechend **Strahlenschutz** und konsequente **Indikationsstellung** vor Untersuchungsdurchführung unerlässlich sind. Kurze Zeit nach der Entdeckung der Radioaktivität wurden bereits erste Schäden, Hautveränderungen und Nekrosen bekannt, allerdings ging die damalige Lehrmeinung von einer Toleranzdosis

„Man könnte sich vorstellen, daß das Radium aber auch in verbrecherischen Händen sehr gefährlich werden könnte, und man müsse sich fragen, ob es für die Menschheit gut ist, die Geheimnisse der Natur zu kennen, ob sie reif ist, daraus Nutzen zu ziehen, oder ob ihr diese Erkenntnis zum Schaden gereichen könnte."

(Marie Curie)

aus, bei deren Überschreitung Schäden auftreten. Erste Erfolge fraktionierter Strahlentherapien schienen dieses Konzept zu untermauern. Dementsprechend befasste man sich nicht mit stochastischen Strahlenschäden, also der langfristigen Risikoerhöhung für Malignome durch DNA-Schädigung. Die Mechanismen waren bis dato völlig unklar (Wojcik u. Harms-Ringdahl 2019). Da auch zu Beginn der Radiologie noch keine Möglichkeiten zur Dosimetrie zur Verfügung standen, wurde mit der „Erythem-Dosis" gearbeitet: Sprich der notwendigen Dosis, um eine Hautrötung bei Patient:innen oder Radiolog:innen zu erzeugen. In kleinen Fachkreisen gab es allerdings schon sehr früh Bemühungen um Dosimetrie und entsprechenden Strahlenschutz. Die pure Faszination an der Strahlung bedingte allerdings, dass diese für diverse Therapieversuche genutzt wurde, ja sogar als Wunderheilmittel beworben wurde. Die Öffentlichkeit hinterfragte dies nicht, da auch über Entdeckungen wie Röntgenstrahlung oder Elektrizität in ähnlicher Weise berichtet wurde. Die Presse berichtete nach ersten Erfolgen bei Tumoren sehr wohlwollend über Radioaktivität und angebliche Erfolge bei anderen Erkrankungen. Parallel zur Medizin wurde schnell das Marketingpotenzial erkannt, sodass ein Hype um radiumhaltiges Thermalwasser oder Seife aufkam. Die Werbetreibenden bedienten sich wissenschaftlichen Autoritätsargumenten, um Verkaufszahlen zu steigern, dies trotz früher Sicherheitsbedenken ab den 20er-Jahren des 20. Jahrhunderts (Eriksson u. O'Hagan 2021).

Die Ärzt:innen der „Strahlenfächer" **kooperieren** heutzutage eng miteinander und mit anderen **Professionen** – insbesondere Medizinphysik-Expert: innen und Medizinischen Technolog:innen für Radiologie (MTR). Somit können die Fächer einerseits therapeutisch in Erscheinung treten, z.B. durch bildgesteuerte minimal-invasive Kathetereingriffe oder durch eine Radioiodtherapie,

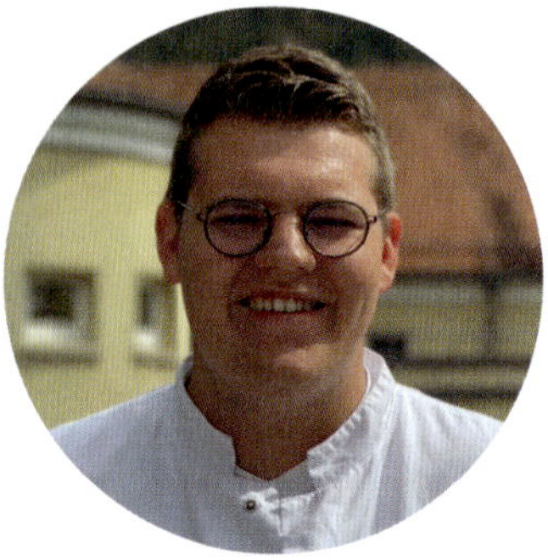

Max-Johann Sturm

Max-Johann Sturm ist Medizinstudent an der Friedrich-Schiller-Universität Jena.

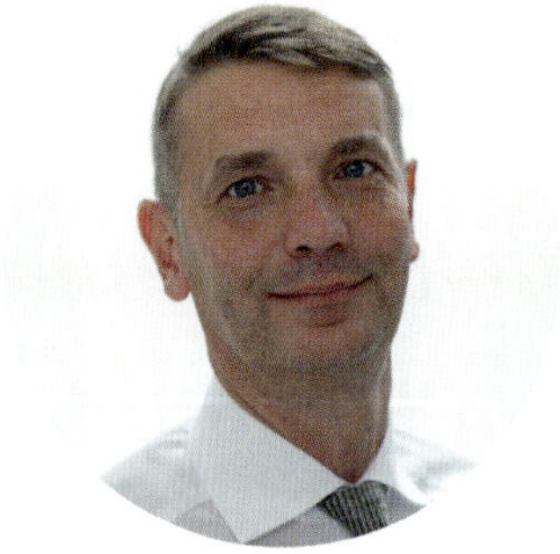

Prof. Dr. Dr. Walter Wohlgemuth

Walter Wohlgemuth ist Direktor der Universitätsklinik und Poliklinik für Radiologie am Universitätsklinikum Halle und Prodekan für Finanzen, Personal und Haushaltsentwicklung der Medizinischen Fakultät der Martin-Luther-Universität Halle-Wittenberg.

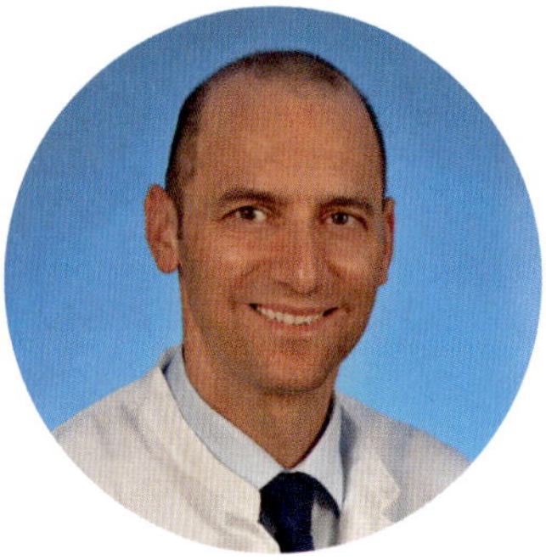

Prof. Dr. med. Ulf Teichgräber, MHBA, MME

Ulf Teichgräber ist Direktor des Instituts für Diagnostische und Interventionelle Radiologie am Universitätsklinikum Jena und Studiendekan der Medizinischen Fakultät an der Friedrich-Schiller-Universität Jena.

und auch effektiven Strahlenschutz gewährleisten. Wichtig für die Dosisreduktion ist dafür einerseits **technischer Fortschritt** und **Methodenforschung** (bspw. photon-counting CT), aber auch die fundierte **Ausbildung** von Ärzt:innen und MTR. Das 2023 in Kraft getretene MT-Berufe Gesetz, das die Ausbildung von technischen Assistenzberufen neuregelt, unterstreicht die Schlüsselposition in Diagnostik und Therapie. Die Relevanz des Strahlenschutzes wird auch daran deutlich, dass Marie Curie 1934 schließlich an den Folgen der Strahlenexposition verstarb.

Die Radiologie, die mit fast jedem klinischen Fach kooperiert, bietet bereits im **Medizinstudium** ideale Voraussetzungen für **longitudinale Lehre und Kompetenzerwerb** sowie blended learning Formate. Da die Kenntnis der Schnittbildanatomie für die spätere klinische Tätigkeit unerlässlich ist, können durch eine Verzahnung von Vorklinischer und Klinischer Lehre

Kernaussagen:

- Die Radiologie ist ein bildgebendes Querschnittsfach, das ausgehend vom Röntgen kontinuierlich um neue Methoden erweitert wird und fast mit jedem klinischen Fach kooperiert.
- Die Digitalisierung revolutioniert die Radiologie: neue technologische Entwicklungen und der Einsatz von Künstlicher Intelligenz eröffnen neue diagnostische Möglichkeiten und Robotik-gestützte minimal-invasiven Eingriffe ersetzen große operative Eingriffe.
- Die universitäre Radiologie bietet ideale Voraussetzungen für longitudinale Lehre und Kompetenzerwerb, sowie blended learning Formate.

früh die Grundlagen gelegt werden. In Jena wird beispielsweise die Sonografie longitudinal gelehrt und auch durch einen OSCE (objective structured clinical examination) geprüft (Teichgräber et al. 2022). Durch radiologische Lehrplattformen und Fallsammlungen zum Selbststudium, wie „CONRAD" der Deutschen Röntgengesellschaft e.V., sowie durch Kurzpraktika (Work-based Learning) können Studierende Kompetenzen wie Röntgen-Thorax-Befundung, Aufklärung und Kontrastmittelgabe beobachten und anwenden (Teichgräber et al. 2021).

Auch künftige Trends sollten sich in der **Lehre** widerspiegeln, beispielsweise die **künstliche Intelligenz (KI)**, durch die sich die klinische Arbeit und Forschung in der Radiologie nachhaltig verändern wird. Ebenso sollten **neue Trends** in der molekularen und hybriden Bildgebung in Kooperation mit der Nuklearmedizin, sowie die vielfältigen Möglichkeiten der interventionellen bildgesteuerten Therapien (Robotik-gestützte minimal-invasive Präzisionseingriffe) im Studium vermittelt werden. Die universitäre Radiologie besteht inzwischen aus vielen subspezialisierten Teilgebieten, von der Kinderradiologie, interventionellen Radiologie, Neuroradiologie bis zur Brustbildgebung. Wesentlich ist der Spagat aus einer fundierten Ausbildung für jedes Teilgebiet und der breiten Vermittlung der wesentlichen Inhalte, insbesondere angesichts der wachsenden Bedeutung der ambulanten Versorgung abseits der Universitäten.

Literatur

Eriksson G, O'Hagan L (2021) Selling "Healthy" Radium Products With Science: A Multimodal Analysis of Marketing in Sweden, 1910–1940. Science Communication, 43(6): 740–767

Rockwell S (2003) The life and legacy of Marie Curie Yale, J Biol Med,76(4–6):167–80

Röntgen, WC (1896) Ueber eine neue Art von Strahlen. Fortsetzung. In: Sitzungsberichte der Würzburger Physik, medic. Gesellschaft, Würzburg, S. 1–10

Teichgräber U, Ingwersen M, Bürckenmeyer F, Malouhi A, Arndt C, Herzog A, Franiel T, Mentzel HJ, Aschenbach R (2021) Structured work-based learning in undergraduate clinical radiology immersion experience. BMC Med Educ, 17;21(1):167. DOI: 10.1186/s12909-021-02592-0

Teichgräber U, Ingwersen M, Ehlers C, Mentzel HJ, Redies C, Stallmach A, Behringer W, Guntinas-Lichius O (2022) Integration of ultrasonography training into undergraduate medical education: catch up with professional needs. Insights into Imaging. 24;13(1):150. DOI: 10.1186/s13244-022-01296-3

Wojcik A, Harms-Ringdahl M (2019) Radiation protection biology then and now. Int J Radiat Biol, 95(7):841–850

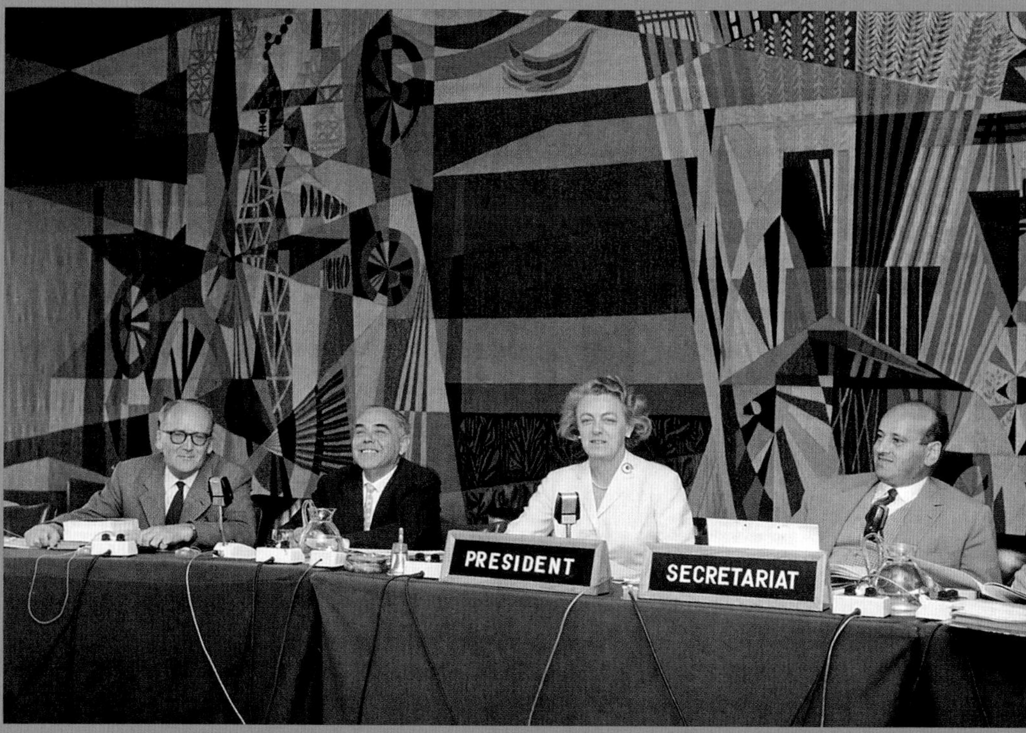

Maria Daelen als Vorsitzende des Committee of Experts on Public Health (1962)

1903–1993

1800 1900 2000

32 Humane Medizin und mutige Politik hinter den Kulissen

Die Chronik der Medizin ist nicht nur eine Geschichte epochaler Gelehrter, weltbekannter Pioniere und Nobelpreisträger, sondern auch die einer Heilkunst hinter den Kulissen. Zahllose ungenannte oder in Vergessenheit geratene Ärztinnen und Ärzte haben mit ihrer Arbeit zur Humanität ihres Faches beigetragen, sei es durch ärztliche Fürsorge oder durch ihr gesellschaftliches Engagement. Stellvertretend sei die Ärztin Maria Daelen (1903–1993) erwähnt. Als erste Medizinerin trat sie 1953 in das männerdominierte Bundesministerium des Inneren ein, leitete das Referat „Internationales Gesundheitswesen" und führte als Delegierte in der WHO die Deutschen nach jahrelanger Isolation wieder zurück in die internationale Gesundheitspolitik. Vor 1945 war sie an der Charité tätig und galt als hochqualifizierte und engagierte Ärztin. Mutig hatte sie sich hinter die Widerstandskämpfer des 20. Juli 1944 gestellt und musste vor der Gestapo fliehen. „Ich habe mich nicht entmutigen lassen" schrieb sie in einem Brief an ihre Mutter – in der Tat: als emanzipierte Frau, engagierte Ärztin, NS-Gegnerin und Gesundheitspolitikerin.

Masterplan Medizinstudium 2020 – Der lange Weg zu einer zukunftsfähigen Medizinerausbildung

Gabriele Hörl

Eine pervertierte Medizinethik war im Nationalsozialismus nach 1939 an allen Fakultäten ein Prüfungsfach. Ihr abstruser Leitgedanke war die Annahme, dass Menschen einen ungleichen „Wert" besäßen und die Gesundheit des sogenannten „Volkskörpers" stets wichtiger als die der einzelnen Patientinnen und Patienten sei. Ärztinnen und Ärzte wie **Maria Daelen**, die sich dieser faschistischen Ideologie nicht beugen wollten, riskierten Beruf und Leben. Wenn heute auf der Grundlage einer **humanen medizinischen Ethik** ein Masterplan für eine den Anforderungen der Zukunft entsprechende Medizin entwickelt wird, so ist dies ein Prozess, der viele Aspekte und Interessen berücksichtigen muss und bis zu einem Konsens naturgemäß nicht nur reibungslos verläuft. Der große Unterschied gegenüber den Verhältnissen zur Zeit von Maria Daelen ist die Tatsache, dass dieser Prozess auf dem Boden der Freiheit von Forschung und Lehre und der freien Meinungsäußerung stattfinden kann. Gerade in der Vielfalt der diskutierten Maxime und Gegenstände liegt die Chance für eine medizinische Ausbildung, die dem Anspruch und den Rechten der Patientinnen und Patienten gerecht wird.

Wie sichern wir gute medizinische Versorgung?

Im **Koalitionsvertrag** zwischen CDU, CSU und SPD für die 18. Legislaturperiode „Deutschlands Zukunft gestalten" hieß es:

> *„Für eine zielgerichtetere Auswahl der Studienplatzbewerber, zur Förderung der Praxisnähe und zur Stärkung der Allgemeinmedizin im Studium wollen wir in einer Konferenz der Gesundheits- und Wissenschaftsminister von Bund und Ländern einen ‚Masterplan Medizinstudium 2020' entwickeln." (CDU Deutschlands, CSU-Landesleitung, SPD, 2013)*

> ***„Der Masterplan Medizinstudium 2020 ist ein wichtiger Schritt hin zu einem modernen Medizinstudium, das unsere Ärztinnen und Ärzte auf die künftigen Herausforderungen vorbereitet und eine gute Patientenversorgung überall in Deutschland auch in Zukunft sicherstellt."***
>
> (Hermann Gröhe)

Eine lapidare Aussage. Damit wurde aber ein nunmehr seit 2014 andauernder Prozess zur **Reform der ärztlichen Ausbildung**, aber auch zur Nachwuchs- und damit Zukunftssicherung in der ärztlichen Versorgung angestoßen, der noch heute andauert, und der die gesamte ärztliche Ausbildung auf den Prüfstand gestellt und viele weitere Aktivitäten in Bund und Ländern initiiert hat.

Was war die Ausgangslage? Nur wenige Schlaglichter: Nachwuchssorgen vor allem im Bereich der Allgemeinmedizin, Klagen über fehlende Medizinstudienplätze, über fehlende Praxisnähe und Patientenorientierung des Medizinstudiums, über die dominierende Stellung der Abiturnote bei den Auswahlkriterien für das Medizinstudium, über nicht mehr vorhandene oder zu geringe Ausrichtung des Studiums an die zukünftigen Anforderungen bei der Ausübung des Arztberufs. Letztendlich auch die Sorge um die Nachwuchssicherung – gerade für die ländlichen Räume in Deutschland.

Langer Weg zum Masterplan Medizinstudium 2020

Erfreulich rasch einigte man sich auf die Themen, mit denen sich der Masterplan beschäftigen sollte, darunter die Auswahl der Studienplatzbewerberinnen und -bewerber, Förderung der Praxisnähe der Ausbildung und Stärkung der Allgemeinmedizin im Studium als wesentliche Punkte.

Aber: Vieles war unter einen Hut zu bringen: Interessen der Ärzteschaft, insbesondere auch der Allgemeinmedizin, Interessen der Hochschulen und der medizinischen Fakultäten vertreten durch den Medizinischen Fakultätentag (MFT), Interessen des Instituts für medizinische und pharmazeutische Prüfungsfragen (IMPP), der Gesundheits- bzw. Wissenschaftsministerien von Bund und Ländern, der Kultusministerkonferenz (KMK), der Gesundheitsministerkonferenz (GMK) und – last but not least – die Interessen und Wünsche der Studierenden.

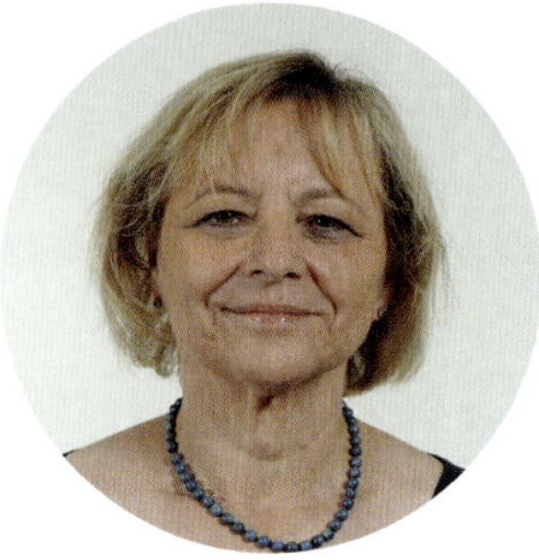

Gabriele Hörl

Gabriele Hörl ist seit 2011 Abteilungsleiterin im Bayerischen Staatsministerium für Gesundheit und Pflege. Davor war sie u.a. an der Bayerischen Staatskanzlei tätig.

In vielen Sitzungen diskutierten, erörterten und stritten die in die Arbeitsgruppe entsandten Vertreterinnen und Vertreter – teilweise leidenschaftlich und kontrovers, teilweise rasch übereinstimmend – über die besten Wege und Maßnahmen zur Umsetzung des Auftrags. Die Leitlinie dieser Diskussionen ist im „Masterplan Medizinstudium 2020" formuliert:

> *„Mit dem Masterplan Medizinstudium 2020 stellen wir die Weichen für die Ausbildung der nächsten Medizinergeneration, die den Herausforderungen einer Gesellschaft des längeren Lebens gerecht werden kann."* (BMBF 2017)

Am 31. März 2017 haben die Gesundheits- und Wissenschaftsminister und -ministerinnen von Bund und Ländern den **Masterplan Medizinstudium 2020 beschlossen** – das war der Auftakt für weitere Verhandlungen und Umsetzungsmaßnahmen.

Umsetzung Masterplan Medizinstudium 2020 – work in progress

Auf insgesamt **37 Maßnahmen** für eine **Neustrukturierung des Medizinstudiums** bzw. der Zulassung zum Studium, zur Förderung der Praxisnähe wie der Arzt-Patienten-Kommunikation, zur Stärkung der Allgemeinmedizin im Studium und Forschung hatte man sich geeinigt – allesamt Maßnahmen, die neue Wege in der medizinischen Ausbildung gehen. Adressaten dieses Gesamtpakets waren Bund und Länder, der MFT und das IMPP sowie die Hochschulen.

Mit der **Überarbeitung der Gegenstandskataloge** für die Ärztliche Prüfung und der **Weiterentwicklung des Nationalen Kompetenzbasierten Lernzielkatalogs Medizin** (NKLM) wurden Kommissionen beauftragt, die in einem großen Kraftakt und unter Einbeziehung einer großen Zahl hochengagierter ehrenamtlich tätiger Expertinnen und Experten aus Gesundheit und Wissenschaft ihren Auftrag – trotz erheblichen Einschränkungen und

Kernaussagen:

- Mit dem Masterplan Medizinstudium 2020 wurde eine grundlegende Neuausrichtung für die Ausbildung nächster Medizinergenerationen ermöglicht.
- Auch 10 Jahre nach Aufnahme in den Koalitionsvertrag ist der Masterplan aufgrund der Ausbalancierung verschiedener Interessen und Beharrungskräften noch nicht umgesetzt.
- Die gemeinsame Überarbeitung der Gegenstandskataloge für die Ärztliche Prüfung und die Weiterentwicklung des Nationalen Kompetenzbasierten Lernzielkatalogs Medizin (NKLM) wurde im Jahr 2020 erfolgreich abgeschlossen und stellt eine zentrale Weichenstellung dar.

Erschwernissen durch die Corona-Pandemie – im Jahr 2020 abschließen konnten. **Zentrale Weichenstellungen für die Zukunft sind damit erfolgt**. Den Ländern wurde die Einführung einer Landarztquote ermöglicht – auch dies eine wichtige Weichenstellung, die in einigen Ländern bereits eingeführt wurde.

Das Herzstück des Masterplan Medizinstudium 2020 allerdings ist die **Reform der Ärztlichen Approbationsordnung** (ÄApprO). Sie ist bisher nicht finalisiert. Zum Zeitpunkt der Erstellung dieses Beitrags wird zwischen Bund, Ländern, zwischen Gesundheits- und Wissenschaftsseite insbesondere um die Finanzierung gerungen. Aber: Die Reform ist auf einem guten Weg. Sie wird hoffentlich bald umgesetzt – auch wenn sie mit zusätzlichen Kosten verbunden ist. Die hierfür erforderlichen zusätzlichen Mittel sind gut angelegt: in die Grundlage für eine zukunftsfeste, kompetenzorientierte Ausbildung, bei der Wissenschaftlichkeit und Praxisbezug gleichermaßen berücksichtigt werden.

Eine neue ÄApprO wird – so die Hoffnung – neben vielen anderen Maßnahmen von Bund, Ländern, der Selbstverwaltung und der Ärzteschaft selbst dazu beitragen, dass auch in den nächsten Jahren das Medizinstudium attraktiv bleibt und die medizinische Versorgung in Deutschland gesichert werden kann.

Literatur

Bundesministerium für Bildung und Forschung (BMBF) (2017) Masterplan Medizinstudium 2020. URL: https://www.bmbf.de/bmbf/shareddocs/kurzmeldungen/de/masterplan-medizinstudium-2020.html (abgerufen am 09.09.2023)

CDU Deutschlands, CSU-Landesleitung, SPD (2013) Koalitionsvertrag zwischen CDU, CSU und SPD (vom 16.12.2013) Deutschlands Zukunft gestalten. 18. Legislaturperiode, URL: https://www.bundestag.de/resource/blob/194886/696f36f795961df200fb27fb6803d83e/koalitionsvertrag-data.pdf (abgerufen am 13.06.2023)

Koalitionsvertrag zwischen CDU, CSU und SPD (vom 16.12.2013) Deutschlands Zukunft gestalten. 18. Legislaturperiode, URL: https://www.bundestag.de/resource/blob/194886/696f36f795961df200fb27fb6803d83e/koalitionsvertrag-data.pdf (abgerufen am 13.06.2023)

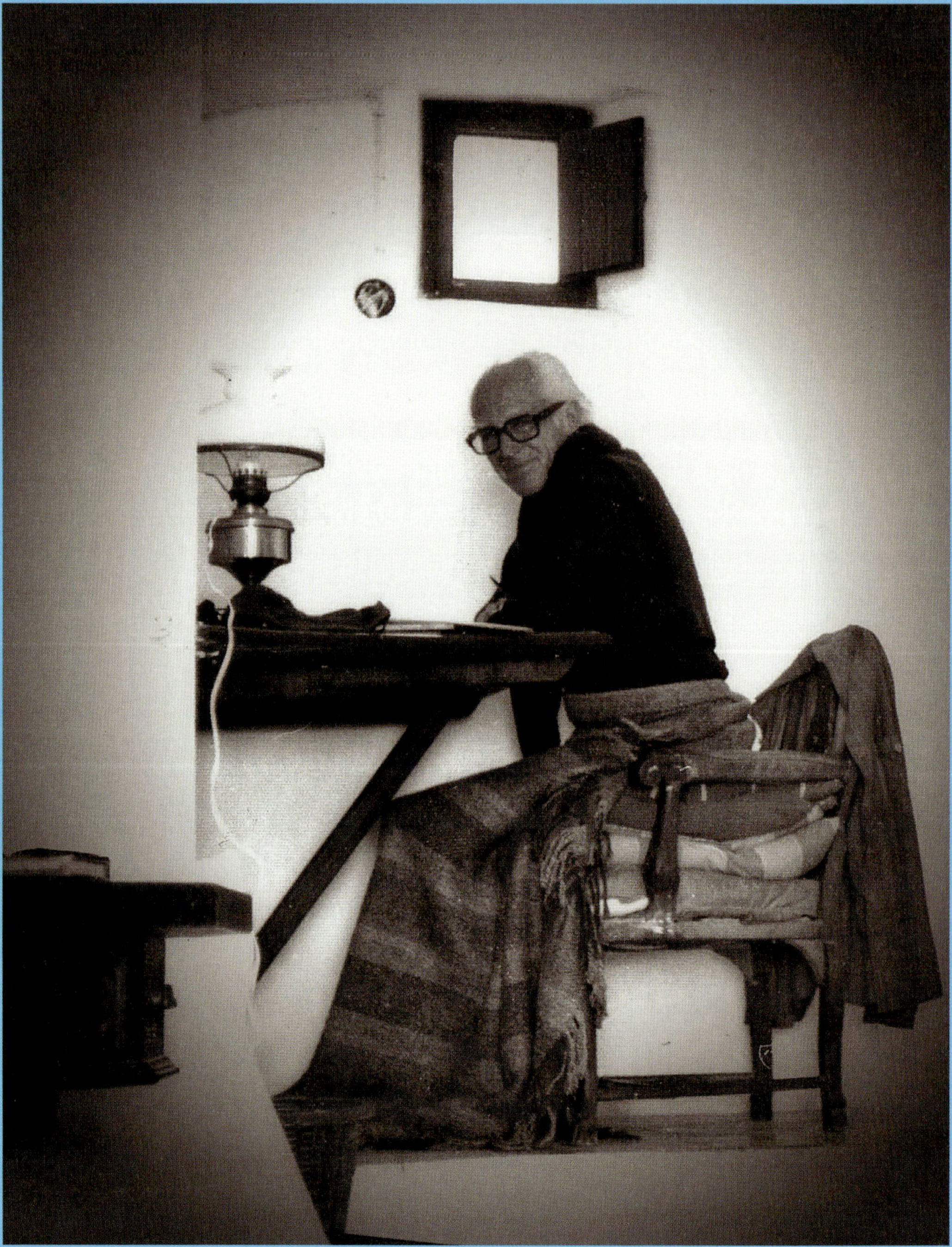

Thure von Uexküll in seiner Studierstube in Anacapri/Italien

1908–2004

1800 1900 2000

33 Thure von Uexküll

Das Anliegen des Internisten und Psychosomatikers Thure von Uexküll (1908–2004) war es, den cartesianischen Dualismus von Körper und Seele in der Medizin zu überwinden und die Psychosomatik in den Alltag der klinischen Praxis und Versorgung zu integrieren. Er kritisierte, dass das herrschende Gesundheitssystem in „… eine Medizin für kranke Körper ohne Seelen“ *und eine andere, für* „leidende Seelen ohne Körper“ *gespalten sei. Psychosomatik sollte integraler Bestandteil aller praktischen Fächer in der Medizin werden. Anfang der 1960er-Jahre erreichte Uexküll als Mitglied der „kleinen Kommission“ zur Reformierung der bis dahin geltenden Approbationsordnung, dass Medizinische Soziologie, Psychologie und Psychosomatik fest im Curriculum der neuen ÄApprO verankert wurden. Danach lieferte er entscheidende Impulse für die Gründung eines zentralen „Prüfungsfrageninstituts“ und konnte zur Unterstützung dieses Projekts, aus dem später das IMPP entstand, sogar die WHO gewinnen. Uexkülls Ziel war es zeitlebens, eine bio-psycho-soziale Theorie und Praxis der Medizin zu etablieren, in die gesellschaftliche und somatische Aspekte gleichrangig integriert sind. 1973 gründete er die Fachgesellschaft der Psychosomatiker (DKPM), 1992 die „Akademie für Integrierte Medizin“ (AIM, heute: Thure von Uexküll-Akademie). Seinen Studierenden, Schüler:innen und Weggefährt:innen begegnete er auf Augenhöhe mit einer vorbehaltlosen, offenen Haltung. Ihre manchmal noch unfertigen Gedanken nahm er so ernst wie wissenschaftliche Publikationen und sie gaben ihm oft neue wissenschaftliche und philosophische Denkanstöße.*

Thure von Uexküll, die Neugier und das IMPP

Wulf Bertram

Bei einer beliebten Übung in Selbsterfahrungs- und Gruppendynamikseminaren werden die Teilnehmenden gebeten, ihre drei wichtigsten positiven Qualitäten zu benennen. Thure von Uexküll nahm bis ins hohe Alter gerne an solchen Gruppen teil. Als dort einmal diese Frage gestellt wurde, nannten die Teilnehmer:innen etwa Zuverlässigkeit, Ausdauer, Fleiß, Empathie, Humor oder ähnliche Tugenden. Als Uexküll an der Reihe war, und gefragt wurde, welches seine drei wichtigsten Eigenschaften wäre, antwortete er ohne zu zögern lapidar *„Neugier, Neugier, Neugier"*.

Neugier gilt nicht unbedingt als eine Tugend. Wenn Kinder nach Dingen fragen, von denen die Erwachsenen meinen, es gehe sie nichts an, müssen sie sich oft den Tadel *„Sei doch nicht so neugierig!"* anhören. Und die neugierige Nachbarin, die schließlich für ihre Indiskretion bestraft wird, ist ein beliebter Topos in Literatur und Theater.

Die Forschung vermittelt ein anderes Bild der Neugier und schreibt ihr die Funktion eines *„Docht in der Kerze des Lernens"* zu, wie eine Studie in der Zeitschrift *Psychological Science* originell überschrieben ist (Kang et al. 2009). In einem Experiment wurden den Probanden schwierigere Fragen aus der Allgemeinbildung gestellt. Sie sollten sie beantworten und auf einer Skala von 1 bis 7 bewerten, wie neugierig sie auf die richtigen Antworten waren. Dann zeigten die Versuchsleiter:innen ihnen die Lösungen und baten sie, in ein bis zwei Wochen noch einmal ins Labor zu kommen. Dort wurde dann die Behaltensleistung gemessen und jede richtige Antwort mit 25 Cent belohnt. Es zeigte sich, dass die Studierenden von den Fragen, die sie als weniger interessant bewertet hatten, ledig-

„Wir hatten das große Glück, dass uns unser Vater schon als Kindern klar gemacht hat, dass die Welt für den Regenwurm anders aussieht als für den Hund und für den Hund anders aussieht als für den Menschen.“

(Thure von Uexküll)

lich etwas mehr als ein Drittel behalten hatten. Bei mittlerer Neugier war es ungefähr die Hälfte, und bei großer Neugier auf die Antwort hatten die Probanden sogar mehr als zwei Drittel der Antworten auf die Fragen richtig behalten. Neugier ist also so etwas wie eine wirksame endogene Enhancement-Droge für das Lernen.

Thure von Uexküll war ein entschiedener **Verfechter eines lebenslangen Lernens**. Gerne sprach er auch von *„lernenden Modellen“*. Als **Konstruktivist** und Autor eines wegweisenden Buches mit dem Titel „Theorie der Humanmedizin“ unterstrich er, dass Modelle die Realität immer nur annähernd abbilden können und dass die **Passung** zwischen Modell und sich verändernden Wirklichkeiten ständig überprüft und nachjustiert werden muss. Das gilt auch für die Passung in der Arzt-Patienten-Beziehung, in der zwei individuelle Systeme miteinander interagieren und jedes davon sich dabei bewegt und verändert. Eine nachhaltige heilsame Wirkung kann nur bei optimaler Passung erreicht werden.

Neue Approbationsordnung und ein neues Prüfungsinstitut

Bei seiner Affinität zur Neugier und der Einschätzung ihrer Bedeutung für ein effektives Lernen war es nicht verwunderlich, dass der internistische Ordinarius Thure von Uexküll sich intensiv auch mit der Ausbildung der Mediziner:innen beschäftigte. Als Verfechter eines **bio-psycho-sozialen medizinischen Modells** setzte er sich daher bei der Novellierung der Ärztlichen Approbationsordnung (ÄApprO) von 1970 in der *„Kommission zur Neuordnung der*

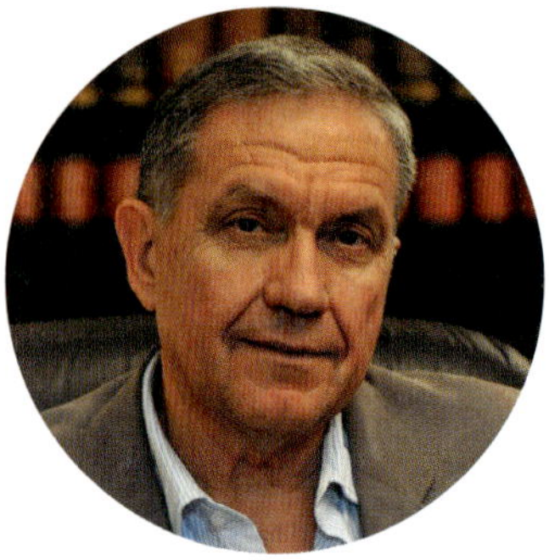

Dipl.-Psych. Dr. med. Wulf Bertram

Wulf Bertram studierte Psychologie, Medizin und Soziologie in Hamburg und war zunächst als Klinischer Psychologe am Universitätsklinikum Hamburg-Eppendorf tätig. Nach der Promotion in Medizin erhielt er ein DAAD-Forschungsstipendium als Assistenzarzt in Arezzo und setzte danach seine psychiatrische Ausbildung in Kaufbeuren fort. 1986 wechselte er ins Verlagswesen und war von 1988–2019 Verleger des Schattauer Verlages. 2018 wurde er von der Schweizer Egnér-Stiftung für sein verlegerisches Lebenswerk im Sinne der Humanisierung der Medizin ausgezeichnet. Gegenwärtig weiterhin als Psychotherapeut tätig, lebt er in Deutschland und Italien.

ärztlichen Ausbildung“ erfolgreich für die **Aufnahmen der Fächer Medizinische Psychologie und Soziologie** in die Ausbildungs- und Prüfungsordnung ein. Darüber hinaus engagierte er sich auch dafür, dass ein objektiveres, valides und reliables schriftliches Verfahren die alte Form der mündlichen Prüfungen ersetzte. Diese waren oft durch die höchst speziellen fachlichen Vorlieben der Prüfer:innen und nicht selten durch schikanöses „Vorführen“ der Kandidat:innen durch die prüfenden „Halbgötter in Weiß“ geprägt. 1972 gründeten die nach dem föderalen System der Bundesrepublik Deutschland zuständigen Länder das bundeseinheitliche **Institut für medizinische und pharmazeutische Prüfungsfragen** (**IMPP**).

Aussagekräftige Prüfungen setzen sorgfältig formulierte Fragen nach empirisch gewonnenen Testgütekriterien voraus (s. Kap. I.46). Sie sollen den zu prüfenden Gegenstand zuverlässig erfassen und objektiv sein. Das kann im Prinzip am besten mit Mehrfachwahl („multiple choice“) Fragen erreicht werden. Das Problem dieser Fragen ist, dass sie in erster Linie theoretisches und Faktenwissen prüfen, praktische und kommunikative Fähigkeiten der Prüflinge aber kaum erfasst werden können. Deshalb sieht die **neue Approbationsordnung** im Rahmen des Masterplans Medizinstudium 2020 (s. Kap. I.32) als Ergänzung der schriftlichen Prüfungen einen **mündlich-praktischen Teil** nach dem Prüfungsformat der „Objective Structured Clinical Examination“ (OSCE) vor. Er soll die praktischen Fähigkeiten im medizinischen Alltag wie körperliche Untersuchung, Interpretation von Befunden und Anforderung

Kernaussagen:

- Neugier kann eine „Enhancement-Droge“ für das Lernen sein.
- Modelle können die Realität immer nur annähernd abbilden. Die Passung zwischen Modell und sich verändernden Wirklichkeiten sollte ständig überprüft und nachjustiert werden.
- Durch eine gute Passung in der Arzt-Patient-Beziehung kann eine heilsame Wirkung erzielt werden.
- Die „Droge Arzt“ ist eine der wichtigsten Wirkfaktoren in der Medizin.

zusätzlicher diagnostischer und bildgebender Verfahren erfassen. Eine ganz entscheidende Rolle spielt dabei der Nachweis psychosozialer Kompetenzen der Prüflinge. Die adäquate, ebenso **empathische wie präzise Kommunikation** mit den Patient:innen bei der Anamnese, der Mitteilung von Befunden und die adäquate Reaktion auf das momentane emotionale Befinden der Kranken entscheiden über die Qualität der Passung im Sinne Uexkülls.

Der Psychoanalytiker Michael Balint hat 1954 den Begriff von der „Droge Arzt“ geprägt und diese Droge als einen der wichtigsten Wirkfaktoren in der Medizin bezeichnet. Faktenwissen ist eine unverzichtbare Grundlage des Medizinstudiums. Aber es ist nicht alles. Es geht auch um die Fähigkeit, dieses Wissen in einer ärztlichen Untersuchung, in der Begegnung von Ärzt:in und Patient:in verständlich und einfühlsam anzuwenden. Ohne diese Kompetenz und die Kenntnis der prägenden psychosozialen Faktoren und der pathogenen oder salutogenetischen Einflüsse in der alltäglichen Umwelt der Patient:innen, wäre jede noch so wissensbasierte Medizin ein Reparaturbetrieb und keine Heilkunst.

Literatur

Kang MJ, Hsu M, Krajbich IM, Loewenstein G, McClure SM, Wang JT, Camerer CF (2009) The Wick in the candle of learning. Epistemic curiosity activates reward Circuitry and enhances memory, Psychological Science; 20: 963–973

v Uexküll Th, Wesiack W (1988) Theorie der Humanmedizin. Schattauer Verlag, Stuttgart

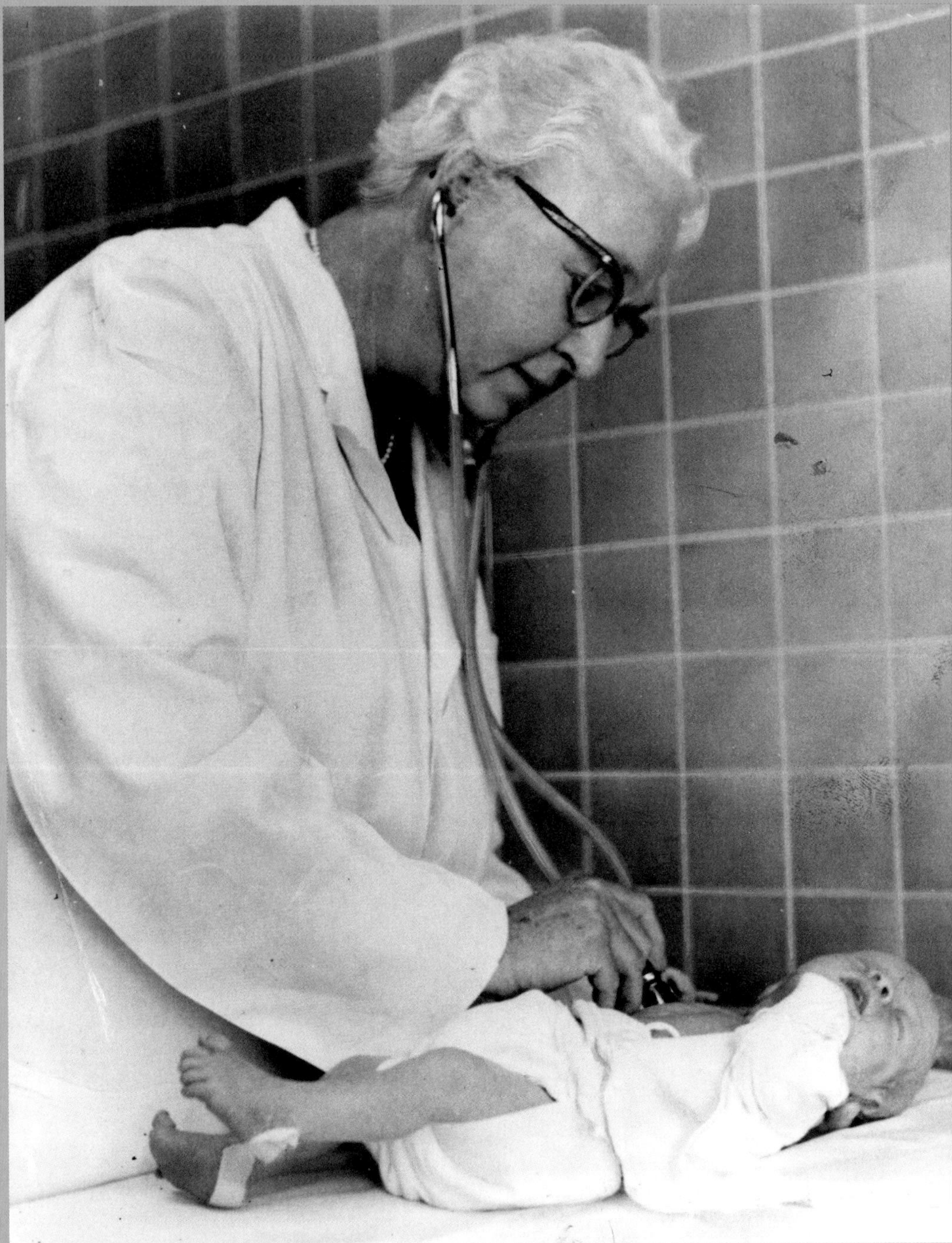

Virginia Apgar bei der Auskultation eines Säuglings

1909–1974

1800 1900 2000

34 Geht es meinem Baby gut?

Das ist sicherlich die häufigste bange Frage von Müttern nach der Geburt. Viele pädiatrische Komplikationen lassen sich behandeln, sofern sie frühzeitig erkannt werden. Heutzutage werden alle Babys, die in einer Klinik zur Welt kommen, in den ersten Minuten nach einem bewährten Schema untersucht: Atmung, Puls, Grundtonus, Aussehen, Reflexe. Die Initialen dieses Schemas bilden den Namen der Ärztin die es entwickelte: Virginia Apgar (1909–1974). 1933 gehörte sie zu den ersten Frauen, die an der Columbia University in New York ihr Examen ablegten. Ursprünglich Chirurgin, qualifizierte sie sich weiter und wurde 1949 ordentliche Professorin in der Anästhesiologie.

Ihre medizinischen Erfahrungen setzte sie vor allem in der Geburtshilfe ein. Sie fand neue Untersuchungsmethoden wie den Blutgastest in der Nabelarterie. Darüber hinaus engagierte sie sich für die Forschung zur Verhinderung von angeborenen Fehlbildungen und wurde erste Professorin für Teratologie, die Lehre von Fehlbildungen.

Die routinemäßige Anwendung des APGAR-Schemas nach der Geburt verhilft bis heute ungezählten Neugeborenen zu einem gesunden Start ins Leben.

Der APGAR Score

Dorothée Eichenberger zur Bonsen

Virginia Apgar, die Erfinderin des APGAR Schema, geboren 1909, entstammt einer Musikerfamilie und war eine ausgezeichnete Violinistin. Sie studierte Medizin (1929–1933) und wollte zuerst Chirurgin werden, sie ging allerdings als erste Professorin für Anästhesiologie in die Geschichte ein. Ihre Idee der Beurteilung eines Neugeborenen sei im Austausch mit Studierenden entstanden. Sie war aktiv an der Entwicklung von zwei Spezialisierungen in der Medizin beteiligt: der Anästhesie und der Perinatologie. Sie starb am 7. August 1974 in New York. Anlässlich ihres 20. Todestages wurde sie von der US-Post mit einer Porträtbriefmarke in der Serie Great Americans geehrt (David u. Ebert 2014).

Die Gesundheit des Neugeborenen war in den 50er-Jahren, als **Virginia Apgar** als Anästhesistin tätig war, gefährdeter als heute. Die Bundesstatistik Deutschlands zeigt im Jahr 1950, dass von 1.000 lebend geborenen Kindern 28,7 in den ersten sieben Lebenstagen starben (Höhn 2020). Apgar hat durch die Entwicklung des nach ihr benannten **APGAR-Schemas** (Apgar 1953, Butterfield u. Covey 1962) Herausragendes und heute noch Gültiges geleistet, weil der **Vitalitätszustand** von Neu- und Frühgeborenen in den **ersten zehn Minuten nach der Geburt** gemessen wird, was das Mortalitätsrisiko maßgeblich verringert.

Schon damals wie auch heute beurteilen Hebammen oder Ärzt:innen, ob ein Neugeborenes am Leben ist (Bundesgesetzblatt 1957). Das Bundesamt für Bevölkerungsforschung (Höhn 2020) nennt die Kriterien für eine Lebendgeburt: nach der Trennung vom Mutterleib muss entweder das Herz schlagen, die Nabelschnur pulsieren oder die natürliche Atmung eingesetzt haben. Mit dem APGAR Schema wird heute noch diese Vitalitäts-Beurteilung durchgeführt. Der Name der Autorin Apgar wird als Akronym APGAR verwendet und bedeutet Atmung, Puls, Grundtonus, Aussehen, Reflexe (Butterfield u. Covey 1962). Diese Aspekte werden bei jedem Neugeborenen nach einer, fünf und zehn Lebensminuten geprüft. Jeder Parameter wird jeweils mit 0 Punkten (nicht vorhanden), 1 Punkt (wenig vorhanden) oder 2 Punkten (gut vorhanden) beurteilt. Für Apgar war der Score ebenso bei **Reanimationen wichtig**, um den Effekt einer Reanimation einzuschätzen. Apgar betonte, dass Herzfrequenz und Atmung stärker zu gewichten seien als Muskeltonus, Reflexe und Hautverfärbung. Sie legte eine wichtige Basis für ein bis heute gültiges und weltweit angewandtes Management der neonatalen Überwachung und Wiederbelebung.

I

„Ich habe eben keinen Mann gefunden, der kochen kann."

(Virginia Apgar auf die Frage, warum sie nie geheiratet habe.)

Weil der APGAR-Score auch eine Klassifikation darstellt, bietet der Test zudem die **Grundlage für wissenschaftliche Forschung, Vergleiche und Diskussionen**. Zahlreiche jüngere anästhesiologische Studien, neonatologische und geburtshilfliche Forschungen bestätigen, dass sich der APGAR-Score bewährt und der Zusammenhang mit der **Reduktion des Mortalitätsrisikos** weiterhin Gültigkeit hat.

Die von der amerikanischen Herzorganisation publizierten **Leitlinie Teil 5: Neonatale Reanimation** (Aziz et al. 2020) bildet die aktuelle Evidenz für eine interprofessionell fokussierte optimale Versorgung von Neugeborenen ab. Sie gibt den organisatorischen Rahmen für wesentliche Konzepte, um die Bedürfnisse des Neugeborenen und der Familie auszudrücken. Zudem gibt sie den betreuenden Teams von Fachpersonen die Sicherheit, richtig zu handeln. Die Leitlinie basiert auf fundierten wissenschaftlichen Erkenntnissen zur Reanimation, integriert den APGAR-Score und zeigt auf, wie bedeutsam die sorgfältige Ausbildung der betreuenden Teams für eine wirksame und rechtzeitige Reanimation ist (Aziz et al. 2020). Die in dieser Leitlinie beschriebenen Konzepte „Vorausschauende Vorbereitung", „Management des Abnabelns", „Bonding und erste Maßnahmen" sind besonders bedeutsam und müssen bei jeder Geburt beachtet werden – im Wissen, dass gesunde Neugeborene natürlicherweise den Übergang selbstständig bewältigen können. Nachfolgend werden die drei Konzepte kurz beschrieben.

- **Vorausschauende Vorbereitung**: Eine Fachperson, optimalerweise eine ausgebildete Hebamme, begleitet den Prozess des „Geboren Werdens". Es werden die Risikofaktoren für eine Reanimation des Neugeborenen identifiziert und im Team kommuniziert. Die Materialien und Ausrüstung für eine allfällige Reanimation liegen bereit, die Aufgaben der Teammitglieder sind geklärt, und alle Beteiligten sind über den aktuellen perinatalen Verlauf informiert.
- **Management des Abnabelns**: Das Neugeborene wird nach einer physiologisch verlaufenden Termin- oder späten Frühgeburt direkt auf den nackten Oberkörper der Mutter gelegt. Während des Haut-an-Haut-Kontakts wird das Neugeborene getrocknet und mittels APGAR-Score überwacht. Bis die Pulsation aufhört, kann mit dem Abklemmen und Durchtrennen der Nabelschnur zugewartet werden.

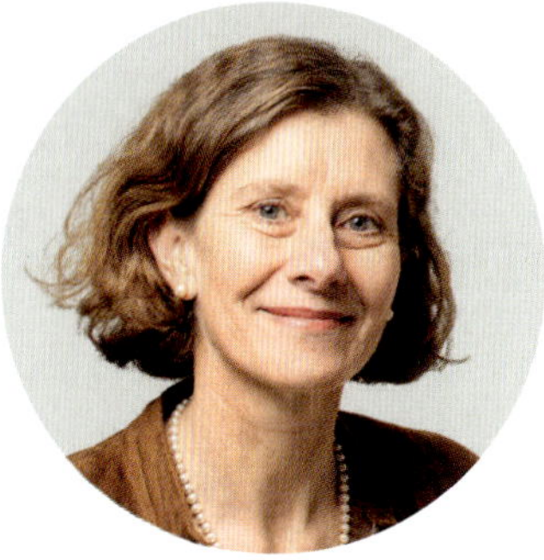

Prof.[in] Dorothée Eichenberger zur Bonsen, RN, RM, Lehrdiplom, EMBA

Dorothée Eichenberger zur Bonsen leitete den Fachbereich Geburtshilfe an der Berner Fachhochschule. Aktuell ist sie als Hebamme und Dozentin an der Fliedner Fachhochschule Düsseldorf tätig.

- **Bonding und erste Maßnahmen:** Auch ein gesundes Frühgeborenes wird während des Haut-an-Haut-Kontakts versorgt. Dabei wird insbesondere auf die physiologische Körpertemperatur des Kindes geachtet, die mit wärmenden Hilfsmitteln erreicht werden kann. Falls ein Neugeborenes nach einer Termin- oder Frühgeburt reanimiert werden muss, insbesondere bei geringem Geburtsgewicht, werden Wärmestrahler und vorgewärmte Tücher empfohlen. Frühgeborene mit Atemstörung können stimuliert oder bei Verdacht auf die Atmung beeinträchtigenden Schleim oder Fremdkörper abgesaugt werden.

Um Neugeborene nach einer Termin- oder Frühgeburt gemäß oben beschriebenen Konzepten und Maßnahmen zu versorgen, braucht es **eine solide, interprofessionelle Zusammenarbeit**. Es ist deshalb notwendig, Grundlagen zur perinatalen Betreuung von schwangeren Frauen, Gebärenden und ihren Neugeborenen, Wöchnerinnen und stillenden Mütter im Humanmedizinischen Grundstudium und in der fachärztlichen Aus-, Weiter- und Fortbildung im **interprofessionellen Setting** (Wissenschaftsrat 2018) mit anderen Gesundheitsfachpersonen, insbesondere Hebammen, **zu vermitteln und zu üben**. Gemeinsame Fallbesprechungen und simulierte klinische Situationen in interprofessionellen Skillstrainings erweitern die Kenntnisse über die je andere Aufgabe sowie deren primären Ziele. Diese können so berufsübergreifend erkannt und besprochen werden (Hasenberg et al. 2020). Das gegenseitige **Anerkennen unterschiedlicher Kompetenzen** und eine **respektvolle Zusammenarbeit** führen zu einer verbesserten Teamleistung und ergeben bessere gesundheitlich relevante Ergebnisse für Frauen und ihre Familien.

Kernaussagen:

- Die Beurteilung der postnatalen Adaptation eines Neugeborenen an das extrauterine Leben mit dem Apgar-Score ist nach wie vor weltweit anerkannt.
- Abgestimmte Ausbildungsinhalte und gemeinsame durchgeführte Trainingssetting für Gesundheits- und Medizinalberufe sind Grundlage für eine solide, interprofessionelle Zusammenarbeit.
- Klinische Erfahrung, aktuelle Forschung und die Aufnahme gewonnener wissenschaftlicher Erkenntnisse in verbindlichen medizinischen Leitlinien reduzieren das Mortalitätsrisiko bei Früh- und Neugeborenen.

Die heutig gültige Leitlinie „Neonatale Reanimation" integriert den weltweit anerkannten APGAR-Score, verbessert die Qualität der von den betreuenden interprofessionellen Teams erbrachten Leistungen und reduziert das Mortalitätsrisiko von Neugeborenen.

Literatur

Apgar V (1953) A proposal for a new method of evaluation of the newborn infant. Curr. Res. Anesth. Analg., 32:260–267

Aziz K, Lee HC, Escobedo MB, Hoover AV, Kamath-Rayne BD, Kapadia VS, Magid DJ, Niermeyer S, Schmölzer GM, Szyld E, Weiner GM, Wyckoff MH, Yamada NK, Zaichkin J (2020) Part 5: neonatal resuscitation: American Heart Association Guidelines for Cardiopulmonary Resuscitation and Emergency Cardiovascular Care. Circulation 142 (2):524–550. DOI: 10.1161/CIR.0000000000000902

Bundesgesetzblatt (1957) Verordnung zur Ausführung des Personenstandsgesetzes vom 15.8.1957, § 29 Abs. 1–3, S. 1139, URL: https://www.bgbl.de/xaver/bgbl/start.xav#__bgbl__%2F%2F*%5B%40attr_id%3D%27bgbl157s1139.pdf%27%5D__1665210361605 (abgerufen am 15.06.2023)

Butterfield J, Covey MJ (1962) Practical Epigram of the Apgar Score (Letter to the journal). JAMA 181(4):353

David M, Ebert AD (2014) Berühmte Ärzte. Virginia Apgar (1909–1974) und der Apgar-Score. Geschichte der Gynäkologie. Geburtshilfe, Frauenheilkunde, 74(11):992–994. DOI: 10.1055/s-0034-1383255

Hasenberg G, Eichenberger zur Bonsen D, Goldhahn J (2020) Medizinstudierende lernen von Hebammenstudierenden – interprofessionelles Peerteaching in den Studiengängen BSc Humanmedizin (ETH) und BSc Hebamme (ZHAW/BFH). Jahrestagung der Gesellschaft für Medizinische Ausbildung (GMA), Zürich

Höhn C (2020) Entwicklung der Säuglingssterblichkeit und ihre Einflussgrössen. Ergebnis einer Sonderauszählung für das Jahr 1973. In: Statistisches Bundesamt (Hrsg.) Wiesbaden, 1010200-20002-4, ISSN 1619–2907

Wissenschaftsrat (2018) Neustrukturierung des Medizinstudiums und Änderung der Approbationsordnung für Ärzte – Empfehlungen der Expertenkommission zum Masterplan Medizinstudium 2020. Drs. 7271–18:81–86

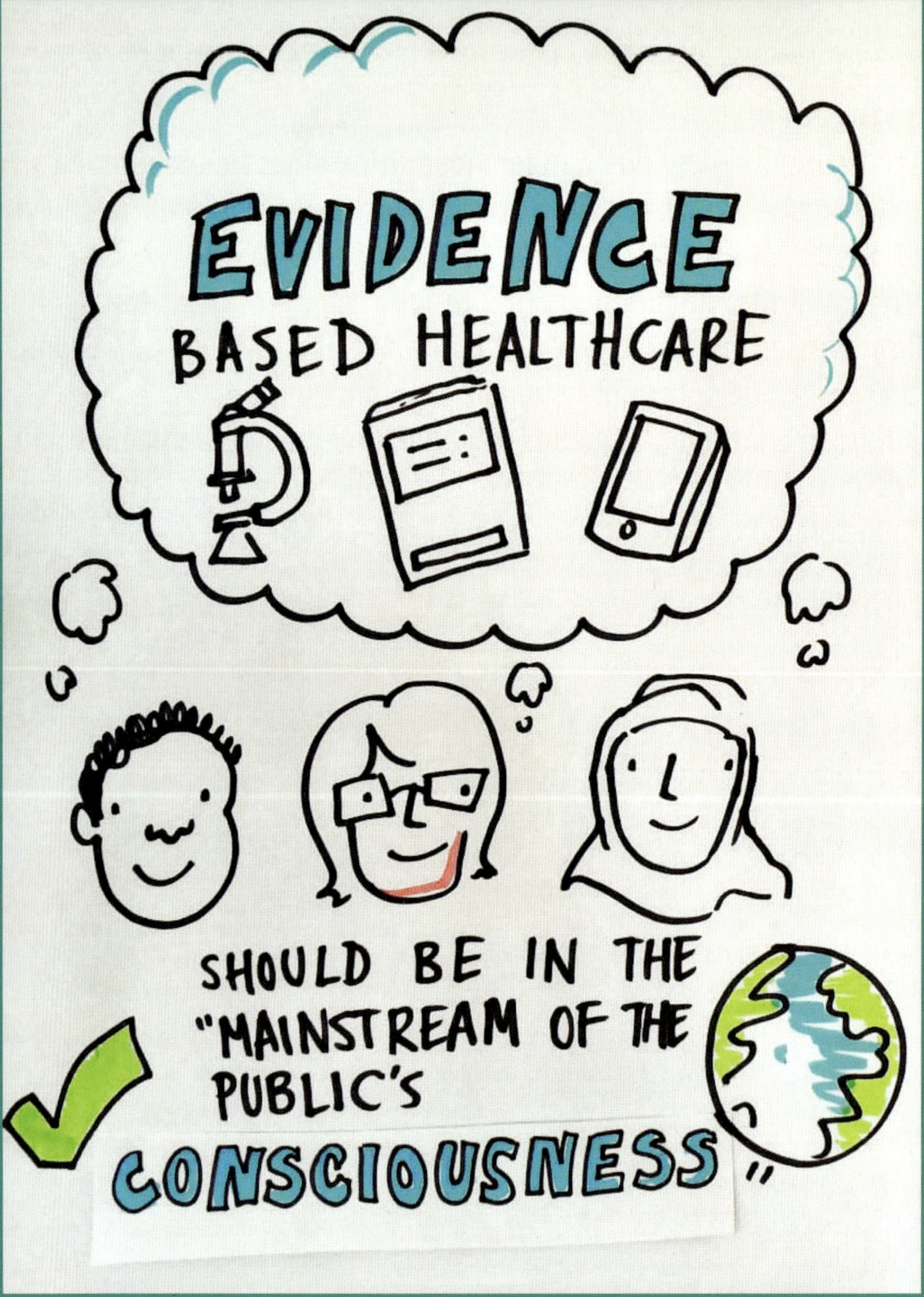
EVIDENCE
BASED HEALTHCARE
SHOULD BE IN THE
"MAINSTREAM OF THE
PUBLIC'S
CONSCIOUSNESS"

Cartoon vom Cochrane Colloquium 2019 in Edingburgh

1909–1988

1800 1900 2000

35 Leitlinien machen die Medizin sicherer und transparenter

Therapiefreiheit – gut und schön, und auch das Bundesverfassungsgericht hat Ärztinnen und Ärzten einen Spielraum bei der Wahl ihrer Behandlungsmethoden zugestanden. Doch was wären die Folgen, wenn sie nur nach ihren persönlichen Erfahrungen, Vorlieben, Spekulationen oder fragwürdigen Heilslehren „herumdoktern" würden? Solche Überlegungen bewegten den britischen Epidemiologen Archibald Leman Cochrane (1909–1988), sein viel beachtetes Buch über „Effectiveness and Efficiency" (1972) herauszugeben. Es löste eine internationale Debatte aus und führte zu den Methoden der evidenzbasierten Medizin, die auf sorgfältig kontrollierten Studien beruht. Die 1993 gegründete und nach ihm benannte Cochrane Collaboration setzte sich zum Ziel, die Durchführung und Anwendung von randomisierten klinischen Studien, die Bewertung von Screenings und den Ausbau der Versorgungsforschung zu fördern. Damit verbunden war das Anliegen, medizinische Evidenz weltweit für alle Menschen zugänglich und nutzbar zu machen, um so einen breiten Wissenstransfer zu ermöglichen.

Leitlinien unterstützen evidenzbasiertes Handeln

Frank Lammert

Leitlinien der wissenschaftlichen medizinischen Fachgesellschaften sind zu einer wichtigen Säule der evidenzbasierten und qualitätsorientierten Krankenversorgung geworden. Leitlinien sind definiert als systematisch entwickelte Hilfen für Gesundheitsberufe zur Entscheidungsfindung in konkreten Alltagssituationen. Sie beruhen auf aktuellen wissenschaftlichen Erkenntnissen und in der Praxis bewährten Verfahren, sind aber rechtlich nicht bindend und haben daher weder haftungsbegründende noch -befreiende Wirkung. Die Anwendbarkeit und Angemessenheit einer Leitlinienempfehlung wird von den verantwortlichen Ärzt:innen in der individuellen Situation unter Berücksichtigung der Prinzipien der Indikation, Fürsorge und Autonomie geprüft. Die Praxis einer **evidenzbasierten Medizin** erfordert bei der Versorgung von Patient:innen die Integration der Leitlinien mit der individuellen klinischen Erfahrung und den Präferenzen der Patient:innen (s. Kap. II.6).

Der Sachverständigenrat für die Konzertierte Aktion im Gesundheitswesen hat die Fachgesellschaften in seinem Sondergutachten 1995 gebeten, die Entwicklung von „Standards", Leitlinien und Empfehlungen voranzutreiben und zu koordinieren. In den ersten Jahren lag der Fokus auf der Neuentwicklung der Leitlinien. Die aktuelle Herausforderung ist besonders die kontinuierliche Aktualisierung und Verbreitung der Leitlinien, die transparent und methodisch korrekt, gleichzeitig aber auch ressourcenschonend und nachhaltig erfolgen soll.

Wie erhalte ich Antworten auf meine Fragen?

Die Leitlinienentwicklung basiert auf der evidenzbasierten Medizin, die – wesentlich fundiert und verbreitet von David Sackett (1934–2015) – den Anspruch erhebt, in der Humanmedizin ausdrücklich die auf Erfahrung und Intuition basierende individuelle klinische Expertise durch den Rückgriff auf wissenschaftlich gesicherte Erkenntnisse zu ergänzen und durch die beste verfügbare externe „Evidenz" abzusichern (Antes 2002). Dieser Anspruch ist einfacher formuliert als beantwortet.

Grundlage für die Arbeit an einer Leitlinie ist eine Literaturrecherche in medizinischen

„Die Evidenzbasierte Medizin ist ein scharfes Schwert, aber man kann auf beiden Seiten damit kämpfen."

(Christian Dierks)

Datenbanken mithilfe von **Schlüsselfragen**, zu denen evidenzbasierte Empfehlungen formuliert werden sollen. Dafür ist eine präzise Formulierung der Fragen nach dem PICO-Schema (Patient – Intervention – Comparison – Outcome) sinnvoll. Für jede Schlüsselfrage wird dann strukturiert eine **systematische Literaturrecherche** und -dokumentation durchgeführt, wobei insbesondere Metaanalysen und systematische Reviews berücksichtigt werden. Diese und weitere Primärstudien werden anhand ihrer Evidenz bewertet und klassifiziert. Die Empfehlungsstärke wird mithilfe einer **strukturierten Konsensfindung** festgelegt, wobei Delphi-Verfahren und Konsensuskonferenzen (auch online) erfolgen (Kopp 2010). Die Leitliniengruppe soll die wichtigsten Expert:innen auf dem jeweiligen Gebiet einbinden, wobei deren potenzielle Interessenkonflikte bei der Erstellung der Leitlinie sehr sorgfältig dokumentiert und bewertet werden müssen. Die Entwicklung der Leitlinien erfolgt in der Regel aus Eigenmitteln der Fachgesellschaften. Leitlinien unterscheiden sich von anderen Formaten der systematischen Wissensvermittlung wie HTA (Health Technology Assessmet)-Berichten und Cochrane-Analysen durch die Formulierung von ärztlichen Handlungsempfehlungen, in die auch eine klinische Bewertung der Aussagekraft und der Anwendbarkeit von Studienergebnissen eingeht.

Im Gegensatz zu Leitlinien basieren **Richtlinien** wie solche der Bundesärztekammer auf gesetzlichen Grundlagen, die den Inhalt, den Umfang und das Verfahren einschließlich der Beteiligung von Institutionen vorschreiben. Sie stellen generell abstrakte Handlungsanweisungen dar, die den Stand der Erkenntnisse der medizinischen Wissenschaft zu einem bestimmten Zeitpunkt widerspiegeln. Die Einhaltung des Standes der Erkenntnisse der medizinischen Wissenschaft wird (widerlegbar) vermutet, wenn die jeweilige Richtlinie beachtet worden ist.

Wie lerne ich aus Erfahrungen?

Archie Cochrane (1909–1988) war keineswegs der erste und einzige Verfechter einer evidenzbasierten Medizin. So veröffentlichte Paul Martini (1889–1964) bereits 1932 – gerade auf den

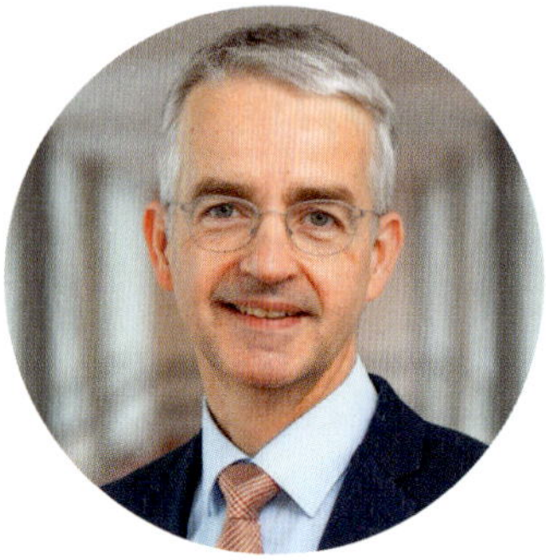

Prof. Dr. med. Dipl.-Kfm. Dipl.-Volksw. Frank Lammert

Frank Lammert absolvierte die Aus- und Weiterbildung an der RWTH Aachen und der Harvard Medical School und wurde 2004 zum Professor für Innere Medizin der Universität Bonn und 2008 als Direktor der Klinik für Innere Medizin II am Universitätsklinikum des Saarlandes berufen. Seit 2021 ist er Vorstand für Krankenversorgung der Medizinischen Hochschule Hannover (MHH).

Lehrstuhl für Innere Medizin in Bonn berufen – eine Methodenlehre für die Durchführung klinisch-therapeutischer Studien, die als Grundlage den Vergleich und die Berücksichtigung von Mitursachen definierte. Die von Bradford Hill (1897–1991) konzipierte Randomisierung wurde dann 1948 in Großbritannien in einer klinischen Studie zur Lungentuberkulose umgesetzt, die als die erste moderne kontrollierte klinische Studie angesehen wird. 1962 formulierte Martini weitblickend:

> *„Seit Urzeiten wurde ganz unverdientermaßen völlig kritiklosen Urteilen über Heilmittel der Ehrenname ‚Erfahrung' zugestanden. Diese Erfahrung war aber keine echte, sondern nur eine naive und deshalb ganz und gar unzuverlässige Erfahrung. Sie war die Gefahr, die die therapeutische Forschung in der hinter uns liegenden Zeit bedrohte. Für die zukünftige therapeutische Forschung aber sehe ich auch eine Gefahr. Ich sehe sie in dem Abgleiten in eine Selbstgenügsamkeit, die schon in der Erfüllung der formalen Bedingungen und in formaler Exaktheit ihre Befriedigung findet, die aber die äußerste und redlichste Genauigkeit in Bezug auf die individuelle Analyse des einzelnen Kranken weniger hoch in Anschlag bringen könnte."* (Martini 1962)

Die empirisch-statistische Therapieforschung wurde zu Beginn auch kritisch gesehen, so von Fritz Hartmann (1920–2007), der in seiner **ärztlichen Anthropologie** vielmehr den einzelnen kranken Menschen und seine Beziehungen zur Mitwelt in den Mittelpunkt stellte (Raspe 2022). Heute wird die evidenzbasierte Medizin durch **Real world data bzw. Big data** (mit weniger rigider oder ohne klare Methodik) herausgefor-

Kernaussagen:

- Leitlinien dienen als systematische Entscheidungshilfen für medizinisches Handeln.
- Leitlinien liefern evidenzbasierte Empfehlungen.
- Die präzise Fragenformulierung und die systematische Literaturrecherche bilden die Grundlage, um handlungsorientierte Leitlinien zu entwickeln.
- Patientinnen und Patienten evidenzbasiert zu behandeln, bedeutet Leitlinien, individuelle klinische Erfahrungen und die Präferenzen der Patient:innen zu integrieren.
- Die kritische Reflexion über unser Handeln und Urteilen unter Berücksichtigung von Evidenz ist eine grundlegende ärztliche Haltung.

dert. Wissenschaftstheoretisch und empirisch lässt sich aber zeigen, dass mehr Daten und mehr Komplexität nicht zwangsläufig zu besseren Entscheidungshilfen führen, da sich das Signal-zu-Rausch-Verhältnis verschlechtert (Meng u. Xie 2014). Es obliegt Ärzt:innen, uns kritisch mit dem auseinanderzusetzen, wie wir handeln und die beste Evidenz – sei es durch randomisierte klinische Studien, Beobachtungsstudien oder eigene klinische Erfahrungen – für die ärztliche Beurteilung und das angemessene Handeln in der konkreten Behandlungssituation zu nutzen (Maio 2017).

Literatur

Antes G (2002) EbM praktizieren: Wie erhalte ich Antwort auf meine Fragen? In: Perleth M, Antes G (Hrsg.) Evidenzbasierte Medizin. Wissenschaft im Praxisalltag. S. 19–26, Urban & Vogel, München

Kopp IB (2010) Perspektiven der Leitlinienentwicklung und -implementation aus der Sicht der AWMF. Z Rheumatol 69: 298–304

Maio G (2017) Warum die Medizin zu medizinischem Denken zurückfinden muss. Gesundheitswesen 79: 124–132

Martini P (1953) Methodenlehre der therapeutisch-klinischen Forschung. 3. Auflage. Springer, Berlin

Martini P (1962) Grundsätzliches zur therapeutisch-klinischen Versuchsplanung. Methods Inf Med 1: 1–5

McIntrye N, Popper K (1983) The critical attitude in medicine: the need for a new ethics. Br Med J 287: 1919–1923

Meng XL, Xie X (2014) I got more data, my model is more refined, but my estimator is getting worse! Am I just dumb? Econometric Reviews 33: 218–250

Raspe H (2022) Patient und Arzt. Fritz Hartmann (1920–2007) und seine ärztliche Anthropologie. Böhlau, Köln

Sackett DL, Rosenberg WM, Gray JA, Haynes RB, Richardson WS (1996) Evidence based medicine: What it is and what it isn't. Br Med J 312: 71–72

Evidenzbasierte Medizin: Leitlinien führen auch in Notfallsituationen zu begründeten Entscheidungen

Andreas Stallmach

Sonntagabend, Notaufnahme: Ein 32-jähriger junger Mann stellt sich wegen krampfartigen Bauchschmerzen mit Erbrechen vor. Die Beschwerden seien vor zwei Tagen aufgetreten und jetzt unerträglich. Ein Morbus Crohn mit Befall der Ileozökalregion ist bekannt. Ein Steroidstoß hätte zur Besserung geführt; nach Dosisreduktion wären die Beschwerden wieder stärker geworden. Die durchgeführte Sonografie zeigt eine Stenose des terminalen Ileums mit prästenotischer Dilatation und Pendelperistaltik. Zwischen dem Internisten und der hinzugerufenen Chirurgin entbrennt über den Kopf des Patienten hinweg ein Disput über das weitere Vorgehen: „Ein CT und dann ab in den OP", ruft die Chirurgin. „Falsch", kommentiert der Internist, „ein Steroidstoß, dann ein Biologikum und alles wird gut". „Finde ich besser", sagt der Patient.

In den letzten Dekaden haben sich die Diagnose- und Therapiekonzepte bei Patient:innen mit internistischen Erkrankungen dramatisch verändert. Heutzutage ist nicht mehr die kurzfristige Beschwerdefreiheit Behandlungsziel. Neben einer guten Lebensqualität mit langanhaltender Remission steht die Begrenzung von Nebenwirkungen, aber auch die Einbeziehung von Patient:innen bei anstehenden **Entscheidungen** („shared decision making") im Mittelpunkt. Durch revolutionäre Entwicklungen in der Pharmakotherapie – hier sei nur auf die Einführung der Biologika verwiesen – stehen behandelnde Ärzt:innen häufig vor der „Qual der Wahl". Um den daraus folgenden Ansprüchen gerecht zu werden, haben alle Fachgesellschaften **Leitlinien** entwickelt. Schon sehr frühzeitig hat die Deutsche Gesellschaft für Gastroenterologie, Verdauungs- und Stoffwechselkrankheiten (DGVS) mit ihren evidenzbasierten, interdisziplinären Leitlinien, die nach hohen wissenschaftlichen Standards entwickelt werden, Maßstäbe gesetzt (Lynen Jansen et al. 2017).

I

"You should randomize till it hurts."

(Archi Cochrane auf die Frage, wie weit er dieses „Spiel mit der Randomisierung" treiben wolle.)

Der günstige Einfluss von Leitlinien auf die Prozess- und Ergebnisqualität ist wissenschaftlich vielfältig belegt. Neben **konkreten Entscheidungshilfen** werden in Leitlinien auch die **diagnostischen und therapeutischen Bereiche** definiert, in denen Versorgungsdefizite im Sinne einer Über-, Unter- oder Fehlversorgung bestehen. So ist es heutzutage wichtig, nicht immer alles Machbare zu veranlassen, sondern nachhaltige Maßnahmen zu initiieren. Nicht immer bewirkt ein „Mehr" zwangsläufig mehr Gesundheit für die einzelnen Patient:innen.

Die Wirksamkeit und damit letztlich der Nutzen für den Einzelnen hängen neben der Qualität der Leitlinien von ihrer **Umsetzung** ab. Zahlreiche Barrieren stehen der Umsetzung im Wege (Kirchner et al. 2003, s. Tab.).

Um Mängel zu minimieren hat die **A**rbeitsgemeinschaft der **W**issenschaftlichen **M**edizinischen **F**achgesellschaften (AWMF) ein Regelwerk für gute Leitlinien entwickelt (AWMF

Tab. Barrieren in der Umsetzung von Leitlinien

Defizite in der Entwicklung	Disseminierung/Implementierung	Evaluation
■ mangelnde methodische Qualität ■ Widersprüchlichkeit der Empfehlungen ■ fehlende Aktualität	■ fehlender Praxisbezug ■ unklare juristische Implikationen/ Angst vor Reglementierung z.B. durch Kostenträger	■ fehlende Indikatoren für Qualität in der Behandlung ■ keine Feedbackmechanismen

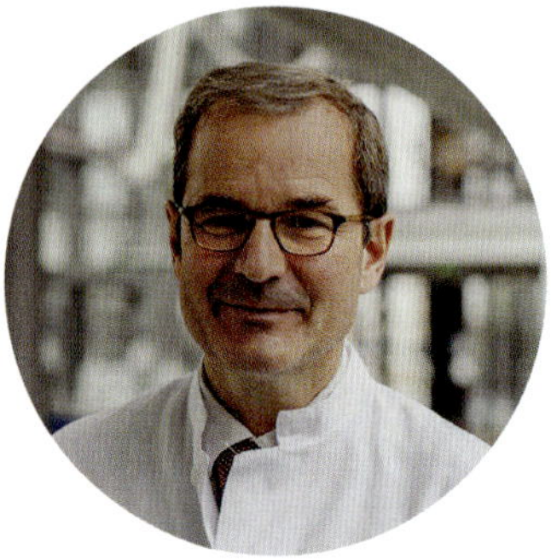

Prof. Dr. med. Andreas Stallmach

Andreas Stallmach ist seit 2006 Direktor der Klinik für Innere Medizin IV des Universitätsklinikums Jena und wirkt an nationalen und internationalen Leitlinien mit. Er ist Leiter der Kommission Aus- und Weiterbildung der Deutschen Gesellschaft für Innere Medizin.

2020) (s. Kap. II.6). Es gibt aber auch durch Anwender:innen bedingte Einschränkungen. Viele Ärzt:innen sind immer noch der Meinung, dass Leitlinien eine „Kochbuchmedizin" bedingen, die die individuelle Therapiefreiheit einschränken. So können sich bei der Umsetzung zwei Aspekte widersprechen: die Berücksichtigung von Studien und Meta-Analysen (**Dominanz der externen Evidenz**) und die persönliche Kompetenz und Erfahrung (**Dominanz der Eminenz**). Der einzelne Arzt oder die einzelne Ärztin hat immer die Verantwortung, die rationale Basis für seine bzw. ihre Therapievorschläge kritisch zu hinterfragen.

Welche Konsequenzen aus Leitlinien ergeben sich nun am Sonntagabend in der Notaufnahme:

Statement 3.1.1. ECCO-ESGAR Leitlinie: Diagnostische Verfahren (Maaser et al. 2019)

Eine Querschnitts-Bildgebung sollte durchgeführt werden, um Strikturen im Dünndarm zu detektieren [EL2]. Aufgrund der Strahlenexposition bei abdominellen CT, sind die bevorzugten Methoden die MRT oder der trans-abdominelle Ultraschall.

Empfehlung 2.4. DGVS-Leitlinie: Aktualisierte S3-Leitlinie Diagnose und Therapie des Morbus Crohn (Sturm et al. 2022)

Vor der Einleitung einer Therapie mit Immunsuppressiva oder Biologika sollte eine chirurgische Intervention als Alternative geprüft werden.

Kernaussagen:

- Die Praxis einer evidenzbasierten Medizin erfordert bei der Versorgung von Patient:innen die Integration der Leitlinien mit der individuellen klinischen Erfahrung und den Präferenzen der Patient:innen.
- Die Definition des individuellen Behandlungsziels erfordert eine gemeinsame Entscheidungsfindung mit den Patient:innen („shared decision making“).
- Der Nutzung von Leitlinien in der Praxis stehen häufig Barrieren im Weg, wie z.B. die vermeintliche Einschränkung der individuellen Therapiefreiheit.
- Auch in Notfallsituationen mit Zeitdruck ist evidenzbasiertes Arbeiten zum Wohle der Patient:innen umzusetzen.

Nach Aufklärung über die relevanten Studienergebnisse und gemeinsamer Abwägung der Vor- und Nachteile entscheiden sich Patient und Chirurgin gemeinsam und unter Verzicht auf ein CT, insbesondere vor dem Hintergrund der günstigeren Langzeitperspektive, für eine Ileozökalresektion.

Dieses Beispiel zeigt, dass Leitlinien auch in Notfallsituationen **systematisch entwickelte Entscheidungshilfen** über eine angemessene ärztliche Vorgehensweise bei speziellen gesundheitlichen Problemen liefern können. Sie sind aber **stetig an den Wandel der Erkenntnis anzupassende Orientierungshilfen** im Sinne von Handlungs- und Entscheidungskorridoren, die die Versorgung der einzelnen Patient:innen verbessern.

Literatur

AWMF (2020) AWMF-Regelwerk Leitlinien. URL: https://www.awmf.org/leitlinien/awmf-regelwerk.html (abgerufen am 18.08.2022)

Kirchner H, Fiene M, Ollenschläger G (2003) Bewertung und Implementierung von Leitlinien. Rehabilitation; 42: 74–82

Lynen Jansen P, Siegmund B, Nothacker M, Zeuzem S (2017) Das Leitlinienprogramm der DGVS. Zeitschrift für Gastroenterologie; 55: 39–49

Maaser C, Sturm A, Vavricka SR et al. (2019) ECCO-ESGAR Guideline for Diagnostic Assessment. In IBD Part 1: Initial diagnosis, monitoring of known IBD, detection of complications. Journal of Crohn's and Colitis, 144–164K

Sturm A, Atreya R, Bettenworth D, Bokemeyer B, Dignaß A, Ehehalt R, Germer C, Grunert PC, Helwig U, Herrlinger K, Kienle P, Kreis ME, Kucharzik T, Langhorst J, Maaser C, Ockenga J, Ott C, Siegmund B, Zeißig S, Stallmach A; Collaborators (2022) Aktualisierte S3-Leitlinie Diagnose und Therapie des Morbus Crohn Z Gastroenterologie, 60: 332–418

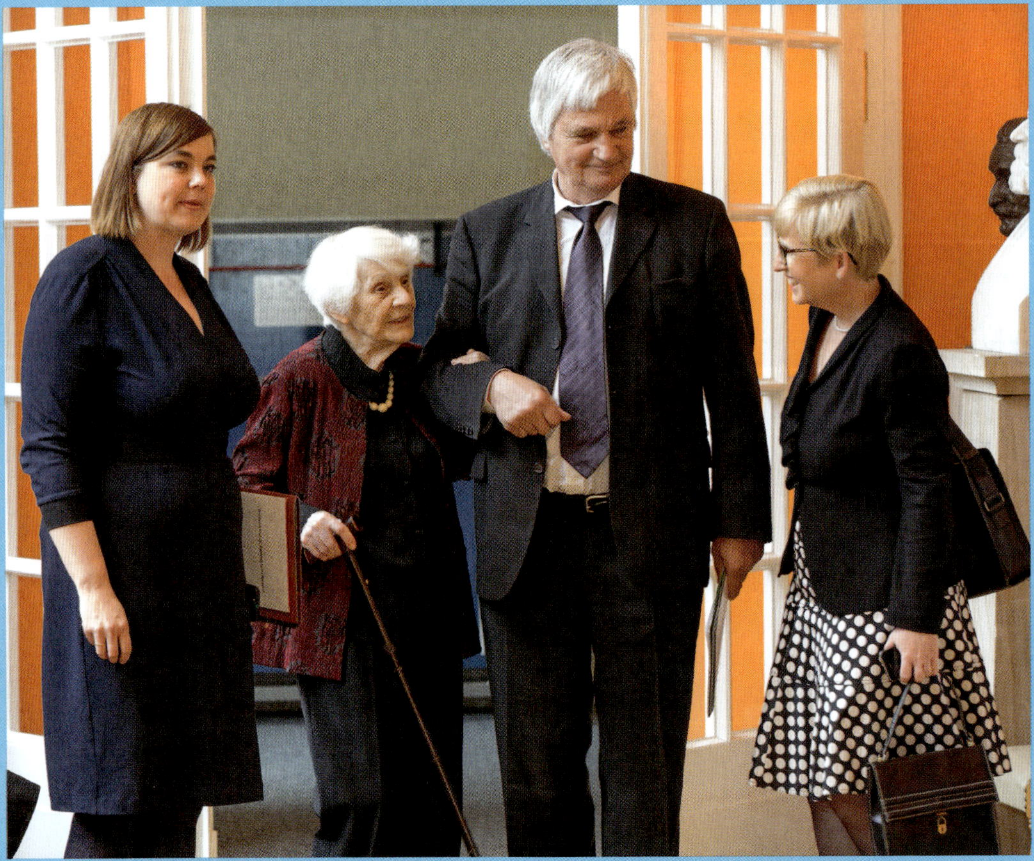

Promotionsfeier von Ingeborg Syllm-Rapoport am Universitätsklinikum Hamburg-Eppendorf, gemeinsam mit Dekan Uwe Koch und Gästen

1912 — 2017

1900 2000 2100

36 Geflüchtet, verfolgt und geehrt

Internationales Aufsehen erregte 2015 die Promotion einer 102-jährigen Ärztin durch die Universität Hamburg. 77 Jahre zuvor hatte diese Universität Ingeborg Rapoport (1912–2017) als „jüdischem Mischling“ die mündliche Prüfung verweigert. Sie bestand dieses verspätete Rigorosum mit „magna cum laude“. Kurz vor der Progromnacht 1938 war sie in die USA emigriert. Dort erwarb sie 1940 ihren „Medical Doctor“ und spezialisierte sich in der Pädiatrie. Unter dem Eindruck der Rassentrennung in den USA wurde sie zu einer überzeugten Sozialistin, was ihr die Verfolgung in der McCarthy-Ära einbrachte. 1950 kehrte sie daher zurück nach Europa, konnte aber in der BRD nicht Fuß fassen, weil im Kalten Krieg ihre politische Einstellung ein Ausschlusskriterium für eine Anstellung war. 1952 siedelte sie daher in die DDR über. Dort war sie schließlich bis zu ihrer Emeritierung an der Kinderklinik der Charité tätig, wurde 1968 ordentliche Professorin und 1969 Inhaberin des ersten europäischen Lehrstuhls für Neonatologie.

2200 2300 2400

Die zu Unrecht um 77 Jahre verzögerte Promotion

Uwe Koch-Gromus

Ingeborg Syllm-Rapoport wurde 1912 in Kribi, in der damaligen deutschen Kolonie Kamerun geboren. Sie wuchs protestantisch erzogen in Hamburg auf und besuchte das Heilwig-Lyzeum. 1933 konvertierte ihre Mutter demonstrativ zum Judentum, der Religion ihrer eigenen Mutter.

Ingeborg Rapoport studierte Humanmedizin in Hamburg und schloss das Studium 1937 mit dem Staatsexamen erfolgreich ab. Von 1937 bis 1938 war sie als Assistenzärztin am Israelitischen Krankenhaus in Hamburg tätig. Zeitgleich fertigte sie ihre Dissertationsschrift zum Thema „Lähmungserscheinungen infolge von Diphtherie" an. Die Zulassung zur mündlichen Doktorprüfung wurde 1937 von den Hochschulbehörden wegen der kurz zuvor veränderten Rassengesetzgebung aufgrund ihrer jüdischen Großeltern mütterlicherseits verweigert. Im September 1938 emigrierte Ingeborg Rapoport in die Vereinigten Staaten. Hier wurde ihr deutsches Staatsexamen nicht anerkannt, so musste sie nochmals zwei Jahre am Women's Medical College in Philadelphia zur Erlangung ihres amerikanischen Studienabschlusses studieren.

Ingeborg Rapoport spezialisierte sich in verschiedenen pädiatrischen Einrichtungen im Fachgebiet **Pädiatrie**, unter anderem an der prestigereichen Johns Hopkins Universität. An der University of Cincinnati lernte sie 1944 den Biochemiker Samuel Mitja Rapoport kennen, einen prominenten Biochemiker, den sie 1946 heiratete. Aus der Ehe gingen vier Kinder hervor. Beide Rapoports traten der Kommunistischen Partei der USA bei und engagierten sich politisch u.a. gegen Rassendiskriminierung und für die Ächtung von Atomwaffen. Als in der McCarthy-Ära Ermittlungen gegen sie eingeleitet wurden, verließen sie 1950 fluchtartig die USA. Nach einer beruflich schwierigen Zeit in Österreich zog die Familie 1952 in die DDR. Mitja Rapoport übernahm eine Professur für Biochemie an der Charité in Berlin und entwi-

„Frau Rapoport war einfach brillant. Der Ausschuss war beeindruckt von ihrer intellektuellen Wachheit und von ihrem Fachwissen auch bezogen auf die aktuellen Entwicklungen im Bereich ihres Promotionsthemas.“

(Uwe Koch-Gromus)

ckelte das Institut bald zu hohem internationalen wissenschaftlichen Renommee. Ingeborg Rapoport wechselte nach verschiedenen klinischen und grundlagenwissenschaftlichen Tätigkeiten 1959 an die Kinderklinik der **Charité**. 1968 wurde sie hier ordentliche **Professorin für Pädiatrie** und 1969 Inhaberin des **ersten europäischen Lehrstuhls für Neonatologie**.

Ingeborg Rapoport war (wie ihr Ehemann Mitja Rapoport) eine der in den Folgejahren die Charité stark prägenden Persönlichkeiten. Bundesweit Aufmerksamkeit erlangte das Ehepaar Rapoport durch das 1997 erschienene Buch „Meine ersten drei Leben“ (Rapoport 2021). 2003 entstand ein gleichnamiges Filmportrait der Rapoports, das 2004 bei ARTE ausgestrahlt und 2005 mit dem Grimme-Preis ausgezeichnet wurde.

2015 im Alter von 102 Jahren stand Ingeborg Rapoport weltweit im Blickpunkt. Anlass war die **Anerkennung ihrer Promotion** nach 77 Jahren.

Der Dekan der Medizinischen Fakultät der Universität Hamburg erfuhr von ihrer Lebensgeschichte und der 1937 in Hamburg verweigerten Promotionsprüfung. Die Klärung juristischer und administrativer Fragen erwies sich als schwierig und zeitaufwändig. Sehr hilfreich war dann aber ein von der Familie von Ingeborg Rapoport vorgelegtes Schreiben ihres Doktorvaters und Dekans der Medizinischen Fakultät, Rudolf Degkwitz, aus dem Jahre 1938. Aus diesem ging hervor, dass ihm eine medizinische Doktorarbeit mit sehr guter Qualität vorliege, die er aber aufgrund der inzwischen geltenden Rassengesetzgebung nicht zur Promotion zulassen dürfe.

Im Mai 2015, also mit 77-jähriger Verspätung, wurde in der Berliner Wohnung von Ingeborg Rapoport eine 45-minütige Prüfung von drei von der Medizinischen Fakultät der Universität Hamburg benannten Professoren:innen durchgeführt. Der Dekan der Medizinischen Fakultät der Universität Hamburg als

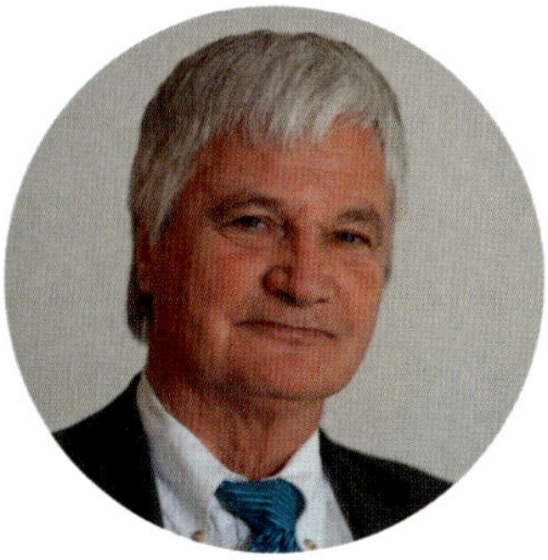

Prof. Dr. Dr. Uwe Koch-Gromus

Uwe Koch-Gromus studierte Psychologie und Medizin, promovierte in beiden Fächern und übernahm 1979 den Lehrstuhl für Rehapsychologie in Freiburg. Ab 1993 war er Direktor für Medizinische Psychologie am Universitätsklinikum Hamburg-Eppendorf und von 2007–2020 hauptamtlicher Dekan der Medizinischen Fakultät Hamburg.

Vorsitzender des Ausschusses fasste das Ergebnis wie folgt zusammen:

> *„Frau Rapoport war einfach brillant. Der Ausschuss war beeindruckt von ihrer intellektuellen Wachheit und von ihrem Fachwissen auch bezogen auf die aktuellen Entwicklungen im Bereich ihres Promotionsthemas."*

Am 9. Juni 2015 erhielt Ingeborg Syllm-Rapoport im Universitätsklinikum Hamburg-Eppendorf unter Anwesenheit vieler Professoren:innen der Medizinischen Fakultät der Universität Hamburg wie auch der Charité Berlin die Promotionsurkunde mit der Gesamtnote „magna cum laude". Mit 102 Jahren war sie vermutlich der älteste Mensch, der je ein Promotionsverfahren abgeschlossen hat.

Im März 2017 verstarb Ingeborg Rapoport im Alter von 104 Jahren. In dem vom Charité-Vorstand formulierten Nachruf, wird sie wie folgt charakterisiert:

> *„... als leidenschaftliche Forscherin, engagierte Kinderärztin und Lehrerin hochgeschätzt. Dabei war sie auch immer eine streitbare Reformerin und überzeugte Sozialistin."* (Dolderer 2017)

Ingeborg Rapoports Lebensgeschichte ist in vielerlei Hinsicht einzigartig und ein beeindruckendes Modell gerade auch für **junge Ärztinnen**. Zu nennen sind insbesondere

Kernaussagen:
- Während des nationalsozialistischen Regimes machten sich Hochschulbehörden und Ärzte zu Handlangern von menschenverachtender Gesetzgebung.
- Die Ärztliche Aufgabe ist es auch, geschehenes Unrecht klar zu benennen und diesem engagiert entgegenzutreten.
- Rapoport hat gezeigt, wie Resilienz und die Fähigkeit, herausfordernde Situationen zu meistern, wichtige Voraussetzungen für Klarheit und Unbeugsamkeit im Hinblick auf eine patientenorientierte Versorgung sind. Heute ist sie uns Vorbild, um einer ökonomisch getriebenen Gesundheitsversorgung entgegenzutreten.

- ihre Rolle als beruflich hoch engagierte Frau und Mutter von vier liebevoll erzogenen Kindern,
- ihre große menschliche Zugewandtheit und Bescheidenheit, hohe Tatkraft und kognitive Wachheit bis ins hohe Alter,
- ihre Fähigkeit zur Verarbeitung von sehr schwierigen Lebensereignissen, wie die Flucht vor den Nazis und die Verfolgung in der McCarthy-Ära,
- ihre Klarheit und Unbeugsamkeit in ihren gesellschaftlichen und politischen Überzeugungen: Sozialismus, Antifaschismus, patientenorientierte und für eine nicht von Ökonomie getriebene Gesundheitsversorgung,
- ihr hohes klinisches und grundlagenwissenschaftliches Engagement in der Pädiatrie und ihre Rolle als Pionierin der Neonatologie.

Literatur

Dolderer U (2017) Die Charité – Universitätsmedizin Berlin trauert um Prof. Dr. Dr. Ingeborg Rapoport. Pressemitteilung, URL: https://www.charite.de/service/pressemitteilung/artikel/detail/charite_trauert_um_prof_dr_dr_ingeborg_rapoport/ (abgerufen am 15.06.2023)

Rapoport I (2021) Meine ersten drei Leben. Neues Leben, Berlin, Neuauflage mit Vorwort von Daniel Rapoport

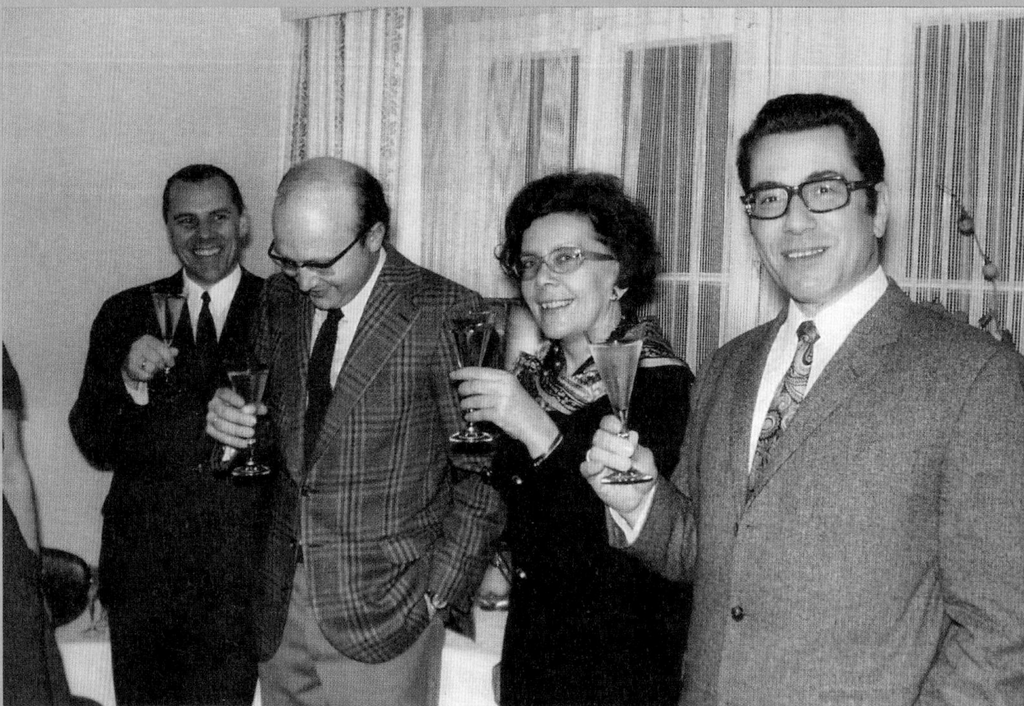

Annemarie Dührssen mit Gründungsmitgliedern des AOK-Instituts (ca. 1970)

1916–1998

1900 2000 2100

37 Psychotherapie in sozialer Verantwortung

Psychoanalyse und Psychotherapie waren jahrzehntelang ein Privileg der Besserverdienenden. Die Psychiaterin und Analytikerin Annemarie Dührssen (1916–1998) setzte sich daher nicht nur für eine Therapieform ein, die den Möglichkeiten und Bedürfnissen einer großen Zahl von Patient:innen entsprach, sondern auch für ein besseres Verständnis zwischen Psychoanalyse und allgemeiner psychiatrischer Versorgung. Ihr Ziel war es, starre theoretische Konstrukte aufzubrechen und patientenorientiert zu behandeln.

Als Lehrstuhlinhaberin für Psychosomatische Medizin und Psychotherapie an der FU Berlin verantwortete sie wesentliche Wirksamkeitsstudien, die dazu beitrugen, dass mit Verweis auf die soziale Verantwortung der Ärzteschaft ab 1967 die analytische und tiefenpsychologisch fundierte Psychotherapie in den Leistungskatalog der gesetzlichen Krankenkassen aufgenommen wurde. Damit war eine psychotherapeutische Behandlung nicht mehr nur für Privilegierte und Wohlhabende zugänglich, sondern auch für alle gesetzlich Versicherten.

Von entscheidender Bedeutung für eine erfolgreiche Psychotherapie ist nach Dührssen die genaue Kenntnis der individuellen psychischen und sozialen Lebensgeschichte, die „biografische Anamnese“. Sie bildet heute noch das Kernstück eines jeden Psychotherapieantrags.

Psychotherapie für die Massen

Svenja Taubner

Deutschland wird international als das El Dorado der Psychotherapie bezeichnet, weil in kaum einem anderen Land Psychotherapie für alle auf Krankenschein verfügbar ist. Die Aufnahme und Akzeptanz der psychotherapeutischen Behandlung als Teil der **kassenfinanzierten Krankenbehandlung** geschah 1967 unter maßgeblichem Einfluss von Annemarie Dührssen, sowohl auf wissenschaftlicher als auch politischer Ebene. Damit erreichte eine Frau in den 60er-Jahren in Deutschland etwas, was der Begründer der Psychoanalyse, Sigmund Freud, bereits 1918 anmahnte, dass psychisches Leid genauso unentgeltlich behandelt werden sollte wie ein lebensrettender chirurgischer Eingriff (Freud 1918, s. Kap. I.26).

Annemarie Dührssen beendete ihre Ausbildung als Fachärztin für Innere Medizin und ihre Zusatzqualifikation als Psychoanalytikerin in der Zeit des Nationalsozialismus in Berlin. Als junge Ärztin mit nur 29 Jahren leitete sie direkt nach dem Ende des 2. Weltkriegs ein Seuchenkrankenhaus und untersuchte im Auftrag der WHO die Lebenssituation von Berliner Kindern und Familien in der Nachkriegszeit. Diese Erfahrungen prägten vermutlich das starke sozialpolitische Interesse und die Erkenntnis, wie die **körperliche und seelische Gesundheit von sozialen Bedingungen abhängt**. Direkt nach Kriegsende wurde durch eine Übereinkunft mit dem alliierten Kommandeur in Berlin 1946 das Zentralinstitut für Psychogene Erkrankungen der AOK gegründet, um die durch den Krieg entstandenen Traumata zu behandeln. Das Zentralinstitut war damit der erste Träger der Solidargemeinschaft, der eine **psychotherapeutische Versorgung der Bevölkerung** sicherstellte. Annemarie Dührssen begann dort ihre Tätigkeit ab 1949 und wurde 1965 die Leiterin des Instituts. Diesen Posten führte sie auch pa-

„Die Schwachen und Kranken zu schützen, ist die Würde der Gesunden."

(Klaus Dörner, 1933–2022, Pionier der deutschen Sozialpsychiatrie.)

rallel zur Berufung an die Freie Universität Berlin auf den Lehrstuhl für Psychotherapie und Psychosomatische Medizin im Jahr 1976 weiter. Als das Zentralinstitut die Aufforderung bekam, seine Rentabilität zu zeigen, war dies der Startschuss für die erste systematische Psychotherapieforschung in Deutschland.

Die als Dührssen-Studie bekannt gewordenen Katamnese-Untersuchungen an Einzel-, Gruppen- und Kinder-Jugendlichen-Therapien zeigten, dass **Psychotherapien** nicht nur das **individuelle Leid lindern**, sondern auch **kostenökonomisch sind** (Dührssen u. Jorswieck 1965). Im Rahmen dieser Studien wurden über 1.000 Personen in diagnostischen Interviews nach ihren Therapien mit nicht behandelten Patient:innen und der Normalbevölkerung verglichen. Die Patient:innen nach einer Psychotherapie waren sogar im Vergleich zur Normalbevölkerung weniger krankgeschrieben und weniger häufig im Krankenhaus. Damit hatte Annemarie Dührssen die gesundheitspolitischen Argumente geschaffen, dass es **Psychotherapie auf Krankenschein** geben sollte. Neben der Bereitstellung von Forschungsergebnissen, vermittelte Dührssen aktiv in den Gremien in der Kontroverse um die Aufnahme in den Leistungskatalog bei allen Beteiligten. Denn sowohl bei den Kostenträgern als auch in den Reihen der damaligen Psychotherapeut:innen war die Aufnahme in die Kassenversorgung hoch umstritten. Die Psychoanalytiker:innen wollten eine sogenannte „tendenzlose Psychoanalyse" beibehalten, die sich nicht den Anforderungen des Gesundheitssystems unterwerfen sollte. Annemarie Dührssen stand damals für eine pragmatische an den Patient:innen ausgerichtete Medizin, die sich ideologischen Streitereien entzog. Für sie musste die Methode zu den Patient:innen pas-

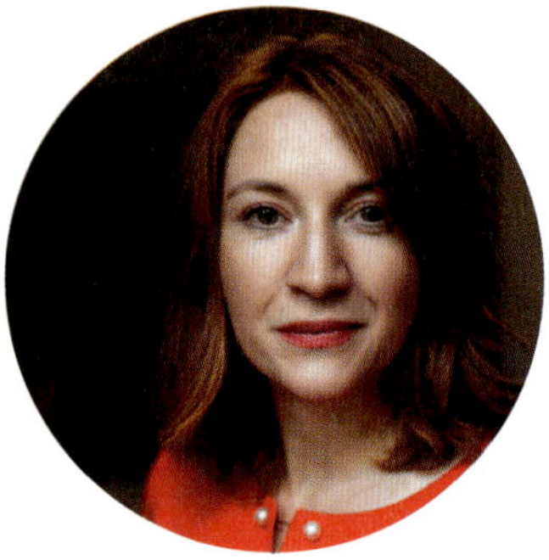

Prof.in Dr.in phil. Svenja Taubner

Svenja Taubner ist Lehrstuhlinhaberin für Psychosoziale Prävention am Universitätsklinikum Heidelberg. Sie ist approbierte Psychologische Psychotherapeutin und Psychoanalytikerin, Mitglied des Wissenschaftlichen Beirats Psychotherapie der Bundesärzte- und Bundespsychotherapeutenkammer und forscht zu den Effekten Mentalisierungsbasierter Therapie und Prävention.

sen und nicht umgekehrt, tatsächlich eine frühe Idee der **personalisierten Medizin**. Sie setzte diese Position nicht nur berufspolitisch durch, sondern auch inhaltlich, da sie die **biografische Anamnese in die Behandlungskonzepte einführte**, die heute untrennbar mit der Einleitung jeder Psychotherapie verbunden ist. Ihr gesundheitspolitischer Erfolg wird von ihren Mitstreitern einerseits auf ihre Fähigkeit der Darstellung komplexer Inhalte zurückgeführt, ihren preußischen Arbeitsethos und vor allem aber ihre Fähigkeit, alle Interessen in einer Kontroverse berücksichtigen zu können und sich nicht als Vertreterin einer Gruppe zu definieren (Rudolf u. Rüger 2016). So trug sie nach der Aufnahme der psychoanalytisch begründeten Verfahren als Richtlinientherapien zur Entwicklung von Kriterien zur Aufnahme weiterer psychotherapeutischer Verfahren bei und unterstützte 1987 aktiv die **Aufnahme der Verhaltenstherapie**, die sie nicht als Konkurrenz sondern als sinnvolle Ergänzung wertschätzte.

Auf das Fach der Medizin wirkte sie maßgeblich ein, indem sie die zwei neuen Fächer vorantrieb: einmal die Psychosomatische Medizin und dann die Psychotherapie in der Kinder- und Jugendpsychiatrie. Damit war sie eine starke Protagonistin innerhalb der Medizin zur Überwindung des Leib-Seele-Dualismus in Richtung einer **ganzheitlichen Betrachtung des Menschen**. In beiden Fächern gründete sie Fachzeitschriften, die bis heute eine bedeutsame Austauschplattform zwischen Forschung und Praxis darstellen (Zeitschrift für Psychosomatische Medizin und Psychotherapie sowie Praxis der Kinderpsychologie und Kinderpsychiatrie). In ihren konzeptuellen Arbeiten wird deutlich, dass sie komplex dachte und bereits zum damaligen Zeitpunkt systematische Beobachtungen mit transtheoretischen Erklärungsansätzen verbinden konnte, was in der Psycho-

Kernaussagen:

- Annemarie Dührssen trug maßgeblich zur kassenfinanzierten Psychotherapie bei.
- Die Dührssen-Studie zeigte, dass Psychotherapien nicht nur das individuelle Leid lindern, sondern auch kostenökonomisch sind.
- Die Verbindung von systematischen Beobachtungen und transtheoretischen Erklärungsansätzen stellt ein Befreiungsschlag aus dem einengenden Schulendenken in der Psychotherapie dar.

therapie erst seit wenigen Jahren akzeptiert ist als ein Befreiungsschlag aus dem einengenden Schulendenken. Ihre „Dynamische Psychotherapie" (Dührssen 1995) entwickelte sie aus den Beobachtungen, wie Eltern sich verändern, wenn deren Kinder psychotherapeutisch begleitet sind und dies wurde zum Modellentwurf des neuen Richtlinienverfahrens der **Tiefenpsychologisch fundierten Psychotherapie**. Damit erweiterte sie auch die damalige Psychotherapiemethode auf ein breites Spektrum an Patient:innen, die vorher als therapieungeeignet abgewiesen worden sind.

Der Einfluss von Annemarie Dührssen ist bis heute wirksam, da sie ihr Wirken nicht nur auf die Durchführung ihres Faches begrenzte, sondern sich der Evidenzbasierung stellte und Strukturen schuf, die neue Fächer begründeten, die Psychotherapie (besonders für Kinder und Jugendliche, Dührssen 1960) weiterentwickelte und sozialrechtlich absicherte. Wir haben seit 2022 die Novelle des Psychotherapeutengesetzes umzusetzen, welches nochmal unterstreicht, dass Psychotherapie aus der deutschen Versorgung nicht mehr wegzudenken ist.

Literatur

Dührssen A (1960) Psychotherapie bei Kindern und Jugendlichen. Vandenhoeck & Ruprecht, Göttingen

Dührssen A (1995) Dynamische Psychotherapie. Ein Leitfaden für den tiefenpsychologisch orientierten Umgang mit Patienten. Vandenhoeck & Ruprecht, Göttingen

Dührssen A, Jorswieck E (1965) Eine empirisch-statistische Untersuchung zur Leistungsfähigkeit psychoanalytischer Behandlung. Nervenarzt 36:166–169

Freud S (1918) Wege der psychoanalytischen Therapie. GWXII, S. 182–194

Rudolf G, Rüger U (2016) Psychotherapie in sozialer Verantwortung – Annemarie Dührssen und die Entwicklung der Psychotherapie. Schattauer, Stuttgart

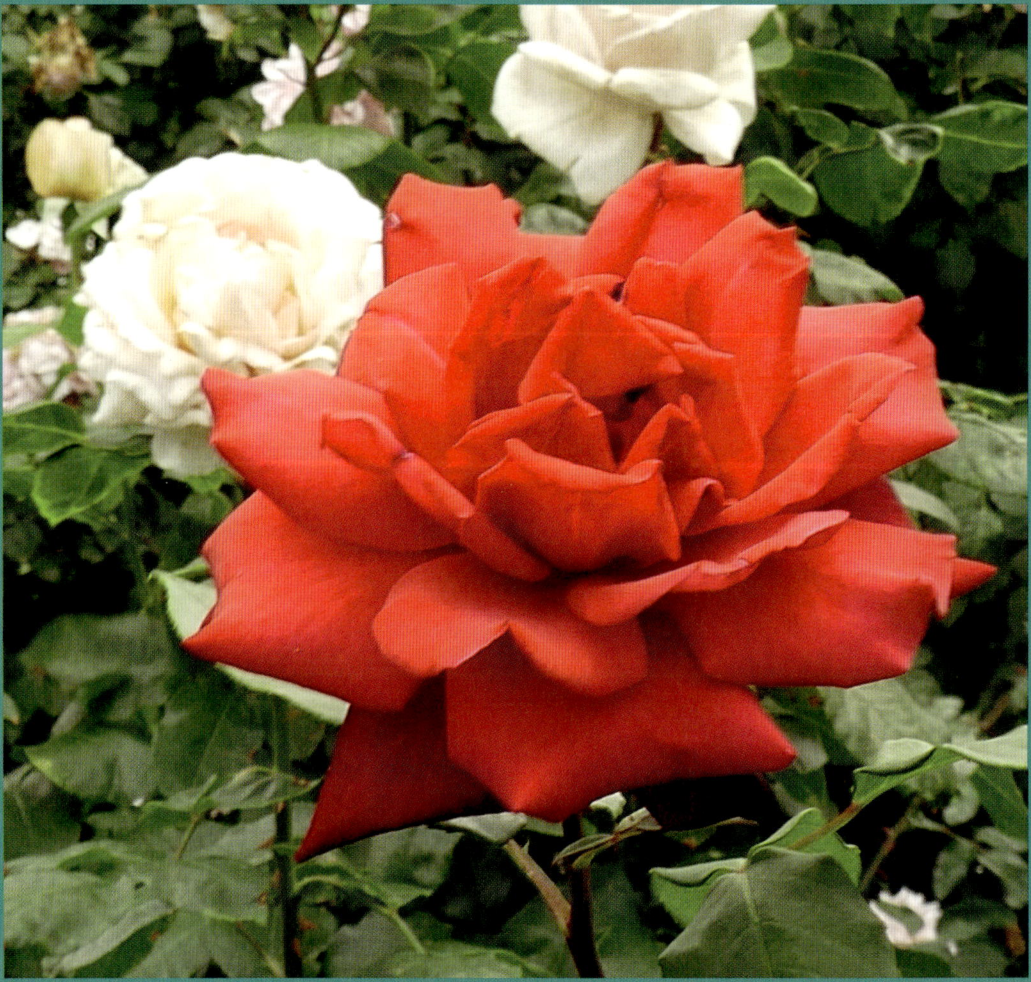

Eine Rosenneuzüchtung benannt nach Mildred Scheel

1931–1985

1900 2000 2100

38 Eine Rose für die Kämpferin

Über 20 Staatsorden wurden ihr verliehen, dreimal wurde sie zur Frau des Jahres gewählt, die Universität Maryland verlieh ihr die Ehrendoktorwürde, und da sie sich nicht scheute, für ihre Sache auch in Quizsendungen und Talkshows aufzutreten, wurde ihr 1976 der deutsche Medienpreis Bambi überreicht. Die symbolträchtigste Ehrung ist aber vielleicht die 1976 gezüchtete und nach ihr benannte Rose Mildred Scheel®. Denn ihre Namensgeberin erfreute sich nicht nur einer großen Beliebtheit bei den Menschen, die in ihr eine Vorkämpferin gegen den Krebs als die angstbesetzteste Krankheit schlechthin sahen. Auf dem nicht immer üppig bestellten Feld der Drittmittel und Spenden wucherten die finanziellen Mittel, die Mildred Scheel mit überwältigendem Charme und unbeirrbarer Hartnäckigkeit für ihre Sache – bei Rentner:innen wie bei Staatoberhäuptern – gewissermaßen mit der Sammelbüchse akquirieren konnte: Innerhalb von zehn Jahren kamen über 200 Millionen Mark Spendengelder zusammen.

Aber die beliebte Rose hatte durchaus auch Dornen: in der „Medical Tribune", warf Mildred Scheel der Ärzteschaft vor, dass von 60.000 angeschriebenen Ärztinnen und Ärzte nur 29 bereit gewesen waren, an einem Fortbildungskongress über Krebsnachsorge teilzunehmen. Mit dem Ergebnis, dass der Kongress ganz ausfiel. Sie frage sich, so Mildred Scheel, ob die Ärzt:innen in Deutschland wirklich noch Partner:innen ihrer Patient:innen seien.

Aufgebracht konterte der damalige Präsident der Bundesärztekammer Carsten Vilmar: Frau Scheel habe „rund 60.000 Ärzte beleidigt", und zwar „auf das schwerste" und sie betreibe eine „Personality show".

Dem Erfolg und der Popularität schadete dieser öffentlich ausgetragene Schlagabtausch keinen Abbruch. Die Krebshilfe wurde zur wichtigsten NGO im Bereich der Onkologie. Sie investiert einen großen Teil der Spendengelder in Forschungsprojekte und ist der wichtigste private Geldgeber auf dem Gebiet der Krebsforschung in Deutschland. Ihr Ziel ist es, dass Erkenntnisse aus der Forschung so schnell wie möglich den Patient:innen zugutekommen. So soll immer mehr krebskranken Menschen eine Chance auf Heilung ermöglicht werden.

Eine traurige Ironie des Schicksals: Knapp zehn Jahre nach Gründung der Deutschen Krebshilfe erkrankt Mildred Scheel selbst an Krebs. Ihre Erkrankung wird bis zuletzt geheim gehalten, so die Sorge, dass es der Arbeit und der Popularität der Krebshilfe schaden könne. Noch vier Wochen vor ihrem Tod nimmt sie am 13. März mit ihrem profunden Wissen, ihrer Eloquenz und ihrem Charme an einer Talkshow teil. Sie stirbt am 13. Mai 1985 im Alter von 53 Jahren an Darmkrebs.

Deutsche Krebshilfe

Gerd Nettekoven

Die Deutsche Krebshilfe wurde am 25. September 1974 von Dr. Mildred Scheel im Sinne einer **Bürgerbewegung** gegen den Krebs gegründet. Krebs war zu dieser Zeit ein Tabuthema, eine Krankheit, über die Betroffene und Angehörige schwiegen. Die Behandlungsoptionen waren sehr begrenzt. Mit Gründung der Deutschen Krebshilfe begann eine neue Ära im deutschen Gesundheitswesen. Bis heute ist es das Ziel der Organisation, **Krebskrankheiten** in all ihren Erscheinungsformen zu **bekämpfen**. Dabei steht die gemeinnützige Stiftung nicht alleine, sondern wird von einem **gesamtgesellschaftlichen Konsens** getragen: Krebs kann jeden treffen, und jeder kann Krebskranken helfen.

Dank der ungebrochenen Spendenbereitschaft der Bevölkerung ist die Deutsche Krebshilfe die **bedeutendste private Geldgeberin in der Krebsbekämpfung** in Deutschland. Gemäß ihrem Leitgedanken „Helfen. Forschen. Informieren" finanziert sie mit den ihr anvertrauten Spenden wissenschaftliche, klinische und soziale Projekte und Initiativen auf allen Gebieten der Onkologie. Zudem ist sie seit vielen Jahren eine wichtige Gesprächspartnerin der Gesundheits- und Forschungspolitik. Im Mittelpunkt ihres Tuns steht immer der krebskranke Mensch mit all seinen Fragen, Sorgen und Ängsten.

Seit ihrem Bestehen hat die Deutsche Krebshilfe zahlreiche Erfolge und Verbesserungen im Kampf gegen Krebs erzielt. Schon kurz nach ihrer Gründung förderte sie die ersten **Krebs-Selbsthilfegruppen** und richtete einen **Härte-**

I

„Es sind nicht die großen Worte, die in der Gemeinschaft grundsätzliches bewegen: es sind die vielen kleinen Taten der Einzelnen."

(Mildred Scheel)

fonds ein, der Betroffene in finanzieller Notlage mit einmaligen Zuschüssen unterstützt. Ihr Informations- und Beratungsdienst **INFONETZ KREBS** und umfassende Informationsmaterialien – allen voran die bekannten blauen Ratgeber – bieten Orientierung und beantworten viele Fragen von Menschen mit Krebs, für die im ärztlichen Gespräch die Zeit häufig fehlt. Es ist zudem dem Einsatz der Deutschen Krebshilfe zu verdanken, dass heute jeder Patient und jede Patientin Zugang zu psychosozialer und psychoonkologischer Beratung erhalten kann.

Einen großen Teil der Spendengelder setzt die Deutsche Krebshilfe für die **Förderung von Projekten der Forschung** ein. Damit hat die Organisation zum Fortschritt der Krebsmedizin beigetragen: In den 1970er-Jahren überlebte nur etwa jeder vierte Betroffene seine Erkrankung. Heute können die Hälfte aller erwachsenen Patient:innen und vier von fünf Kindern geheilt werden. Eine erfolgreiche Krebsforschung ist langfristig nur möglich, wenn auch der wissenschaftliche Nachwuchs gefördert wird. Im Rahmen ihres „Career Development Program" unterstützt die Deutsche Krebshilfe daher seit vielen Jahren auch Nachwuchswissenschaftlerinnen und Nachwuchswissenschaftler – von der Doktorarbeit bis zur Professur.

Bei der Behandlung von Krebspatient:innen müssen alle beteiligten Fachdisziplinen Hand in Hand zusammenarbeiten. Dies hatte die Deutsche Krebshilfe früh erkannt und setzte sich für die **interdisziplinäre Zusammen-**

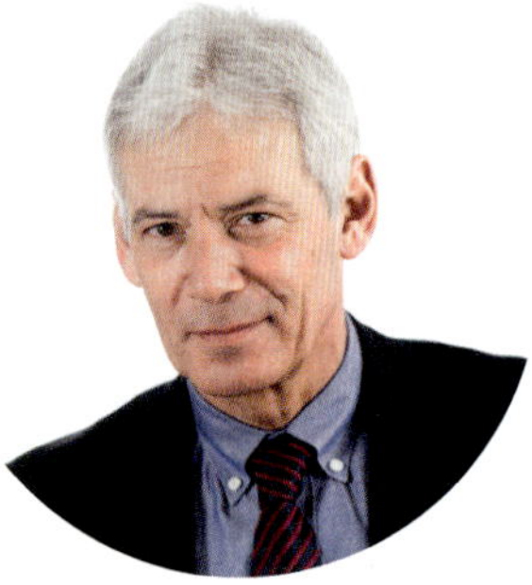

Gerd Nettekoven

Gerd Nettekoven ist Vorstandsvorsitzender der Deutschen Krebshilfe. Unter seiner Führung hat sich die Stiftung zur größten Bürgerinitiative gegen Krebs in Europa entwickelt. Für sein umfassendes Engagement erhielt er das Bundesverdienstkreuz.

arbeit bei der Versorgung von Krebspatienten und -patientinnen ein. Bereits im Jahr 1977 initiierte sie die ersten vier Tumorzentren in Deutschland. Mit der Einrichtung des Förderprogramms „Onkologische Spitzenzentren" legte sie 2007 den Grundstein für eine flächendeckende Patientenversorgung auf höchstem medizinischem Niveau und nach aktuellem onkologischem Wissensstand. Derzeit fördert sie 15 solcher **Comprehensive Cancer Center (CCC)** – davon 7 CCC-Konsortien, in denen sich mehrere universitäre Standorte zusammengeschlossen haben. Neben der Patientenversorgung nach aktuellem Stand von Wissenschaft und Medizin haben die CCCs die Aufgabe, Versorgungsstrukturen und -abläufe weiterzuentwickeln, die Krebsmedizin durch innovative onkologische Forschung voranzubringen sowie mit anderen Versorgungseinrichtungen der jeweiligen Region – wie Krankenhäusern und Praxen – zu kooperieren, damit bundesweit alle Einrichtungen und Patient:innen von der Arbeit der CCCs, insbesondere deren Innovationen, profitieren.

Mit der Errichtung und Förderung der ersten Palliativstation in Köln im Jahr 1983 und der ersten Stiftungsprofessur im Jahr 2005, der fünf weitere folgten, versteht sich die Deutsche Krebshilfe als **Wegbereiterin der Palliativmedizin** in Deutschland. Die universitäre palliativmedizinische Ausbildung lässt in der Breite jedoch weiterhin zu wünschen übrig. Die Etablierung weiterer Lehrstühle ist zwingend, um die Palliativmedizin auch in Forschung und

Kernaussagen:

- Ausgehend von der Initiative Dr. Mildred Scheels hat sich die Deutsche Krebshilfe mit Unterstützung der Bürgerinnen und Bürger zur größten privaten Geldgeberin für die Krebsbekämpfung in Deutschland entwickelt.
- Die Deutsche Krebshilfe hat seit 1974 wegweisende Projekte und Initiativen zur Krebsbekämpfung auf den Weg gebracht und entscheidende Impulse unter anderem in der Entwicklung von Krebszentren, der Palliativmedizin und der Krebs-Selbsthilfe gesetzt.
- Wichtige Themen für die Zukunft sieht die Deutsche Krebshilfe in der Förderung der Forschung, der Kommunikation in der Onkologie und der Krebsprävention.

Lehre weiter zu stärken. Auch um einen Teil dieser Lücke zu schließen ist die Palliativmedizin nach wie vor ein Schwerpunkt ihrer **Dr. Mildred Scheel Akademie in Köln**. Diese bietet seit 1992 Fortbildungen für Ärzt:innen und Medizinstudierende, Schwestern und Pfleger, aber auch Seminare für Betroffene und Angehörige an. Neben Fortbildungen in „Palliative Care" geht es um Themen wie Konflikt- und Stressbewältigung, Trauer- und Sterbebegleitung sowie Kommunikationstraining.

Krebs ist heute kein Tabuthema mehr. Darüber zu sprechen ist jedoch nach wie vor für alle Beteiligten nicht einfach: Für die Patient:innen selbst, für Familie, Freund:innen und Bekannte sowie für die behandelnden Ärzt:innen. Aus Sicht der Deutschen Krebshilfe muss dem Thema ‚**Kommunikation in der Onkologie**' zukünftig eine wesentlich größere Bedeutung beigemessen werden. Die Deutsche Krebshilfe erarbeitet hierzu derzeit eine bundesweite Initiative, um diesem Problemfeld den notwendigen Stellenwert zu geben.

Ein weiteres Thema der Zukunft ist für die Deutsche Krebshilfe die **Krebsprävention**. Expertinnen und Experten gehen davon aus, dass rund 40% aller Neuerkrankungen durch eine gesunde Lebensweise vermieden werden könnten. Angehende Mediziner:innen müssen frühzeitig für dieses Potenzial sensibilisiert werden. Sie haben die Möglichkeit, ihre Patient:innen zu einer gesunden Lebensweise zu motivieren, sie dabei zu unterstützen und gleichzeitig selbst Vorbild zu sein.

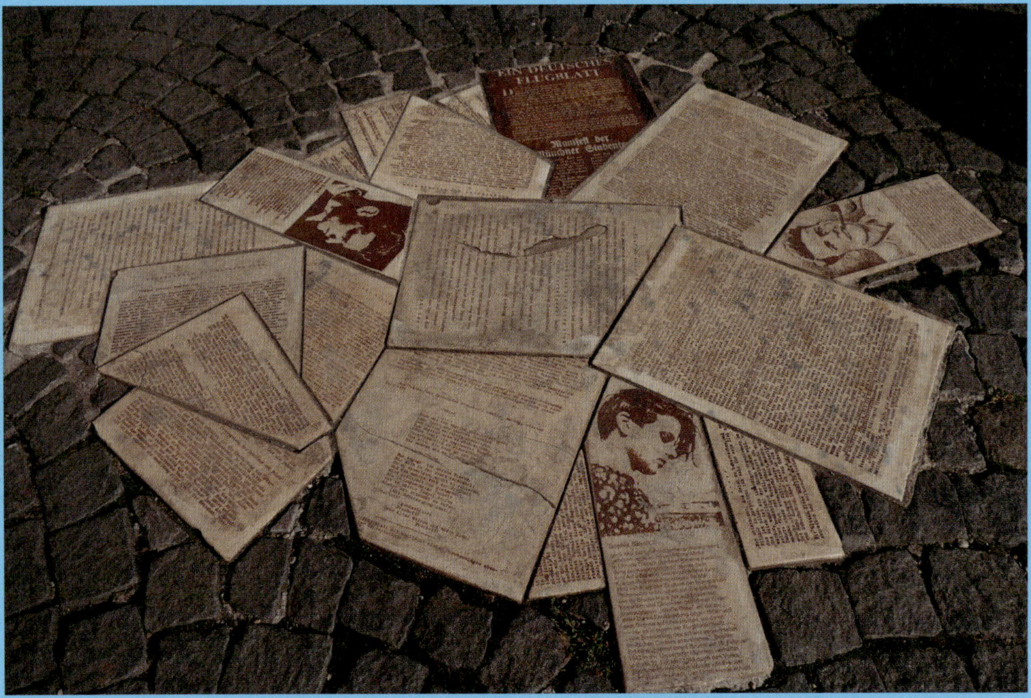

Mahnmal für die Geschwister Scholl und die Weiße Rose in der LMU in München

1933–1945

1900 2000 2100

39 Mut zum Widerstand

Hans und Sophie Scholl waren Mitglieder der „Weißen Rose", einer studentischen Münchener Gruppe, die während des Zweiten Weltkriegs mit friedlichen Mitteln gegen die Nazidiktatur kämpfte. Sie verfassten und verbreiteten Flugblätter, schrieben nachts Parolen gegen den Krieg an die Fassaden öffentlicher Gebäude und versuchten, eine Verbindung zu Widerstandsgruppen in Berlin und innerhalb der Wehrmacht herzustellen.

Am 18. Februar 1943 hatten sie nach mehreren vorausgegangenen Aktionen Flugblätter in den Lichthof der Ludwig-Maximilians-Universität geworfen, in denen nach der Katastrophe von Stalingrad zum Widerstand aufgerufen wurde. Der Hörsaaldiener, ein SA-Mann, überraschte sie dabei und lieferte die Studierenden an die Gestapo aus. Vier Tage später wurden sie vom „Volksgerichtshof" unter Leitung des berüchtigten Roland Freisler zum Tod durch das Fallbeil verurteilt.

Das Urteil wurde noch am selben Tag vollstreckt. Hans Scholls letzte Worte waren: „Es lebe die Freiheit!" *Das Flugblatt wurde auch den Alliierten zugespielt, die es mit dem Titel „Ein deutsches Flugblatt – Manifest der Münchner Studenten" in hunderttausendfacher Auflage von Flugzeugen über Deutschland abwarfen. Die Geschwister Scholl gelten bis in die Gegenwart als bedeutende Symbolgestalten eines an humanistischen Werten orientierten innerdeutschen Widerstands gegen das menschenverachtende NS-Regime.*

Medizin als Entmenschlichung

Mathias Schütz

Die Geschichte der Medizin im Nationalsozialismus ist alles andere als eine Geschichte von Mut und Widerstand. Sie ist eine Geschichte von Anpassung, Opportunismus und Ideologisierung, eine Geschichte der Klassifizierung, Aussonderung und **Vernichtung menschlichen Lebens** im Namen der „Volksgesundheit", die Geschichte von Zwangssterilisation, Krankenmord und rücksichtsloser, mörderischer Forschung. Aufgrund des 1934 in Kraft getretenen „Gesetz zur Verhütung erbkranken Nachwuchses" wurden bis zur Befreiung ungefähr 400.000 Menschen ihrer Zeugungsfähigkeit beraubt. An den Folgen der Eingriffe starben ca. 6.500 der Betroffenen. Nach einem geheimen „Euthanasie"-Erlass Adolf Hitlers begann im Herbst 1939 die systematische, von Ärzt:innen organisierte und überwachte Ermordung von geistig und körperlich behinderten sowie psychisch kranken Menschen im Rahmen der „Aktion T4". Nach kurzzeitiger Unterbrechung, die auf Proteste aus der katholischen Kirche zurückging, liefen die Krankenmorde dezentral, unter der Verantwortung der diensthabenden Ärzt:innen und Pflegenden, bis Kriegsende in den Pflegeeinrichtungen weiter, mit einer anzunehmenden Gesamtzahl von 300.000 Todesopfern. In den deutschen Konzentrationslagern, von Dachau bei München über Sachsenhausen bei Berlin bis Auschwitz bei Krakau, wurden grausame Humanexperimente an Häftlingen durchgeführt, unter Verweis auf kriegsnotwendige Erkenntnisse oder auch nur aus individuellem Forschungseifer – die **Todesopfer medizinischer Forschung** im Nationalsozialismus belaufen sich auf ca. 4.000 (Weindling 2014). Die verschiedenen medizinischen Verbrechenskomplexe griffen oft ineinander, radikalisierten sich und ebneten den Weg zum Holocaust: So erforschten Ärzt:innen in den Konzentrationsla-

„Das Gesetz ändert sich. Das Gewissen nicht.“

(Sophie Scholl)

gern die Sterilisation durch Bestrahlung mit dem Ziel einer Unfruchtbarmachung von Millionen europäischer Juden und Jüdinnen, basierten die Tötungstechnologien der Vernichtungslager auf den Erfahrungen des Krankenmords, rechtfertigten Ärzt:innen die Ghettoisierung und Deportation von Juden und Jüdinnen aus Seuchenschutzgründen und praktizierten Ärzt:innen diese Vernichtung mittels Selektion der Deportierten und Beaufsichtigung des Massenmords durch Gas.

Die **Ärzteschaft** wies einen **weitaus höheren Grad an NSDAP-Mitgliedschaften** auf als **andere Berufsgruppen**, unter in Bayern praktizierenden Ärzt:innen lag sie 1937 bei 51%, unter den an der Medizinischen Fakultät der Ludwig-Maximilians-Universität München tätigen Professoren waren es gar zwei Drittel (Kater 1989). Dass sich in diesem Umfeld der Widerstand der **Weißen Rose** formierte – von deren innerem Kreis waren Hans Scholl, Alexander Schmorell, Christoph Probst und Willi Graf Studierende der Humanmedizin – ist bemerkenswert und geradezu erklärungsbedürftig. So war ihr Widerstand möglicherweise auf Erfahrungen zurückzuführen, die sie während des Medizinstudiums oder als Sanitäter bzw. Sanitäterin in den Studentenkompanien an der Kriegsfront gemacht hatten, aber keineswegs durch ein medizinisches Ethos motiviert. Wie bei anderen Ausnahmegestalten des Nationalsozialismus – etwa dem kurzzeitigen Medizinstudenten und späteren Zeugen des Holocaust Kurt Gerstein – spielte eine **christlich-humanistische Prägung** eine weitaus größere Rolle für die Entscheidung, Widerstand zu leisten. Das gängige medizinische Ethos bildete eher einen handgreiflichen Anlass, einen unüberbrückbaren Widerspruch zwischen ethischem Anspruch und menschenunwürdiger Realität zu erkennen.

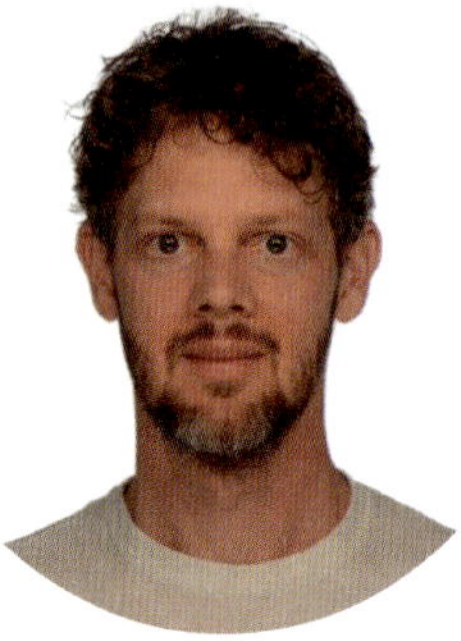

Dr. Mathias Schütz

Mathias Schütz ist Medizinhistoriker am Institut für Ethik, Geschichte und Theorie der Medizin der Ludwig-Maximilians-Universität München.

Womit beispielsweise die Studierenden der Medizin in München – genauso wie zeitgleich Kurt Gerstein an der Universität Tübingen – praktisch konfrontiert wurden, war die Arbeit an den Leichen Hingerichteter in den anatomischen Präparierkursen, deren Todesursache anhand der säuberlich abgetrennten Schädel unzweifelhaft zu erkennen war (Schütz 2021).

In München allein wurden zwischen 1934 und 1945 in der Hinrichtungsstätte im Strafgefängnis Stadelheim 1.188 Menschen exekutiert. Die **Körper der Opfer** nationalsozialistischer Hinrichtungsjustiz – die oftmals wegen sogenannter „volksschädlicher" Vergehen wie Diebstahl oder Betrug belangt worden waren – wurden in zahlreichen Fällen an die Anatomischen Institute der Universitäten Erlangen, Innsbruck, München und Würzburg geliefert, und fanden unter den dort tätigen Professoren skrupellose, ja **begeisterte Abnehmer** (Schütz 2016). Allein die Anatomische Anstalt München empfing mindestens 345 Körper von Hingerichteten aus Stadelheim und es ist anzunehmen, dass auch die dort studierenden, späteren Mitglieder der Weißen Rose an diesen Körpern zu lernen gezwungen waren. Dass ihre eigenen Körper nach ihrer Ermordung in Stadelheim nicht in einem anatomischen Institut landeten, ist nicht zuletzt auf das Wissen von diesem Umgang mit den Leichen Hingerichteter zurückzuführen, der es ihren Familien erlaubte, rechtzeitig eine Bestattung einzufor-

I

Kernaussagen:

- Die Medizin im Nationalsozialismus war geprägt von Opportunismus, moralischer Korruption sowie Aussonderung und Vernichtung menschlichen Lebens im Namen der Volksgesundheit.
- Verschiedene medizinische Verbrechenskomplexe griffen oft ineinander und radikalisierten sich.
- Ärzt:innen waren verantwortlich für die Krankenmorde, die mörderischen Humanexperimente und die Beaufsichtigung des Massenmordes durch Gas.
- Widerstand gegen die menschenunwürdige Realität war im Dritten Reich die Ausnahme.

dern (Noack 2012). Welche Rolle das Wissen der Weißen Rose um diese Art der medizinischen Involvierung in nationalsozialistische Verbrechen für die konkrete Entscheidung zum Widerstand gespielt hat, ist ungewiss. Doch konnte es nur bestätigen, was diesem Widerstand ohnehin zugrunde lag, nämlich die Einsicht in die umfassende moralische Korruption, die der Nationalsozialismus bewirkt hatte und die sich insbesondere in der Medizin ausprägte.

Literatur

Kater MH (1989) Doctors under Hitler. The University of North Carolina Press, Chapel Hill

Noack T (2012) Anatomical departments in Bavaria and the corpses of executed victims of National Socialism. Annals of Anatomy 194, 3: 286–292

Schütz M (2016) Das Strafgefängnis Stadelheim als zentrale Hinrichtungsstätte im Nationalsozialismus. Entwicklungen und Opfer. Zeitschrift für Geschichtswissenschaft 64, 10: 854–875

Schütz M (2021) Deference, Pragmatism, Ideology. The Medical Student Kurt Gerstein and the Predicament of Ethical Conduct under National Socialism. In: Hildebrandt S, Offer M, Grodin M (Hrsg.) Recognizing the Past in the Present: New Studies on Medicine Before, During and After the Holocaust. Berghahn, New York, 140–153

Weindling P (2014) Victims and Survivors of Nazi Human Experiments: Science and Suffering in the Holocaust. Bloomsbury, London

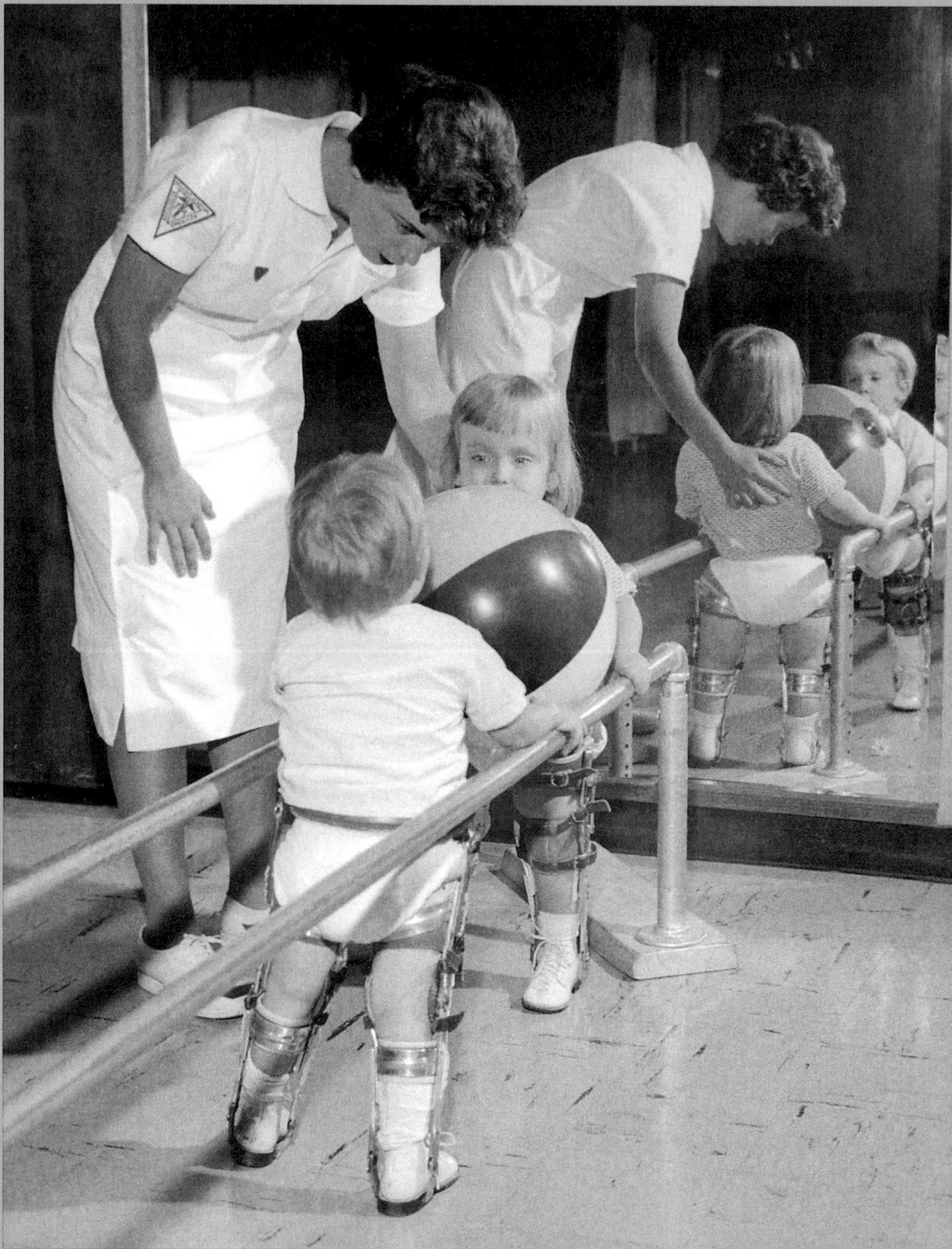

Physiotherapie mit zwei an Polio erkrankten Kindern

1941–2016

1900 2000 2100

40 Bewegen und Berühren

Mitte der 1990er-Jahre verabschiedete sich die sogenannte „Krankengymnastik“ von der Orientierung an den klinischen Fächern der Medizin und vertrat ein neues Denk- und Handlungsmodell. Es orientierte sich an den Organ- und Funktionssystemen, auf die Physiotherapie abzielt: Vor allem an der Bewegungsentwicklung und -kontrolle und darüber hinaus auch am Erleben und Verhalten der Patientinnen und Patienten.

Eine Schlüsselfigur dieser Neuorientierung war Antje Hüter-Becker (1941–2016) und das Ziel ihres neuen Paradigmas die Überwindung des Leib-Seele-Dualismus. Krankheiten waren nicht mehr als reine Funktionsstörungen zu bewerten, die zu reparieren waren. Physiotherapeutinnen und Physiotherapeuten sollten auch bei lokal umschriebenen Symptomen den ganzen Menschen betrachten, untersuchen und behandeln. Auch grundlegende Kenntnisse der Psychologie gehörten laut Antje Hüter-Becker in die physiotherapeutische Ausbildung. Für sie war Physiotherapie stets Bewegung und Berührung, auch psychisch im übertragenen Sinne.

Von der „Bewegung und Berührung des Menschen“ zur „Bewegung im System“

Ute Repschläger

Welche Fähigkeiten müssen Physiotherapeut:innen haben, um ihre Patient:innen allumfassend behandeln zu können? Und wie kann die Qualität der Physiotherapie stetig verbessert werden – gesichert auf wissenschaftlicher Basis? Diese Fragen waren für Antje Hüter-Becker eine Lebensaufgabe. Ganz im Sinne ihres „Bewegung und Berührung“-Grundsatzes setzte sie sich unermüdlich dafür ein, den Berufsstand weiterzuentwickeln und die dafür nötigen berufspolitischen Weichen zu stellen. Mit ähnlichem Eifer engagierte sich auch in Australien eine Physiotherapeutin für die allumfassende Behandlung der Patient:innen und brachte somit ebenfalls „Bewegung ins System“, indem sie den Startpunkt auf dem Weg zu mehr **Autonomie** für Physiotherapeut:innen weltweit setzte:

Am 29. August 1975 stellte die australische Physiotherapeutin Prue Galley nach langer, gewissenhafter Prüfung und sorgfältiger Recherche den Artikel „Ethical Principles and Patient Referral“ („Ethische Prinzipien und Überweisung von Patienten“) auf der 14. Biennial Conference der Australian Physiotherapy Association in Sydney vor (Galley 2018). Ziel von Prue Galley war es, den **Direct Access (DA)** einzuführen – also die Möglichkeit, dass die physiotherapeutische Behandlung von Patient:innen ohne einen vorherigen Arztbesuch stattfinden kann. Zusammen mit Kolleg:innen wollte sie ein neues Versorgungssystem etablieren, bei dem die Gesundheitsberufe gut interprofessionell zusammenarbeiten; Patient:innen entscheiden können, wen sie an erster Stelle aufsuchen; alle Professionen ihre Kompetenzen bestmöglich einsetzen und Patient:innen weiterleiten, wenn sie an ihre fachlichen Grenzen stoßen. Noch heute steht Prue Galley, die die akademischen Titel Honors Degree in der Physiotherapie und Master Degree in Erziehungswissenschaften innehat, weltweit in Kontakt mit Kolleg:innen und verfolgt die Entwicklung in den unterschiedlichen Ländern.

„Haben wir als Physiotherapeuten das Wissen, den Mut, den Willen und die Vision, diesen unabhängigen Schritt zu machen, obwohl wir ganz genau wissen, dass er eine höhere Verantwortung, größeres Engagement und größere Selbstdisziplin von uns allen verlangen wird?“

(Prue Galley)

Das Berufsethos verlangte bis dato, dass Patient:innen ausschließlich aufgrund einer Verordnung von niedergelassenen Ärzt:innen oder Zahnärzt:innen behandelt werden durften. Diese Ansicht hatte nahezu 70 Jahre lang Bestand. Im Jahr 1975 aber war der Punkt gekommen, an dem aus Sicht einer Gruppe von Physiotherapeut:innen eine Änderung zu einer größeren Autonomie des Berufs nötig war, damit er sich entwickeln konnte und nicht stagnierte.

Prue Galley stellte die Frage:

> *„Haben wir als Physiotherapeuten das Wissen, den Mut, den Willen und die Vision, diesen unabhängigen Schritt zu machen, obwohl wir ganz genau wissen, dass er eine höhere Verantwortung, größeres Engagement und größere Selbstdisziplin von uns allen verlangen wird?“ (Galley 1976)*

Die Mehrheit der Physiotherapeut:innen bejahte dies. So erlaubte die Australian Physiotherapy Association ihren Mitgliedern am 14. August 1976 unwiderruflich, auch in ethischer Hinsicht als First Contact Practitioner tätig zu sein. Damals galt dies als sehr mutiger Schritt der Australier:innen.

> *„Dieser Direktzugang existiert in Australien nunmehr in beiden Bereichen des Gesundheitswesens, im privaten wie im öffentlichen. Er hat die Erreichbarkeit des Physiotherapeuten für den Patienten spürbar erleichtert und sowohl die stark frequentierten Hausärzte als auch die Orthopäden des öffentlichen Gesundheitswesens, besonders im Spezialbereich Bewegungsapparat, entlastet.“ (Galley 2018)*

Andere Länder folgten und Prue Galley stand immer zur Beratung bereit. Sie unterstützte

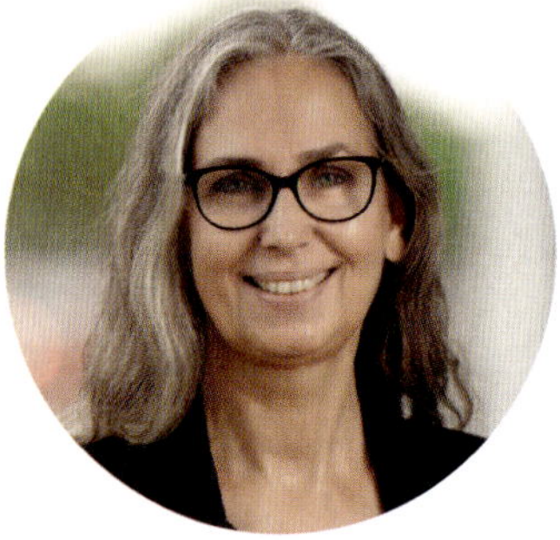

Ute Repschläger

Ute Repschläger ist seit gut 35 Jahren berufspolitisch aktiv, u.a. als Vorsitzende des Bundesverbands selbstständiger Physiotherapeuten (IFK) und als Vorstandsmitglied des Spitzenverbands der Heilmittelverbände (SHV).

Lesley Holdsworth und Valerie Webster, die ihrerseits maßgeblich für die Einführung des sogenannten „self-referral" – also die **eigenständige Entscheidung der Patient:innen**, direkt zu Therapeut:innen zu gehen – in England verantwortlich waren. In Studien belegten Holdsworth und Webster, dass mit dem DA die Gesundheitskosten signifikant gesenkt werden können und die Mehrheit der befragten Ärzt:innen und Physiotherapeut:innen das Konzept des physiotherapeutischen Erstkontakts befürworten (Holdsworth u. Webster 2006, Holdsworth et al. 2007, Holdsworth et al. 2008). In ihrem Buch „Patient self referral – a guide for therapists" geben sie Ratschläge dazu, wie man das System der „Eigenüberweisung" der Patient:innen im eigenen Land sinnvoll einführen kann (Holdsworth u. Webster 2006).

Mittlerweile gibt es die Möglichkeit des DA weltweit in 89 von 116 der bei **World Physiotherapy** registrierten Länder (Stand 2022). Diese Organisation fungiert unter dem Dachverband der World Confederation for Physical Therapy (WCPT), der größten Vereinigung der Physiotherapie-Verbände weltweit. Zu den Vertretern des DA gehören neben Australien und Neuseeland zum Beispiel auch Dänemark, Finnland, Großbritannien, Niederlande, Polen, Portugal, Schweden, Schweiz, Spanien sowie Kanada und die USA. Auch einzelne afrikanische, südamerikanische und asiatische Länder haben bereits den Direktzugang eingeführt. In 82 Ländern besteht zudem die Möglichkeit für Patient:innen, sich für eine physiotherapeutische Behandlung zu entscheiden (self-referral) (World Physiotherapy 2022).

In Deutschland unterstützte die Robert Bosch Stiftung die Entwicklung. Bei einem von der Stiftung geförderten Rechercheaufenthalt in Australien im Jahr 2007 fand ein persönlicher Erfahrungsaustausch zwischen Prue Galley und Ute Repschläger, Vorstandsvorsitzende des **Bundesverbands selbstständiger Physiotherapeuten** (IFK), statt. Die in Australien gesammelten Informationen hatten Einfluss auf die Positionierung des IFK zum Thema DA. In einem **Positionspapier** wurde mehr Autonomie gefordert und mit den Entscheidungsträgern im Gesundheitswesen diskutiert.

In seinem Gutachten 2007 empfahl der Sachverständigenrat im Gesundheitswesen, die Neuordnung der Aufgaben von Gesundheitsberufen zu diskutieren und eine größere Eigen-

Kernaussagen:

- Die Physiotherapie in Deutschland hat mit Antje Hüter-Becker früh die Betrachtung des ganzen Menschen in seiner Bewegungsentwicklung und -kontrolle in den Blick genommen.
- International hat sich ausgehend von Prue Galley eine Bewegung etabliert, die als Ziel die eigenständige Entscheidung von Patient:innen verfolgt, Physiotherapeut:innen direkt aufzusuchen zu dürfen.
- Die Weiterentwicklung der Physiotherapie erfordert eine Stärkung der interprofessionellen Zusammenarbeit und eine Neuordnung der Aufgaben von Gesundheitsberufen.

ständigkeit nicht-ärztlicher Gesundheitsberufe zu erproben (SVR 2007). Dies erfolgte – nachdem der Gesetzgeber Modellvorhaben zur Erprobung von mehr Autonomie ermöglichte – mit einem Modellvorhaben der BIG direkt gesund und des IFK, evaluiert von der Zürcher Hochschule für angewandte Wissenschaften (ZHAW). Eine von 2011 bis 2017 durchgeführte multizentrische, randomisierte Interventionsstudie mit Kontrollgruppe – Evidenzlevel 1b führte unter anderem zu dem Ergebnis, dass Physiotherapeut:innen mit einem Mehr an Autonomie sorgfältig umgehen, mehr Entscheidungsfreiheit in der Therapiesteuerung nicht zu einer Kostenausweitung führt und sich die Behandlungsdauer der Patienten:innen unter physiotherapeutischem Behandlungsregime signifikant verkürzt (Nast et al. 2018).

Diese Erkenntnisse zeigen, dass sich in verschiedenen Gesundheitsberufen neue Denk- und Handlungsmodelle entwickelt haben. Parallel dazu ist die Überwindung des Silodenkens in den Professionen hin zu einer Behandlung des ganzen Menschen im interprofessionellen Team notwendig. Dies erfordert eine von Wertschätzung und wechselseitigen Rollenverständnis getragenen Neubestimmung von Aufgaben.

Literatur

Galley P (1975) Ethical Principles and Patient Referral. Aust. J. Physiother, 21(3):97–100

Galley P (1976) Patient Referral and the Physiotherapist Aust. J. Physiother, 22(3):117–120

Galley P (2018) Direct Access – First Contact Practitioner in Australien. Sonderausgabe physiotherapie, S. 4f.

Holdsworth L, Webster V (2006) Patient Self Referral – a guide for therapists. Boca Raton: CRC Press.

Holdsworth L, Webster V, McFayden AK (2007) What are the costs to NHS Scotland of self-referral to physiotherapy? Results of a national trial. Physiotherapy, 93(1):3–11

Holdsworth L, Webster V, McFayden AK (2008) Physiotherapists' and general practitioners' views of self-referral and physiotherapy scope of practice: results from a national trial. In: Physiotherapy, 94:236–243

Nast I, Wirz M, Scheermesser M, Schämann A (2018) Ergebnisbericht der ZHAW nach § 65 SGB V zum Modellvorhaben Physiotherapie gemäß § 63 Abs. 3b SGB V. Zürcher Hochschule für Angewandte Wissenschaften; Institut für Physiotherapie, Forschung und Entwicklung

Sachverständigenrat (SVR) (2007) Kooperation und Verantwortung – Voraussetzungen einer zielorientierten Gesundheitsversorgung, S. 15ff.

World Physiotherapy (2022) Profile of the global profession. URL: https://world.physio/membership/profession-profile (abgerufen am 16.06.2023)

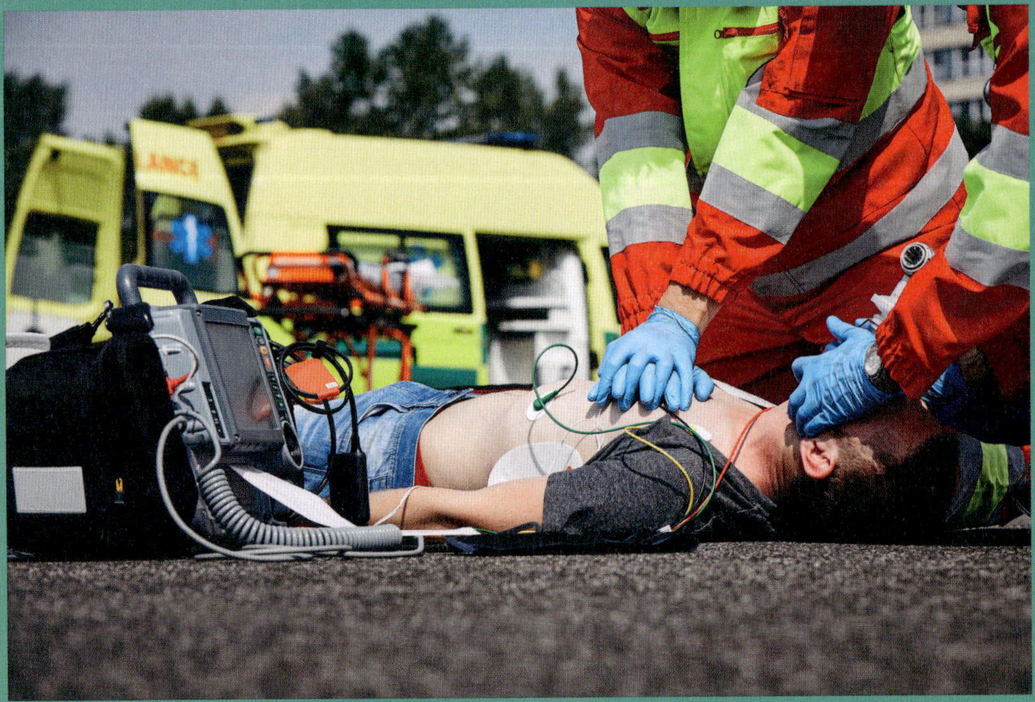

Kardiopulmonale Reanimation

1947

1930 1940 1950

41 Lebensrettende Stromschläge

*Im 19. Jahrhundert wiesen mehrere Wissenschaftler im Tierversuch nach, dass elektrischer Strom einen Einfluss auf die Herzfunktion hat. Zwei Schweizer Forscher zeigten 1888, dass das Herz eines Hundes mit einem Stromstoß zum Flimmern und anschließend wieder zum normalen Herzrhythmus gebracht werden konnte. Bis zu einer klinischen Anwendung dauerte es aber noch weitere 50 Jahre. 1947 operierte der amerikanische Chirurg Claude S. Beck (1894–1971) einen 14-jährigen Jungen am offenen Thorax, als plötzlich ein Kammerflimmern einsetzte. Beck legte die Elektroden eines Defibrillator-Prototyps in die Herzgegend an und ließ Stromstöße mit einer Frequenz von 60 Hz auf den Herzmuskel treffen. Der Herzschlag normalisierte sich und der junge Patient wurde gerettet. Zwei Jahre später konstruierte der Ingenieur William Kouwenhoven den ersten Defibrillator zur Unterbrechung des Kammerflimmerns am geschlossenen Brustkorb. Der Kardiologe und spätere Friedensnobelpreisträger Bernard Lown (*1921) erfand Anfang der 1960er-Jahre die Kardioversion bei Vorhofflimmern, die hunderttausenden Patienten das Leben rettete.*

Ein kleiner Schlag mit großer Wirkung

Feraydoon Niroomand

Die ersten Anwendungen elektrischer Ströme in der Medizin datieren vermutlich um 40 n. Chr., als der Römische Arzt Scribonius Largus elektrische Impulse von Zitteraalen und Rochen bei der Behandlung von Kopfneuralgien und der Gicht zum Einsatz brachte. Von diesen ersten Anwendungen elektrischer Ströme bis zur **„Leidener Flasche“** vergingen etwa 1.700 Jahre. In den Jahren 1745 und 1746 erzeugten die Leidener Forscher **Ewald Georg von Kleist** und **Pieter von Musschenbroek** unabhängig voneinander einen Kondensator, indem sie geladene Metallteilchen in eine Glasflasche gaben.

Als im Jahre 1774 alle Wiederbelebungsversuche an einem Kleinkind zu scheitern drohten, kam die Geburtsstunde des Defibrillators. Durch die Entladung einer „Leidener Flasche“ konnte die **Kreislaufaktivität** des Kindes **wiederhergestellt** werden.

Unser Herz schlägt etwa einhunderttausend Mal am Tag und pumpt dabei 7.000 Liter Blut in den Kreislauf. Diese Arbeit verrichten sechs Milliarden Herzmuskelzellen, die sich dazu in einer koordinierten Weise zusammenziehen und wieder ausdehnen müssen. Wo Netzwerke mit einem so hohen Komplexitätsgrad koordiniert werden müssen, bedient sich die Natur, ebenso wie heute die Technik, der **Elektrizität**. Es sind kleine elektrische Impulse, die von den Herzzellen im Sinusknoten generiert werden und sich dann in einer viertel Sekunde über das Herz ausbreiten. Jeder elektrischen Entladung folgt unmittelbar die Wiederaufladung (Repolarisation) aller Zellen, ein Vorgang, der etwa eine drittel Sekunde dauert. Erst dann können die Zellen erneut depolarisieren und der Zyklus von neuem beginnen.

In diesem komplexen Netzwerk können selbst relativ kleine lokale Veränderungen das Gefüge erheblich stören und beeinträchtigen. Im schlimmsten Fall entsteht ein elektrisches Chaos, dass man als **Kammerflimmern** bezeichnet. Die geordnete elektrische Erregung und Kontraktion der Herzmuskelzellen kommen zum Erliegen. Die Versorgung unserer Organe mit Sauerstoff und Nährstoffen ist nicht mehr gewährleistet. Unser Gehirn, ein energiehungriger Hochleistungsrechner (vage Schätzungen ergeben 10 Teraflops und mehr als 2,5 Petabytes), hält das nur eine sehr kurze Zeit aus. Bei Raumtemperatur setzen nach fünf Minuten irreversible schwere Schädigungen ein, und nach etwa 10 Minuten der Hirntod. Ein Herzstillstand führt deshalb in kürzester Zeit zum Tode und muss umgehend behandelt werden. Erschwerend kommt hinzu, dass Kammerflimmern in

"About 3:30 a.m. ...his heart went into defibrillation. When the countershock was sent through his chest 72 seconds later, his heart was defibrillated and he lived again."

(William Bennett Kouwenhoven, 1957 nach der ersten erfolgreichen Defibrillation im Johns Hopkins Hospital, Baltimore.)

der Regel plötzlich und ohne Vorwarnung eintritt. In Deutschland sterben etwa 65.000 Menschen pro Jahr auf diese Weise, ein Drittel davon vor dem 65. Lebensjahr, und die allermeisten, mehr als 80%, ohne einer bekannten Risikogruppe zuzugehören (Martens et al. 2014).

1774, bei der ersten erfolgreichen dokumentierten Wiederbelebung eines Menschen durch einen Defibrillator, wussten Mediziner noch nichts über die Rolle von elektrischen Impulsen im Herzen, geschweige denn über die Mechanismen des Kammerflimmerns. Erst weitere hundert Jahre später ergaben die Experimente von **Frédéric Batelli** und **Jean-Louis Prevost**, dass sich durch Strom nicht nur Herzflimmern auslösen, sondern auch beenden lässt.

Am 22. März 2000 setzten meine Kolleg:innen und ich einem Patienten einen Internen Cardioverter Defibrillator (ICD) in die Brustwand ein. Die Abbildung zeigt den Ausdruck der Geräteabfrage am Folgetag. Zuvor hatte der Patient einen kräftigen Stromschlag verspürt (s. Abb.).

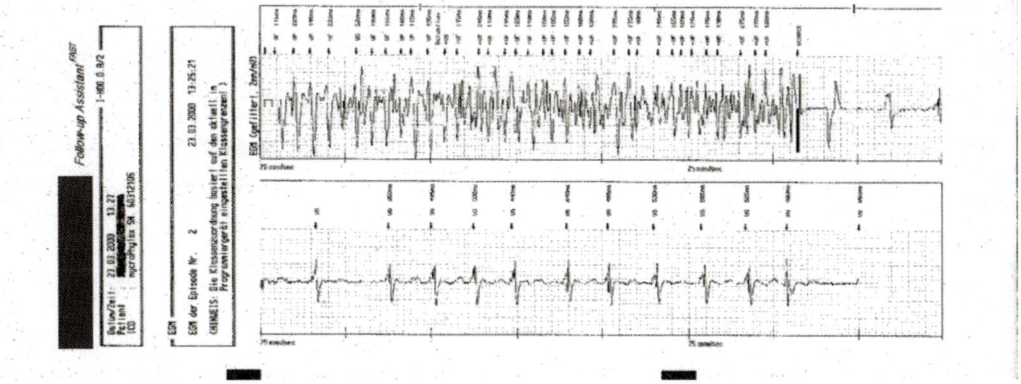

Abb. Just in time. Am Beginn der Aufzeichnung, oben links, sieht man das typische EKG bei Kammerflimmern, das am Ende der Zeile durch einen Stromschlag beendet wird, gefolgt von einer wiederhergestellten spontanen elektrischen Aktivität des Herzens.

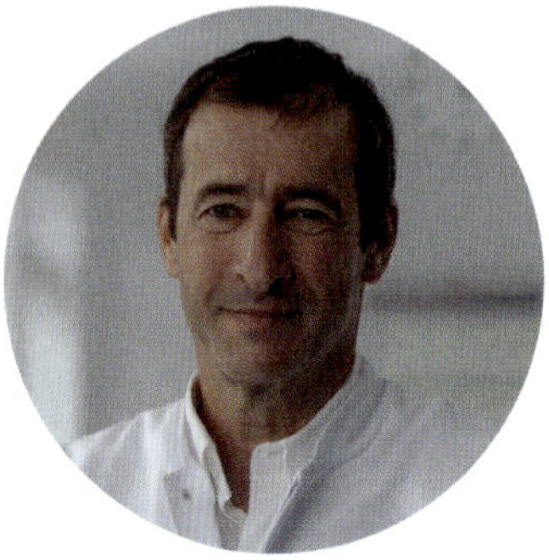

Prof. Dr. med. Feraydoon Niroomand

Feraydoon Niroomand ist Leitender Arzt für interventionelle Kardiologie und Rhythmologie in Heidelberg. Er war 30 Jahre in der medizinischen Grundlagenforschung engagiert und veröffentlichte über 50 Publikationen.

Von der „Leidener Flasche" bis zur Entwicklung des ersten implantierbaren Defibrillators war es technisch noch ein weiter Weg. Vermutlich war es eine falsche Assoziation, die des zuckenden Muskels bei Kontakt mit Elektrizität, die den Ärzten damals die Eingebung brachte, das Kind zu defibrillieren. Auch heute glauben manche Ärzt:innen noch, dass bei der Defibrillation der Herzmuskel zusammenzuckt. Sie befürchten, dass sich dadurch bei bestimmten Patient:innen Blutgerinnsel von der Herzwand lösen könnten, was natürlich nicht der Fall ist. Als nicht minder schwierig stellt sich heute die Frage, wem wir diese Defibrillatoren implantieren sollen. Wir versuchen diese Frage mit aufwendigen klinischen Studien zu beantworten und erkennen dabei exemplarisch die Schwierigkeiten der medizinischen Entscheidungsfindung. Eine der schwierigsten Aufgabe für Ärzt:innen ist die **kluge klinische Entscheidungsfindung**.

Die „Leidener Flasche" ist ein schönes Beispiel, wie in der Medizin falsche Vorstellungen

Kernaussagen:

- Die Anwendung von Elektrizität in der Medizin hat bereits eine zweitausendjährige Geschichte. In ihr haben falsche Vorstellungen zu richtigen Lösungen, aber leider auch richtige Vorstellungen zu falschen Lösungen geführt.
- Ein physiologisches Verständnis für die elektrische Aktivität ist unabdingbar, dennoch dürfen physiologische Modelle nicht ohne intensive Prüfung in die Klinik übertragbar werden.
- Profundes Verständnis von der Nutzen- und Risikobewertung klinischer Studien sowie deren Anwendbarkeit am konkreten Patienten bzw. an der konkreten Patientin sind unabdingbar für eine patientenorientierte und effiziente Gesundheitsversorgung.

zu richtigen Lösungen führen können. Viel häufiger haben wir es in der Medizin aber umgekehrt damit zu tun, das richtige Vorstellungen zu falschen Lösungen führen. Prominente Beispiele sind die radikale Mastektomie bei Brustkrebs, die Prävention des plötzlichen Herztodes durch Antiarrhythmika oder die Herzinfarktprävention bei Frauen durch Hormonersatztherapie. Jahrelang wurden hier Menschen aufgrund logisch erscheinender Wirkmodelle behandelt, letztendlich aber dabei ihre Lebensqualität negativ beeinflusst und Lebenszeit verkürzt.

Literatur

Martens E, Sinner MF, Johannes Siebermair, Raufhake C, Beckmann BM, Veith S, Düvel D, Steinbeck G, Kääb S (2014) Incidence of sudden cardiac death in Germany: results from an emergency medical service registry in Lower Saxony, EP Europace, 16, 2:1752–1758, URL: https://academic.oup.com/europace/article/16/12/1752/490166 (abgerufen am 16.06.2023)

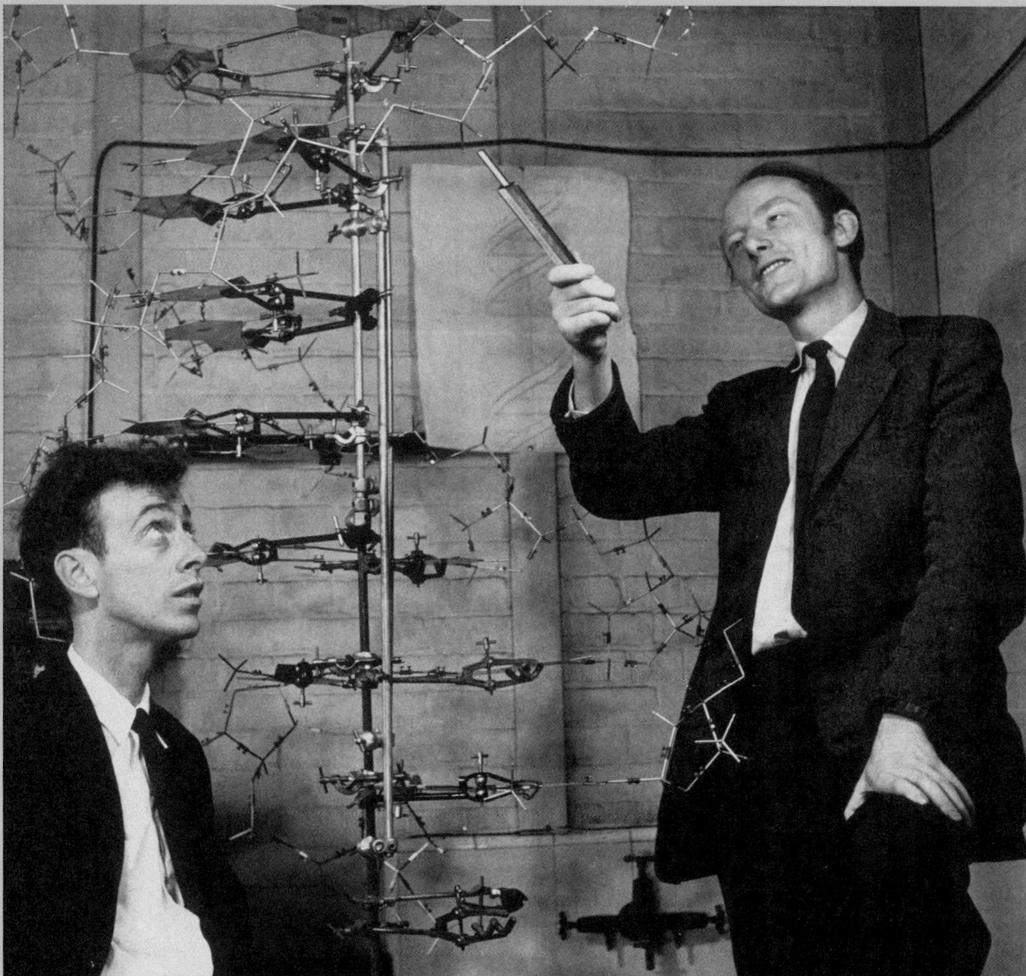

Watson und Crick vor ihrem DNA-Modell

1953

1940 1950 1960

42 Nobelpreis für zwei „wissenschaftliche Clowns“

*1953 traten der Physiker Francis Crick (1916–2004) und der Biologe James Watson (*1928) mit der Meldung an die Öffentlichkeit, den grundlegenden Mechanismus gefunden zu haben,* „... mit dem Leben aus Leben entsteht“. *Gemeint war die Doppelhelixstruktur der Desoxyribonukleinsäure (DNA). Beide Forscher waren von der Scientific Community zunächst nicht besonders ernst genommen worden, ein Kollege verspottete sie gar als* „wissenschaftliche Clowns“, *weil sie eine akademisch sehr ungewöhnliche Vita vorwiesen. Die beiden begegneten sich nach mehreren abgebrochenen Forschungsprojekten an der britischen Cambridge-Universität, verstanden sich auf Anhieb und verfolgten schließlich nur noch ein Ziel: die Struktur der DNA zu entschlüsseln. Ihre Modellüberlegungen gründeten sich auf die Röntgenstrukturanalysen der Biochemikerin Rosalind Franklin (1920–1958) und des Physikers Maurice Wilkins (1916–2004), mit dem sie sich 1962 den Nobelpreis für Medizin teilten. Franklin war vier Jahre zuvor bereits verstorben, ihr wertvoller Beitrag zu der bahnbrechenden wissenschaftlichen Leistung wurde auch posthum kaum gewürdigt.*

Die Entschlüsselung der DNA hat mehrere Väter und auch eine Mutter

Brigitte Schlegelberger, Beate Vajen und Bastian Vajen

„Die Struktur ist wahrscheinlich eine Helix, die Phosphatgruppen liegen außerhalb“ (Franklin u. Gosling 1953a). Mit diesem Satz formulierten die Biophysikerin und Röntgenkristallografin Rosalind Franklin und ihr Doktorand Raymond Gosling am 17. März 1953 in einem Aufsatzentwurf ihre Vorstellungen für den Aufbau der DNA. Mit der Entdeckung der **Doppelhelix** wurde nach langer vergeblicher Suche klar, wie Erbinformation gespeichert wird und wie der Kopiermechanismus funktionieren musste. Dieser bedeutende Meilenstein der Medizingeschichte war die Grundlage für die **Entwicklung der modernen Genetik** und hatte immensen Einfluss auf die Entwicklung der gesamten Biologie und Medizin. Heute ist klar, dass genetische Veränderungen an der Entstehung sehr vieler, wenn nicht der meisten Erkrankungen beteiligt sind. Inzwischen sind mehr als 4.700 Gene identifiziert, die für definierte Erbkrankheiten verantwortlich sind (OMIM 2023). Das Verständnis der genetischen Grundlagen ermöglicht neue diagnostische und therapeutische Ansätze. So ist zu hoffen, dass mithilfe Zielgerichteter Moleküle, der Gentherapie bzw. der Genomeditierung genetische Erkrankungen heilbar werden.

In jahrelanger mühseliger Arbeit am King’s College in London hatten Rosalind Franklin und Gosling Röntgenstrahlen auf DNA-Moleküle gezielt und anhand der Abbilder deren Aufbau erforscht. Am 02.05.1952 war ihnen eine entscheidende Aufnahme des Moleküls gelungen, die eine Doppelhelix nahelegte: Foto Nr. 51.

Einen Tag danach traf ein Aufsatz der Wissenschaftler James Watson und Francis Crick vom Cavendish Laboratory in Cambridge am King’s College ein. Darin beschrieben sie ihr Modell der Doppelhelix. Sie waren von Foto Nr. 51 auf die richtige Spur geführt worden. Die Abstände in ihrem Modell entsprachen exakt denen, die Franklin berechnet hatte (Maddox 2003).

Am 12. März 1953 hatten Watson und Crick ihr Modell erstmalig in kleiner Runde präsentiert. Das mehr als mannshohe filigrane Modell stellte zwei komplementär gegenläufige Nukleinsäure-Stränge dar, deren Phosphatgruppen außen und deren Basen innen angeordnet waren. Bei der Vorstellung des Modells war auch Maurice Wilkins dabei, der stellvertretende Leiter des King’s College. Nicht dabei war Rosalind Franklin. Sie war weder über das Modell in Kenntnis gesetzt noch eingeladen worden. Sie war auch nicht darüber informiert, dass Watson und Crick Zugang zu Foto Nr. 51 und ihrem

I

"Big questions get big answers."

(Francis Crick)

Forschungsbericht erhalten hatten (Watson 1969).

Doch wie kamen Watson und Crick überhaupt dazu, ihr Modell zu bauen? Schließlich arbeitete das Cavendish Laboratory offiziell gar nicht an der Erforschung der DNA. Der Leiter des Instituts hatte den beiden sogar explizit verboten an der DNA zu forschen. Der Biologe Crick war Mitte dreißig und schrieb seit langem an seiner Dissertation über das Hämoglobinmolekül, ohne mit seinen röntgenkristallografischen Versuchen große Fortschritte zu machen. Lieber führte er ausgiebige Diskussionen über die verschiedensten wissenschaftlichen Fragen. Mit dem 25-jährigen Watson stieß 1951 ein passender Gegenpart zu ihm. Die beiden verstanden sich auf Anhieb.

Der amerikanische Biologe Watson war eigentlich mit einem für europäische Nachkriegsverhältnisse großzügigen Postdoktorandenstipendium nach Kopenhagen geschickt worden, um seine Chemiekenntnisse zu verbessern. Doch stattdessen widmete er sich dort der Erforschung der Vermehrung von Phagen. Genetik war seine Leidenschaft. Als ihm nach einem Vortrag von Wilkins klar wurde, dass die **DNA Träger der Erbinformation** sein musste und am King's College in London dazu geforscht wurde, ließ er seine Aufgaben in Kopenhagen endgültig fallen. Er ging, nachdem er am King's College keine Stelle bekommen hatte, an das nur eine Zugstunde von London entfernte Cavendish Laboratory. Auch in Cambridge war es nicht seine Aufgabe an der DNA zu arbeiten. Darüber setzte er sich jedoch gemeinsam mit Crick hinweg. Zwei Jahre lang diskutierten die beiden den möglichen Aufbau der DNA und bauten Modelle.

Franklin hielt dagegen nichts vom Modellbau, bevor nicht die empirischen Grundlagen erforscht waren (Elkin 2003). Während die beiden Männer Theorien und Modelle entwarfen, näherte sich Franklin dem Aufbau der DNA mit immer präziser werdenden Röntgenaufnahmen. Als Expertin auf diesem Gebiet wurde sie für diese Aufgabe 1951 vom King's College angeworben. Doch während Wilkins sie als seine Assistentin ansah, bestand sie auf ihrer Eigenständigkeit. Der Streit führte dazu, dass die Forschungsarbeit an der DNA zwischen den beiden aufgeteilt wurde. Doch damit nicht genug: 1953 erreichte Wilkins, dass Franklin das Institut verlassen musste. Der Entwurf vom 17. März sollte Grundlage für einen abschließenden Aufsatz über ihre Ergebnisse am King's College sein. Dieser Aufsatz erschien am 25. April 1953 in Nature

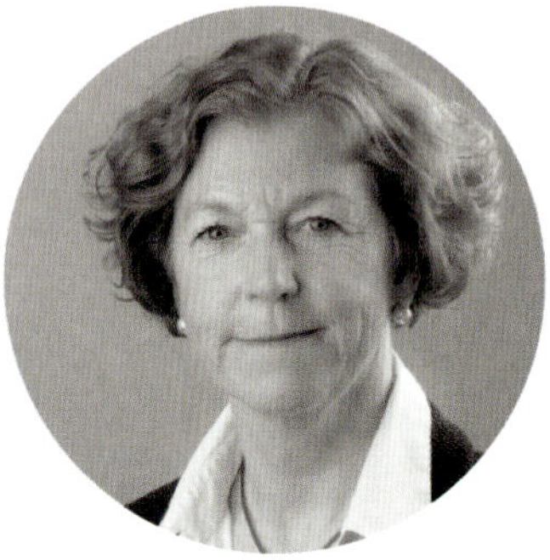

Prof.in Dr.in med. Brigitte Schlegelberger

Brigitte Schlegelberger leitet nach Promotion, Habilitation und Forschungsaufenthalten in Schweden, USA und Kanada das Institut für Humangenetik der Medizinischen Hochschule Hannover. Ihr Schwerpunkt ist die Tumorgenetik.

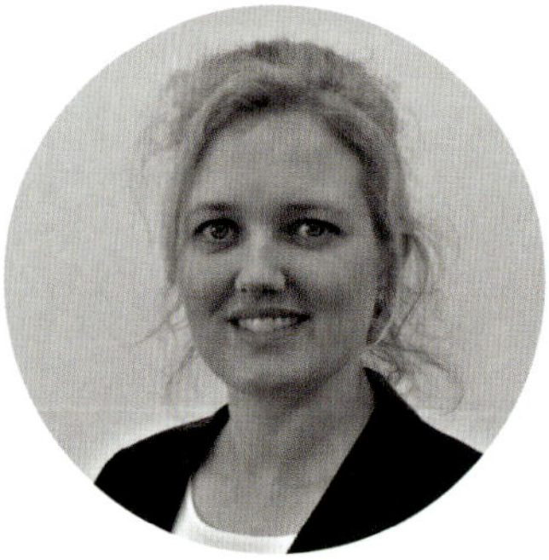

Dr.in rer. nat. Beate Vajen

Beate Vajen studierte Biologie in Düsseldorf und Münster. Sie promovierte in der Krebsforschung am Institut für Humangenetik in Hannover. Ihr Engagement in der Lehre wurde mit Lehrpreisen honoriert.

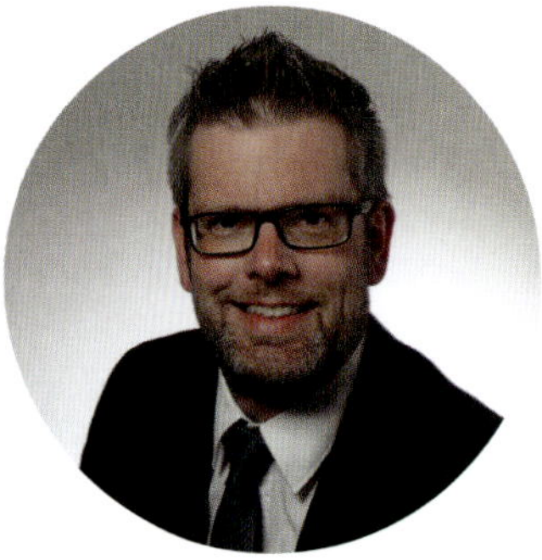

Bastian Vajen

Bastian Vajen studierte Geschichte, Politik und Germanistik in Göttingen und Liverpool. Als Koordinator am Gymnasium Bismarckschule Hannover setzt er sich für innovative digitale Lehrformate ein.

(Franklin u. Gosling 1953b). Die Aufmerksamkeit galt aber dem Aufsatz von Watson und Crick über ihr DNA-Modell in derselben Ausgabe (Watson und Crick 1953). Im vorletzten Satz gaben sie an, dass ihre Arbeit auch von einem allgemeinen Wissen über die Forschungsergebnisse Wilkins' und Franklins angeregt worden sei.

1962 erhielten Watson, Crick und Wilkins den Nobelpreis für Medizin; Franklin war vier Jahre zuvor einer Krebserkrankung erlegen (Aisslinger 2022). Dass ihre Röntgenuntersuchungen eine Grundlage für das berühmte Modell der Doppelhelix waren, wurde erst Jahrzehnte später gewürdigt.

Literatur

Elkin LO (2003) Rosalind Franklin and the Double Helix. Physics Today 56; 42–48

I

Kernaussagen:

- Fundamentale Erkenntnisse in der Medizin sind naturwissenschaftlichen Grundlagen wie der Genetik und Biophysik zu verdanken.
- Mit der Entdeckung der Doppelhelix wurde erkannt, wie Erbinformationen gespeichert und an Tochterzellen weitergegeben werden.
- Das Verständnis der genetischen Grundlagen einer Erkrankung schafft neue diagnostische und therapeutische Möglichkeiten.
- Die Aneignung fremder Forschungsergebnisse ohne adäquate Würdigung der Urheber:innen ist ethisch verwerflich.
- Die fehlende Anerkennung der Leistung von Rosalind Franklin ist ein Beispiel dafür, dass Frauen in der Forschung insgesamt weniger wahrgenommen und z.B. bei Leitungspositionen weniger berücksichtigt werden als männliche Kollegen.

Franklin RE, Gosling RG (1953a) A Note on Molecular Configuration in Sodium Thymonucleate. U.S. National Library of Medicine. URL: https://profiles.nlm.nih.gov/spotlight/kr/catalog/nlm:nlmuid-101584586X136-doc (abgerufen am 16.06.2023)

Franklin RE, Gosling RG (1953b) Molecular Configuration in Sodium Thymonucleate. Nature 171; 740–741

Maddox B (2003) Rosalind Franklin: Die Entdeckung der DANN oder der Kampf einer Frau um wissenschaftliche Anerkennung. Campus Verlag, Frankfurt/New York

OMIM – Online Mendelian Inheritance in Men: An Online Catalog of Human Genes and Genetic Disorders. URL: https://www.omim.org/statistics/geneMap (abgerufen am 20.03.2023)

Aisslinger M (2022) Rosalind Franklin- Sie war's. ZEIT ONLINE. URL: https://www.zeit.de/2022/42/rosalind-franklin-watson-francis-crick-dna-sternstunden-der-menschheit (abgerufen am 20.03.2023)

Watson JD (1969) Die Doppelhelix: Ein persönlicher Bericht über die Entstehung der DNS-Struktur. Rowohlt Verlag, Hamburg

Watson JD, Crick FHC (1953) Molecular Structure of Nucleic Acids: A Structure for Deoxyribose Nucleic Acid. Nature 171:737–738

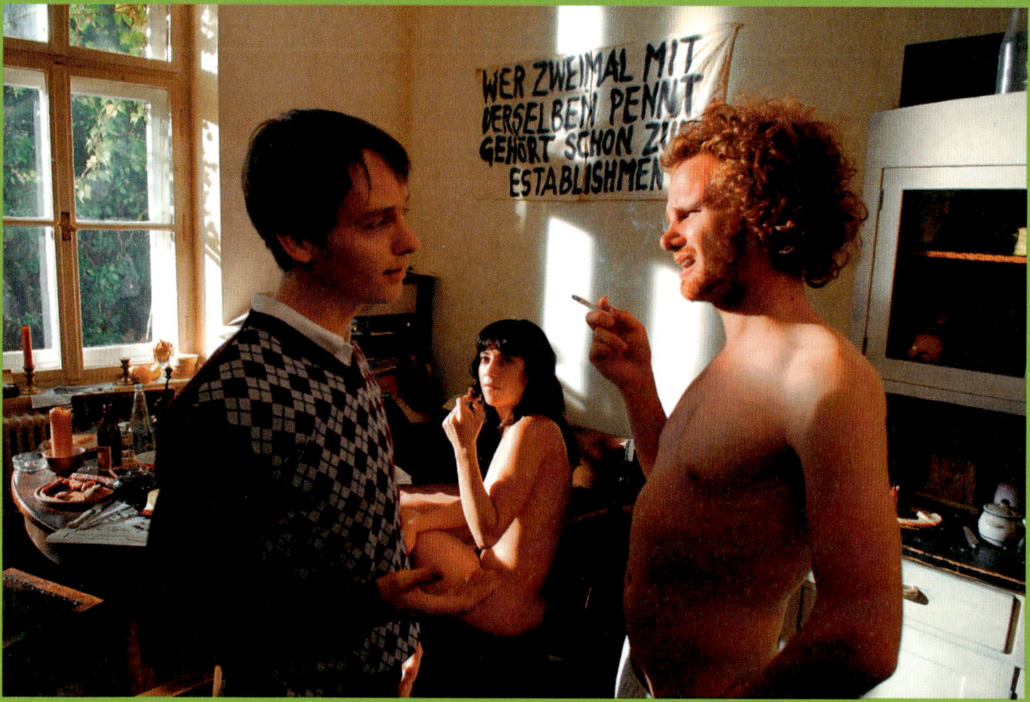

Die wilden 60er-Jahre

1960

1950 1960 1970

43 Eine Pille verändert die Gesellschaft

1960 wurde „Enovid“, das erste hormonelle Kontrazeptivum, auf dem amerikanischen Markt zur Empfängnisverhütung zugelassen. Bis dahin durfte es nur bei Menstruationsbeschwerden verordnet werden. Auf der Basis jahrzehntelanger Forschungen zur hormonellen Kontrazeption hatten der Physiologe Gregory Pincus (1903–1967) und der Gynäkologe John Rock (1903–1967) sowie die Frauenrechtlerin Margaret Sanger (1879–1966) das Präparat entwickelt. In Deutschland war nach der Markteinführung die gesellschaftliche und politische Bedeutung der „Antibabypille“ so brisant und revolutionär, dass sie zunächst nur verheirateten Frauen, die mindesten drei Kinder hatten, verordnet wurde. Konservative Kreise und die katholische Kirche lehnten die orale Empfängnisverhütung aus moralischen und theologischen Gründen kategorisch ab. Erst in den 70er-Jahren lockerte sich das Verschreibungsverhalten und der Absatz hormoneller Verhütungsmittel begann rasant zu steigen. Die Antibabypille wurde das Symbol der freien Liebe und der emanzipierten, selbstbestimmten Frau.

1980 1990 2000

Wie die Pille die Welt veränderte – Empfängnis und Verhütung

Konstantin Hofmann und Annette Hasenburg

Es war an einem Abend im Jahr 1951 als in New York eine der größten gesellschaftlichen und medizinischen Revolutionen der Neuzeit beschlossen wurde. Auf einer Dinnerparty trafen die beiden Frauenrechtlerinnen Katherine McCormick und Margaret Sanger auf den amerikanischen Hormonforscher Gregory Pincus. Zu dem Zeitpunkt hatten die beiden Frauen schon viele Jahre für die reproduktive Freiheit der Frau gekämpft: McCormick, eine vermögende Witwe, schmuggelte bereits Anfang des 20. Jahrhunderts illegal Diaphragmen über die US-amerikanische Grenze und Margaret Sanger, eine Krankenpflegerin, hatte schon 1916 die erste Klinik für Familienplanung eröffnet.

Nach langen Jahren voller Anstrengungen kam Gregory Pincus an dem New Yorker Abend zum richtigen Zeitpunkt. Der Forscher hatte, beruhend auf der Vorarbeit des Österreichers Ludwig Haberlandt, das Prinzip der **Ovulationshemmung durch Hormone** entdeckt. Was ihm noch fehlte, war Geld: 125.000 Dollar sollte die Entwicklung eines der Allgemeinheit zugänglichen, sicheren und verlässlichen Kontrazeptionsmittels kosten. Geld, das die betuchte McCormick bereitstellen sollte.

Zusammen mit John Rock, einem Gynäkologen aus Harvard, und Carl Djerassi, dem die chemische Formel zur Massenproduktion der Hormone gelang, konnte 1957 das Medikament „**Enovid**" auf den Markt gebracht werden. Am Ende waren es jedoch zwei Millionen Dollar, die McCormick in die Entwicklung stecken musste.

„Zersetzung der sittlichen Substanz des Volkes"

Erst noch als Therapeutikum für Menstruationsbeschwerden verschrieben – noch hatte man Angst vor konservativen Kräften – wurde

I

„Und als dann die Pille kam in der ersten Hälfte der Sechziger – da war ich eine junge Frau, die im wilden Alter war – da war das einfach uneingeschränkt eine Befreiung. Das war eine fantastische Sache. Wir alle, glaube ich, haben mit Freude danach gegriffen. Ein Wundermittel."

(Alice Schwarzer)

„Enovid" drei Jahre später auch zur Empfängnisverhütung zugelassen.

Feinde hatte die Antibabypille von Beginn an. Konservative Kräfte in Kirche, Staat und Medizin sahen in ihr einen unsittlichen Weg, die Frau ihrer „wahren Bestimmung" zu berauben. Bis heute hat sich die Position der katholischen Kirche in Bezug auf die Antibabypille nicht geändert. Und auch die Medizin hat dazu beigetragen, die Verbreitung der Antibabypille zu verhindern. 1964 kritisierten etwa 185 Mediziner:innen aus Deutschland, darunter auch Klinikdirektor:innen wichtiger gynäkologischer Universitätskliniken, im „Ulmer Manifest" die Einführung der Antibabypille und schwadronierten von einer „*Zersetzung der sittlichen und moralischen Substanz des Volkes*" (Ulmer Denkschrift 1965).

Den **Erfolgszug der Pille** konnten sie alle trotzdem nicht aufhalten. Denn bis zu ihrer Markteinführung waren Frauen über Jahrhunderte hinweg gezwungen gewesen, teilweise erniedrigende Methoden zur Empfängnisverhütung anzuwenden. Im alten Ägypten soll eine Mischung aus Milch, Honig und Krokodilexkrementen verwendet worden sein, noch im 19. Jahrhundert wurde eine Mischung aus Alaun und Essig empfohlen, im 20. Jahrhundert wurde Coca-Cola zweckentfremdet. Kein Wunder, dass bereits kurz nach der Erstzulassung 41% der verheirateten Frauen unter 30 Jahren die Pille einnahmen. 1976 hatten schon 75% der 18- bis 19-Jährigen einmal die Pille benutzt (Dose 1989).

Die Türen wurden geöffnet

Und heute? Heute ist die Antibabypille kaum mehr aus der Lebensplanung junger Frauen – und auch Männer – wegzudenken. Sie ist ein selbstverständlicher Teil des Lebens geworden.

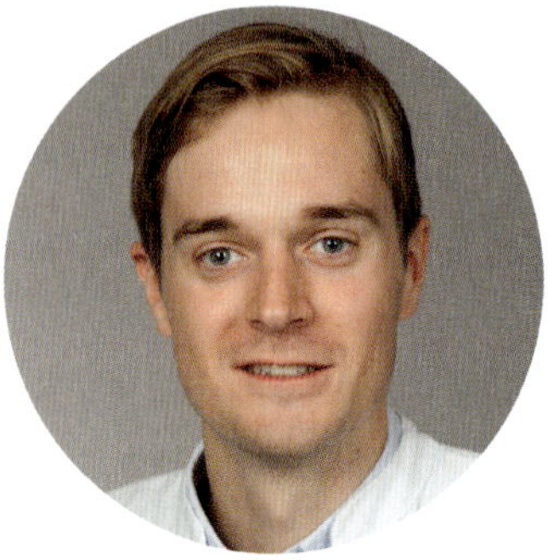

Dr. med. Konstantin Hofmann

Konstantin Hofmann arbeitet seit 2018 als Arzt in Weiterbildung in der Klinik und Poliklinik für Geburtshilfe und Frauengesundheit der Universitätsmedizin Mainz.

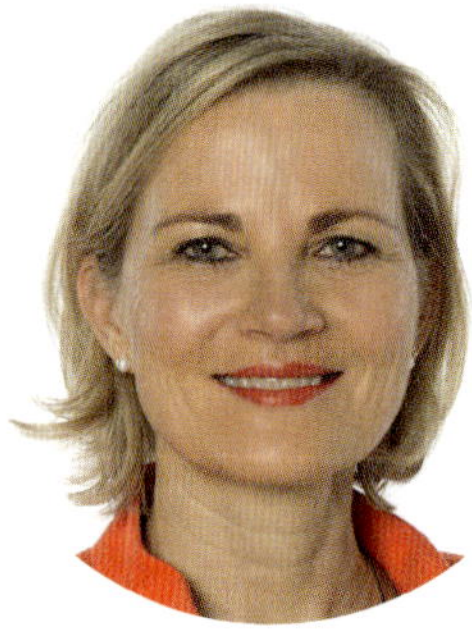

Prof.in Dr.in med. Annette Hasenburg

Annette Hasenburg leitet seit 2016 die Klinik für Geburtshilfe und Frauengesundheit in Mainz. Sie ist Leiterin der ESGO Working Group Psycho-Oncology, Vorstandsmitglied der Arbeitsgemeinschaft Gynäkologische Onkologie und der Deutschen Gesellschaft für Gynäkologie und Geburtshilfe.

Sie heißt deswegen auch nur „DIE Pille", niemand sagt im Alltag „Antibabypille".

Moderne Biografien wären ohne die Pille niemals möglich gewesen. Ihretwegen stehen den Frauen heutzutage mehr Türen offen als noch vor ihrer Erfindung. Heute können junge Frauen darauf hinarbeiten Ärztinnen, Anwältinnen, Wissenschaftlerinnen, EZB-Chefin oder EU-Kommissionpräsidentin zu werden. Frauen können in jedem Lebensbereich Führungspositionen einnehmen und Erfolge erzielen – und ihre Familie gründen. Nur eben dann, wann sie wollen und es in ihre Lebensplanung passt.

Doch geht es nicht nur um die berufliche oder private Emanzipation der Frau, sondern auch um die sexuelle. Durch die Loslösung des Geschlechtsaktes von einer alleinigen Ausrichtung auf die Reproduktion wurde der Frau das **Feld der sexuellen Freiheit** eröffnet. Diese war zuvor den Männern vorbehalten. Eine Frau musste nicht mehr bei jedem Geschlechtsverkehr Angst davor haben, mit den Konsequenzen einer Schwangerschaft leben zu müssen. Studien haben zudem gezeigt, dass die Pille das Armutsrisiko für Frauen reduziert, den Zugang zu höherer Bildung erleichtert, die wirtschaftliche Situation der Frauen verbessert und jedes Jahr weltweit etwa 150.000 Todesfälle verhindert (Darroch u. Singh 2013).

Die Wut der neuen Generation

Doch all diese positiven Aspekte haben nicht dazu geführt, dass moderne Frauen zufrieden sind. Warum hat sich das Thema der Verhütung in den letzten Jahrzehnten komplett in den weiblichen Verantwortungsbereich verschoben? Warum gibt es keine Pille für den

Kernaussagen:

- Jahrhundertelang wurde von Frauen nach einer sicheren Verhütungsmethode gesucht.
- Die Antibabypille war ein Meilenstein zur beruflichen, privaten und sexuellen Emanzipation der Frau und ist heute ein unverzichtbarer Bestandteil moderner Gesellschaften. Obwohl durch eine eigenständige Lebensplanung sich das Armutsrisiko reduziert und Todesfälle verhindert werden können, haben trotzdem Millionen Frauen weltweit immer noch keinen Zugang zu sicheren hormonellen Verhütungsmethoden.
- Konservative Kräfte in Kirche, Staat und Medizin sahen in der Empfängnisverhütung einen unsittlichen Weg, die Frau ihrer wahren Bestimmung zu berauben. Der Umgang mit der „Pille" ist daher auch ein Spiegel gesellschaftlicher und kultureller Strömungen.

Mann? Warum müssen Frauen das Risiko und die Nebenwirkungen tragen, die mit der Einnahme der Antibabypille einhergehen, und regelmäßig daran denken, ihre Tablette einzunehmen? All dies hat dazu geführt, dass die Antibabypille – einst als Instrument der Emanzipation und Befreiung der Frau gepriesen – heute in den Ruf eines **Unterdrückungsmittels** gekommen ist. Dies spiegelt sich in den Verordnungszahlen der Pille in Deutschland wider. 2010 lagen sie bei 46% der Frauen, 2020 nur noch bei 35% (AOK-Bundesverband 2021).

Und man kann die Wut der neuen Emanzipations-Generation verstehen. Die Kluft zwischen beruflichen und finanziellen Chancen zwischen Männern und Frauen ist immer noch sehr groß. Die Einkommenslücke hat sich zwar seit der Einführung von „Enovid" erheblich verbessert, geschlossen ist sie aber noch lange nicht. Vielleicht müssten nur einmal wieder die richtigen Personen auf einer Dinnerparty zusammentreffen.

Literatur

AOK-Bundesverband (2021) Erstmals seit zehn Jahren wieder mehr Verordnungen der Pille zur Verhütung. Pressemitteilug vom 04.08.21, URL: https://www.aok-bv.de/presse/pressemitteilungen/2021/index_24737.html (abgerufen am 16.06.2023)

Darroch JE, Singh S (2013) Trends in contraceptive need and use in developing countries in 2003, 2008, and 2012: an analysis of national surveys. Lancet, 18;381(9879):1756–62. DOI: 10.1016/S0140-6736(13)60597-8. PMID: 23683642.

Dose R (1989) Die Durchsetzung der chemisch-hormonellen Kontrazeption in der Bundesrepublik Deutschland. Veröffentlichungsreihe der Forschungsgruppe Gesundheitsrisiken und Präventionspolitik Wissenschaftszentrum Berlin, Berlin

Ulmer Denkschrift (1965) Zur Frage der Geburtenbeschränkung. In: Deutsches Ärzteblatt 62(40):2138–2141

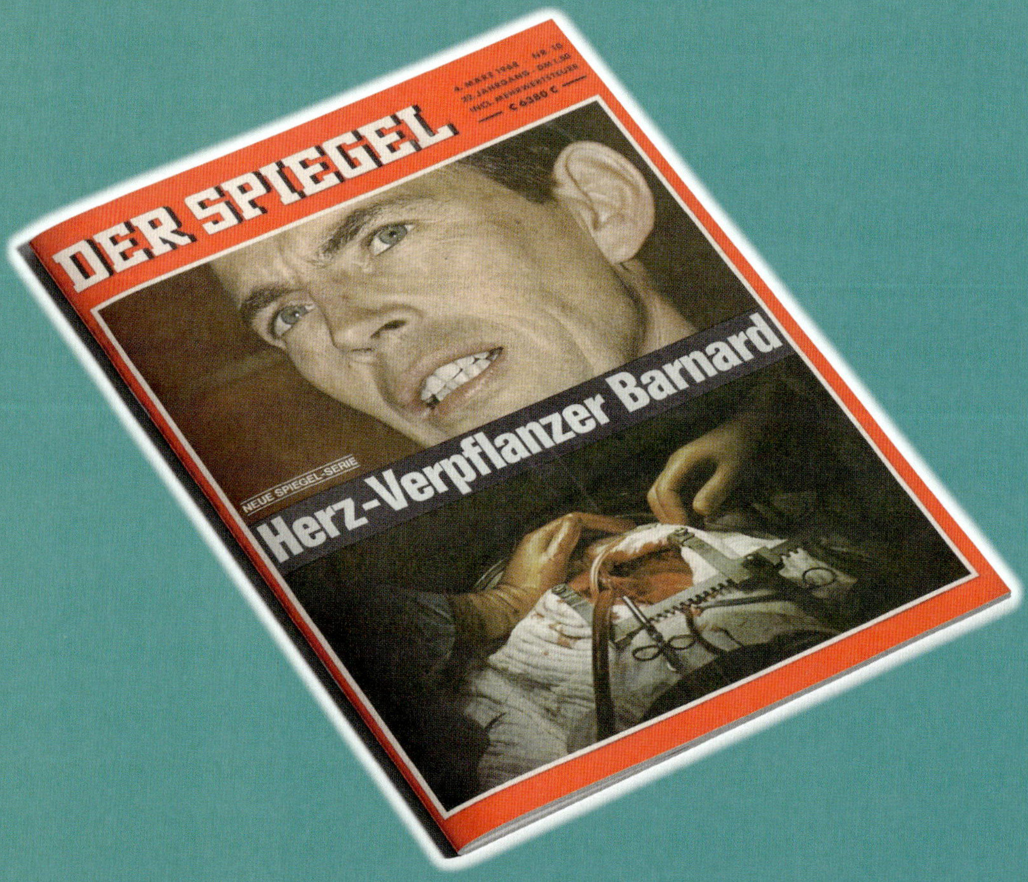

Eine Weltsensation: Titelbild der SPIEGEL-Ausgabe 10/1968

1967

1950 1960 1970

44 Ein spektakulärer Erfolg der Chirurgie

Die erste Transplantation eines Herzens gelang dem südafrikanischen Chirurgen Christiaan Barnard (1922–2001) am 3. Dezember 1967 im Groote Schuur Hospital in Kapstadt. Der Empfänger hatte drei Infarkte überlebt, sein Herz war aber so beschädigt, dass er ohne diesen damals heroischen Eingriff nur Überlebenschancen von Tagen bis wenige Wochen gehabt hätte. Die Operation wurde zu einem großen Medienereignis und Barnard als Chef des OP-Teams erlangte Weltruhm, auch wenn der Patient den Eingriff nur 18 Tage überlebte. Er starb an den Folgen der massiven Immunsuppression, mit der die Abstoßungsreaktion verhindert werden sollte. In der folgenden Zeit wurden weltweit über hundert Herztransplantationen durchgeführt, die meisten Patientinnen und Patienten überlebten aber nur wenige Tage, daraufhin gingen die Operationsraten bis auf 10 im Jahr 1971 zurück. Erst als Anfang der 80er-Jahre das aus einem norwegischen Pilz synthetisierte Ciclosporin A als Immunsuppressivum eingesetzt wurde, stiegen die Erfolgsraten sprunghaft an. Heute werden allein in Deutschland jährlich ca. 300 Herzen in mehr als 30 Herzzentren transplantiert.

Transplantation: Leben durch fremde Organe

Eckhard Nagel und Alexandra Spaic

Das Ende der 1960er-Jahre war der Beginn großartiger wissenschaftlicher Weiterentwicklungen. Mit Begeisterung verfolgte insbesondere die westliche Welt am neuen Kulturgut, dem Fernsehen, in heimischen Wohnzimmern revolutionäre Neuheiten: Am 3. Dezember 1967 die **erste Herztransplantation** und am 20. Juli 1969 die erste Mondlandung. Im südafrikanischen Kapstadt gelang dem Chirurgen **Christaan Barnard** die erste erfolgreiche Transplantation. Für die Medizin war die Übertragung des Herzens eines Verstorbenen auf einen schwerkranken Patienten und die damit erhoffte Behandlungsmöglichkeit bisher unbehandelbarer Erkrankungen die Erfüllung eines jahrhundertealten Traumes. Insofern war die Aufbruchstimmung, die mit diesem Ereignis zusammenhing, vergleichbar mit der Mondlandung eineinhalb Jahre später. Niemand vergegenwärtigte sich zu diesem Zeitpunkt, dass bereits im Jahr 1954 in Boston die erste erfolgreiche Nierentransplantation stattgefunden hatte, für die der Chirurg Joseph Murray später den Nobelpreis erhielt. Die erste Lebertransplantation erfolgte 1967. Mit der Herztransplantation aber erlangte Barnard förmlich über Nacht Weltruhm, obwohl der medizinische Erfolg bei seinen ersten Patient:innen nicht vergleichbar gut war, wie bei den anderen genannten Operationen. Neben der allgemeinen positiven Aufbruchstimmung war es vor allen Dingen das Organ selbst, was die ungeteilte Aufmerksamkeit der Weltöffentlichkeit auf sich zog. Der charismatische Christaan Barnard schien die Hoffnung einzulösen, menschliches Leben zu erhalten und Erkrankungen die Stirn zu bieten. Kritische Fragen, zum Beispiel bezüglich einer sicheren Todesfeststellung bei der damaligen Organspenderin Denise Darvall, kamen nicht auf. Auch die Einordnung von Bar-

„Wenn man ein Chirurg ist, muss man jeden Morgen hungrig sein auf das, was man tun will."

(Christiaan Barnard)

nards Leistung in die große Gruppe derer, welche die Technik der Herztransplantation insbesondere an der Stanford University in Amerika entwickelt hatten, erfolgte nicht (Nagel u. Löhlein 2006, Nagel u. Schmidt 1996).

Bei Norman Shumway, der seit 1958 als Erster in Afrika Operationen am offenen Herzen durchführte, hatte sich Barnard die wichtigsten Informationen für seine Pionierleistung angeeignet. Mit Rudolf Zenker hatte er zudem einen deutschen Kooperationspartner gefunden, der bereit war, Neuentwicklungen in der **Immunsuppression**, die im Team von Rudolf Pichlmayr entwickelt wurde, für die ersten Transplantationen zur Verfügung zu stellen. Das Antilymphozytenglobulin war neben dem Cortison das einzig sinnvoll einzusetzende Medikament zu dieser Zeit, um die genetisch bedingten Abstoßungsreaktionen einzudämmen. Aber auch diese Neuentwicklung vermochte es nicht zu verhindern, dass der erste transplantierte Patient Lewis Washkansky bereits nach 18 Tagen verstarb. Auch die erste in Deutschland durchgeführte Herztransplantation am 13. Februar 1969 an der Klinik von Rudolf Zenker in München konnte die erste Euphorie nicht wirklich stützen. Mangelnde Kenntnisse im Bereich der Anästhesiologie und in der immunsuppressiven Therapie sowie das unzureichende Funktionieren der Herz-Lungen-Maschine zeigten den großartigen Chirurgen dieser Zeit ihre Grenzen auf. Erst in den 80er-Jahren kam es zum großen Durchbruch mit dem Immunsuppressivum Cyclosporin A, da die Abstoßungsreaktion dadurch beherrschbarer wurde (Nagel u. Löhlein 2006, Nagel u. Fuchs 1993).

Über 50 Jahre nach der ersten Herztransplantation werden in Deutschland etwa 300 Herzen jährlich transplantiert. Die Erfolgs-

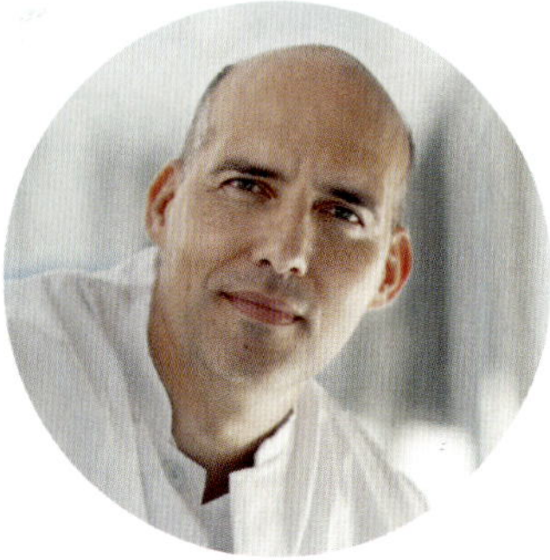

Univ.-Prof. Dr. Dr. med. habil. Dr. phil. Dr. theol. h.c. Eckhard Nagel

Eckhard Nagel studierte Humanmedizin, Geschichte und Philosophie in Hannover, den USA, Großbritannien und Frankreich. Der Transplantationschirurg hält seit 2021 die C4-Professur für Medizinmanagement und Gesundheitswissenschaften an der Universität Bayreuth inne und ist dort seit 2015 Geschäftsführender Direktor am gleichnamigen Institut (IMG). Er ist Gründungsmitglied des Nationalen und Deutschen Ethikrats und langjähriger Präsident des Deutschen Evangelischen Kirchentages. Nach der Leitung des Chirurgischen Zentrums am Universitätsklinikum Augsburg bis 2010 und Vorstandsvorsitz der Universitätsklinik Essen bis 2015 versorgt er Patient:innen heute vornehmlich als Ärztlicher Direktor der Klinik „Ederhof" für Kinder und Jugendliche vor und nach Organtransplantation.

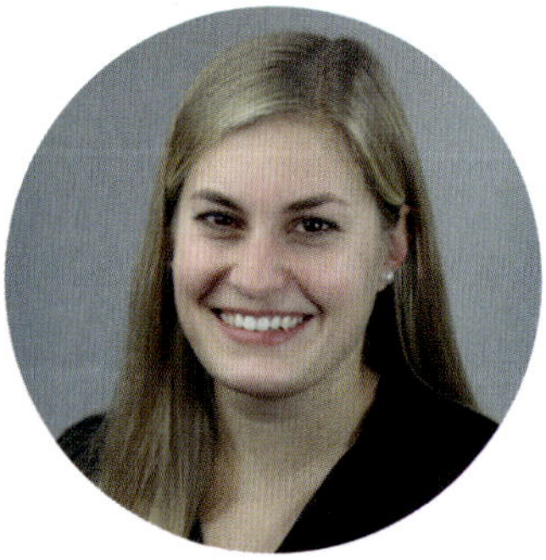

Alexandra Spaic, M.Sc.

Alexandra Spaic ist Gesundheitsökonomin und wissenschaftliche Mitarbeiterin am Institut für Medizinmanagement und Gesundheitswissenschaften der Universität Bayreuth.

aussichten der Transplantationen haben sich aufgrund neuer Entwicklungen in der Medizin stetig verbessert. Von 100 transplantierten Herzen arbeiten ein Jahr nach der Transplantation noch 75, nach fünf Jahren 65. Jährlich kommen circa 500 neue Patient:innen hinzu, die ein Spenderherz benötigen. 700 Patient:innen warten derzeit in den deutschen Transplantationszentren. Während die medizinische Möglichkeit der Organübertragung regelmäßig größer wird, sinkt die Anzahl der **Organspenden**, sodass immer mehr Patient:innen auf eine entsprechende Perspektive des Lebens durch fremde Organe bisweilen vergeblich warten. Die Situation rückt heute das Thema Organspende immer stärker in die gesellschaftliche Debatte und es wird intensiv um die Frage gerungen, wie sich der medizinische Fortschritt angesichts des besonderen Verhältnisses von Organspende und Organtransplantation am besten realisieren lässt (BZgA 2020).

Um dem Mangel an Organspenden entgegenzuwirken, wurde am 16. Januar 2020 ein **Gesetz zur Stärkung der Entscheidungsbereitschaft bei der Organspende** verabschiedet. Seit 2012 gibt es in Deutschland bereits die Entscheidungslösung, d.h. dass eine Organentnahme nur bei Zustimmung der betroffenen Person zulässig ist. Dem gegenüber steht die Widerspruchslösung, bei welcher eine Organentnahme zulässig ist, solange kein zu Lebzeiten erklärter Widerspruch gegen eine Organ-

Kernaussagen:

- Die Transplantation von Organen und die damit erhoffte Behandlungsmöglichkeit bisher unbehandelbarer Erkrankungen stellt die Erfüllung eines jahrhundertealten Traums dar.
- Charismatische Ärztinnen und Ärzte können Weltruhm erlangen, obwohl ihre Patient:innen selbst nicht von der Behandlung profitieren konnten.
- Erst im Zusammenspiel verschiedenster Disziplinen im Hinblick auf chirurgische Kompetenzen, medizintechnische Entwicklungen und medikamentöse Immunsupressionen wurde die Organtransplantation mit hohen Aussichten für eine Genesung der Patient:innen möglich.
- Das Thema Organspende steht in einer starken gesellschaftlichen Debatte. Die Stärkung der Entscheidungsbereitschaft für die Organspende wird durch politische Maßnahmen gefördert und durch Kliniken verursachte Skandale gesenkt.

spende eingereicht wurde. Mit dem neuen Gesetz soll ab 2022 ein bundesweites Online-Register beim Bundesinstitut für Arzneimittel und Medizinprodukte zur Registrierung der Spendenbereitschaft eingerichtet und darüber hinaus die Aufklärung, unter Einbezug von Hausärzt:innen und Ausweisstellen, gestärkt werden. Ziel ist es, durch bessere Aufklärung und strukturierte Registrierung, die **Spendenbereitschaft** in Deutschland zu **erhöhen**. Der Organspendenskandal 2012 verursachte einen enormen Rückgang an Organspenden. Durch die Manipulation von Daten versuchten mehrere Kliniken eine Bevorzugung von Patient:innen bei der Vergabe von Spenderorganen zu erreichen (Deutscher Bundestag 2020).

Literatur

Bundeszentrale für gesundheitliche Aufklärung (BZgA) (2020) Die Herztransplantation. URL: https://www.organspende-info.de/organspende/transplantierbare-organe/herztransplantation.html (abgerufen am 15.08.2020)

Deutscher Bundestag (2020) Organspenden: Mehrheit für die Entscheidungslösung. URL: https://www.bundestag.de/dokumente/textarchiv/2020/kw03-de-transplantationsgesetz-674682 (abgerufen am 16.06.2023)

Nagel E, Fuchs Ch (1993) Soziale Gerechtigkeit im Gesundheitswesen. Springer, Berlin/Heidelberg

Nagel E, Löhlein D (2006) Pichlmayrs Chirurgische Therapie. Springer, Berlin/Heidelberg

Nagel E, Schmidt P (1996) Transplantation. Springer, Berlin/Heidelberg

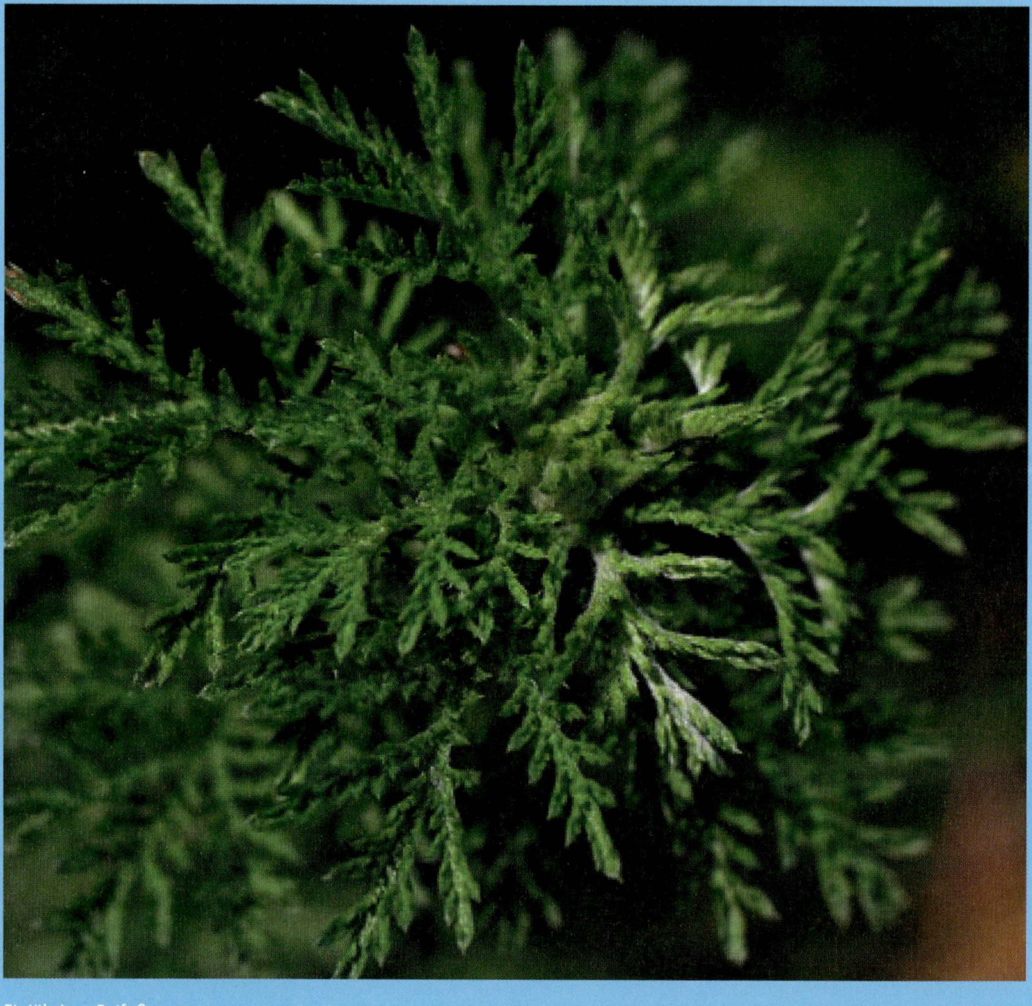

Einjähriger Beifuß

1971

1960 1970 1980

45 Ein Küchenkraut rettet Menschenleben

*Während Einjähriger Beifuß (Artemisia annua) in der westlichen Welt hauptsächlich als verdauungsförderndes Küchenkraut bekannt war, nutzten die Chinesen ihn seit mehr als zweitausend Jahren als Heilpflanze. Er wurde traditionell gegen Fieber, zum Austreiben von Würmern, bei Durchfällen, Entzündungen, Infektionen und zur allgemeinen Stärkung des Immunsystems eingesetzt – vermutlich auch bereits bei Malaria. 1969 bat der Vietcong das verbündete China um Unterstützung auf der Suche nach potenziellen Wirkstoffen gegen diese Krankheit, an der während des Vietnamkriegs Legionen von Soldaten starben. Die Pharmakologin Tu Youyou (*1930) von der Beijing Medical University wurde von der Regierung mit der Forschung beauftragt. 1971 konnte sie den Wirkstoff Artemisinin aus dem Beifuß isolieren, 1973 synthetisierte sie das wirksamere Derivat Dihydroartemisinin. Für diese Entdeckungen, die insbesondere in den Entwicklungsländern Millionen Leben retteten, wurde ihr 2015 der Nobelpreis für Physiologie verliehen.*

Erfolgreiche Naturheilkunde gegen Malaria

Ulf Dittmer

Schon seit über zweitausend Jahren wird der Einjährige Beifuß (Qing Hao) in China als Heilpflanze eingesetzt. In der **traditionellen chinesischen Medizin** hat er einen festen Platz bei der Behandlung von Fieber, Durchfällen und Entzündungen. Dafür können sowohl die Blätter als auch die Blüten der Pflanze verwendet werden. Viele, der von den Chines:innen behandelten Krankheiten, waren mit großer Sicherheit auf Infektionen zurückzuführen und dies lange bevor man überhaupt Erreger als Ursache von Infektionskrankheiten kannte. Darunter waren sicher auch Malariaerkrankungen, verursacht durch einzellige Parasiten der Gattung Plasmodium. Schon vor fast 5.000 Jahren wird die **Malaria** erstmals in chinesischen Schriften erwähnt und die typisch vergrößerte Milz ist in 3.000 Jahre alten ägyptischen Mumien gefunden worden.

Bis heute ist die Malaria eine der häufigsten Infektionskrankheiten der Welt. 168 v. Chr. wird die Therapie der Malaria mit Artemisia annua, dem **Einjährigen Beifuß**, erstmals in China schriftlich erwähnt. In dieser Zeit gibt es viele mystische Theorien über die Entstehung der Malaria, aber 400 Jahre später in Indien auch schon die ersten Vermutungen, dass Moskitostiche die Ursache von Malaria sein könnten. Heute weiß man natürlich, dass weibliche Anopheles-Stechmücken die pathogenen Plasmodien übertragen. In China wird also seit mindestens 2.000 Jahren die Malaria gezielt mit

„Wir haben keine Angst vor den amerikanischen Imperialisten, aber wir haben Angst vor der Malaria."

(Geflügeltes Wort der Vietcong-Kämpfer)

einer Tinktur aus den Blättern oder Blüten von Artemisia annua therapiert. Auch Tees aus Beifuß wurden hergestellt. In Europa, wo die Malaria eine geringere Rolle spielte, war die antiinfektive Wirkung von Artemisia nicht allgemein bekannt. Hier wurden Pflanzenteile des Beifußes historisch eher für Liebeszauber und vor allem zur Verdauungsförderung eingesetzt. Diese wurden besonders fetten Speisen als Gewürz beigemischt, um die Verdauung anzuregen. Daher war der Beifuß als Küchenkraut bekannt. Es ist anzunehmen, dass er in dieser Anwendung auch zur Therapie der ein oder anderen Infektionskrankheit beigetragen hat.

Ein großer Schritt hin zur gezielteren Therapie der Malaria mit Pflanzenteilen von Artemisia wurde schließlich durch den **Vietnamkrieg** ausgelöst. Soldat:innen auf beiden Seiten waren stark von der Malaria betroffen, sodass der Vietcong das verbündete China bei der Suche nach Wirkstoffen gegen diese Geißel um Hilfe bat.

1969 wurde dann die Pharmakologin **Tu Youyou** (*1930) von der Beijing Medical University von der chinesischen Regierung mit den Forschungsarbeiten zur Entwicklung eines Medikaments gegen Malaria betraut. Sie begann auf Basis der traditionellen chinesischen Medizin potenzielle Wirkstoffe aus verschiedenen Heilpflanzen zu isolieren. 1971 gelang dies mit dem Artemisinin, chemisch ein Sesquiterpen, aus dem Beifuß und sie konnte die anti-parasi-

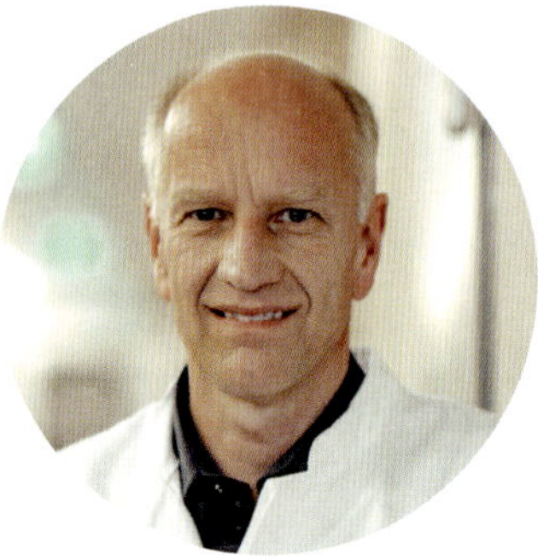

Prof. Dr. rer. nat. Ulf Dittmer

Ulf Dittmer studierte Biologie in Bremen und promovierte im Fach Virologie an der Universität Göttingen. 1999 habilitierte er und folgte 2002 einem Ruf auf eine Professur für Virologie in Essen. 2011 wurde er Direktor des Instituts für Virologie am Universitätsklinikum in Essen.

täre Wirkung dieses Stoffes belegen. Zwei Jahre später konnte sie dann im Labor das wirksame Artemisinin-Derivat **Dihydroartemisinin** ($C_{15}H_{24}O_5$, $M_r = 284.3$ g/mol) synthetisieren (Chen 2014). Damit war der Weg für die chemische und industrielle Produktion eines anti-Malaria **Medikaments** geebnet. Für diese herausragende Leistung in der Pharmakologie erhielt Tu Youyou viele prestigeträchtige Auszeichnungen, einschließlich des Nobelpreises für Physiologie im Jahre 2015.

Als anti-parasitärer Mechanismus des Dihydroartemisinin wird die Induktion von freien Radikalen durch die Spaltung von Endoperoxidbrücken postuliert, was oxidativen Stress und damit Zelltod in den Plasmodien auslöst. Als einige Malariaerreger Ende des 20. Jahrhunderts resistent gegen den bis dahin eingesetz-

I

Kernaussagen:

- In der chinesischen traditionellen Medizin wurde die Malaria schon seit 2.000 Jahren erfolgreich mit dem Einjährigen Beifuß behandelt, während das in Europa nicht bekannt war.
- Behandlungen können auch ohne Kenntnis des Erregers oder des Wirkmechanismus der Heilpflanze erfolgreich sein.
- Militärische Erfordernisse waren ein starker Stimulus für die Entwicklung eines Malariamedikaments.
- Die Beobachtung und Analyse traditioneller Heilweisen waren und sind noch heute in der Forschung häufig Ausgangspunkt für die Entwicklung wirksamer Medikamente.

ten Wirkstoff Chloroquin wurden, war Artemisinin die Rettung für Millionen Menschen, vor allem in den Entwicklungsländern.

Zurzeit ist die Behandlung der Malaria mit Artemisinin-Derivaten die von der WHO empfohlene Standarttherapie. Ein Küchenkraut rettete und rettet also bis heute viele Millionen Menschenleben. Inzwischen weisen Untersuchungen allerdings darauf hin, dass sich in Afrika auch Resistenzen gegen diese Therapie anbahnen. Der jahrtausendealte Wettlauf zwischen den Plasmodien und dem Menschen könnte damit in die nächste Runde gehen.

Literatur

Chen C (2014) Infect. Dis. Poverty 3, 9

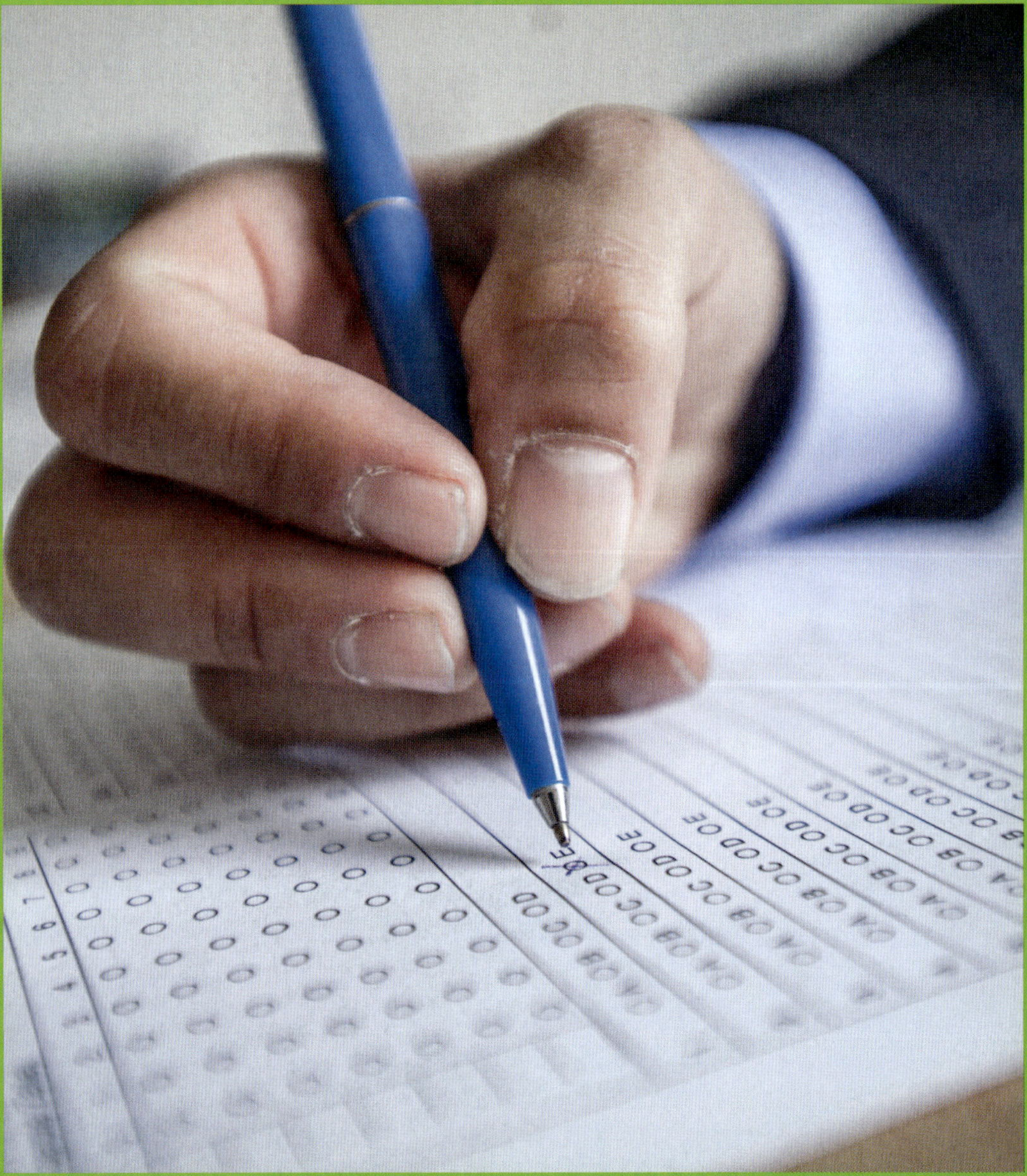

Das beliebte multiple choice Ankreuzen

1972

1960 1970 1980

46 Der Student soll ...

Mit diesen Worten begann die Formulierung der Lernziele im Gegenstandskatalog Medizin, der vom IMPP erstmals 1972 herausgegeben wurde. Eine Gender-Schreibweise lag damals noch in weiter Ferne ... Vorausgegangen waren Zeiten turbulenter Diskussionen und Demonstrationen der Studentenbewegung. Die „68er" stellten auch verschiedene Forderungen an die überwiegend konservativen Hochschulen. Vor allem die Prüfungen sollten gerechter, valider und transparenter werden. Die bisherigen mündlichen Examina im Medizinstudium waren nicht selten von der Willkür der prüfenden „Halbgötter in Weiß" geprägt. Fortschrittliche Fakultäten folgten dem Anspruch nach einer Studien- und Prüfungsreform zur Sicherung eines einheitlichen Qualitätsstandards. Im Sommer 1972 wurde in Mainz das Zentrale Institut für medizinische Prüfungsfragen (IMP) gegründet und zwei Jahre später gab es erstmals bundesweite Prüfungen für fast 3.000 Studierende. Die Methode der „multiple choice" Fragen wurde von vielen Studierenden kritisch gesehen, war aber letztlich ohne Alternative für eine objektivere Prüfung im Sinne der studentischen Forderungen. 1975 übernahm das IMP zusätzlich die Verantwortung für den Fachbereich Pharmazie und änderte seinen Namen in IMPP. 1999 folgte die Zuständigkeit für den Fachbereich Psychotherapie und 2020 für die Zahnmedizin. Wie Ausbildung und Prüfung für eine sich stetig wandelnde Gesellschaft gestaltet werden sollen, beantwortete der Masterplan Medizinstudium 2020. 50 Jahre nach Gründung des Instituts werden damit zentrale Ziele der Gründungsväter verwirklicht.

Von Willkür zur fairen Prüfung – Eine unendliche Geschichte?

Jana Jünger und Armin Conrad

„Haben Sie noch das Heft über Prof. Krauland?" Margarete Röslers Sammlungen von Professorenmarotten waren für Berliner Studierende der Medizin fester Teil der Examensvorbereitung. In ihren Heften erfuhr man, was man nicht zu fragen wagte. Wie war der Professor so drauf? Was will er überhaupt wissen? Professor Krauland zum Beispiel hatte die Angewohnheit, zukünftige Ärztinnen und Ärzte nach Stromstärken und Stromspannungen auszufragen.

„Kennen Sie Fridolin?" So fragte ein Professor in seinen Prüfungen nach dem Pappmodell eines Bandwurms aus ‚Innere Medizin I' und prüfte gleich mit ob man denn überhaupt in der Vorlesung gewesen war (DER SPIEGEL 1970). Die Röseler-Hefte gingen in Studentenkreisen von Hand zu Hand – so wie heute Studierende mit Amboss lernen.

Die ab 1953 geltende bundesdeutsche Bestallungsordnung für Ärzt:innen hatte mündliche Prüfungen zum Kern des Staatsexamens gemacht (Bundesgesetzblatt 1953). Wurde geprüft, ob die Examenskandidat:innen gute Ärzt:innen sein würden? Eher nicht. Bald stimmten Politik, Wissenschaft, Ärzt:innen und Studierende überein, dass es so nicht weiterging.

Die CDU-geführte Bundesregierung gründete eine „Kleine Kommission" und berief dorthinein auch Reformmediziner wie Thure von Uexküll (s. Kap. I.33). Sie sollte eine neue medizinische Prüfungspraxis auf den Weg bringen. 1969 lag die Gesetzesvorlage dafür vor. Ein „Zentrales Institut" sollte bundeseinheitlich Prüfungen organisieren. Eine Kehrtwende um 180 Grad. Man reiste in die Schweiz und die USA und informierte sich über Multiple-Choice-Verfahren. Man holte sich fachlichen Beistand bei der WHO, es herrschte Aufbruchstimmung, auch bei den Professoren.

Der junge aufstrebende Ministerpräsident Helmut Kohl hatte schon mal den Finger gehoben. Rheinland-Pfalz wollte das „Zentrale Institut" nach Mainz holen und gründete flink eine interministerielle Arbeitsgruppe. Wer die Schriftwechsel und Protokolle jener Jahre um 1970 liest, ahnt, wie vorsichtig die Beamt:innen vorgingen. Intern war man politisch entschlossen zur Überwindung professoraler **Prüfungswillkür**. Man holte Dr. Robert Wiedersheim von der WHO in Genf ins Boot. Er sollte auf einer Rundreise durch die medizinischen Fakultäten Ende 1970 den Boden bereiten und *„[...] bei allen medizinischen Fakultäten des Bundesgebietes einen ‚Wohlwollenden' finden. Diesem [...] soll erzählt werden, was los ist und was kommen soll."* Das ging gründlich schief. In Mainz kamen empörte Briefe von den Fakultäten an.

Dennoch ging der Gründungsprozess für das spätere Institut für medizinische und pharmazeutische Prüfungsfragen (IMPP) weiter, der Bundesrat verabschiedete die neue Approbationsordnung für Ärzte. 1972 kam es zur Gründung des Instituts als Dreh- und Angelpunkt der medizinischen Staatsexamina.

1974 fanden die ersten Prüfungen statt. Die von Thure von Uexküll geforderte Neustrukturierung der mündlich-praktischen Prüfungen mit Integration psychosozialer Prüfungsbestandteile wurde verschoben. Elementare Eckpunkte wie die Formulierung von Lern- und Prüfungszielen sowie eines Absolventenprofils fehlten, dessen war man sich bewusst. Die Durchfallquoten waren zunächst moderat. Und so ging es weiter, Jahr für Jahr. Aber dann machte das Wort von der Ärzteschwemme Ende der 70er-Jahre die Runde, strengere Bestehensregeln wurden gefordert (Böcker 2001).

Die Politik reagierte beflissen. Erneut wurde die Approbationsordnung 1978 und 1979 novelliert (Bundesgesetzblatt 1978 und 1979). Neue Bestehensregeln, neue Prozentsätze. Die Durchfallquoten stiegen im Frühjahr 1981 auf über 50% („Skandalphysikum", Böcker 2001) und in der Nacht vom 24. auf den 25. März 1981 flog ein mit einem Bekennerschreiben umwickelter Stein durch die Glastür des IMPP. Am 7. April besetzten etwa hundert Studierende das Institut. Die Polizei wurde gerufen und löste die Versammlung auf. In den nächsten Prüfungen wiederholten sich die hohen Durchfallquoten (DER SPIEGEL 1985).

Die folgenden Jahre waren eine Litanei der Gesetzesnovellierungen, Aufweichungen, Neubewertungen. Konnte das Multiple-Choice-Verfahren alleine wirklich für gut ausgebildete Ärzt:innen sorgen? Die Titel von Publikationen und Zeitungstexten dieser Zeit sprechen für sich. Der Bundestagsabgeordnete W. Schuster fasste in der damals noch recht neuen „Zeitschrift für Medizinische Ausbildung" die Entwicklungen und Kontroversen der 80er- bis 90er-Jahre zwischen Politik und Wissenschaft unter der Überschrift *„Die unendliche Geschichte: die Reform der ärztlichen Ausbildung"* zusammen" (Schuster 1998). Zuvor hatte bereits Rosemarie Stein diese im Tagesspiegel mit *„Reform tot, Lobby erfolgreich"* betitelt und die Strategie der beharrenden Kräfte aufgezeigt (Stein 1997).

Ein Vierteljahrhundert später und einige Novellierungen weiter hatte sich an dem Grundproblem wenig geändert. Leisten die Abschlussprüfungen das, was sie leisten sollen? Sind die frisch ernannten Ärzt:innen fit für den ersten Berufstag? Mit dem **Masterplan Medizinstudium 2020** – in den Koalitionsverhandlungen 2013 beschlossen und 2018 bekräftigt – schienen die Weichen für die Ausbildung der nächsten Medizinergeneration gestellt: Stärkung des Praxisbezugs, Verknüpfung von Vorklinik und Klinik sowie vor allem die Orientierung an Patient:innen. Optimismus kam auf, dass die Reform diesmal gelingen könnte.

Wir schreiben das Jahr 2023, eigentlich müsste der Masterplan Medizinstudium 2020 schon Schnee von gestern sein, oder?

Im Dezember 2019 legte das Bundesgesundheitsministerium einen Arbeitsentwurf zur neuen Approbationsordnung vor. Doch dann kam die COVID-19 Pandemie. Die neue Approbationsordnung wurde auf die nächste Legislaturperiode verschoben. Erinnerungen an das Scheitern der Approbationsordnung 1997 wurden wach, Rainer Woratschka schrieb im Tagesspiegel *„Experten: Reform des Medizinstudiums in Gefahr"* (Woratschka 2021). Auch die Debatte in der FAZ im Frühjahr 2021 zwischen Josef Pfeilschifter, der den „Reformplan zur ärztlichen Approbation" als *„das Werk praxisfremder Bürokraten"* (Pfeilschifter 2021) bezeichnete und der Replik von Jana Jünger *„Welcher Patient fürchtet sich vor kompetenten Ärzten?"* (Jünger 2021) macht deutlich, dass es genau wie vor 25 Jahren bei der Reform der Medizinischen Ausbildung um viel mehr geht. Die Sorge um eine Umverteilung von Budgets und Kapazitäten, der Paradigmenwechsel auf allen Ebenen, wie sie eine konsequent patienten-, und praxisorientierte Ausbildung erfordern, werden häufig nicht offen ausgesprochen, stellen aber Treiber für Reformwiderstand dar.

Angesichts der zunehmenden Herausforderungen im Gesundheitssystem, wäre zu wünschen, dass bald die Chancen erkannt werden, die diese Reform bieten würde.

Immerhin: Einiges ist geschafft. Erstmals wurden ein Absolventenprofil und ein Menschenbild für die Ausbildung formuliert. Kompetenzorientierte verbindliche Lernziele für die medizinischen Staatsexamina wurden in den Gegen-

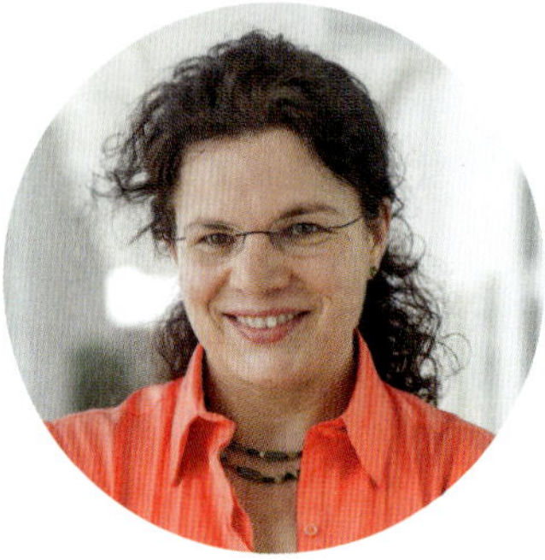

Prof.^{in} Dr.^{in} med. Jana Jünger, MME

Jana Jünger leitet das Institut für Kommunikations- und Prüfungsforschung gGmbH, Heidelberg und ist Mitglied der Studiengangsleitung des Master of Medical Education (MME) der Universität Heidelberg. Von 2016–2022 war sie Direktorin des Instituts für medizinische und pharmazeutische Prüfungsfragen (IMPP) in Mainz. Zuvor gründete und leitete sie das Kompetenzzentrum für Prüfungen in der Medizin in Baden-Württemberg und war langjährige Oberärztin in der Abteilung für Allgemeine Innere Medizin und Psychosomatik am Universitätsklinikum Heidelberg. Sie ist Trägerin des Ars Legendi Preises 2011 und Oskar-Kuhn-Preises für Gesundheitskommunikation 2004.

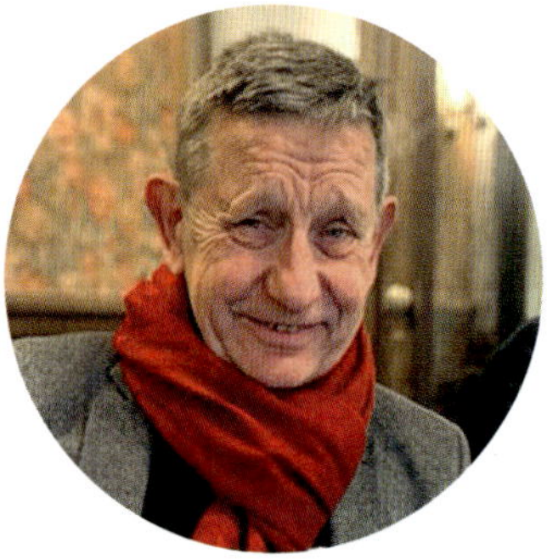

Dipl.-Volksw. Armin Conrad

Armin Conrad ist ZDF-Redakteur i.R. und Gründungs-Redaktionsleiter des 3sat-Magazins „Kulturzeit" (1995–2015). Davor war der Filmautor, Reporter, Radiomoderator und Wissenschaftsjournalist verantwortlicher Redakteur für verschiedene Formate.

standskatalog erstmalig 2019 mit Wirksamkeit für die Staatsexamina seit 2022 eingebracht.

Für die zukünftige Approbationsordnung wurden Gegenstandskataloge (GK) und der Nationale Kompetenzbasierte Lernzielkatalog Medizin (NKLM) gemeinsam entwickelt. Daran haben viele mitgewirkt: Fakultäten, Fachgesellschaften, Krankenhäuser, ambulante Versorger sowie Studierende. Insgesamt mehr als 850 Expert:innen. Die gelungene Abstimmung von Gegenstandskatalogen und NKLM 2.0 war ein Novum; am 2015 verabschiedeten NKLM 1.0 hatte sich das IMPP unter der damaligen Leitung nicht beteiligt.

Die **patientenorientierten Prüfungen** der geplanten Approbationsordnung wurden erprobt – erfolgreich. *„Und immer an die Patienten denken"* schrieb die FAZ über die Testung des geplanten Staatsexamens für den stationären Bereich in der chirurgischen Universitätsklinik Heidelberg (Beeger 2019). Am anderen Ende der Republik wurde das Staatsexamen in den Hausarztpraxen getestet. Die Ostsee-Zeitung titelte am 12.11.2019 *„Veränderung beginnt in Neubukow"* (Meyer 2019). Es ließ sich belegen, dass **Patient:innen und Studierende** von der **Prüfung profitierten** (Demmer et al. 2021) *und* die **Kosten sich im Rahmen hielten** (Nagel et al. 2021). Derzeit lässt der Referentenentwurf der ärztlichen Approbationsordnung hoffen, dass mit diesen Prüfungen am Arbeitsplatz die positiv leistungssteuernde Kraft guter Prüfungen genutzt wird. Zum Wohl von Patient:innen und Bevölkerung. Die Prüfungswillkür in Staatsexamina könnte damit der Vergangenheit angehören.

Literatur

Beeger B (2019) Und immer an den Patienten denken. Frankfurter Allgemeine Zeitung, 02.03.2021

Kernaussagen:

- Ziel bei der Gründung des IMPP war es, die Prüfungswillkür in mündlichen Staatsexamina abzuschaffen.
- Mit dem Masterplan Medizinstudium 2020 wurde eine patientenorientierte Reform der ärztlichen Ausbildung beschlossen; im Spiel der Kräfte im Gesundheitswesen werden Reformen verwässert.
- In der Pilotierung zukünftiger Staatsexamina konnte die positiv leistungssteuernde Kraft guter Prüfungen gezeigt werden.

Böcker A (2001) Die Geschichte des Institutes für medizinische und pharmazeutische Prüfungsfragen im Rahmen des medizinischen Prüfungssystems und im internationalen Vergleich. Klaus Bielefeld Verlag, Friedland, S. 115

Bundesgesetzblatt (1953) Bestallungsordnung für Ärzte. URL: https://www.bgbl.de/xaver/bgbl/start.xav#__bgbl__%2F%2F*%5B%40attr_id%3D%27bgbl153s1334.pdf%27%5D__1689153553232 (abgerufen am 12.07.2023)

Bundesgesetzblatt (1978) Zweite Verordnung zur Änderung der Approbationsordnung für Ärzte. URL: https://www.bgbl.de/xaver/bgbl/start.xav?start=%2F%2F*%5B%40attr_id%3D%27bgbl178s0312.pdf%27%5D#__bgbl__%2F%2F*%5B%40attr_id%3D%27bgbl178s0312.pdf%27%5D__1689150313762 (abgerufen am 12.07.2023)

Bundesgesetzblatt (1979) Bekanntmachung der Neufassung der Approbationsordnung für Ärzte. URL: https://www.bgbl.de/xaver/bgbl/start.xav?start=%2F%2F*%5B%40attr_id%3D%27bgbl179019.pdf%27%5D#__bgbl__%2F%2F*%5B%40attr_id%3D%27bgbl179019.pdf%27%5D__1689150058656 (abgerufen am 13.07.2023)

Demmer I et al. (2021) Die Implementierung eines bundeseinheitlichen medizinischen Staatsexamens in der allgemeinmedizinischen Praxis – eine Machbarkeitsuntersuchung. GMS Journal for Medical Education, 38(5):Doc96, URL: https://www.egms.de/static/de/journals/zma/2021-38/zma001492.shtml (abgerufen am 12.07.2023)

DER SPIEGEL (1970) Kennen Sie Fridolin? DER SPIEGEL 13/1970, 22.03.1970, URL: https://www.spiegel.de/politik/kennen-sie-fridolin-a-562fb14b-0002-0001-0000-000045225786?context=issue (abgerufen am 12.07.2023)

DER SPIEGEL (1985) Fügt sich. 42 Prozent aller Medizinstudenten rasselten durch die »ärztliche Vorprüfung«. Waren die Fragen manipuliert? DER SPIEGEL 17/1985, 21.04.1985, URL: https://www.spiegel.de/politik/fuegt-sich-a-82402bb2-0002-0001-0000-000013513376 (abgerufen am 12.07.2023)

Jünger J (2017) Kompetenzorientiert prüfen im Staatsexamen Medizin. Bundesgesundheitsblatt 61:171–177. DOI: 10.1007/s00103-017-2668-9 (abgerufen am 13.07.2023)

Jünger J (2021) Welcher Patient fürchtet sich vor kompetenten Ärzten? Die laufende Reform des Medizinstudiums stärkt Berufspraxis und Patientenbezug. Replik auf Josef Pfeilschifter. Frankfurter Allgemeine Zeitung, 10.03.2021

Meyer C (2019) Veränderung beginnt in Neubukow. Medizinstudium soll deutschlandweit reformiert werden/ Pilotversuch für eine Prüfung in der Arztpraxis von Stefan Zutz und Manga Dannenberg/Fokus liegt auf Vorsorge. Ostsee-Zeitung – Bad Doberaner Zeitung, 12.11.2019

Nagel E, Gerlach M, Jünger J et al. (2021) Studienbericht zur prognostizierten Kostenentwicklung durch die geplanten Änderungen der Approbationsordnung für das Medizinstudium. URL: https://www.dgaap.de/fileadmin/Bilderdatenbank/PDF/Kostenberechnung_29042021.pdf (abgerufen am 11.07.2023)

Pfeilschifter J (2021) Therapie ohne Diagnose. Frankfurter Allgemeine Zeitung, URL: https://www.faz.net/aktuell/karriere-hochschule/der-reformplan-zur-aerztlichen-approbation-ist-praxisfern-17165034.html (abgerufen am 11.07.2023)

Schuster W (1998) Die unendliche Geschichte: die Reform der ärztlichen Ausbildung. Gesundheitswesen (Suppl Med Ausbild). 15(Suppl1):51–53

Stein R (1997) Lobby erfolgreich, Reform tot. Der Tagesspiegel, URL: https://www.tagesspiegel.de/themen/gesundheit/lobby-erfolgreich-reform-tot/19602.html (abgerufen am 27.06.2023)

Woratschka R (2021) Experten: Reform des Medizinstudiums in Gefahr. Tagesspiegel Background, URL: https://background.tagesspiegel.de/gesundheit/experten-reform-des-medizinstudiums-in-gefahr (abgerufen am 11.07.2023)

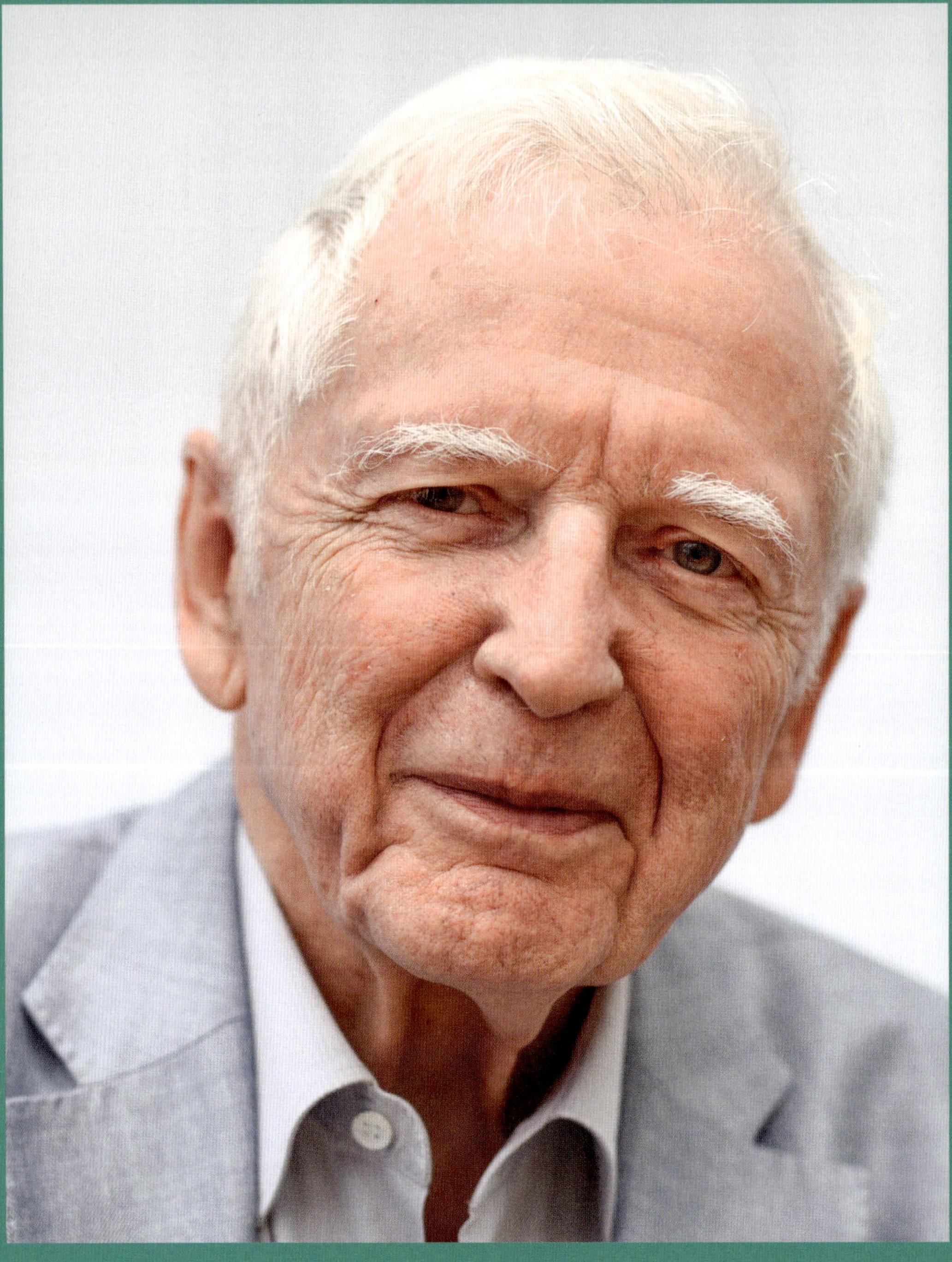

Der Nobelpreisträger Harald zur Hausen (1936–2023)

1976

1960 1970 1980

47 Eine Impfung gegen Krebs

Gebärmutterkrebs ist die dritthäufigste bösartige Erkrankung bei Frauen. Etwa 4.600 Patientinnen erkranken jährlich daran, 1.500 davon sterben. Bereits 1976 publizierte Harald zur Hausen (1936–2023), damals Professor für Virologie an der Universität Erlangen, die Hypothese, dass Warzenviren (Humane Papillomviren, HPV) eine entscheidende Rolle bei der Entstehung des Zervixkarzinoms spielen. Experimentelle Überprüfungen bestätigten bald den Verdacht: 90% aller Fälle gehen auf Infektionen mit diesen Warzenviren zurück. Mit seinen Forschungsarbeiten schuf zur Hausen die Voraussetzung für die Entwicklung eines Impfstoffes, der seit 2006 auf dem europäischen Markt zugelassen ist. Die Ständige Impfkommission STIKO empfiehlt seither die Impfung aller Mädchen zwischen 9 und 14 Jahren, seit 2018 auch aller Jungen. Zur Hausen leitete bis 2003 das Deutsche Krebsforschungszentrum (DKFZ) in Heidelberg. 2008 wurde er für seine Entdeckung der viralen Entstehung des Zervixkarzinoms mit dem Nobelpreis ausgezeichnet.

1990 2000 2010

Von der Hypothese zu einer Schutzimpfung gegen Krebs

Nobila Ouédraogo und Michael Baumann

Vor etwa 50 Jahren war es eine revolutionäre Hypothese: **Humane Papillomviren** (**HPV**) seien die entscheidende Ursache für das Zervixkarzinom. Heute ist es erwiesen, dass HPV, auch als Warzenviren bekannt, nicht nur das Zervixkarzinom auslösen, sondern auch weitere Krebserkrankungen bei Männern und Frauen. Mittlerweile wurde etwas Besonderes erreicht: Auf Basis der einst revolutionären Hypothese wurde mit der HPV-Impfung ein Schutz vor der vierthäufigsten Krebserkrankung bei Frauen weltweit sowie vor einigen weiteren Krebserkrankungen entwickelt.

Der Weg von der Erkenntnis, dass ein Zusammenhang zwischen HPV-Infektion und Zervixkarzinom besteht, bis hin zur Entwicklung der Schutzimpfung war lang. Bereits im Jahr 1842 vermutete der italienische Arzt Domenico Rigoni-Stern, dass das Zervixkarzinom sexuell übertragen wird: Er hatte beobachtet, dass das Zervixkarzinom bei Nonnen eine äußert seltene Erkrankung ist, bei Prostituierten aber auffallend häufig auftritt (zur Hausen u. Reuter 2010).

Aufgrund serologischer Befunde, die auf erhöhte Antikörpertiter bei Zervixkarzinom-Patientinnen gegen Herpes Simplex Typ 2 hinwiesen, begannen der Mediziner **Harald zur Hausen** und der Chemiker **Heinrich Schulte-Holthausen** im Jahr 1971 erste Versuche zur Isolierung des Erbguts von Herpesviren aus Zervixkarzinomen – diese blieben jedoch ergebnislos. Daraufhin entwickelte zur Hausen die folgende Hypothese, die er 1974 bei einer Konferenz über Viren in Zervixkarzinomen in Florida vortrug: Nicht Herpesviren, sondern Papillomviren seien der entscheidende Auslöser für das Zervixkarzinom. Seine Hypothese wurde jedoch skeptisch aufgenommen und seine Ergebnisse angezweifelt (zur Hausen u. Reuter 2010).

1974 lieferte zur Hausen dann den ersten Beweis für seine Hypothese, indem er nachwies, dass verschiedene Papillomviren bei Haut- und Genitalwarzen eine Rolle spielen. 1976 publi-

I

„Hartnäckige Viren erfordern hartnäckige Virologen."

(Harald zur Hausen)

zierte er die Hypothese, dass **Warzenviren** entscheidend für die **Entstehung des Zervixkarzinoms** sind (zur Hausen 1976). Den endgültigen Beweis für seine Hypothese lieferte der Nachweis von viralem Erbgut aus Zervixkarzinomen: Mit der Isolierung von Desoxyribonukleinsäure (DNA) der HPV-Typen 16 und 18 in den Jahren 1983 und 1984 bewies das Forschungsteam um zur Hausen, dass etwa 70% der untersuchten Zervixkarzinome genetisches Material dieser zwei HPV-Typen enthalten (Dürst et al. 1983, Boshart et al. 1984). Schon zuvor hatten de Villiers, Gissmann und zur Hausen als neuen Typ HPV 6 aus genitalen Warzen kloniert (de Villiers et al. 1981). Weitere Forschungsergebnisse wiesen im Jahr 1995 in mehr als 90% aller Vorstufen von Zervixkarzinomen und den entsprechenden Tumoren genetisches Material von Papillomviren nach. Aktuell sind über 400 HPV-Typen bekannt (zur Hausen 2019), darunter etwa 12 Hochrisikotypen, die neben dem Zervixkarzinom auch **Vulva-**, **Vaginal-**, **Penis-**, **Anal-** sowie **Mund- und Rachenkrebs** verursachen können. Im Jahr 2008 erhielt Harald zur Hausen schließlich für seine Entdeckung und die Aufklärung, wie Papillomviren Zervixkarzinome verursachen, den Nobelpreis für Physiologie oder Medizin (zur Hausen u. Reuter 2010).

Auf Basis der Forschungsergebnisse zur Hausens entstand die Idee, eine **HPV-Schutzimpfung** zu entwickeln. Aufgrund widersprüchlicher Berichte in den 1980er-Jahren über die Rolle der HPV 16 und 18 bei Zervixkarzinomen, blieben Pharmaunternehmen aber zunächst skeptisch und sahen damals keinen Markt für die Entwicklung eines Impfstoffes gegen das Zervixkarzinom (zur Hausen u. Reuter 2010). Erst 1991 bestätigten epidemiologische Untersuchungen auch die Verbindung zwischen Papillomviren und dem Zervixkarzinom. Dies weckte erneut das Interesse mehrerer Unternehmen, einen Impfstoff zu entwickeln. Mit der Herstellung eines virusähnlichen Partikels aus den Hüllproteinen des HPV

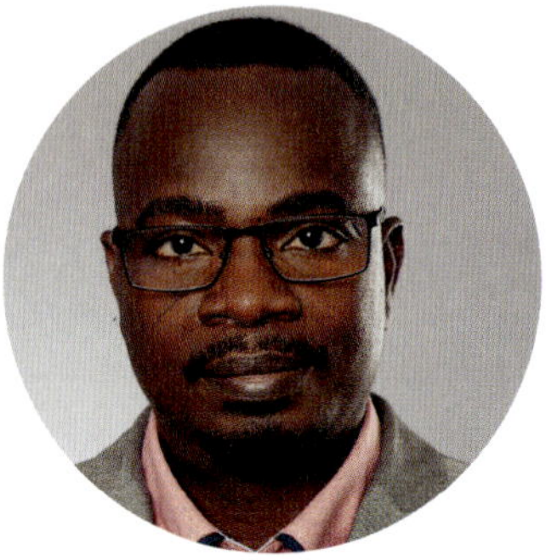

Dr. sc. hum. Nobila Ouédraogo

Nobila Ouédraogo ist promovierter Gesundheitswissenschaftler und arbeitet seit Jahren im Bereich Impfprävention, Infektionsschutz und Epidemiologie. Er ist seit 2019 für den Arbeitsbereich Impfprävention am Deutschen Krebsforschungszentrum (DKFZ) zuständig.

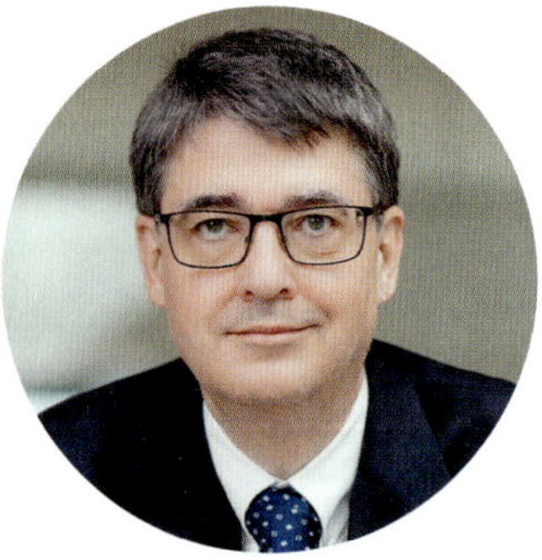

Prof. Dr. med. Dr. h.c. Michael Baumann

Michael Baumann ist Wissenschaftlicher Vorstand und Vorstandsvorsitzender des Deutschen Krebsforschungszentrums (DKFZ) und darüber hinaus u.a. Ko-Vorsitzender des Strategiekreises der Nationalen Dekade gegen Krebs.

16 schufen Zhou und Frazer 1991 in Australien sowie Kirnbauer, Lowy und Schiller 1992 in den USA die Grundlage für die weitere Entwicklung der **Impfstoffe Cervarix und Gardasil**. Die Entwicklung dieser Impfstoffe bis zur Marktreife dauerte mehr als eine Dekade. Klinische Studien belegten zum ersten Mal im Jahr 2000 die Wirksamkeit eines Impfstoffs gegen die Infektion mit bestimmten HPV-Typen beim Menschen. Sechs Jahre später wurde der Einsatz des Impfstoffs Gardasil gegen Zervixkarzinome beim Menschen in den USA genehmigt. Im Jahr darauf folgte die Zulassung von Cervarix in Australien und in der Europäischen Union.

Nach den USA und Australien nahmen bereits im Jahr 2007 weitere Industrienationen, darunter Deutschland, die HPV-Impfung in ihre nationalen Impfprogramme auf. Im Jahr 2009 empfahl die Weltgesundheitsorganisation (WHO) weltweit die **Aufnahme der HPV-Impfung in Impfprogramme**. Aktuell sind global mehr als hundert Länder dieser Empfehlung gefolgt – allerdings vorwiegend Länder mit hohem Einkommen (WHO/UNICEF 2020). Im Jahr 2018 formulierte die WHO das Ziel, das Zervixkarzinom überall auf der Welt auszurotten. Um dieses Ziel zu erreichen, sollen im Jahr 2030 weltweit unter anderem 90% der Mädchen bis zum Alter von 15 Jahren mit der HPV-Impfung vollständig geimpft sein (WHO 2020). Auch Jungen sollen umfassend gegen HPV geimpft werden.

Wenn es gelingt, die HPV-Impfung global optimal umzusetzen, wird die einst revolutionäre Hypothese jedes Jahr hunderttausende

Kernaussagen:

- Infektionen mit humanen Papillomviren (HPV) sind die Ursache für unterschiedliche Krebserkrankungen bei Frauen und Männern.
- Die Bestätigung der Verbindung zwischen HPV und Krebserkrankungen ebnete den Weg für die Entwicklung einer effektiven Schutzimpfung gegen HPV-bedingte Krebserkrankungen.
- Eine Impfung zur Prävention von Krebs stellt ein neues Vorbeugungsprinzip dar, welches der hohen Interdisziplinarität von Naturwissenschaften, Medizin, Epidemiologie und der Zusammenarbeit mit der Industrie zu verdanken ist.
- Effektive Impfprogramme müssen für den lebensrettenden Nutzen dieser wirksamen Maßnahme flächendeckend implementiert werden.

von Menschenleben retten. Um dies zu ermöglichen, müssen erschwingliche HPV-Impfstoffe in ausreichender Menge zur Verfügung gestellt werden, und die HPV-Impfraten müssen durch effektive Implementierungsstrategien (z.B. HPV-Schulimpfprogramme) qualitativ und quantitativ erhöht werden.

Literatur

Boshart M, Gissmann L, Ikenberg H, Kleinheinz A, Scheurlen W, zur Hausen H (1984) A new typ of papillomavirus DANN, its presence in genital cancer biopsies and in cell lines derived from cervical cancer. EMBO Journal 3:1151–57

De Villiers EM, Gissmann L, zur Hausen H (1981) Molecular Cloning of Viral DNA from Human Genital Warts. Journal of Virology 40:932–35

Dürst M, Gissmann L, Ikenberg H, zur Hausen H (1983) A papillomavirus DANN from cervical carcinoma and ist prevalence in cancer biopsy from different geographic regions. Proc. Natl. Acad. Sci. USA 80:3812–3815

World Health Organization (WHO) (2020) Global strategy towards eliminating cervical cancer as a public health problem, Geneva

World Health Organization (WHO)/United Nations Childrens' Emergency Fund (UNICEF) (2020) Progress towards global Immunization Goals – 2019. URL: https://www.who.int/immunization/monitoring_surveillance/SlidesGlobalImmunization.pdf?ua=1 (abgerufen am 28.07.2020)

zur Hausen H (1976) Condylomata acuminata and human genital cancer. Cancer Research 36:794.

zur Hausen H (2019) Cancers in Humans: A Lifelong Search for Contributions of Infectious Agents, Autobiographic Notes. Annu. Rev. Virol. 6:1–28

zur Hausen H, Reuter K (2010) Gegen Krebs: Die Geschichte einer provokanten Idee, Rowohlt Verlag, Hamburg

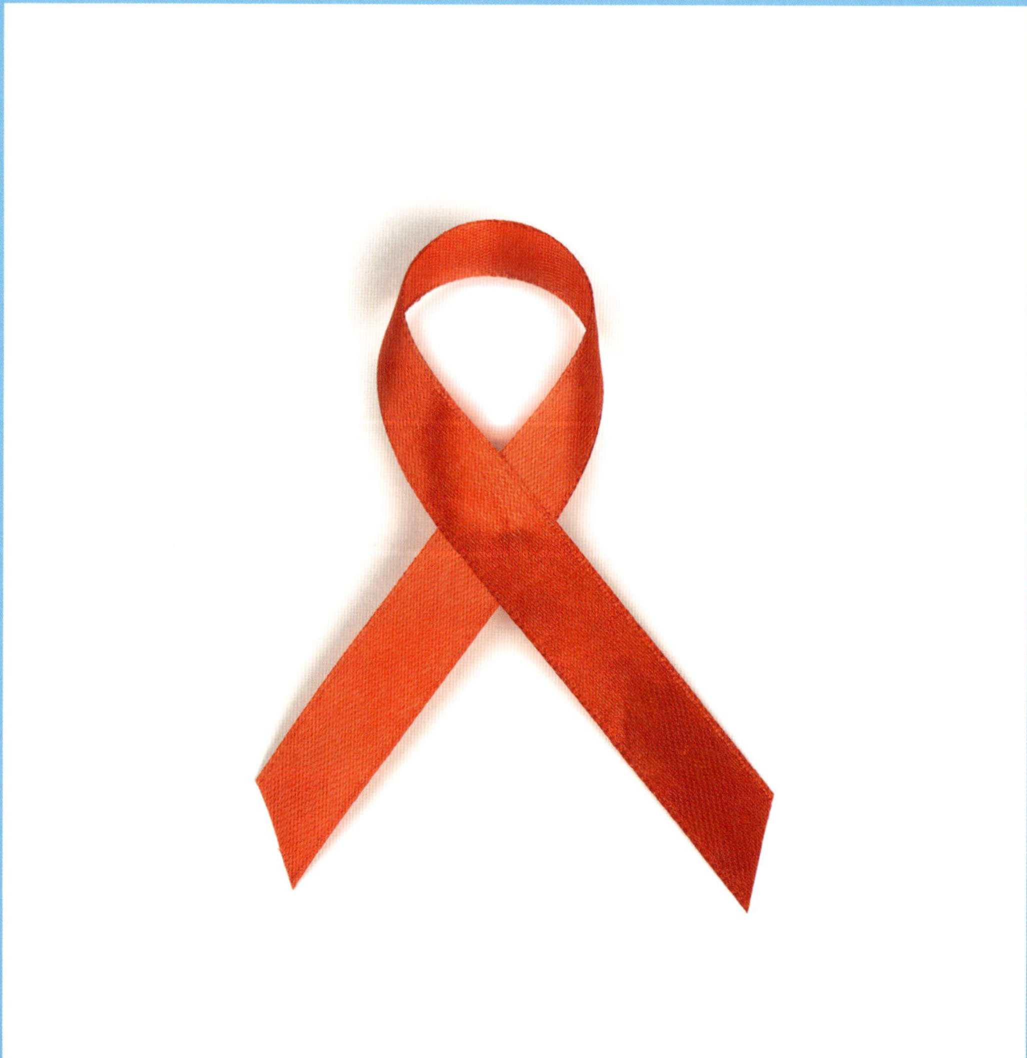

Symbol der Solidarität mit HIV-Infizierten und AIDS-Kranken

1981

1970 1980 1990

48 Eine rätselhafte Krankheit wird entschlüsselt

*Anfang der 1980er-Jahre traten bei einigen homosexuellen Männern in den USA gehäuft schwere Infektionen mit Erregern auf, die bei intaktem Immunsystem zu keinen bedrohlichen Erkrankungen führten (so genannte opportunistische Infektionen und Tumore). Die Fälle nahmen rasch zu und bald stand fest, dass die Betroffenen an derselben Erkrankung litten, dem bis dahin unbekannten Immunschwächesyndrom AIDS. Es dauerte nicht lange bis die Französin Françoise Barré-Sinoussi (*1947) und der Franzose Luc Montagnier (*1932) das Human Immunodeficiency Virus (HIV) als verantwortlichen Erreger identifizierten. Bereits zehn Jahre nach dieser Entdeckung wurde 1996 das Behandlungskonzept einer hochwirksamen Therapie eingeführt. Die Kombination verschiedener antiretroviraler Medikamente kann das Virus dauerhaft in seiner Vermehrung hemmen, sodass die Folgen einer unkontrollierten HIV-Infektion unterbunden werden. Bisherige klinische Erfahrungen sprechen dafür, dass diese Kombinationstherapie eine lebenslang erfolgreiche Behandlung ermöglicht. Heilbar ist die Erkrankung nach wie vor nicht, und alle Versuche, einen wirksamen Impfschutz zu entwickeln, sind bisher gescheitert.*

Gemeinsam gegen eine neue Infektionskrankheit (HIV)

Christian Jassoy

Die HIV-Infektion hat der Welt ihren Stempel aufgedrückt. In den 1980er-Jahren hat die Immunschwächekrankheit **AIDS** zu erheblicher Verunsicherung geführt. Szenarien tauchten auf, dass sich 20% und mehr der Bevölkerung mit dem Virus infizieren könnten. Heute sind weltweit knapp 0,5% der Menschen HIV-infiziert (UNAIDS 2022). In Deutschland und vielen anderen Ländern sind im Wesentlichen bestimmte kleinere Gruppen betroffen. In Teilen von Afrika hat sich die Infektion in großen Teilen der Bevölkerung ausgebreitet. In einigen Ländern südlich des Äquators wie Eswatini (früher Swasiland) und Botswana ist jede vierte Person zwischen 15 und 49 Jahren an HIV infiziert.

Das **HIV** stammt ursprünglich von Affen. Genetische Analysen von Virusstämmen deuten darauf hin, dass das Virus bereits um 1920 auf den Menschen übertragen wurde. 1981 wurde die Krankheit das erste Mal in den USA beschrieben. Innerhalb kurzer Zeit berichteten die Fachmedien über mehr und mehr Fälle und aufgrund des Verbreitungsmusters

"One could not have isolated this retrovirus without knowledge of other retroviruses, that's obvious. But I believe we have answered the criteria of isolation."

(Luc Montagnier)

setzte sich die Vermutung durch, dass es sich um eine Infektionskrankheit handelt. 1983 entdeckten **Françoise Barré-Sinoussi** und **Luc Montagnier** in Frankreich das Retrovirus. Sie erhielten dafür 2008 den Nobelpreis für Medizin. Robert Gallo in den USA und seine Mitarbeiter entwickelten kurz nach der Entdeckung den ersten diagnostischen Test, der die Verbreitung der Infektion aufdeckte. 1987 wurde das erste Medikament gegen HIV, Azidothymidin, zur Behandlung zugelassen. Seit Mitte der 1990er-Jahre gibt es verschiedene **therapeutische Wirkstoffe**, die den Krankheitsprozess verlangsamen und das Übertragungsrisiko verringern. Bisher konnte noch kein Impfstoff gegen die Erkrankung entwickelt werden.

Medizin und Gesellschaft haben auf die Herausforderung durch die HIV-Infektion beherzt reagiert. Die bedrohliche Situation der HIV-Epidemie führte ab den 1980er-Jahren zu einem Schub in der **infektionsmedizinischen Forschung** in Deutschland und weltweit. Bundesländer, Bundesregierung und die Europäische

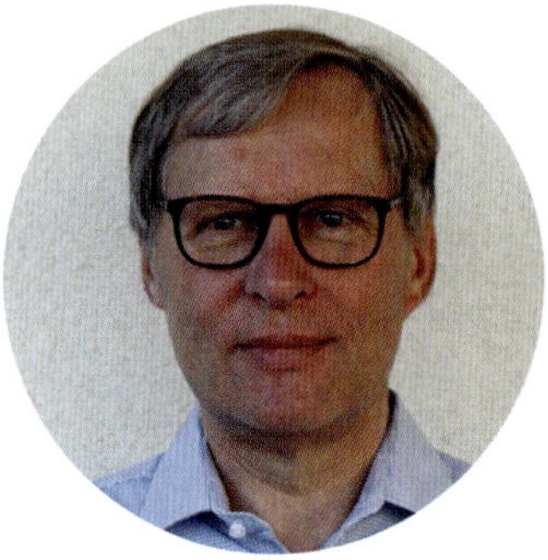

Prof. Dr. Christian Jassoy

Christian Jassoy studierte Medizin in Homburg und Lübeck und ist nach seinen ärztlichen und wissenschaftlichen Tätigkeiten in Heidelberg, Schwäbisch Hall, Boston und Würzburg seit 2003 in Leipzig am Institut für Medizinische Mikrobiologie und Virologie tätig. Er ist Facharzt für Mikrobiologie, Virologie und Infektionsepidemiologie.

Union haben über viele Jahre erhebliche Fördermittel für die HIV-Forschung bereitgestellt. Länder wie Thailand und Uganda wurden in internationale klinische Studien einbezogen und bauten dazu Infrastruktur für klinische Forschung auf. Beispielsweise wurde in Uganda in den 1990er-Jahren eine Gesetzgebung zu klinischer Forschung entwickelt und Ethik-Kommissionen für medizinische Studien am Menschen ins Leben gerufen. In Krankenhäusern weltweit gibt es medizinische Expertinnen und Experten zur Betreuung und Behandlung von Patientinnen und Patienten mit HIV-Infektion.

Die Zahl der Neuinfektionen nimmt in einigen Weltregionen noch zu, geht global aber langsam zurück. Im Jahr 2021 gab es schätzungsweise 1,5 Millionen neue Ansteckungen (UNAIDS 2022). **Kulturelle, gesellschaftliche und wirtschaftliche Faktoren** wie hohe Promiskuität, Armut und Prostitution, Drogenabhängigkeit, Unwissenheit und Verleug-

Kernaussagen:

- Die HIV-Infektion hatte erhebliche gesellschaftliche Auswirkungen. Sie zeigt, wie in kürzester Zeit durch eine Infektionskrankheit eine globale Verunsicherung mit gravierenden Auswirkungen in allen Lebensbereichen folgen kann.
- Als Reaktion darauf wurde eine intensive AIDS-Forschung aufgebaut. Durch internationale Vernetzung und Fokussierung der interdisziplinären Forschung konnte der Erreger rasch identifiziert und erste Medikamente dagegen gefunden werden.
- Innerhalb von 40 Jahren kann sich die Prognose einer Krankheit komplett ändern. Inzwischen gehen die Infektionszahlen zurück. Ein Impfstoff gegen AIDS steht noch aus.

nung der Zusammenhänge von Virusinfektion und Krankheit sowie ungenügend ausgerüstete Gesundheitseinrichtungen in Teilen der Welt sind Hauptgründe für die **hohe Zahl an Neuinfektionen**. In armen Ländern binden Vorsorge und Versorgung von HIV-Patientinnen und -Patienten viele Mittel im Gesundheitswesen. Andererseits stehen HIV-Medikamente heute praktisch weltweit zur Verfügung und der Anteil der Personen, die Zugang zu den Medikamenten haben, steigt. Nach Schätzungen der Weltgesundheitsorganisation liegt er heute bei knapp 70% der Infizierten. Damit wurde der Krankheit ein Großteil seines ursprünglichen Schreckens genommen.

Literatur

UNAIDS (2022) Global HIV & AIDS statistics – Fact sheet. URL: https://www.unaids.org/en/resources/fact-sheet (abgerufen am 16.06.2023).

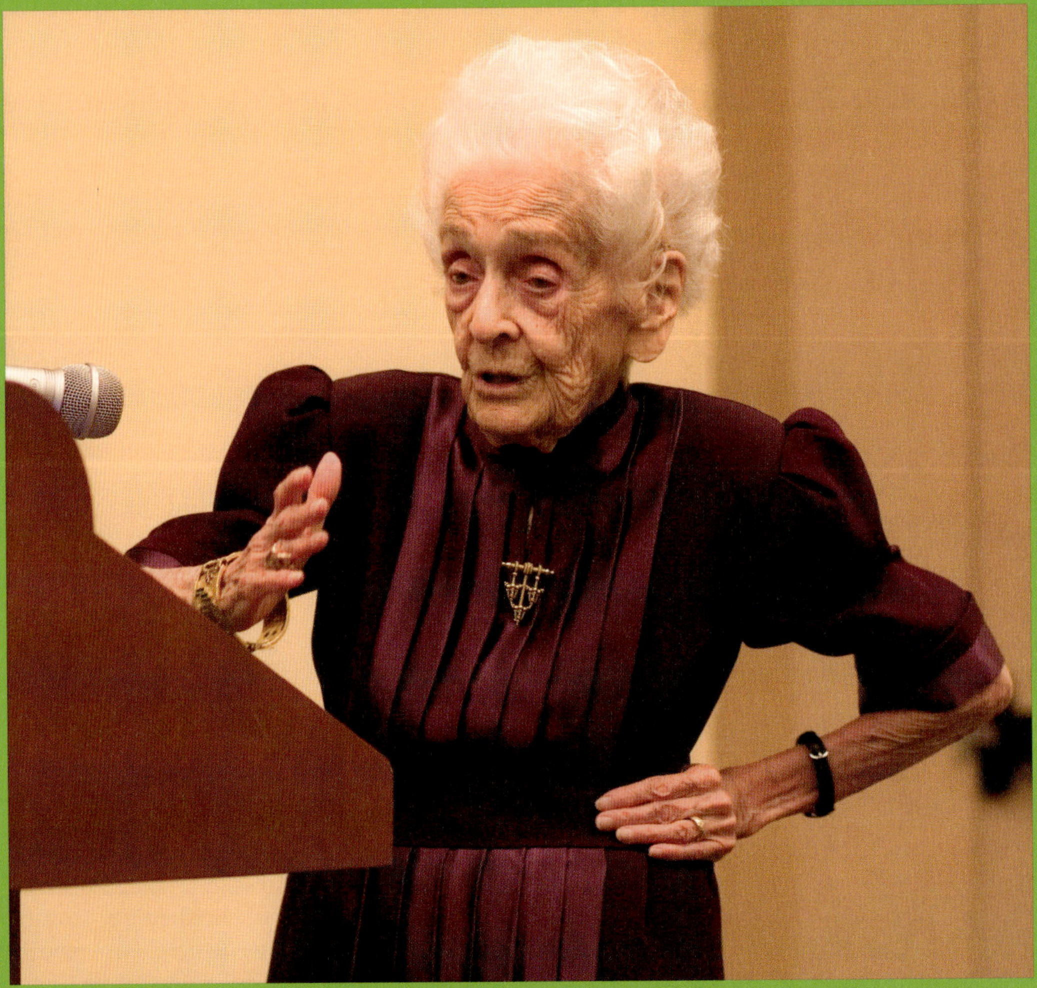

Rita Levi-Montalcini im Alter von 98 Jahren beim internationalen NGF Meeting 2008

1986

1970

1980

1990

49 Vom Labor im Schlafzimmer zum Nobelpreis für Medizin

Gegen den Wunsch ihres Vaters studierte die Italienerin ***Rita Levi-Montalcini*** *(1909–2012) Medizin und spezialisierte sich nach ihrem Abschluss auf Neurologie und Psychiatrie. Von dem faschistischen Forschungsverbot für jüdische Wissenschaftler:innen lässt sie sich nicht abschrecken und richtet im Schlafzimmer ihrer Privatwohnung ein Labor ein, in dem sie an Hühnerembryonen untersucht, wie sich das Nervensystem unter Umwelteinflüssen veränderte und die zelluläre Nachrichtenübertragung funktioniert. 1947 folgt sie einer Einladung an die Universität St. Louis in Missouri/USA. Zusammen mit dem Biochemiker* ***Stanley Cohen*** *gelingt es ihr 1954, den* nerve growth factor *zu identifizieren, ein körpereigener Botenstoff, der für die Signalübertragung im Gehirn und das Zellwachstum entscheidend ist. Dafür wurden beide Forscher 1986 mit dem Nobelpreis für Medizin und Physiologie ausgezeichnet. Rita Levi-Montalcini war überzeugt, dass das Gedächtnis bis ins hohe Alter flexibel und ausbaufähig ist. Sie selbst ist das beste Beispiel für diese These: Sie forschte aktiv bis in die 1990er-Jahre und wurde 103 Jahre alt.*

Wie entdeckt wurde, dass Funktion und Wachstum von Nervenzellen zusammenhängen

Josef Aldenhoff

Nachher weiß man es immer besser und vergisst, wie es anfangs aussah. Zum Beispiel: die Neuro-Wissenschaftlerin **Rita Levi-Montalcini** wurde als 96-Jährige zur Senatorin des italienischen Staats auf Lebenszeit ernannt. Welche Ehre! Doch mit 27 hatte sie eigentlich gar keine Zukunft. Weil sie eine Frau war, und Jüdin. Das Handicap des Frauseins – ihr Vater hatte ihr das Medizinstudium verboten – ließ sie hinter sich, als sie ihr Studium mit summa cum laude abschloss. Doch Ärztin durfte sie nicht werden, weder praktizieren noch forschen. Denn die damalige, faschistische Version des italienischen Staates verbot Juden und Jüdinnen solche Tätigkeiten. Weil sie diesen Unsinn nicht akzeptierte, baute sie sich ihr Labor in jenem **Schlafzimmer**, das es hier zur Kapitelüberschrift gebracht hat. Damals hätte jede Medizinerin und jeder Mediziner über die Schlafzimmerforschung gespottet und die Prophezeiung, dass diese Frau 50 Jahre später den Nobelpreis erhalten würde, hätte brüllendes Gelächter ausgelöst.

Ihr Mentor war Victor Hamburger, ein Privatdozent aus Freiburg, der gerade an der University of Chicago forschte, als die deutsche Art des Antisemitismus ihm die Rückkehr verwehrte. 1950 lud er die italienische Schlafzimmer-Forscherin in sein Labor nach St. Louis ein, wo sie mit ihm an einem Winter-

"The women who changed the world never needed to show anything other than their own intelligence."

(Rita Levi-Montalcini)

morgen die entscheidende Entdeckung machte: das Wachstum von Nervenzellen wird durch einen „Faktor" gefördert. Dieser, bald danach mit Stanley Cohen beschriebene **nerve growth factor**, war Kern eines unglaublich erfolgreichen Denkkonzepts, das zur Hypothese der „Neurotrophine" führte. Schnell wurde klar, dass das Wachstum von Zellen untrennbar mit ihrer Funktion zusammenhängt, mit ihrer Kommunikation im Zentralnervensystem. Der **brain derived neurotrophic factor (BDNF)** wurde eine Schlüsselsubstanz neuronaler Plastizität. Viele Forscherkarrieren sind daraus hervorgegangen, z.B. die der Schweizer Hans Thoenen und Martin Schwab und des Franzosen Yves Barde. Als Ergebnis dieser Anstrengungen glauben wir heute zu wissen, wie Lernen und Gedächtnis funktionieren.

Vor kurzem konnte gezeigt werden, dass auch die Wirkung von **Antidepressiva** durch ihre Bindung an den BDNF vermittelt ist. Dieser Befund ist übrigens einer der wenigen Nachweise der stets postulierten Bedeutung der **Neurotrophine** für die Behandlung von Krankheiten. Denn die Erfolge der sogenannten „translationalen" Forschung, die Grundlagenbefunde auf klinische Fragestellungen überträgt, sind bisher nicht in den Himmel gewachsen.

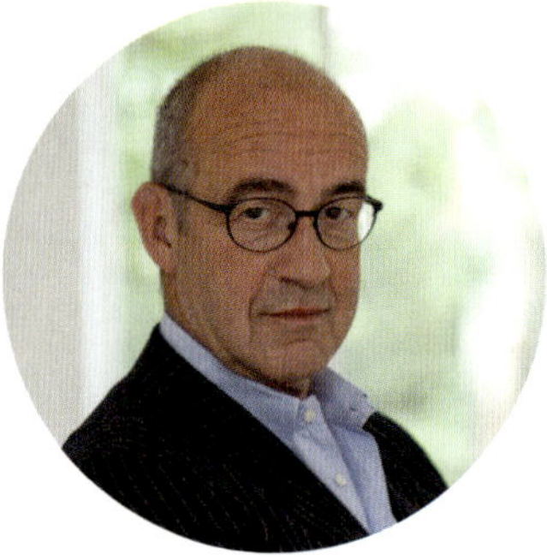

Prof. Dr. med. Josef Aldenhoff

Josef Aldenhoff spezialisierte sich nach seinem Studium der Humanmedizin für experimentelle Neurophysiologie, Neurologie, Psychiatrie und Psychotherapie in München, Kaufbeuren, LaJolla, Mainz und Mannheim. Zuletzt hielt er die C4-Professur für Psychiatrie und Psychotherapie am Universitätsklinikum Kiel inne.

Warum? Die Verifizierung solcher naheliegenden Hypothesen hängt an einigen großen Problemen:

1. Im menschlichen Gehirn interagieren zelluläre Mechanismen auf hochkomplexe Weise in Zellverbänden. Die Überprüfung der methodisch ohnehin schon anspruchsvollen Zellforschung in komplexen neuronalen Netzen setzt theoretische Innovationen voraus, die erst noch generiert werden müssen.
2. Pharmakologische Forschung am Menschen kommt ohne großangelegte klinische Doppelblind-Studien nicht aus. Die kosten viel Geld. Leider haben die Verlockungen des Geldmarktes dazu geführt, dass große, börsennotierte Pharmafirmen sich stärker von Gewinnaspekten als von riskanter Forschung locken lassen. Es liegt nicht an der Neurotrophin-Hypothese, dass wir auf wirkungsvolle Substanzen gegen die Demenzen noch immer warten.
3. Auch heute sind Forscherkarrieren riskant. Forscher:innen werden heute zwar weniger von mörderischen und schwachsinnigen Konzepten wie dem Rassismus behindert und die Chancen der Frauen haben sich verbessert. Doch der Entschluss zu einer Forscherkarriere ist alles andere als eine sichere Bank. Auch wenn das Schlafzimmer als Labor wahrscheinlich endgültig out ist, sind begeisterungs- und durchsetzungsfähi-

Kernaussagen:

Was können junge Medizinerinnen und Mediziner von dieser Geschichte lernen?

- Sei skeptisch! Gegenüber Mehrheiten und auch dem Staat, vor allem, wenn gerade mal wieder inhumaner Unsinn populär wird.
- Kommuniziere und kooperiere. Einzelgänger:innen mögen brillante Ideen haben, aber weiter kommt nur, wer sich mitteilen kann.
- Gehe dorthin, wo Du die richtigen Bedingungen für Deine Arbeit findest. Wissenschaft ist ein Beispiel für die Erfolge von Migration.
- Halte Dich nicht für zu toll, auch wenn Du es vielleicht sogar bist – Rita Levi-Montalcini nannte ihre Autobiografie, die nach dem Nobelpreis erschien „Praise of Imperfection".

ge Menschen wie Rita Levi-Montalcini nach wie vor gefragt.

Wie ging es mit ihr weiter? Sie forschte 30 Jahre in den USA und wurde dank ihrer legendären Kommunikationsfähigkeit zu einer zentralen Repräsentantin der Neurowissenschaften. So erreichte sie Unglaubliches: 1974 berief Papst Paul VI die Jüdin und Atheistin als erste Frau überhaupt in die päpstliche Akademie der Wissenschaften. 1986 bekam sie zusammen mit Cohen den **Nobelpreis für Medizin und Physiologie**. Wie allen klar ist, die sich mal mit der Geschichte der Nobelpreise beschäftigt haben, konnte auch das vorher wirklich niemand wissen.

Literatur

Aloe L, Rocco ML, Bianchi P, Manni L (2012) Nerve growth factor: from the early discoveries to the potential clinical use, Journal of Translational Medicine, 10:239

Casarotto PC, Girych M, Fred SM et al. (2021) Antidepressant drugs act by directly binding to TRKB neurotrophin receptors, Cell 184:1299–1313

Levi-Montalcini R (1988) Praise of Imperfection: My Life and Work. Basic Books

Vogt R (2012) Rita Levi-Montalcini – Wie Nerven wachsen. URL: https://www.dasgehirn.info/entdecken/meilensteine/rita-levi-montalcini-wie-nerven-wachsen?language=en (abgerufen am 16.06.2023)

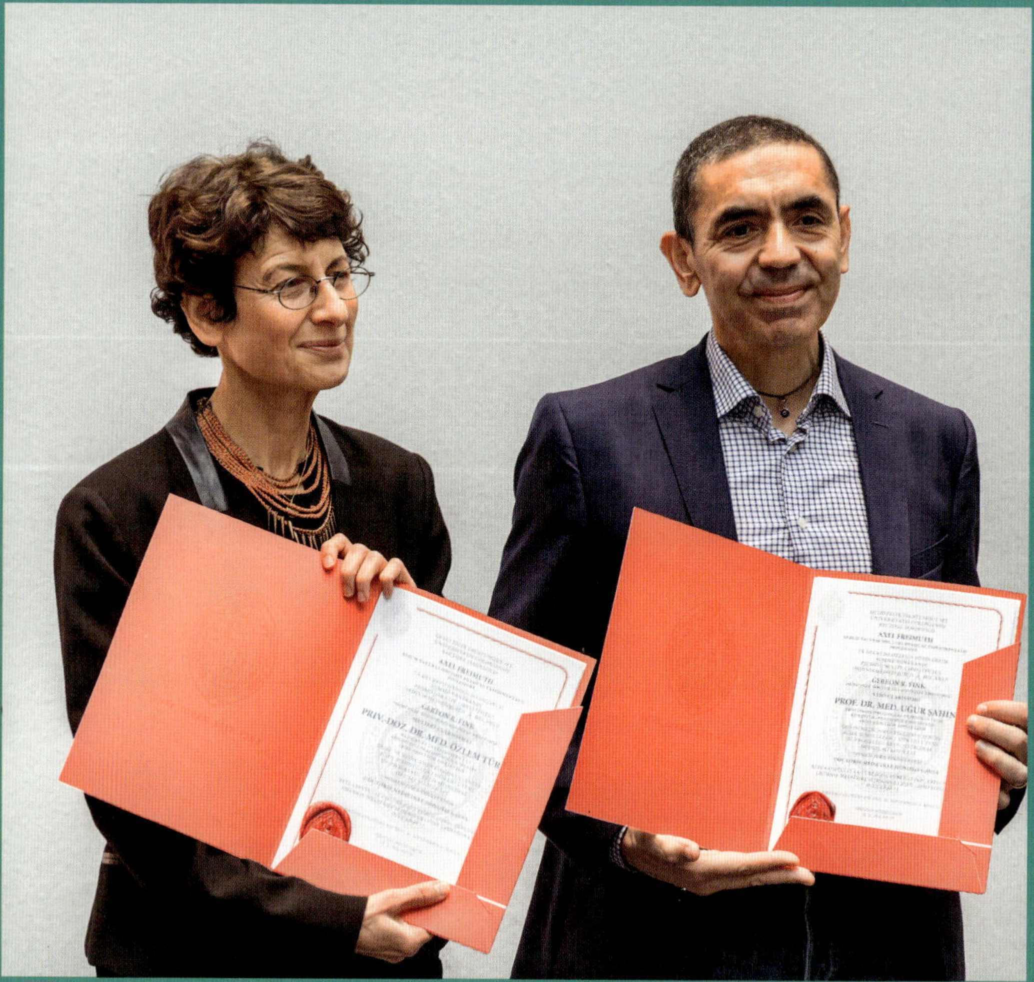

Özlem Türeci und Uğur Şahin bei der Verleihung der Ehrendoktorwürde der Medizinischen Fakultät der Universität zu Köln

2020

2010 2020 2030

50 Gute Nachrichten aus Mainz

Am 9. November 2020 blickte die Welt nach Mainz. Das von dem ärztlichen Wissenschaftler-Ehepaar Özlem Türeci und Uğur Şahin gegründete Pharma-Unternehmen BioNTech verkündete den weltweit ersten Durchbruch im Kampf gegen das Corona-Virus. Der von ihnen entwickelte Impfstoff BNT 162b2 erwies sich in einer umfassenden klinischen Studie zu mehr als 90% wirksam. Ursprünglich wollten die beiden eine Immuntherapie gegen Krebs entwickeln und hatten dabei auf die mRNA-Biotechnologie gesetzt. Damit wird der Körper zur eigenen Medikamentenwerkstatt und produziert ein Protein, das sich auf der Oberfläche des Coronavirus SARS-CoV-2 befindet. Die Körperzellen stellen das Corona-Eiweiß her und regen das Immunsystem an, Abwehrstoffe dagegen zu bilden. Wenn die geimpfte Person später in Kontakt mit dem Coronavirus kommt, wird es durch das Immunsystem erkannt und gezielt bekämpft. Inzwischen hat sich der Mainzer Impfstoff bei Millionen von Menschen bewährt und viele Menschen vor schweren oder gar tödlichen Verläufen der COVID-19-Erkrankung bewahrt. Weitere Impfstoffe zur personalisierten Therapie von Tumorerkrankungen werden derzeit in großangelegten Studien getestet. Dabei macht man sich auf elegante Weise die schnelle Herstellung und große Flexibilität der mRNA Technologie zunutze und stellt für jeden Patienten bzw. jede Patientin eine individuelle Therapie zusammen.

Türeci und Şahin sind Kinder von Einwanderern aus der Türkei, Uğurs Vater stand bei Ford in Köln am Fließband. Beide wurden mit dem Bundesverdienstkreuz ausgezeichnet und sind zu Weltruhm gelangt. Ein schöneres Beispiel für eine Länder-Kultur-Wissenschafts-übergreifende Erfolgsstory im 21. Jahrhundert lässt sich kaum ausdenken.

Das bisher kleinste „Schweizer Taschenmesser“ für die Medizin

Niels Halama

Die Entwicklung von **mRNA basierten Immuntherapien** hat eine Geschichte, die voll von ungewöhnlichen Momenten, Situationen und Menschen ist. Mit **Uğur Sahin** und **Özlem Türeci** haben zwei Menschen einen so einzigartigen Weg gewählt, dass zwei Seiten nicht ausreichen, um die verschiedensten Aspekte aufzuzeigen.

Der Beginn, wenn man denn eine Zeit und eine Landschaft aufzeigen will, liegt in einer Phase der Medizin, bei der die Immuntherapie, wie sie heute verstanden wird, praktisch keine wirkliche Bedeutung hatte. Solide Tumorerkrankungen wie Brustkrebs oder Darmkrebs wurden mit Stahl, Strahl oder Chemotherapie behandelt und die modernsten Entwicklungen waren gezielte Antikörper gegen spezifische Tumorstrukturen. Letzteres kann man zwar als Immuntherapie auslegen, allerdings nicht im engeren Sinne. Die bisherigen Versuche, Impfungen gegen solide Tumore einzusetzen waren ohne wirklich durchgreifende Effekte verlaufen. Dabei muss man hinweisen, dass hier Eiweiß-Impfungen zum Einsatz kamen. Also hatte man nach gemeinsamen Mutationen von Tumorerkrankungen gesucht, um dann einen Impfstoff für alle Patient:innen mit einer Tumorerkrankung einzusetzen. Dabei war die Produktion teuer und langwierig und die klinischen Effekte in den Studien nicht signifikant. In diesem Umfeld war **Tumorimmunologie und Immuntherapie** eine **Nischendisziplin**. Es gab nur wenige Wissenschaftler:innen und noch weniger forschende Ärzt:innen, die sich mit diesem Bereich beschäftigten. Umso mehr Neugier und Risikobereitschaft brauchte es, wenn man sich als Ärztin bzw. Arzt in diesen Zeiten mit diesem Thema beschäftigte. Aber Uğur Sahin und Özlem Türeci brachten schon von zu Hause aus Neugier und Hartnäckigkeit mit. Uğur Sahins Vater war schon an neuen technisch-wissenschaftlichen Methoden interessiert und sein Sohn war ebenso begeistert von den Verheißungen neuer Technologien. Bei Özlem Türeci war es nicht anders und so verwundert es einen nicht, dass

„Ich glaube, wir können etwas dafür entwickeln.“

(Uğur Şahin zu den Aussichten einer Bekämpfung der Corona-Pandemie)

sich hier zwei zusammentaten, die keine Angst vor Neuem haben. Auch heute fällt auf, dass bei der Videokonferenz das Bücherregal das Buch „Cookbook Machine Learning“ neben dem Buch zu „Pharmakologie Innere Medizin“ steht. Aber zu den Anfängen war Immuntherapie ein vages Konzept und klinisch nicht verfügbar. Das lässt aber erahnen, was für eine Überzeugung und welche Geduld und Persistenz aufgebracht werden musste, um eine Entwicklung anzustoßen, die die neuesten Technologien auf brillante Art und Weise verbinden sollte, um einen wirklich **personalisierten Ansatz zu erschaffen**. Bedenkt man nun dazu, dass die Entwicklung von neuen Therapien großer Geldsummen bedarf und einen langen Zeitraum braucht, so erscheint ein solcher Ansatz nahezu aussichtslos. Auf der anderen Seite war auch schwierig, dass zu Beginn die Nutzung von messenger-Ribonukleinsäuren (mRNA) aus therapeutischer Sicht nicht wirklich attraktiv war. Zwar war schon lange extensiv an dem Aufbau und der Struktur geforscht worden und die Molekularbiologie hat die Vielseitigkeit und die besondere Rolle als „Bote für Baupläne“ gut herausgearbeitet und verdeutlicht, aber ein Nutzen im Sinne einer therapeutischen Anwendung war nicht zu erkennen. Insbesondere die kurze Halbwertszeit und die Instabilität waren klar limitierende Faktoren.

Aus biologischer Sicht war das Boten-Molekül zu Beginn kein attraktives Therapeutikum. Die Kurzlebigkeit und die Problematik der gerichteten Veränderung des Informationsgehaltes von mRNA kamen erschwerend hinzu. Auf der anderen Seite musste die Frage angegangen werden, wie man die geeignete Zielstruktur identifizieren könnte. Die Entwicklung der Technologien zur Entschlüsselung des Erbgutes waren damals schon beeindruckend, aber für eine wirklich schnelle Bearbeitung von Proben im großen Stil waren die Möglichkeiten sehr beschränkt. Und Zeit ist für die Entwicklung von Therapien für Tumorpatient:innen ein wesentlicher Faktor.

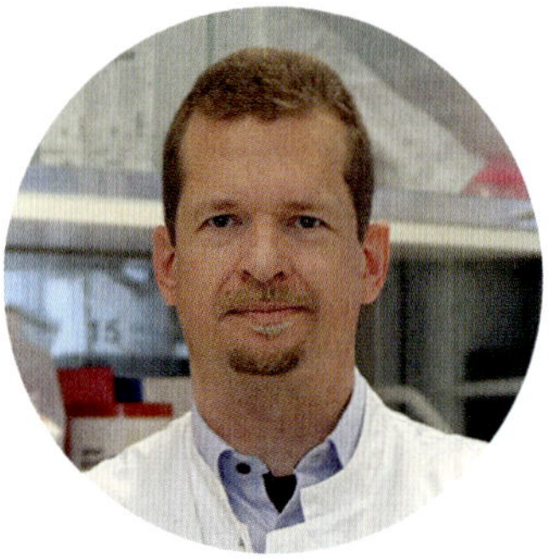

Prof. Dr. med. Niels Halama

Niels Halama ist Leiter der Abteilung Translationale Immuntherapie des Deutschen Krebsforschungszentrums (DKFZ) und Oberarzt am Nationalen Centrum für Tumorerkrankungen (NCT) in Heidelberg.

Betrachtet man diese Rahmenbedingungen zusammen, so kann man nur konstatieren, dass hier eine erhebliche visionäre Sicht und ein Vertrauen bzw. eine gute Intuition für die zukünftigen Entwicklungen notwendig waren, um eine solche Entwicklung anzuschieben. Hier lohnt es sich darauf hinzuweisen, dass diese risikoreiche Entwicklung, die schließlich zu der Gründung der **Firma BioNTech** und der **Entwicklung der mRNA basierten Impfungen** führte, an vielen Stellen schwierig und mühsam war. Nicht nur die Frage der Finanzierung dieser Entwicklungen, sondern auch die langfristige klinische Umsetzung mit der Einholung der Genehmigungen für wirklich personalisierte Therapien stellten riesige ungeklärte Probleme dar, deren Lösung nicht gewiss oder sicher war. Bedenkt man noch, dass sowohl Sahin als auch Türeci beide in ihrer Ausbildung Mediziner:innen sind, keine Betriebswirt:innen und keine Jurist:innen. Hier den Mut aufzubringen, an einer solchen Entwicklung über einen so langen Zeitraum arbeiten zu wollen, ist herausragend.

Mit der nächsten Entwicklung durch die **COVID-19-Pandemie** konnte natürlich die mRNA Technologie viel breiter eingesetzt werden und damit noch ein weiterer Beweis für die Nützlichkeit erbracht werden.

Mit den Schritten, die Kontrollierbarkeit der mRNA durch gezielte molekulare Anpassungen zu verbessern, die Anwendung der mRNA Impfungen für ein infektiologisches Problem zu demonstrieren und auch schon mit ersten Publikationen den potenziellen Nutzen für andere medizinische Problemfelder wie Autoimmunerkrankungen oder auch komplexe Immunthe-

Kernaussagen:

- Die rasche Entwicklung der Covid-Impfung entstand durch das Zusammentreffen von jahrzehntelanger mutiger, visionärer Forschung im Bereich personalisierter Tumortherapie. Wesentlich hierfür war die Bereitschaft risikoreiche Entwicklungen zu finanzieren und Erkenntnisse der mRNA-Forschung auf die Entwicklung eines Covid-Impfstoffes intuitiv zu übertragen.
- Persönlichkeit und professionelle Identität, die geprägt sind von Neugier, Risikobereitschaft und Hartnäckigkeit, auf der Basis einer guten wissenschaftlichen Ausbildung, sind die zentralen Faktoren für erfolgreiche Forschung.
- Exzellente inter- und transdisziplinäre Zusammenarbeit kann ungeahnte therapeutische Perspektiven eröffnen.

rapien aufzuzeigen, macht deutlich, was für ein neues Werkzeug hier entwickelt worden ist. Die Auswirkungen jetzt und auch für die Zukunft in der (personalisierten) Behandlung von Patient:innen ist nicht zu übersehen. Mit den Möglichkeiten, für die einzelne Tumorpatientin und den einzelnen Tumorpatienten **maßgeschneidert eine Therapie** zu „bauen" und zu applizieren, steht der nächste Schritt an und die laufenden Studien werden mit Spannung betrachtet.

Dieser Entwicklungsweg von Sahin und Türeci zeigt viele Aspekte auf, die für die Ausbildung und Förderung von angehenden Mediziner:innen von Bedeutung sind. Man kann gewiss nicht den Mut und die Entschlossenheit lehren, aber man kann ermutigen und aufzeigen, die Fähigkeit unterstützen, über den Tellerrand des eigenen Bereichs zu schauen, interdisziplinäres Arbeiten fördern und auch fordern, dass man in „fremde" Bereiche hineinschaut. Nicht zuletzt das **Erkennen von Möglichkeiten** ist ein wichtiger Teil, der in ganz verschiedenen Anteilen der Ausbildung gestärkt werden muss, auch natürlich das Aufzeigen von so grundsätzlich verschiedenen Entwicklungswegen in der Medizin und anderen Bereichen. Man denke an die derzeit laufenden technologischen Revolutionen wie künstliche Intelligenz oder Quantum-Computing. Diese bieten allein schon viel, sodass es nicht schwerfällt, hier zu Kreativität und Denken jenseits der Standards zu ermuntern. Eine feste Basis ist dabei sicher eine gute wissenschaftliche Ausbildung. Diese muss weiterhin ein fester Bestandteil in der Ausbildung und Entwicklung der nächsten Generation von Mediziner:innen sein.

II

Gemeinsam gestalten: Gründung solidarischer Netzwerke

1 World Health Organization (WHO)

Jens Holst und Peter Tinnemann

Die Entwicklung der modernen Medizin begann in der zweiten Hälfte des 18. Jahrhunderts. Dabei setzten sich zunehmend **zwei Erkenntnisse** durch, nämlich dass etliche Krankheiten bestimmten Erregern und nicht göttlichen Einflüssen zuzuschreiben sind und das Ansteckungsrisiko von den Lebensverhältnissen der Menschen abhängt (s. Kap. I.22 und I.24). Mit diesem Verständnis entstanden an verschiedenen Orten der Welt Verbünde von Ärzten, Militärs und Wissenschaftlern, die ihre unterschiedlichen Expertisen zu Fragen der Hygiene und Krankheitsvermeidung austauschten.

Zur gleichen Zeit festigten die europäischen Kolonialmächte ihre militärische und wirtschaftliche Macht. Mit der Zunahme des internationalen Handels kam es zur **Ausbreitung infektiöser Erreger und ansteckender Krankheiten**. Auf dem amerikanischen Kontinent führte vor allem der Bau des Panama-Kanals mit Gelbfieberausbrüchen und vielen Malaria-Toten zu der Erkenntnis, dass bessere länderübergreifende Kontrollen erforderlich sind, um die Ausbreitung von Krankheiten und Erregern zu stoppen (s. Kap. I.45). Dazu gab es mehrere International Sanitary Conventions der betroffenen Staaten, und im Dezember 1902 erfolgte die Gründung des Pan American Sanitary Bureau, des Vorläufers der heutigen *Pan American Health Organization* (PAHO). Vorrangiges Ziel war der Schutz der Gesundheit der Menschen, der Handelswege und der Wirtschaftsbeziehungen.

Parallel zu den Entwicklungen auf dem amerikanischen Kontinent organisierten die Kolonialmächte in der alten Welt ähnliche Konferenzen, so 1851 die International Sanitary Conference in Paris, um z.B. länderübergreifende Cholera-Ausbrüche und deren ökonomische Auswirkungen einzuschränken und die Gesundheit der Bevölkerung zu verbessern. Die zunehmende **Industrialisierung** ebenso wie anstehende militärische Auseinandersetzungen erforderten gesunde Menschen und Soldaten, schlechte Lebensbedingungen und krank machende Armut standen der wirtschaftlichen und der militärischen Expansion im Wege.

Während der preußische Beamtenstaat gute Erfahrungen mit der staatlichen Verordnung gesundheitspolizeilicher Maßnahmen vorweisen konnte, fehlte in anderen Ländern die Rechtsgrundlage für die staatlich durchgesetzte Verbesserung der ausbeuterischen Arbeitsbedingungen in den Fabriken und der hygienischen Verhältnisse in den rasant wachsenden Städten. Allerdings erkannten politische Entscheidungsträger damals bereits **die Notwendigkeit rechtlicher Rahmenbedingungen** zur Verbesserung der Gesundheit und Schaffung gesünderer Lebensbedingungen für alle.

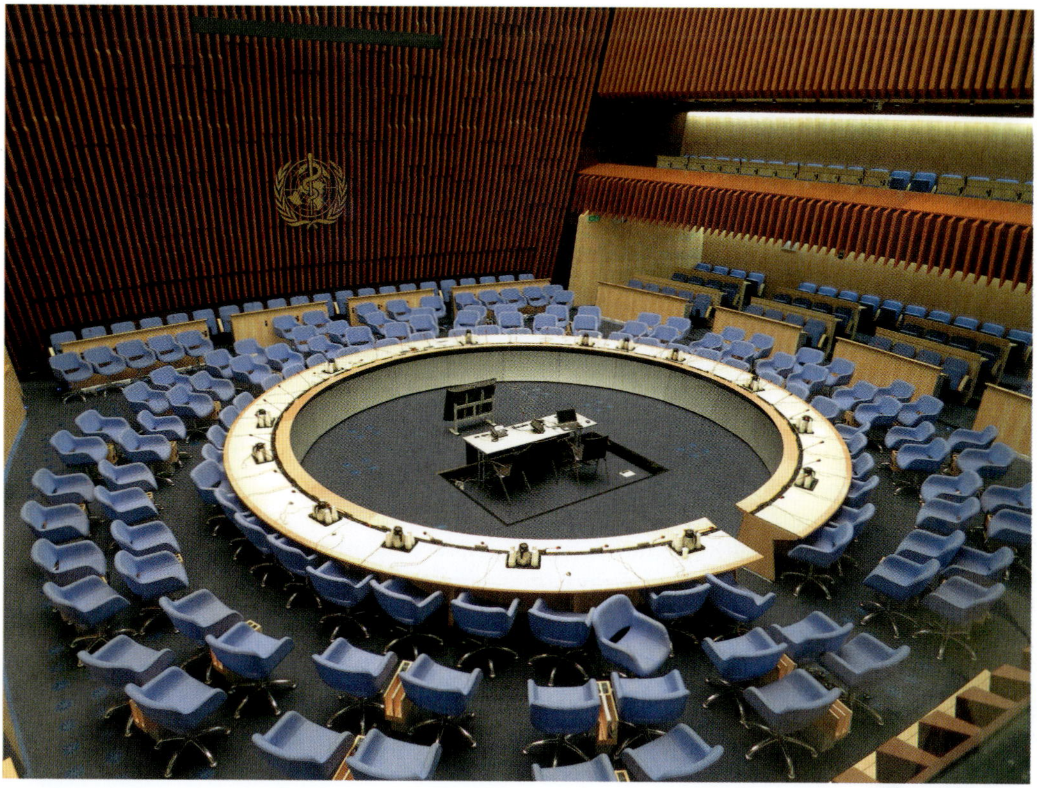

Sitzungssaal der WHO

Zu Beginn des 20. Jahrhunderts setzte sich die wissenschaftlich belegte Erkenntnis durch, dass staatliche Kontrollmaßnahmen für den Schutz der Gesundheit unumgänglich sind. Auf Grundlage des Römischen Abkommens 1907 entstand mit dem **Office International d'Hygiène Publique** (**OIHP**) eine Einrichtung für Internationale Gesundheit mit Sitz in Paris. In den folgenden Jahren fielen dort wichtige Entscheidungen, z.B. zur Bekämpfung von Ratten als Vektoren für ansteckende Erkrankungen auf Schiffen oder die Verpflichtung zur Übermittlung von Tuberkulose-Fällen an staatlichen Einrichtungen. Die OIHP funktionierte auch im ersten Weltkrieg als wichtige internationale Gesundheitseinrichtung.

Auch in der 1920 gegründeten Liga der Nationen, der Vorläuferin der Vereinten Nationen, war Gesundheit ein Thema. Im Anschluss an den Ersten Weltkrieg breiteten sich in weiten Teilen des zerstörten Europas Infektionskrankheiten aus. Die OIHP sollte die zentrale Organisation für die Koordination gesundheitsbezogener internationaler Aktivitäten werden. Zwei Jahrzehnte später, nach dem Ende des Zweiten Weltkrieges und unter dem Schock des Holocaust, war der Wille der Weltmächte gewachsen, eine suprastaatliche Organisation wie die Vereinten Nationen zu schaffen. Dabei erfuhr auch das Thema Gesundheit stärkere Berücksichtigung, wie die Aussage des brasilianischen Erzbischofs Spellmann verdeutlicht, der dazu auf der United Nations Conference on International Organisation in San Francisco 1945 Medizin als „eine der Säulen des Friedens" hervorhob und dazu beitrug, **Gesundheit in**

der Charta der Vereinten Nationen zu verankern. Die Verfassung der 1948 gegründeten **Weltgesundheitsorganisation (WHO)** erweiterte das Verständnis von Gesundheit und betont ihre Bedeutung als grundlegende Voraussetzung für Frieden und Sicherheit.

Seither hat sich die WHO als Organisation weiterentwickelt, die sich unterschiedlichen Bereichen von Gesundheit widmet. Im Mittelpunkt standen in der Vergangenheit vor allem normative Aufgaben zur Einführung internationaler Standards und Unterstützung einer länderübergreifenden Harmonisierung. In den letzten zwei Jahrzehnten positioniert sich die WHO zunehmend als **operative Institution gegenüber Gesundheitskrisen und -gefahren**. Ihr Augenmerk liegt auf dem Schutz vor Krankheiten und der Förderung der Gesundheit weltweit, mit dem Ziel der bestmöglichen **Gesundheit für alle**. Um die bestmögliche Gesundheit für alle (health for all) zu erreichen, ist insbesondere die Schulung kommunaler Gesundheitshelfer:innen (community health workers, CHWs) erforderlich, die Menschen vor Ort grundlegende Gesundheitserziehung und -dienste anbieten können. Auf universitärer Ebene bestehen heute viele Bildungsprogramme zu globaler Gesundheit, die Studierenden zu Fragen gesundheitlicher Chancengleichheit, Stärkung von Gesundheitssystemen und sozialer Determinanten von Gesundheit qualifizieren.

Grundsätzlich finanziert sich die WHO über Beiträge der Mitgliedstaaten, deren Höhe seit 1993 unverändert ist und die sich in den letzten Jahrzehnten zunehmend als unzureichend erwiesen haben. Vor allem die einflussreichen Staaten entrichten daher vermehrt freiwillige Zahlungen, deren Verwendung sie selber bestimmen können. Mittlerweile sind auch nicht staatliche Akteure, in erster Linie philanthropische Stiftungen, in die Bresche gesprungen, allen voran die Bill-and-Melinda-Gates Stiftung, größter WHO-Finanzier hinter den USA. Die starke Abhängigkeit von freiwilligen Beiträgen erzeugt erhebliche Interessenskonflikte, hebelt die partizipative Entscheidungsfindung aus und schwächt die WHO als globale Gesundheitsorganisation.

Nicht zuletzt hat die Corona-Pandemie die große Bedeutung einer unabhängigen WHO unterstrichen, die in der Lage ist, gegenüber der individuellen Prioritätensetzung einzelner Nationalstaaten eine global ausgerichtete Politik im Interesse der Menschen durchzusetzen.

Literatur

Peoples Health Movement (2014) The Global Health Watch. London, Zed Books Ltd. ISBN 978-1-3502-2044-7 (online), DOI: 10.5040/9781350220447. URL: https://phmovement.org/global-health-watch (abgerufen am 30.11.2022)

WHO (1958) The first ten years of the World Health Organization. World Health Organization, Geneva, URL: https://apps.who.int/iris/rest/bitstreams/913786/retrieve (abgerufen am 16.06.2023)

WHO (1968) The second ten years of the World Health Organization. World Health Organization, Geneva

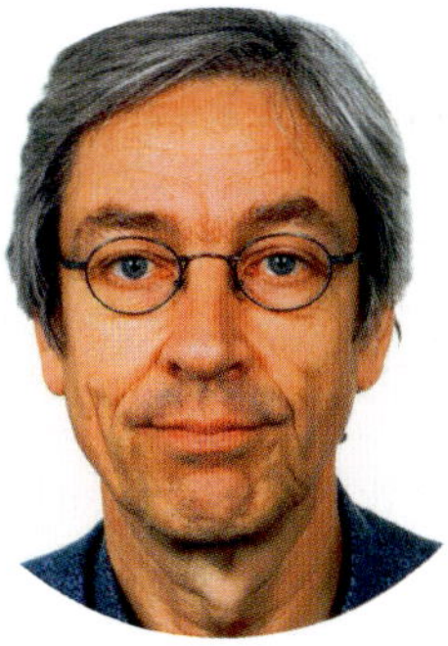

Prof. Dr. med. Dr. PH Jens Holst

Jens Holst ist Professor für Medizin mit Schwerpunkt Global Health am Fachbereich Gesundheitswissenschaften der Hochschule Fulda. Der Facharzt für Innere Medizin und promovierte Gesundheitswissenschaftler ist seit vielen Jahren in unterschiedlichen Ländern als Berater in der internationalen Zusammenarbeit tätig.

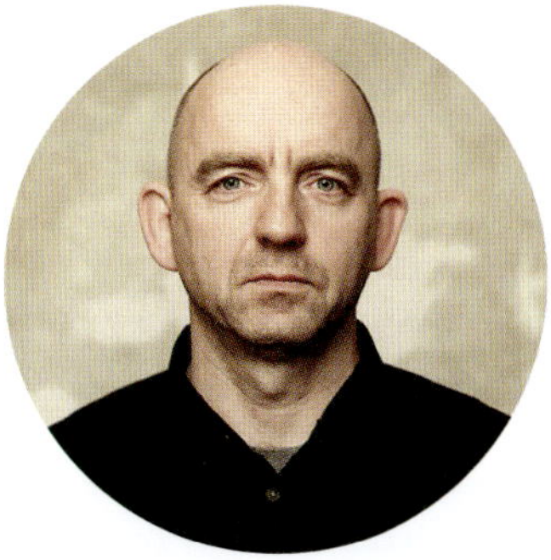

PD Dr. med. Peter Tinnemann, MStPH

Peter Tinnemann ist Amtsleiter des Gesundheitsamtes der Stadt Frankfurt am Main und Facharzt für öffentliches Gesundheitswesen. Er ist in den Fächern Sozialmedizin und Epidemiologie an der Charité-Universitätsmedizin Berlin habilitiert und hat den Forschungsschwerpunkt Globale Öffentliche Gesundheit.

2 Selbsthilfeorganisationen im Gesundheitswesen

Joachim Weis und Carsten Witte

Durch eine Vielzahl von Einflussfaktoren hat sich die **Patientenrolle** in den letzten Jahrzehnten sehr stark verändert hin zu einer **aktiveren Beteiligung**. Der erleichterte Zugang zu umfangreichen medizinischen Informationen durch die neuen Informationstechnologien führt dazu, dass Patient:innen heute besser informiert sind. Die digitalen sozialen Netzwerke ermöglichen Austausch von Erfahrungen und Informationen unter Gleichbetroffenen. Ein zunehmend anwachsender Anteil von mehr als zwei Drittel der Patient:innen wünscht sich heute eine aktive Einbeziehung in medizinische Entscheidungsprozesse hin zu einer **gemeinsamen Entscheidungsfindung** mit dem Arzt oder der Ärztin. Im Zuge der Forderung nach einer patientenorientierten Versorgung sowie vermehrter Partizipation von Patient:innen oder ihrer Vertreter:innen in den verschiedenen Bereichen der Versorgung und Forschung, hat daher auch die organisierte Selbsthilfe einen hohen Stellenwert erhalten.

Der Beginn der Entwicklung von **Selbsthilfeorganisationen** im Bereich der Gesundheit lässt sich in die 1950er-Jahre datieren und hatte seine Anfänge im Bereich Suchtselbsthilfe. Unter dem bekannten Slogan *„nothing about us, without us"* war die Patientenselbsthilfe von Beginn an Teil einer emanzipatorischen Bewegung der Betroffenen, mit dem Ziel, ihre Interessen zu vertreten und den Vertreter:innen der Medizin mehr auf Augenhöhe zu begegnen. Nach aktuellen Schätzungen finden sich in Deutschland insgesamt ca. 100.000 lokale Selbsthilfegruppen und über 100 in Dachverbänden zusammengeschlossene überregionale Selbsthilfeorganisationen. Die Gruppen und Organisationen unterscheiden sich hinsichtlich Größe, Struktur, Arbeitsweise, Zielsetzung, Alter und Dauerhaftigkeit, sowie in ihrem Grad der Professionalisierung. Etwa 75% aller Selbsthilfegruppen sind dem Gesundheitsbereich zuzuordnen (Nakos 2018). Im Bereich der Onkologie sind die ältesten Selbsthilfeverbände in Deutschland die Deutsche ILCO e.V. (Selbsthilfe bei Darmkrebs und Stoma seit 1972), der Bundesverband der Kehlkopfoperierten e.V. (seit 1974) sowie die Frauenselbsthilfe e.V. (seit 1976). In den Anfängen stießen Selbsthilfegruppen auf starke Ablehnung bei den Fachvertreter:innen der Medizin. Erst in den 1980er-Jahren lässt sich eine zunehmende Öffnung des Medizinsystems gegenüber der Selbsthilfe feststellen, was schließlich im Jahre 1984 zur Gründung einer nationalen Kontaktstelle (NAKOS) als zentrale bundesweite Anlaufstelle für das Thema Selbsthilfe führte. Im Jahre 2021 sind bundesweit insgesamt mehr als 300 Selbsthilfekontaktstellen und -unterstützungsstellen zu verzeichnen, die regional als Informationsstellen zur Unterstützung aller Selbsthilfeaktivitäten dienen (Nakos 2021).

Selbsthilfeorganisationen erhalten finanzielle Unterstützung vor allem über die **Krankenkassen** aber auch über **Spenden**. Auch lokal begrenzte Gruppen können auf der Basis einer gemeinnützigen Vereinsstruktur eigene Projekte spendenfinanziert realisieren. Durch das Inkrafttreten des Präventionsgesetzes im Jahr 2016 wurde die finanzielle Förderung von gesundheitlichen Selbsthilfegruppen erhöht. Die Krankenkassen verpflichten sich zu einem Beitrag von 1,05 Euro pro Versicherten bzw. Versicherter für Pauschal- und Projektförderungen. Die Stiftung Deutsche Krebshilfe finanziert regelhaft die großen Krebsselbsthilfeorganisationen mit einem jährlichen Volumen von ca. 4.9 Mio. Euro (2020) (s. Kap. I.38).

Die **Aufgaben** der gesundheitsbezogenen Selbsthilfe liegen in der

- Psychosozialen Unterstützung von Betroffenen und deren Angehörigen
- Vermittlung von Information und Wissen über die Erkrankung und deren Behandlung durch persönliche Kontakte sowie verschiedene Medien
- Vertretung der Interessen von Betroffenen in sozial- und gesundheitspolitischen Gremien

Viele Selbsthilfeverbände bieten neben den herkömmlichen **Gruppentreffen oder persönlichen Gesprächen** heute auch vielfältige Möglichkeiten des Austauschs über Internetseiten, soziale Medien, Foren, Chats oder andere Medien an. Die YES! APP zum Beispiel ist eine **Austausch- und Informationsplattform** im deutschsprachigen Raum mit über 15.000 Anmeldungen von Betroffenen und Angehörigen im Bereich der onkologischen Erkrankungen (Yes! APP 2021).

Weiterhin organisieren Selbsthilfegruppen **Gemeinschaftsaktionen**, wie beispielsweise die Teilnahme an Sportveranstaltungen oder gesundheitliche Workshops zur Verarbeitung von Krankheitserfahrungen, oder verfassen Broschüren, Ratgeber und Filme zu verschiedenen Themen.

Wissenschaftliche Studien haben gezeigt, dass der **Austausch von Informationen** und die **geteilte Erfahrung mit Gleichbetroffenen** über verschiedene Mechanismen die **Krankheitsverarbeitung** unterstützen und den Informationsstatus sowie die **Gesundheitskompetenz** verbessern kann (Nickel et al. 2019, Doull et al. 2017). Als Ergebnis verschiedener Reviews wird jedoch auch ein Bedarf an kontrollierten Studien im Bereich der Selbsthilfe konstatiert (Walshe u. Roberts 2018, Hoey et al. 2008). Auf internationaler Ebene formieren sich Vertretungen von Patient:innen zu Organisationen, um die gesundheitspolitische Einflussnahme und Patientenpartizipation in Versorgung und Forschung weiter zu verbessern (Schear et al. 2015).

Obwohl Selbsthilfegruppen oder -organisationen heute weitgehend akzeptiert sind und die Kooperation mit Patientenvertreter:innen in zahlreichen medizinischen Leitlinien empfohlen wird (beispielsweise in der Onkologie für die Zertifizierung von Behandlungszentren auch gefordert wird), ist die Realisierung der Kooperation in der Praxis jedoch immer noch sehr unterschiedlich. Viele Fachvertreter:inner der Medizin oder anderer Gesundheitsberufe haben immer noch zu wenig Informationen über die Aktivitäten und die Qualität der Arbeit von Selbsthilfeverbänden oder befürchten die Überschreitung von fachlichen Grenzen sowie eine negative Beeinflussung von Patient:innen in Richtung der Therapieadhärenz. Aufklärung und auch Erfahrungen gelungener Zusammenarbeit sind notwendig, um zu einer **verbesserten Zusammenarbeit** zwischen **Professionellen** und der **Patientenselbsthilfe** zu kommen, die letztendlich für beide Seiten von Vorteil sein kann. Deshalb ist auch die Mitwirkung von Selbsthilfevertreter:innen über interaktive Gesprächsrunden und Lehrveranstaltungen in den Studiengängen Medizin und Psychologie sowie in Krankenpflegeschulen von großer Bedeutung.

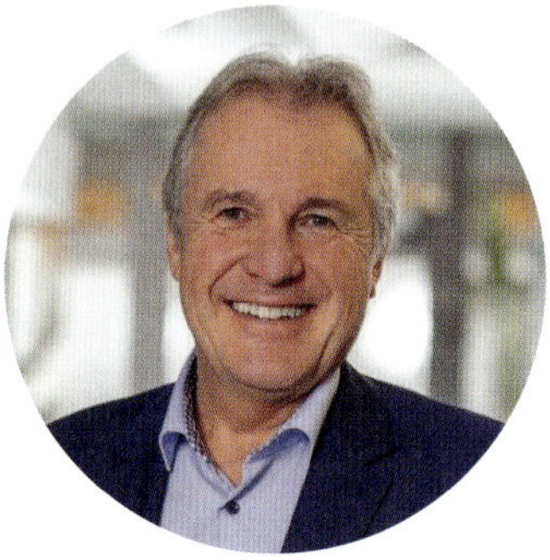

Prof. Dr. phil. Joachim Weis

Joachim Weis ist Psychologe und approbierter Psychotherapeut. Er hält die Stiftungsprofessur für Selbsthilfeforschung an der Medizinischen Fakultät Freiburg inne, ist im Vorstand der Fort- und Weiterbildung in der Psychoonkologie WPO e.V. und langjähriger Vorsitzender der Arbeitsgemeinschaft Psychoonkologie (PSO) der Deutschen Krebsgesellschaft.

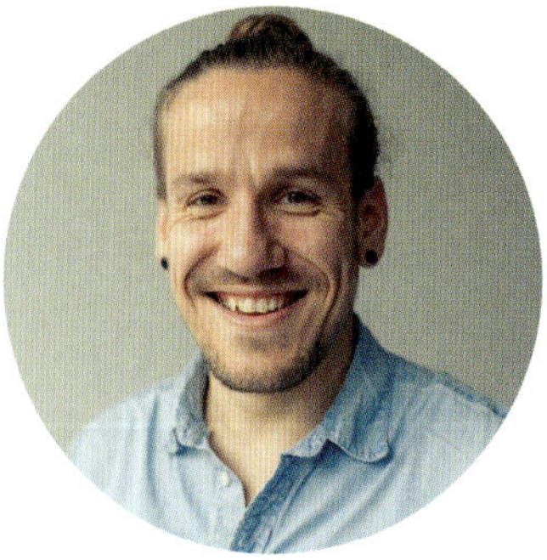

Carsten Witte

Carsten Witte ist Gesundheitspädagoge sowie Psychoonkologe und leitet die Psychosoziale Sprechstunde im Zentrum für Strahlentherapie Freiburg. 2011 wurde bei ihm ein Knochentumor im linken Ellenbogen diagnostiziert. Nach mehreren Lungenmetastasen bis 2014 gründete er den Verein Jung und Krebs e.V., eine Selbsthilfeorganisation in Freiburg.

Literatur

Doull M, O'Connor AM, Welch V, Tugwell P, Wells GA (2017) Peer support strategies for improving the health and well-being of individuals with chronic diseases. The Cochrane Database of Systematic Reviews, 2017(6), CD005352. URL: https://doi.org/10.1002/14651858.CD005352.pub2 (abgerufen am 16.06.2023)

Hoey LM, Ieropoli SC, White VM, Jefford M (2008) Systematic review of peer-support programs for people with cancer. Patient Education and Counseling, 70, 3, 315–337. URL: https://doi.org/10.1016/j.pec.2007.11.016 (abgerufen am 16.03.2023)

Nakos (2018) Nationale Kontakt- und Informationsstelle zur Anregung und Unterstützung von Selbsthilfegruppen. Nakos Adressen. URL: https://www.nakos.de/publikationen/key@5497 (abgerufen am 16.06.2023)

Nakos (2021) Nationale Kontakt- und Informationsstelle zur Anregung und Unterstützung von Selbsthilfegruppen. Selbsthilfeunterstützungseinrichtungen. URL: https://www.nakos.de/informationen/fachwissen/deutschland/key@3528 (abgerufen am 16.06.2023)

Nickel S, Haack M, von dem Knesebeck O, Dierks ML, Seidel G, Werner S, Kofahl C (2019) Teilnahme an Selbsthilfegruppen: Wirkungen auf Selbstmanagement und Wissenserwerb. Bundesgesundheitsbl 62, 10–16. URL: https://doi.org/10.1007/s00103-018-2850-8 (abgerufen am 17.03.2023)

Schear RM, Manasco L, McGoldrick D, Kajana K, Rosenthal L, McMikel A, Lins N (2015) International Framework for Cancer Patient Advocacy: Empowering Organizations and Patients to Create a National Call to Action on Cancer. J Glob Oncol., 28, 1: 83–91. DOI: 10.1200/JGO.2015.000398. PMID: 28804777; PMCID: PMC5539871

Walshe C, Roberts D (2018) Peer support for people with advanced cancer: a systematically constructed scoping review of quantitative and qualitative evidence. Curr Opin Support Palliat Care, 12(3):308–322. DOI: 10.1097/SPC.0000000000000370. PMID: 29979318.

Yes!APP (2021) Deine digitale Selbsthilfegruppe. URL: https://yeswecan-cer.org/die-yes-app/ (abgerufen am 16.06.2023)

3 Ärzte ohne Grenzen e.V.

Stefan Krieger

Weltweit sind mehr als 100 Millionen Menschen durch Flucht und Vertreibung gezwungen, ihre Heimat zu verlassen (UNHCR 2022). Diese haben kaum Zugang zu adäquater medizinischer Grundversorgung. Wo wird das dadurch bedingte Krankheits- und Behandlungsspektrum im Studium abgebildet? Wo ist die geburtshilfliche Behandlung oder Versorgung von Knochenbrüchen unter schwierigsten Bedingungen in der Krisenregion in der Facharztausbildung dargestellt? Wer unterrichtet medizinisches Personal in der Behandlung von durch Gewalt bedingten seelischen und psychischen Verletzungen, die durch Kriegstraumata wie z.B. im aktuellen Krieg in der Ukraine verursacht werden?

Französische Ärzte und Journalisten gründeten 1971 in Paris die medizinische Hilfsorganisation **Médecins Sans Frontières/Ärzte ohne Grenzen** (**MSF**), nachdem sie die Gewalt und die als Kriegsmittel eingesetzte Hungersnot im nigerianischen Bürgerkrieg um Biafra (1967–1970) miterlebt hatten. Ihr Ziel war, **unabhängige medizinische Hilfe für Menschen in Not** zu leisten. Zudem verstanden sie sich gleichzeitig als Sprachrohr für Völker in Not, d.h. sie wollten explizit darüber berichten, wenn Menschen Gewalt und Machtmissbrauch erleben. Dies war bahnbrechend anders, als das bisherige Verständnis von humanitärer Hilfe (z.B. des Internationalen Roten Kreuzes), welches das Schweigen über Geschehenes als notwendig erachtete (von Pilar 2011).

In den folgenden Jahrzehnten entwickelte sich MSF zu einer der **größten unabhängigen medizinischen Nothilfeorganisationen**. Internationale, interprofessionelle Teams in mehr als **70 Ländern** sind überall dort im Einsatz, wo das Leben zahlreicher Menschen aufgrund fehlender medizinischer Hilfe gefährdet ist (z.B. Kriegs- und Krisengebiete, Naturkatastrophen oder Epidemien). Im Jahr 2021 arbeiteten mehr als 40.000 Helfer:innen für MSF, darunter u.a. Ärzt:innen, Pflegekräfte, Hebammen, Psycholog:innen, und Logistiker:innen. Für ihren Einsatz organisiert MSF eigenständig an den Bedingungen in der Krisenregion orientierte Praxiskurse in z.B. Chirurgie, Gynäkologie, Geburtshilfe und Pädiatrie.

Die Teams versorgen täglich tausende Kranke, Verletzte oder mangelernährte Kinder, organisieren Impfkampagnen, leisten Geburtshilfe und Gesundheitsaufklärung, beraten psychologisch, verteilen Hilfsgüter, sichern die Wasser- und Sanitärversorgung oder retten Flüchtlinge aus Seenot. Neben der medizinischen Hilfe legt MSF auch öffentlich Zeugnis über das Leid der Menschen ab und prangert Unrecht an. *„Wir glauben nicht, dass Worte immer Leben retten können, aber wir wissen, dass Schweigen mit Sicherheit tötet“* (Orbinsky 1999).

Humanitäre Hilfe zu leisten wird zunehmend gefährlicher und vermehrt werden Krankenhäuser und Helfer:innen bewusst angegriffen. Bom-

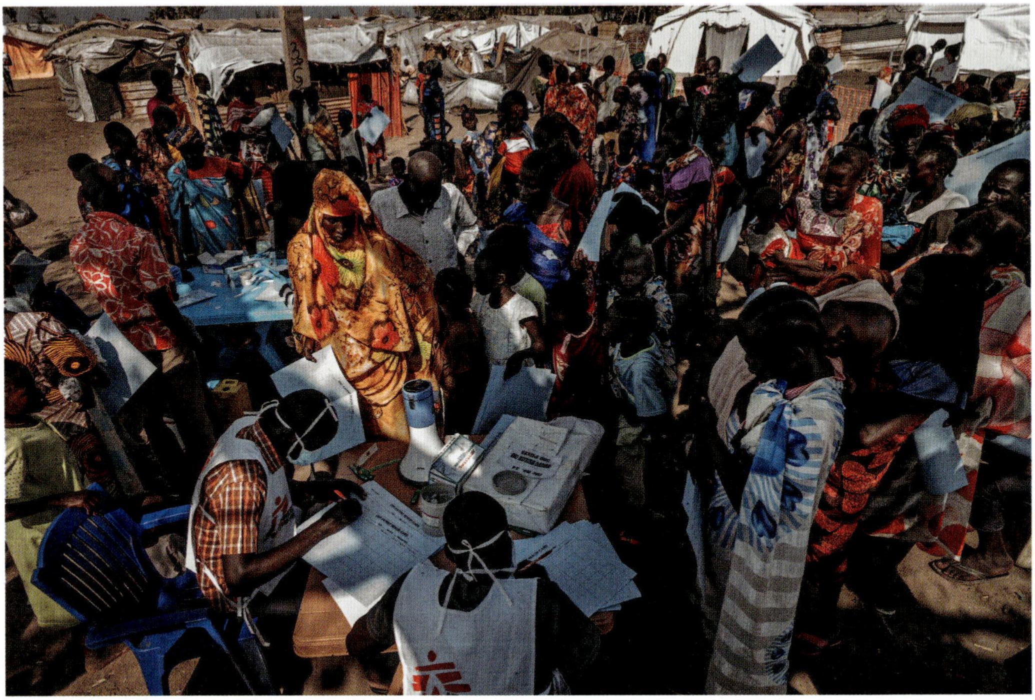

Mitglieder der Ärzte ohne Grenzen e.V. mit Patient:innen in einer mobilen Klinik in Rubkona/Südsudan

bardierungen und Übergriffe auf Krankenhäuser sind jedoch ein schwerer Verstoß gegen das **humanitäre Völkerrecht**, welches medizinische Einrichtungen, Gesundheitspersonal und Patient:innen unter besonderen Schutz stellt. MSF fordert die Verantwortlichen in Regierungen, Politik und Militär und vor der UN in New York daher immer wieder dazu auf, das humanitäre Völkerrecht einzuhalten (Liu 2016).

Trotz aller Gefahren setzt MSF die Hilfe in allen aktuellen Konfliktregionen fort (z.B. Ukraine, Afghanistan, Südsudan, Jemen oder Syrien). **Neutralität, Unparteilichkeit und Unabhängigkeit** sind hierbei Grundvoraussetzung. MSF fragt nicht nach ethnischer Herkunft oder religiösen bzw. politischen Überzeugung der Bedürftigen. MSF reagiert schnell sowie flexibel auf Notlagen und orientiert sich dabei ausschließlich an der medizinischen Not der Menschen. Dieser unabhängige Einsatz ist nur durch die Unterstützung von privaten Spenden möglich, die 95% aller Einnahmen ausmachen. Die jährliche Mittelverwendung wird veröffentlicht und von unabhängigen Wirtschaftsprüfer:innen kontrolliert. Für die Arbeit in Ländern wie Afghanistan oder im Rahmen der mediterranen Seenotrettung nimmt MSF keinerlei Regierungsgelder an.

Im Jahr 1999 erhielt MSF für seine „bahnbrechende humanitäre Arbeit" den **Friedensnobelpreis**. Mit dem Preisgeld wurde eine internationale Kampagne (Access Campaign) gegründet. Sie setzt sich dafür ein, Menschen in allen Teilen der Welt Zugang zu bezahlbaren, lebensnotwendigen Medikamenten sowie Tests und Impfstoffen zu ermöglichen (Dörrfuss 2018).

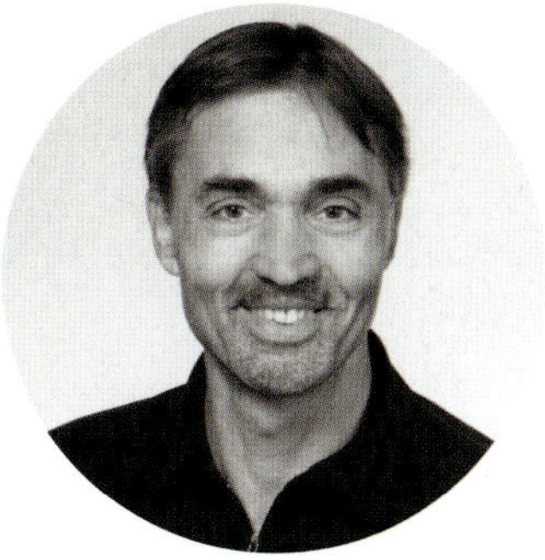

Dr. med. Stefan Krieger

Stefan Krieger ist Unfall- und Handchirurg und führt seit 1995 Einsätze für MSF durch. Er ist Direktor der Chirurgischen Workshops (seit 2009) und war Aufsichtsratsvorsitzender (2013–2022) der Ärzte ohne Grenzen (MSF) Deutschland. Zuvor war er im Vorstand (2001–2009) und Präsident (2002–2007) der MSF Deutschland.

MSF unterstützt zudem eine Forschungsinitiative (DNDi) zur Entwicklung von Medikamenten gegen vernachlässigte Erkrankungen, welche im Abseits der pharmazeutischen Forschungsinteressen liegen, wie z.B. Schlafkrankheit oder Leishmaniose (Kieny u. Pécoul 2021).

Regelmäßig äußert sich MSF in Pressemitteilungen zu drängenden **humanitären Fragen** (z.B. zur medizinischen Notlage von Flüchtenden und Vertriebenen) oder fordert Impfgerechtigkeit in der Covid-19-Pandemie (z.B. durch Patentaussetzungen und Technologietransfer).

MSF ist Initiator und Mitorganisator des jährlichen internationalen Humanitären Kongresses (Berlin), wo aktuelle Herausforderungen der humanitären Hilfe kritisch diskutiert werden. Zudem wird Wissen und Erfahrung in diversen Formen disseminiert (z.B. Publikationen, Kongressbeiträge).

Humanitäre Themen sollten zukünftig konsequent im Curriculum für Medizin, Pflege und Gesundheitsforschung verankert werden. Humanitäre Module könnten so valide, praxistaugliche Kenntnisse vermitteln, eine Mitarbeit im internationalen Kontext forcieren und die medizinische Versorgung der Patientinnen und Patienten in Krisenregionen verbessern. Humanitäre medizinische Arbeit als Modulmöglichkeit sollte unbedingt ein anerkannter Teil der Facharztausbildung sein und ein international koordiniertes Weiterbildungsangebot fest etabliert werden.

Die humanitären medizinischen Herausforderungen weltweit können nur global gelöst werden. Hierfür ist das starke Engagement aller Beteiligten, auch in Deutschland, zwingend erforderlich.

Literatur

Dörrfuss A (2018) Wege, wie wir den Zugang zu Medikamenten verbessern. URL: https://msfaccess.org/sites/default/files/2018-08/MSF%20Access%20Campaign%202017%20Year%20in%20Review_DE.pdf (abgerufen am 16.06.2023)

Kieny MP, Pécoul B (2021) Medecines for the people: Annual Report DNDi 2020. URL: https://dndi.org/about/annual-reports/annual-report-2020 (abgerufen am 16.06.2023)

Liu J (2016) Adress to the United Nations Security Council regarding hospital attacks. URL: https://www.doctorswithoutborders.org/what-we-do/news-stories/story/dr-joanne-liu-address-united-nations-security-council-regarding (abgerufen am 16.06.2023)

Orbinsky J (1999) Médecins Sans Frontières Nobel Lecture, Oslo, URL: https://www.nobelprize.org/prizes/peace/1999/msf/lecture/ (abgerufen am 16.06.2023)

UNHCR (2022) Global Trends – Forced Displacement in 2021. URL: https://www.unhcr.org/62a9d1494/global-trends-report-2021 (abgerufen am 16.06.2023)

von Pilar U (2011) 40 Jahre MSF 1971–2011, URL: https://www.aerzte-ohne-grenzen.de/sites/default/files/2020-12/2011-10-aerzteohnegrenzen-40-jahre-buch.pdf (abgerufen am 16.06.2023)

4 Population Health Management – Die Anforderung der kommenden Jahrzehnte

Helmut Hildebrandt, Oliver Gröne und Teresa Greschik

Die Entwicklungstrends der großen Volkskrankheiten, der Demografie und des absehbaren Fachkräftemangels fordern unser gegenwärtiges Solidarsystem der Pflege- und Krankenversicherung außerordentlich heraus (Staeck 2021). Trotzdem sind die Themen **„Public Health"** bzw. **„Population Health Management"** im deutschen Gesundheitswesen und u.a. auch in den Ausbildungen der Gesundheitsberufe bislang nur unzureichend abgebildet. Das National Committee for Quality Assurance (NCQA) definiert diesen Bereich wie folgt:

> *„Population Health Management (PHM) is a model of care that addresses individuals' health needs at all points along the continuum of care, including in the community setting, through participation, engagement and targeted interventions for a defined population. The goal of PHM is to maintain or improve the physical and psychosocial well-being of individuals and address health disparities through cost-effective and tailored health solutions" (NCQA 2018).*

In den USA wird PHM deutlich intensiver diskutiert, aber auch in Deutschland hat sich in diesem Bereich einiges getan.

Bereits seit 20 Jahren arbeitet das Unternehmen OptiMedis an regionalen Lösungen für eine optimale Gesundheitsversorgung einer Population. Das bekannteste Beispiel ist die Region und die dort angesiedelte Gesundheitsmanagementgesellschaft **Gesundes Kinzigtal** im südbadischen Ortenaukreis. Ein weiteres bekanntes Beispiel ist das Projekt rund um den Gesundheitskiosk in Billstedt und Horn, das OptiMedis für den Innovationsfonds konzipiert und maßgeblich umgesetzt hat. Die neuesten Regionen sind die beiden hessischen Landkreise Werra-Meißner Kreis und Schwalm-Eder-Kreis.

In allen Regionen wurden **Netzwerke** aufgebaut, bestehend u.a. aus Haus-, Fach- und Klinikärzt:innen, Psychotherapeut:innen, Physiotherapeut:innen, Pflegeeinrichtungen, Apotheken, Bildungseinrichtungen und einer *Gesundheitsmanagementgesellschaft*, die jeweils vor Ort die Versorgung einer Population plant und koordiniert. Die Grundlagen der gemeinsamen Arbeit sind der **regelmäßige Austausch** über die Fach-, Berufs- und Sektorengrenzen hinweg sowie die **Analyse der Routinedaten** der an der Region beteiligten Krankenkassen. Hinter den Regionen steht ein Geschäftsmodell, das Anreize setzt, die Ausgaben der Versicherten der an dem Versorgungsmodell beteiligten Partnerkrankenkassen im Vergleich zum Bundesdurchschnitt geringer zu halten. **Präventive Maßnahmen** sowie **Versorgungsprogramme** führen dazu, dass die Versicherten gesund bleiben und/oder besser versorgt werden und dadurch Ausgaben gesenkt werden.

Im *Gesunden Werra-Meißner-Kreis* ist die Sicherung der Versorgung besonders relevant, da nach den Daten des Barmer Morbiditätsatlas eine um 32% erhöhte Krankheitslast (im Vergleich zum Bundesdurchschnitt) vorliegt (Rothgang u. Müller 2021). Zum anderen herrscht in einem Teil des Kreises nach den Kategorien der Kassenärztlichen Vereinigung Unterversorgung. Um hier die Bevölkerung in ihrer Gesundheitsentwicklung zu unterstützen und die Ärzt:innen und alle, die mit Patient:innen arbeiten, zu entlasten, kommen u.a. sogenannte **Gesundheitslots:innen** zum Einsatz. Hierbei handelt es sich um eine Zusatzqualifikation für Heil- und Hilfsberufe im Gesundheitswesen.

Zu den Aufgaben der Gesundheitslots:innen zählen u.a.:

- Präventive Beratung sowie Informationsangebote zum Thema Ernährung und Bewegung
- Individuelle Beratung von Menschen mit Risikofaktoren wie z.B. Übergewicht oder Rauchen in Sachen Gesundheitsförderung
- Coaching für chronisch-erkrankte Menschen in alltäglichen Belangen
- Case Management für Mehrfacherkrankte und Hochkostenpatient:innen

Die Lots:innen beraten die Bevölkerung ergänzend zu den Ärzt:innen präventiv und aktivierend, erfragen Unterstützungsbedarfe, vereinbaren Gesundheitsziele und vermitteln passende regionale Angebote. Die Fachkräfte stammen aus allen Bereichen des Gesundheitswesens, bisher sind dort v.a. Medizinische Fachangestellte, Pharmazeutisch-technische Assistenzen, Physiotherapeut:innen und Pflegekräfte zusatzqualifiziert worden. In Beratungsgesprächen werden mittels der Methodik des *motivational interviewings* Bedarfe und Bedürfnisse festgestellt sowie Ziele festgelegt. Beratende sollen dabei unterstützt werden, die eigenen salutogenen Ressourcen für sich und die eigene Gesundheit zu nutzen.

Entscheidend ist, dass die Gesundheitslots:innen neben ihren Aufgaben auch auf die Grenzen ihrer Beratungsmöglichkeiten hingewiesen werden und ebenso darauf, zu welchem Zeitpunkt und in welcher Problemhäufung sie den Patien:innen zu der nächsthöheren Beratungsstufe weiterreichen müssen.

Langfristig soll durch die Lots:innen eine gesundheitsbewusste Verhaltensänderung und eine Reduzierung der Risikofaktoren erreicht werden, um aktuelle Volkskrankheiten zu vermeiden und um chronische Erkrankungen im Krankheitsverlauf positiv zu beeinflussen.

Die Ausbildung kommt auch für Medizinstudierende infrage. In Zusammenarbeit mit dem *Unabhängigen Mediziner e.V.* und der *Fachschaft der Universitätsmedizin Göttingen* wurde im Gesunden Werra Meißner Kreis das Projekt *Gesunde Gespräche* initiiert, bei dem Medizinstudierende mit Patient:innen zusammengebracht werden. Die Medizinstudierenden können durch ihre Lotsenfunktion ihr medizinisches Wissen anwenden sowie ihre Beratungskompetenzen erweitern. Die Ausbildung fördert die ganzheitliche Betrachtung der Patient:innen und ändert das Rollenverständnis hin zu mehr Zusammenarbeit der Professionen im Gesundheitsbereich.

Die aktuell geplante Gesetzesinitiative des Bundesgesundheitsministers, deutschlandweit Gesundheitskioske mit einer regionalen Vernetzung aufzubauen, lässt hoffen, dass eine regionale, integrierte, patientenorientierte Versorgung im deutschen Gesundheitswesen nun stärker in den Fokus rückt (Bundesministerium für Gesundheit 2022).

Literatur

Bundesministerium für Gesundheit (2022) Regierung plant Gesundheitskioske deutschlandweit. Lauterbach präsentiert Eckpunkte für Gesetzesinitiative. Berlin. URL: https://www.bundesgesundheitsministerium.de/presse/pressemitteilungen/regierung-plant-gesundheitskioske-deutschlandweit-lauterbach-praesentiert-eckpunkte-fuer-gesetzesinitiative.html (abgerufen am 16.06.2023)

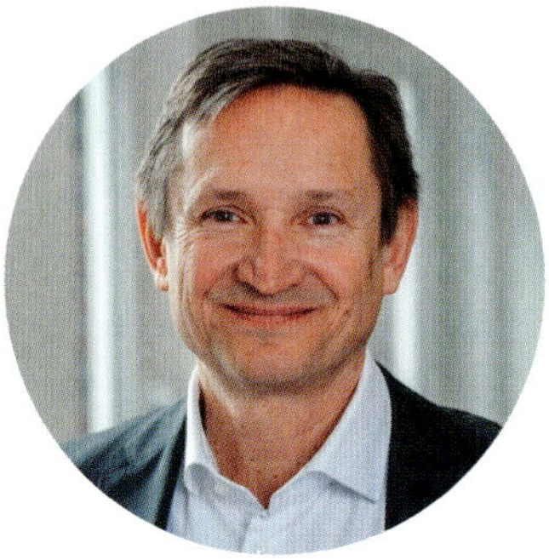

Dr. h.c. Helmut Hildebrandt

Helmut Hildebrandt ist gelernter Apotheker und u.a. Vorstandsvorsitzender der OptiMedis AG. Sein Schwerpunkt liegt im Aufbau und Management regionaler populationsbezogener IV-Systeme.

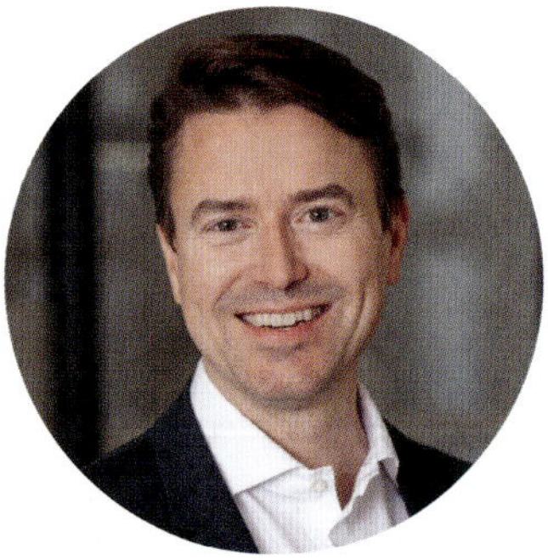

Prof. Dr. Oliver Gröne, PhD, M.Sc.

Oliver Gröne ist stellvertretender Vorstandsvorsitzender der OptiMedis AG und verantwortlich für die Bereiche Analytics, Research & Innovation sowie Organisation.

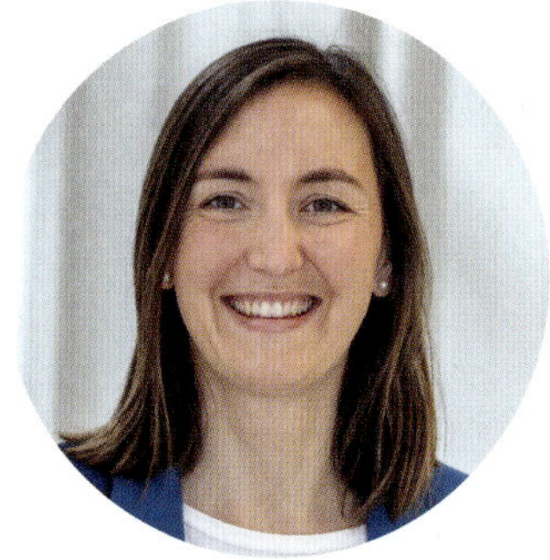

Teresa Greschik, M.Sc.

Teresa Greschik ist bei OptiMedis als Projektmanagerin tätig. Ihr Schwerpunkt liegt in Projekten in Zusammenarbeit mit Krankenhäusern.

National Committee for Quality Assurance (NCQA) (2018) Population Health Management. Resource Guide. Washington. URL: https://www.ncqa.org/programs/health-plans/download-population-health-management-resource-guide/ (abgerufen am 16.06.2023)

Rothgang H, Müller R (2021) BARMER Pflegereport 2021.Wirkungen der Pflegereformen und Zukunftstrends. Berlin. URL: https://www.barmer.de/resource/blob/1032106/2ad4e5f56c47cb7b7e914190f9fae62f/barmer-pflegereport-2021-band-32-bifg-data.pdf (abgerufen am 16.06.2023)

Staeck F (2021) Neun AOKen müssen Beitragssatz erhöhen. In: Ärztezeitung. URL: https://www.aerztezeitung.de/Politik/Neun-AOKen-muessen-Beitragssatz-erhoehen-425676.html?utm_term=2021-12-27&utm_source=2021-12-27-AEZ_NL_TELEGRAMM&utm_medium=email&tid=TIDP1132655X-F4427B36DD2A4ABA9DBCE6B326B4B12CYI4&utm_campaign=AEZ_NL_TELEGRAMM&utm_content=Wie%20h%c3%a4ufig%20es%20bei%20Corona-Impfungen%20zu%20Nebenwirkungen%20kommt;%20%5brundate (abgerufen am 16.06.2023)

5 Deutsche Allianz Klimawandel und Gesundheit e.V. (KLUG) – Planetary Health als neuer Kontext für Medizinstudium und Gesundheitssektor

Martin Herrmann

Was nützen die besten Medikamente, wenn Hitzewellen Tausende von Todesopfern fordern? Was nützt perfekte Adhärenz der Patient:innen, wenn Umweltfaktoren stärker sind als jede Behandlung? Das sind Fragen, die sich nicht erst in Zukunft stellen, sondern schon heute.

Klima-, Biodiversitäts- und Umweltkrise zerstören die Bewohnbarkeit der Erde und stellen damit die größte **Gesundheitsbedrohung** unserer Zeit dar. Wetterextreme nehmen zu, das Pandemierisiko steigt, Mangel- und Fehlernährung breiten sich immer stärker aus. Die Auswirkungen auf die Gesundheitsversorgung sind schon heute enorm. So hat die Covid-Pandemie gezeigt, wie wenig resilient die weltweiten Gesundheitsstrukturen und -systeme gegenüber globalen Gesundheitsbedrohungen sind.

Wir stehen in einer **planetaren Gesundheitskrise** und diese droht, die mühsam erzielten Fortschritte der **globalen Gesundheit** des vergangenen Jahrhunderts zunichte zu machen. Zugleich ist sie aber auch eine große Chance für die globale Gesundheit, da viele der erforderlichen Maßnahmen mit erheblichen gesundheitlichen Vorteilen (Co-Benefits) einhergehen (Traidl-Hoffmann et al. 2021, Watts et al. 2015).

Im Angesicht dieser Bedrohung ist in den letzten zehn Jahren die Metadisziplin **Planetary Health** entstanden (Müller et al. 2018). Sie ist der größtmögliche Bezugsrahmen, um die vielfältigen Wechselwirkungen in ihrer Komplexität erforschbar zu machen und notwendige Interventionen zu ermöglichen. Als Metadisziplin setzt sie auf **transformatives Handeln** und **transdisziplinäre Zusammenarbeit** zwischen allen Disziplinen und Lebensbereichen. Damit entwickelt sie sich auch zum Bezugsrahmen für die notwendige gesamtgesellschaftliche „große Transformation" in allen Sektoren und Regionen. Wegen der nicht-linearen Dynamiken in und zwischen verschiedenen Öko- und Sozialsystemen sind **schnelle Interventionen notwendig**, um eine Stabilisierung innerhalb planetarer Grenzen zu ermöglichen. Obwohl alle relevanten Wissenschaften die Bedrohungen seit Jahrzehnten immer eindeutiger belegen, ein Großteil der notwendigen Interventionen klar beschrieben sind und erwartete Veränderungen schneller eintreffen als prognostiziert, stecken wir nach wie vor fest und werden von einer Lähmung erfasst im Angesicht des Abgrunds.

Die Zusammenhänge von Klima-, Biodiversitäts-, Umweltkrise und Gesundheit sind in der Öffentlichkeit wenig bekannt und wenig thematisiert. Auch im **Gesundheitssektor** haben sie bis vor kurzem keine Rolle gespielt. In der dortigen Aus-, Weiter- und Fortbildung sind sie **kaum berücksichtigt**.

Gründung der Deutschen Allianz Klimawandel und Gesundheit

Angesichts dieser Zusammenhänge hat sich im Oktober 2017 die Deutsche Allianz Klimawandel und Gesundheit (KLUG) mit **3 Zielen** gegründet:

- breite Aufklärung und Agenda-Setting zu Klimawandel und Gesundheit im Gesundheitssektor und in der Öffentlichkeit
- konsequente Umsetzung der erforderlichen transformativen Veränderungen innerhalb des Gesundheitssektors
- gesellschaftliche Vorreiterrolle des Gesundheitssektors

KLUG hat sich seit seiner Gründung sehr **dynamisch entwickelt**. Sie ist anerkannte Plattform zu Planetary Health im deutschsprachigen Raum und arbeitet mit den wesentlichen Organisationen im Feld eng zusammen (Lancet Countdown, Helmholtz Zentren, PIK, Charité, LMU München, Pflegerat, Ärztekammern, Fachgesellschaften, Berufsverbänden, Krankenkassen, Wohlfahrtsverbänden, Klimaallianz Deutschland usw.).

Schwerpunkte der bisherigen **Arbeit** von KLUG sind:

- strategisch-transformativer Fokus und die Entwicklung von Akteursnetzwerken auf kommunaler, nationaler und globaler Ebene
- Agenda-Setting, Sensibilisierung und Mobilisierung des Gesundheitssektors für Klimaschutz (Gesundheit braucht Klimaschutz)
- die Initiierung von Health For Future mit über 70 Ortsgruppen und ca. 3.000 Aktiven
- Planetary Health Academy mit großer Reichweite und transformativem Bildungsansatz
- Gründung des Planetary Health Thinktanks „Centre for Planetray Health Policy- CPHP“ im Juni 2022

Planetary Health Lehre – Gesundheitsberufe als Akteur:innen transformativen Wandels

Gesundheitsberufe können aus folgenden Gründen eine **Schlüsselrolle** einnehmen:

- Ihnen wird hohes Vertrauen entgegengebracht
- Ihre Ethik betont die besondere Verantwortung für das Wohlergehen sowohl ihrer Patient:innen als auch der gesamten Bevölkerung und der Lebensgrundlagen
- Menschen in Gesundheitsberufen arbeiten wissenschaftsbasiert und haben die Kompetenz, gesundheitsfördernde und zugleich nachhaltige Maßnahmen in die Lebensrealität der Menschen zu übersetzen

Dafür ist entscheidend, dass sie neben dem **Wissen** über entsprechende **Werte, Haltungen, Fertigkeiten und Selbstvertrauen** verfügen. Aktuelle Aus-, Fort-, und Weiterbildungsformate jedoch fokussieren nach wie vor überwiegend auf die Vermittlung von Wissen und greifen die anderen Aspekte nur unzureichend auf.

Lehre zu planetarer Gesundheit sollte daher neben der Vermittlung von Wissen, Fertigkeiten und Reflexionsfähigkeit auch die Fähigkeit zum **transformativen Handeln** vermitteln. Das hat auch schon die Lancet Kommis-

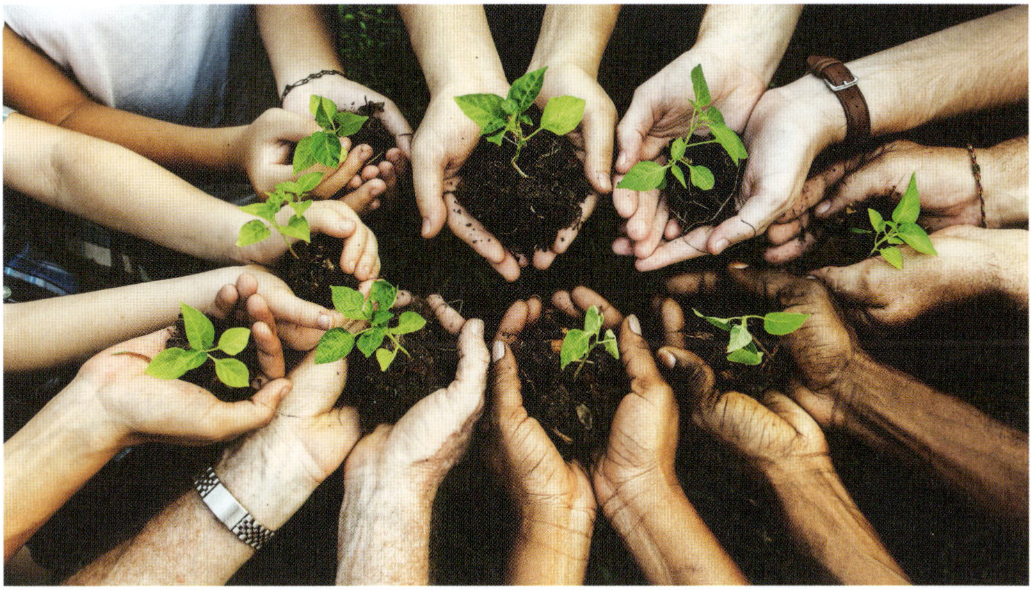

Bäume pflanzen für die Zukunft

sion 2010 „Health professionals for a new century: transforming education to strengthen health systems in an interdependent world" als Fokus klar benannt (Frenck et al. 2010). Dazu ist es notwendig, (Führungs-)Kompetenzen für gesellschaftlichen Wandel zu entwickeln und das Selbstvertrauen, diesen Wandel anstoßen und gestalten zu können, aufzubauen.

Zu den transformativen Lehrinhalten zählen u.a. Transformationsprojekte auf den verschiedensten Ebenen, soziale und ethische Dimensionen, eine neue Perspektive auf die Mensch-Natur-Beziehung, ein anderes Verständnis von Führung und Zusammenarbeit, komplexitätstheoretische Methoden, die nichtlineare Dynamik sozialen Wandels, ein anderes Verständnis von Macht und Hierarchie usw. Wichtigen Stellenwert haben zudem **interdisziplinäre** sowie **interprofessionelle Lehr-/Lernformate**.

Gleichzeitig geht es um Resilienz im Blick auf beängstigende Zukunftsszenarien. Sie entsteht z.B. durch die Erfahrung von eigener und gemeinsamer Wirksamkeit (Arendt 1981). Dabei wird erfahrbar, dass große Transformationen letztlich durch Millionen Kleinsttransformationen entstehen und jeder Mensch talentiert ist, sich als Mitspieler:in und Gestalter:in zu beteiligen. Im September 2021 wurde das erste medizinische Fachbuch „Planetary Health – Klima, Umwelt und Gesundheit im Anthropozän" im deutschsprachigen Raum veröffentlicht. Es bietet eine gute Grundlage für die Lehre (Traidl-Hoffmann et al. 2021).

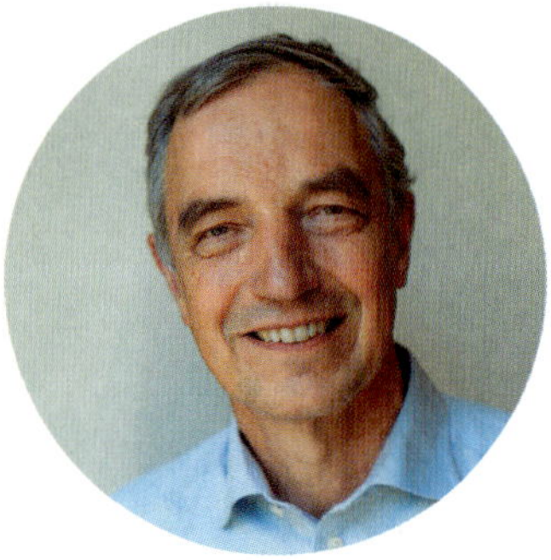

Dr. med. Martin Herrmann

Martin Herrmann ist Vorsitzender von KLUG. Sein Fokus liegt in der Bildung für transformatives Handeln, Social Tipping Dynamics, der Umsetzung von Transformationsprojekten und der transdisziplinären Vernetzung.

Literatur

Arendt H (1981) Vita Activa oder Vom tätigen Leben. Piper, München, S. 193–201

Frenck J et al. (2010) Health professionals for a new century: transforming education to strengthen health systems in an interdependent world, Lancet; 376: 1923–58

Müller O, Jahn A, Gabrysch S (2018) Planetary Health – Ein umfassendes Gesundheitskonzept. Dtsch Arztebl 2, 115 (40): A 1751–2

Schwienhorst-Stich E, Wabnitz K, Eichinger M (2021) Lehre zu planetarer Gesundheit: Wie Menschen in Gesundheitsberufen zu Akteur:innen des transformativen Wandels werden. In: Traidl-Hoffmann et al. (Hrsg.) Planetary Health – Klima, Umwelt und Gesundheit im Anthropozän. Medizinisch Wissenschaftliche Verlagsgesellschaft, Berlin

Traidl-Hoffmann C, Schulz C, Herrmann M, Simon B (2021) Planetary Health – Klima, Umwelt und Gesundheit im Anthropozän, Medizinisch Wissenschaftliche Verlagsgesellschaft, Berlin

Watts N, Agnolucci P, Blackstock J, Byass P, Cai W, Chaytor S (2015) Lancet Commission on Health and Climate Change – Policy responses to protect public health. Lancet 386:1861–1914. DOI: https://doi. org/10.1016/S0140-6736(15)60854-6

6 Arbeitsgemeinschaft der Wissenschaftlichen Medizinischen Fachgesellschaften e.V. (AWMF)

Albrecht Encke und Ina B. Kopp

Im November 1962 gründeten auf Anregung der Deutschen Gesellschaft für Chirurgie Vertretende von 16 Wissenschaftlichen Medizinischen Fachgesellschaften die Arbeitsgemeinschaft der Wissenschaftlichen Medizinischen Fachgesellschaften (AWMF 2012a).

Ziel war die Schaffung einer **Dachorganisation zur Stärkung der gemeinsamen Interessensvertretung der Wissenschaftlichen Medizin im Gesundheitssystem**.

Äußerer Anlass war der Wunsch zur Einführung einer allgemeinen Facharztprüfung zur Verbesserung der Weiterbildungsqualität. Bereits in der Gründungsitzung wurden jedoch weitere Aspekte festgehalten, die einen Zusammenschluss der Wissenschaftlichen Medizinischen Fachgesellschaften begründeten: gemeinsame Positionierungen gegenüber anderen Gremien und Verbänden und Abgrenzungen der jeweiligen Arbeitsgebiete, Nachwuchsmangel, Abwanderung von Fachkräften.

Die AWMF hat keine Ziele auf berufspolitischem Gebiet. Sie verfolgt und fördert die wissenschaftliche Entwicklung der Medizin einschließlich der Zusammenhänge mit der ärztlichen Praxis. Sie versteht sich als **Netzwerk der Wissenschaftlichen Medizinischen Fachgesellschaften** in Deutschland. In diesem Zusammenhang holt die AWMF zu relevanten Fragestellungen der Gesundheitsversorgung Auffassungen und Stellungnahmen der wissenschaftlichen medizinischen Fachgesellschaften ein und vertritt diese gegenüber anderen Gremien – z.B. Berufsverbänden, Selbstverwaltung, Gesundheitspolitik (AWMF 2012b).

Heute sind in der AWMF 183 wissenschaftlich-medizinische Fachgesellschaften vertreten, die sich mit der gesamten Palette wissenschafts- und forschungspolitischer Fragen im Bereich der Medizin beschäftigen.

Zu den **Kernaufgaben** der AWMF zählen unter anderem

- die Koordination der Entwicklung medizinisch-wissenschaftlicher Leitlinien und deren fortlaufende Aktualisierung (seit 1995 nach Aufforderung durch den „Sachverständigenrat für die Konzertierte Aktion im Gesundheitswesen“ des Bundesministeriums für Gesundheit).
- die entsprechende Bereitstellung eines qualitätsgesicherten Leitlinienregisters (Kopp et al. 2002, Encke et al. 2006, AWMF 2020).

Beginnend mit der Frage der Einführung einer Facharztprüfung in der Gründungszeit, hat sich die AWMF seit der Jahrtausendwende intensiv mit allen Fragen auseinandergesetzt, welche die Aus-, Fort- und Weiterbildung von Ärztinnen und Ärzten, die Verbesserung von Rahmenbedingungen für die Medizinische Forschung und Nachwuchsentwicklung sowie die Gestaltung einer evidenzbasierten Gesundheitspolitik betreffen.

Meilensteine sind

- die im Sozialgesetzbuch V (SGB V) verankerte Berechtigung der AWMF und ihrer Mitgliedsgesellschaften zur Stellungnahme in gesundheitspolitischen Entscheidungsprozessen (AWMF 2012b).
- die Etablierung des „Nationalen Kompetenzbasierten Lernzielkatalogs Medizin (NKLM)“, dessen Entwicklung die AWMF beratend begleitet und die Konsensfindung mit den Fachgesellschaften unterstützt hat (MFT 2021).
- die Integration von vertrauenswürdigem Leitlinienwissen aus dem Register der AWMF in Lernziele des NKLM und in die Gestaltung von Prüfungsfragen des Instituts für medizinische und pharmazeutische Prüfungsfragen (IMPP), für deren Identifikation die AWMF ein Verfahren unter Einbeziehung der Leitlinien erstellenden Fachgesellschaften entwickelt hat (AWMF 2020).
- die Integration von Kenntnissen von und Mitwirkung an der Erstellung von Leitlinien in der Musterweiterbildungsordnung der Bundesärztekammer (BÄK) (Bundesärztekammer 2018).
- die Initialisierung der Digitalisierung von Leitlinienwissen für ein besseres Wissensmanagement (Kopp 2021).

Diese Meilensteine wurden durch die ständige Qualitätsverbesserung von Leitlinien der Fachgesellschaften und durch Partnerschaften (z.B. mit Cochrane Deutschland) und eine enge Abstimmung mit dem Medizinischen Fakultätentag (MFT), der BÄK und der Gesundheitspolitik (BMG) erreicht.

Das **qualitätsgesicherte Leitlinienregister der AWMF** ist heute, auch durch Vernetzung mit internationalen Initiativen zur Qualitätsförderung wie dem Guideline International Network (GIN), **international anerkannt**. Die AWMF gehört zu den Gründungsmitgliedern von GIN. Die ständige Qualitätsverbesserung der Leitlinien der Fachgesellschaften im Leitlinienregister der AWMF hat dazu geführt, dass eine unabhängige Unterstützung der Leitlinienarbeit der Fachgesellschaften in der AWMF im SGB V verankert wurde (Bundesgesetzblatt 2019).

Für die medizinische Ausbildung ist essenziell, dass Studierende vertrauenswürdige Leitlinien erkennen können und deren angemessene Anwendung im Rahmen der partizipativen Entscheidungsfindung verstehen. Dazu gibt das „AWMF Regelwerk Leitlinien“ Hilfestellung. Der Wissenschaftsrat hat eine Stärkung der Kompetenzen der Medizinstudierenden, inklusive Kenntnissen in Informationssuche und Anwendung gefordert (Wissenschaftsrat 2018).

Die **Leitlinienarbeit** geschieht federführend durch die **einzelnen Fachgesellschaften**. Sie ist eng verknüpft mit der Evidenzbasierten Medizin (EbM) und berücksichtigt deren Prinzipien (Encke et al. 2006). Die AWMF gehört zu den Gründungsmitgliedern des Deutschen Netzwerk Evidenzbasierte Medizin (DNEbM). Im Jahre 2008 gründete die AWMF ein eigenes **Institut für Medizinisches Wissensmanagement (IMWi)**.

In den letzten Jahren hat die AWMF vermehrt wissenschaftliche und gesundheitspolitische Stellungnahmen, z.B. für den Gemeinsamen Bundesausschuss (GBA) und Ministerien, erarbeitet und übergeordnet Strategien für eine evidenzbasierte Gesundheitspolitik eingefordert (AWMF 2020). Dazu gehören die transparente und stetige Kooperation der Gesundheitspolitik mit der wissenschaftlichen Medizin, die Stärkung der Entwicklung und Implementierung medizinischer Leitlinien, die

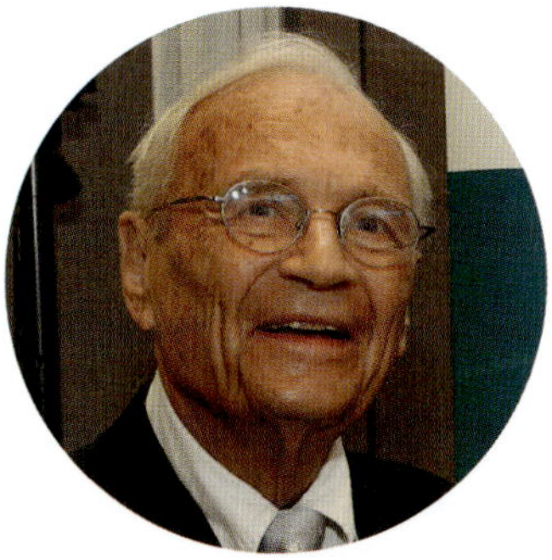

Prof. Dr. med. Albrecht Encke†

Albrecht Encke war Chirurg und Präsident der DIVI (1991–1993), der DGCH (1999/2000) und der AWMF (2001–2009). Er war ausgezeichnet mit der Paracelsus-Medaille der deutschen Ärzteschaft und Ehrenpräsident der AWMF. Kurz vor seinem Tod am 07.12.2022 erhielt er zum 60-jährigen Jubiläum der AWMF im November 2022 die Ehrenmedaille der AWMF.

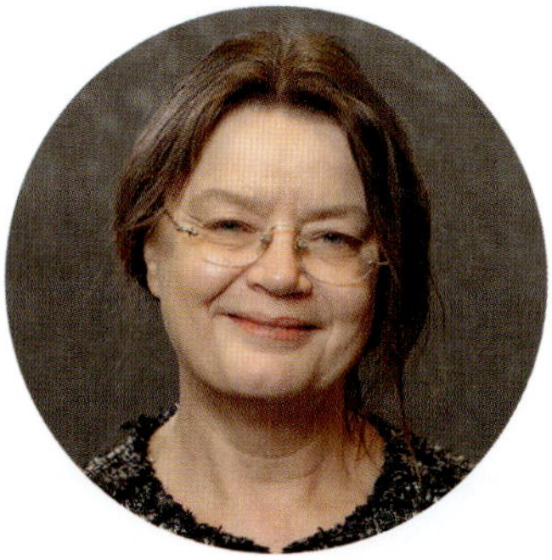

Prof.in Dr.in med. Ina B. Kopp

Ina B. Kopp leitet das Institut für Medizinisches Wissensmanagement der AWMF, war Präsidentin des Guidelines International Network (2014–2016) und ist in zahlreichen unabhängigen Gremien aktiv.

Verbesserung der Rahmenbedingungen für die Gesundheitsforschung, die Förderung des Nachwuchses in der wissenschaftlichen Medizin sowie die Digitalisierung des Medizinischen Wissensmanagements. Als Netzwerk der Wissenschaftlichen Fachgesellschaften unterstützt die AWMF diese Strategien durch konkrete Beiträge und Forschungsprojekte.

Literatur

Arbeitsgemeinschaft der Wissenschaftlichen Medizinischen Fachgesellschaften e.V (AWMF) (2020) Jahresbericht 2020. URL: https://www.awmf.org/fileadmin/user_upload/Service/Publikationen/AWMF_Jahresbericht_2020_mit_Nachruf.pdf (abgerufen am 07.12.2021)

Arbeitsgemeinschaft der Wissenschaftlichen Medizinischen Fachgesellschaften e.V (AWMF) (2012a) 50 Jahre AWMF: Aufgaben, Ziele und Aktivitäten. Seit 50 Jahren im Dienst der Wissenschaftlichen Medizin. Wiesbaden, Chiemlorz.

Arbeitsgemeinschaft der Wissenschaftlichen Medizinischen Fachgesellschaften e.V. (AWMF) (2012b) Ständige Kommission Leitlinien. AWMF-Regelwerk „Leitlinien". 2. Auflage 2020. URL: https://www.awmf.org/leitlinien/awmf-regelwerk.html (abgerufen am 16.06.2023)

Bundesärztekammer (BÄK) (2018) (Muster-)Weiterbildungsordnung 2018. URL: https://www.bundesaerztekammer.de/fileadmin/user_upload/downloads/pdf-Ordner/Weiterbildung/20210630_MWBO_2018.pdf (abgerufen am 16.06.2023)

Bundesgesetzblatt (2019) Gesetz für eine bessere Versorgung durch Digitalisierung und Innovation (Digitale-Versorgung-Gesetz-DVG). Teil I, Nr. 49. URL: https://www.bgbl.de/xaver/bgbl/start.xav?startbk=Bundesanzeiger_BGBl&start=%2F%2F%2A%5B%40attr_id=%27bgbl119s2562.pdf%27%5D#__bgbl__%2F%2F*%5B%40attr_id%3D%27bgbl119s2562.pdf%27%5D__1618162908042 (abgerufen am 16.06.2023)

Encke A, Selbmann KH, Kopp I (2006) Ethische Implikationen der evidenzbasierten Medizin/Chirurgie Viszeralchirurgie 41(6):371–375. DOI: 10.1055/s-2006-955206

Kopp I, Encke A, Lorenz W (2002). Leitlinien als Instrument der Qualitätssicherung in der Medizin: Das Leitlinienprogramm der Arbeitsgemeinschaft Wissenschaftlicher Medizinischer Fachgesellschaften (AWMF). Bundesgesundheitsblatt Gesundheitsforschung Gesundheitsschutz. 45(3):223–33. DOI: 10.1007/s00103-002-0378-3. PMID: 24676917.

Kopp I, Müller W (2012) Die Medizinische Wissenschaft ist gefragt:nStellungnahmen der Fachgesellschaften in der AWMF zu Ausarbeitungen von G-BA, IQWiG und AQUA. GMS Mitt AWMF. DOI: 10.3205/awmf000260, URN: urn:nbn:de:0183-awmf0002609

Kopp I (2021) AWMF: Is the Transformation of Evidence through Digitalization possible? In: Spies C, Lachmann G, Heinrich M(eds.): Mission – Innovation. Telematics, eHealth and High-Definition Medicine in Patient-Centered Acute Medicine. Nova Acta Leopoldina DOI: 10.26164/leopoldina_10_00377. URL: www.leopoldina.org/publikationen/detailansicht/publication/mission-innovation-telematics-ehealth-and-high-definition-medicine-in-patient-centered-acute-medicine/ (abgerufen am 16.06.2023)

Medizinischer Fakultätentag (MFT) (2021) Kompetenzbasierte Lernzielkataloge (NKLM, NKLZ) – aus Fakultäten und für Fakultäten. URL: https://medizinische-fakultaeten.de/themen/studium/nklm-nklz/ (abgerufen am 16.06.2023)

Wissenschaftsrat (2018) Empfehlungen der Expertenkommission zum Masterplan Medizinstudium 2020. URL: https://www.wissenschaftsrat.de/download/archiv/7271-18.pdf?__blob=publicationFile&v=2 (abgerufen am 16.06.2023)

7 Bundesvertretung der Medizinstudierenden in Deutschland e.V. (bvmd)

Sebastian Schramm und Florian Aschenbrenner

Die Bundesvertretung der Medizinstudierenden in Deutschland e.V. (bvmd) ist die legitimierte **Interessenvertretung** der aktuell etwa 100.000 **Medizinstudierenden** in Deutschland. Strukturell stützt sie sich auf lokale Studierendeninitiativen, insbesondere die medizinischen Fachschaften. Neben der Interessenvertretung nimmt sie umfangreiche Aufgaben im internationalen Austausch und in der Förderung und Vernetzung studentischer Initiativen wahr.

Geschichte

Historisch geht die bvmd auf die 1947 gegründete Arbeitsgemeinschaft Deutscher Medizinfachschaften zurück und entwickelte sich zunächst ähnlich wie andere Studierendenverbände. 1950 wurde sie als Fachverband Medizin an den Verband deutscher Studentenschaften angegliedert, von dem sie sich später als Fachtagung Medizin (FTM) wieder ablöste. Parallel dazu entwickelte sich in den 1970er-Jahren unter Medizinstudierenden ein großes Interesse an fachbezogenen Auslandsaufenthalten, die schon bald durch den Verein der Freunde und Förderer des Medizinstudiums e.V. und später den Deutschen Famulantenaustausch (dfa) koordiniert wurden. In der Folgezeit kam es zwischen FTM und dfa zunehmend zu Zuständigkeitskonflikten, sowohl die Aufteilung der nationalen Arbeitsbereiche, als auch das internationale Mandat betreffend. Nach einem längeren Annäherungsprozess beider Verbände kam es schließlich 2004 zum Zusammenschluss als bvmd. Seit 2008 koordiniert die bvmd auch die bis dahin unabhängig agierende deutsche Sektion in der European Medical Students' Association (EMSA).

Vernetzung, Austausch, Vertretung

Die bvmd nimmt vielfältige Aufgaben in drei übergeordneten Bereichen wahr: in der Förderung und **Vernetzung studentischer Initiativen**, im **internationalen Austausch** und der Völkerverständigung sowie in der **Interessenvertretung**.

Sie betreut ein umfangreiches Netzwerk studentischer Initiativen aus dem erweiterten medizinischen Kontext. Viele Projekte widmen sich der **Aufklärung** von Studierenden, Schüler:innen oder der Allgemeinbevölkerung zu spezifischen Themen, bspw. zur Ersten Hilfe, Organspende, gesunden Ernährung, aber auch zu Sexualität und Prävention sexuell übertragbarer Krankheiten, wozu die bvmd eines der größten Projekte, „Mit Sicherheit Verliebt", betreibt. Daneben qualifiziert und verwaltet die bvmd einen Pool aus studentischen Trainer:innen, die in professionellen Workshops verschie-

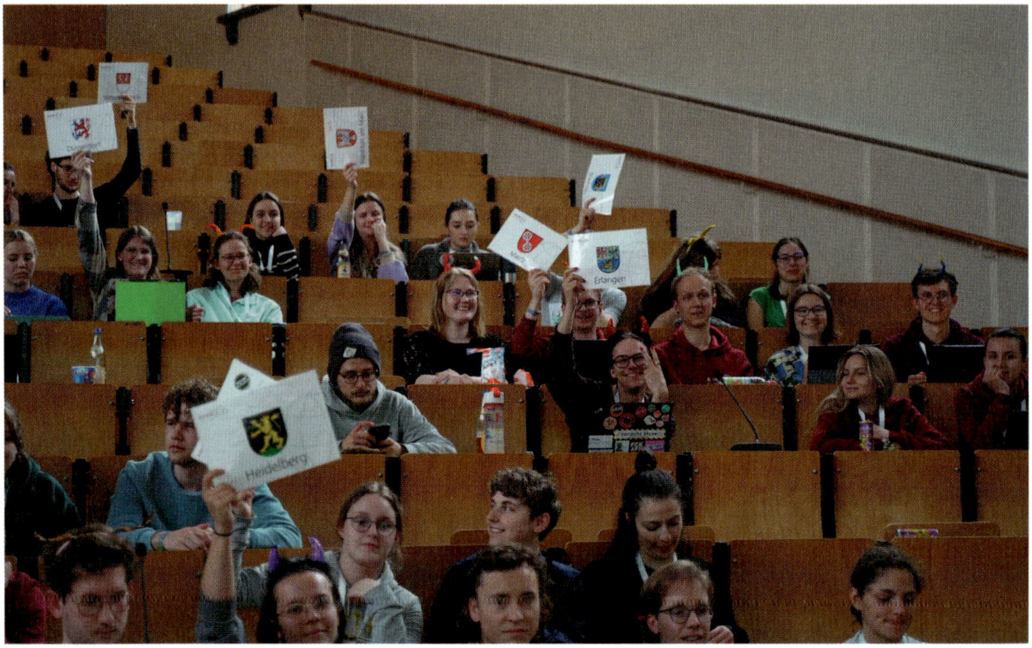

Studierende auf der 58. Mitgliederversammlung der bvmd e.V.

dene Soft- und Hard-Skills vermitteln. Auf ihren Veranstaltungen bringt die bvmd regelmäßig themenbezogen oder themenübergreifend Studierende aus ganz Deutschland zusammen.

Die bvmd betreut weiterhin eines der größten studentisch geführten **Austauschprojekte** in Deutschland. In diesem Rahmen werden vier- bis achtwöchige Praktika in ausländischen Krankenhäusern vermittelt, die im deutschen Studienkonzept als Famulaturen angerechnet werden können. Komplementär werden im selben Umfang Praktikumsplätze für ausländische Studierende an deutschen Krankenhäusern organisiert. In jüngerer Vergangenheit wird der Famulaturaustausch zunehmend durch den Forschungsaustausch und den Public-Health-Austausch ergänzt, die Praktika in wissenschaftlichen oder in anderen medizinischen Tätigkeitsbereichen, wie dem Öffentlichen Gesundheitswesen, vermitteln. Die Suche nach Kooperationspartner:innen ist dabei eine anhaltende Herausforderung.

Mit dem dritten Schwerpunkt, der Interessenvertretung, verfolgt die bvmd das Ziel, die **Ausbildung** und die Ausbildungsbedingungen zu **verbessern** sowie die bestmöglichen Rahmenbedingungen für die spätere ärztliche Tätigkeit herzustellen.

Die bvmd in den Reformen des Medizinstudiums

In die Diskussionen um das Medizinstudium einschließlich Reformen desselben bringt die bvmd die **Perspektive der Studierenden** als unmittelbar Betroffene ein. Veränderungsprozesse begleitet sie mit der Vision, dass heutige und künftige Studierende zu guten Ärzt:innen ausgebildet, also optimal auf den Arztberuf mit seinen vielfältigen Aufgaben- und Verantwortungsbereichen vorbereitet werden. In dem Rahmen kommen den Kriterien der **Studierbarkeit** und der **Praxisnähe** besondere Bedeutung

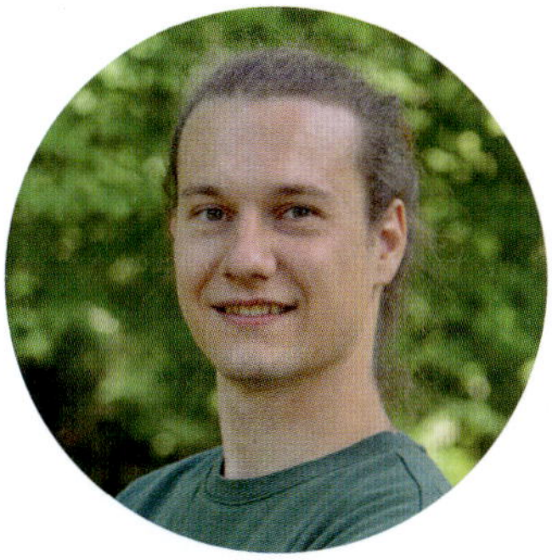

Sebastian Schramm

Sebastian Schramm studiert seit 2017 Medizin in Leipzig und ist seitdem in verschiedenen Selbstverwaltungsgremien aktiv. 2020 und 2021 leitete er als Vizepräsident die Interessenvertretung für Medizinstudierende in der bvmd.

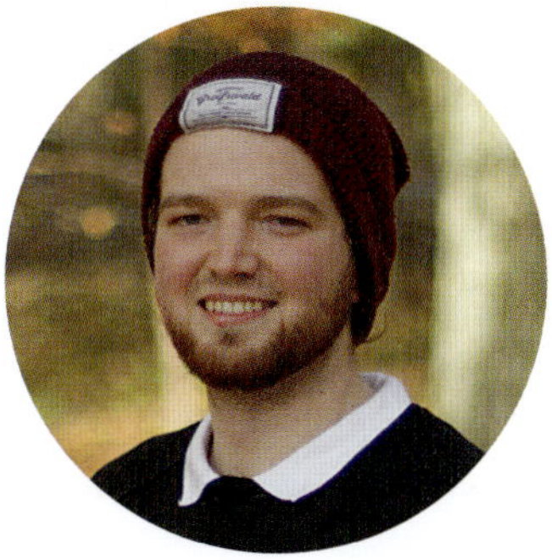

Florian Aschenbrenner

Florian Aschenbrenner studiert seit 2016 Humanmedizin an der Universität Greifswald. Neben dem Studium engagiert er sich an verschiedenen Stellen der Studentischen Selbstverwaltung und in der bundesweiten Interessenvertretung der Medizinstudierenden. Er bekleidete 2021–2022 das Amt des Vizepräsidenten für Finanzen in der Bundesvertretung der Medizinstudierenden in Deutschland.

zu. Exemplarisch stehen aus der jüngeren Vergangenheit die Arbeit um das Praktische Jahr (PJ) und die Erarbeitung künftiger Studieninhalte.

Im PJ sollen die zuvor erworbenen Kompetenzen im klinischen Kontext angewendet und vertieft werden. In der Realität lässt die Gestaltung des PJ oft jedoch kaum Raum bspw. für die individuelle Vor- und Nachbereitung sowie vielfach notwendige Nebentätigkeiten zur Studienfinanzierung. Außerdem werden Betreuungsaufgaben gegenüber PJ-Studierenden bei der Organisation des klinischen Alltags in den Krankenhäusern oft nur unzureichend mitgedacht. Die bvmd hat auf diese Umstände mehrfach hingewiesen und zuletzt 2019 mit der Kampagne für ein **faires PJ** eine größere Öffentlichkeit mobilisiert.

Mit den Reformplänen des Medizinstudiums im Rahmen des Masterplan Medizin 2020 rückte auch die Überarbeitung der Studieninhalte mit der Novellierung des Nationalen kompetenzbasierten Lernzielkatalogs Medizin und dessen Abstimmung auf den Gegenstandskatalog stärker in den Fokus. Diesen Prozess begleitete die bvmd mit zwischenzeitlich mehr als 40 involvierten Studierenden, die sich dafür einsetzten, die Studieninhalte auf die für den Arztberuf relevanten Kompetenzen zu fokussieren und von theoretischem Detailwissen eher zu entlasten. Dies soll die Grundlage schaffen, die **praktische Ausbildung** weiter zu stärken und Spielräume eröffnen, um eine stärkere individuelle Schwerpunktsetzung im Studienverlauf zu ermöglichen.

8 Von der Ausbildung zur Weiterbildung: Staatsexamina als Garant für einen guten Start in die Weiterbildung

Günther Jonitz und Günther Matheis

Warum interessiert sich die Ärztekammer für die Ausbildung von Medizinstudierenden und die Staatsexamina? Auf den ersten Blick haben Aus- und Weiterbildung nicht viel miteinander zu tun. Deshalb sollte das Verhältnis etwas genauer beschrieben werden. Die Berufsordnung für Ärztinnen und Ärzte sieht unter anderem vor, dass es ihre Aufgabe ist, Leben zu erhalten, die Gesundheit zu schützen und wiederherzustellen, Leiden zu lindern, Sterbenden Beistand zu leisten und an der Erhaltung der natürlichen Lebensgrundlagen im Hinblick auf ihre Bedeutung für die Gesundheit des Menschen mitzuwirken. Um diesen Auftrag zu erfüllen, sind neben der Wissensvermittlung auch **ethische Aspekte** als **Grundlage ärztlichen Handelns** zu definieren. Dies geschieht nicht nur in der ärztlichen Weiterbildung, sondern schon während der Ausbildung, also im Studium.

Kompetenzorientierte Studieninhalte und deren Umsetzung in den Prüfungen werden von Vertreterinnen und Vertretern der Bundesärztekammer bspw. im Beirat des Instituts für medizinische und pharmazeutische Prüfungsfragen (IMPP) schon länger vorgeschlagen. Damit einher geht auch die vollständige **Neuausrichtung der ärztlichen Weiterbildung**. Kompetenzbasiert und flexibel, Inhalte statt Zeiten – dafür steht das neue Regelwerk, auf dessen Grundlage sich künftig Ärztinnen und Ärzte in ganz Deutschland zur Fachärztin beziehungsweise zum Facharzt weiterbilden lassen können. Die zu erwerbenden Kenntnisse, Erfahrungen und Fertigkeiten werden künftig aufgeteilt in „Kognitive und Methodenkompetenzen“ sowie in „Handlungskompetenzen“. Sie werden den folgenden vier Kategorien zugeordnet: Inhalte, die die Weiterzubildenden zu beschreiben haben; Inhalte, die die Weiterzubildenden systematisch einordnen und erklären sollen sowie Fertigkeiten, die die Weiterzubildenden unter Anleitung erfüllen, und solche, die die Weiterzubildenden selbstverantwortlich durchführen. Dieser **Paradigmenwechsel in der Weiterbildung** erfordert eine Neuausrichtung der ärztlichen Ausbildung wie in den Entwürfen zur neuen Approbationsordnung gefordert wird.

Ohne Kenntnisse und Fähigkeiten, ohne gelernt zu haben, sein eigenes Tun infrage zu stellen und zu lernen wie man lernt, aber auch ohne eigenes politisches Engagement innerhalb der Institutionen und in der Politik wird es nicht möglich sein, die Bedingungen zu erhalten, die eine hochwertige Behandlung und humane Betreuung kranker Menschen ermöglicht bzw. fördert. Diese **system science** findet sich in den Lehrplänen derzeit nicht oder nur rudimentär. Ohne die Tugenden Rudolf Virchows wieder zu entdecken, der nicht nur bahnbrechend im Verständnis von Krankheiten, sondern auch Mitglied des preußischen Landtags und des Berliner Stadtparlamentes war, bleiben Ärztinnen und Ärzte hochangesehene „Täterinnen und Täter" und Verantwortliche in der Patientenversorgung und Opfer in der Politik (s. Kap. I.22). Uns ist bewusst, dass administrative Ebenen und Klinik zwei Welten sind, die unterschiedlich unterwegs sind. Selbst die Sprache ist manchmal eine andere. Um eine Generation neuer Ärztinnen und Ärzte auszubilden und eine zukunftsfähige, wissenschaftlich basierte und patientenorientierte Versorgung im Sinne eines lernenden Systems, das sich kontinuierlich am Wohl der Patientinnen und Patienten orientiert, zu gewährleisten, müssen die Anforderungen in der Aus-, Fort- und Weiterbildung berücksichtigt und neu bewertet werden. Das ist mit eine Aufgabe der Kammern.

Mitgestalten ist ein Privileg. Viele Ärztekammern bieten daher Studentinnen und Studenten im Praktischen Jahr die freiwillige und kostenlose Mitgliedschaft an, um diesen Prozess zu befördern. Die Schnittstelle zwischen Aus- und Weiterbildung, der Übergang vom Studierenden zum Arzt bzw. zur Ärztin in Weiterbildung sollte in Zukunft von Ärztekammern, IMPP und Fakultäten gemeinsam zur Bestärkung der Sicherheit von Studierenden und Patientinnen sowie Patienten regelhaft definiert und reflektiert werden.

Gründung der Ärztekammer

Die erste Ärztekammer wurde 1865 in Baden gegründet, gefolgt sechs Jahre später mit der Gründung der Ärztekammer Bayern unter König Ludwig II. Nach der Königlichen Verordnung 1887 wurde auch der Aufbau von Ärztekammern in Preußen angeordnet. Während der NS-Zeit waren die Ärztinnen und Ärzte der Reichsärztekammer unterstellt, die nach dem Zweiten Weltkrieg von den Alliierten aufgelöst wurde. In den drei westlichen Besatzungszonen nahmen die Ärztekammern ihre Arbeit auf freiwilliger Basis wieder auf, abschließend wurde 1962 die Ärztekammer in Berlin gegründet.

In den 16 deutschen Bundesländern sind heute 17 Landesärztekammern vertreten, darunter zwei in Nordrhein-Westfalen. Die Landesärztekammern stehen im Dienst der ärztlichen Selbstverwaltung. Gemeinsam mit den Bezirksärztekammern regeln sie u.a. die Weiterbildung ihrer Mitglieder und beraten angehende Ärztinnen und Ärzte. Sie achten auf die Einhaltung des Berufsrechts und bieten mit dem berufsständischen Versorgungswerken eine leistungsfähige Alternative zur gesetzlichen Rentenversicherung. Die Landesärztekammern sind Körperschaften des öffentlichen Rechts. Der Gesetzgeber hat somit den Landesärztekammern den Freiraum gegeben, die beruflichen Angelegenheiten der Ärztinnen und Ärzte in eigener Regie zu gestalten und zu regeln.

Die Bundesärztekammer, hervorgegangen aus der in 1947 gegründeten Arbeitsgemeinschaft der Westdeutschen Ärztekammern, hat ihren heutigen Sitz in Berlin. Ihre Aufgabenschwerpunkte liegen z.B. im Erfahrungsaustausch zwischen den Ärztekammern oder aber in der Vereinheitlichung von Regelungen der ärztl. Berufspflicht.

[Quellen: Bundesärztekammer (2023) Geschichte der Bundesärztekammer. URL: https://www.bundesaerztekammer.de/baek/ueber-uns/geschichte-der-bundesaerztekammer#:~:text=Mit%20der%20Gr%C3%BCndung%20der%20%C3%84rztekammer,einer%20demokratischen%20%C3%A4rztlichen%20Selbstverwaltung%20beginnen (abgerufen am 29.06.2023)

Wikipedia (2023): Ärztekammer (Deutschland). URL: https://de.wikipedia.org/wiki/%C3%84rztekammer_(Deutschland) (abgerufen am 29.06.2023)]

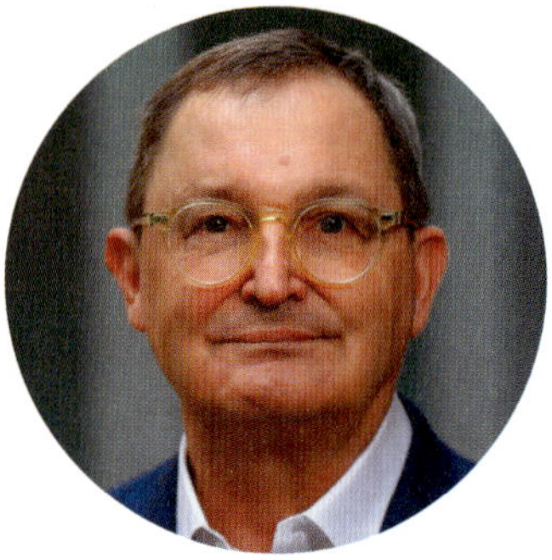

Prof. Dr. med. Hon.-Prof. (DPU) Günther Jonitz

Günther Jonitz ist Facharzt für Chirurgie, Hon-Prof. der DPU in Krems (Österreich) und Professor der Medical School Berlin (MSB). Von 1999–2021 war er Präsident der Ärztekammer Berlin. Seine Themenschwerpunkte sind evidenzbasierte Medizin, Qualitätsmanagement, Patientensicherheit und value-based health care.

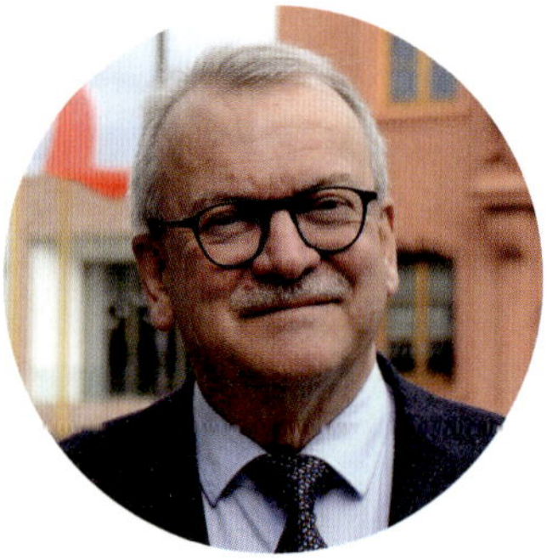

© Engelmohr

Dr. med. Günther Matheis

Günther Matheis ist Präsident der Landesärztekammer Rheinland-Pfalz und Vizepräsident der Bundesärztekammer.

9 Master of Medical Education (MME): Geburt eines neuen postgradualen Studiengangs für Multiplikator:innen und Führungskräfte in der medizinischen Ausbildung

Jana Jünger, Sabine C. Herpertz und Martin R. Fischer

„*New Pathways in Medical Education*" lautete der Titel des Symposiums unter Leitung von Professor Peter Dieter in Dresden im April 2002, dass die Zusammenarbeit mit der Harvard Medical School von der TU Dresden, der Universität Heidelberg und der LMU München zum Ausgangspunkt hatte. Aufbruchsstimmung herrschte in Deutschland. Das Symposium war ein wichtiger Impuls im Vorfeld der damals bevorstehenden und lange erwarteten Änderung der Ärztlichen Approbationsordnung 2002 (Bundesministerium der Justiz 2002).

Denn in Deutschland hatte es zunächst nach dem verheerenden Exodus und Verlust an akademischer Exzellenz und Kultur aufgrund des totalitären Nazi-Regimes und des Zweiten Weltkriegs (s. Kap. I.39) bis zum Murrhardter Kreis in den 1980er-Jahren nur **wenige Veränderungen und Reformbemühungen in der medizinischen Ausbildung** in der Nachkriegszeit gegeben. Die bevorstehende **neue Approbationsordnung** stellte daher damals für alle 37 deutschen medizinischen Fakultäten eine enorme Herausforderung hinsichtlich der anstehenden curricularen Änderungen dar. Diese forderte einen stärkeren und früheren Praxisbezug im Medizinstudium, eine stärker interdisziplinär und fallbezogen ausgerichtete Lehre, mehr Unterricht am Krankenbett, eine verpflichtende Evaluation der Lehre, die Integration interaktiver Lehrmethoden und Unterricht in Kleingruppen sowie eine Neuordnung der Prüfungsordnung.

Die medizinische Fakultät in Dresden war eine der drei Fakultäten (zusammen mit LMU München und Universität Heidelberg), die seit Ende der 1990er-Jahre in Zusammenarbeit mit der Harvard Medical School neue Reformcurricula für das Medizinstudium in Deutschland entwickelten. Wichtiger Teil der Reform an allen drei Standorten war die **didaktische Qualifikation der beauftragten Lehrverantwortlichen** im Rahmen des Physicians Educator Trainings in Boston an der Harvard Medical School.

Schnell stellte sich jedoch an allen drei Fakultäten heraus, dass es für eine evidenzbasierte medizinische Lehre, für die Überwindung von Bedenken und für den Aufbau von überfakultären Netzwerken in der Lehre noch mehr an Know-how aufseiten der Lehrenden benötigte. Inspiriert von den bis dahin bestehenden weltweit insgesamt sieben überwiegend angloamerikanischen **Master of Medical Education** (**MME**) Programmen war im Jahr 1998 unter Leitung von Jörg Steiger gerade auch ein MME Programm an der Universität Bern in der Schweiz an den Start gegangen und bildete den Kristallisationspunkt für die an medizindidaktischer Innovation interessierten Kolleg:innen der deutschsprachigen Fakultäten.

So beeindruckend es auch war, dass die Kurse in Bern von internationalen Expert:innen wie Henk Schmidt aus den Niederlanden oder George Bordage, Miriam Friedman und Ara Tekian aus den USA gestaltet wurden, entstand doch der Eindruck, dass man im Hinblick auf die anstehende Approbationsordnung in Deutschland etwas Eigenes gestalten wollte. Auf der Schanzenterrasse in Bern traf man sich und diskutierte, dass es notwendig sei, so rasch wie möglich auch einen **MME in Deutschland** anzubieten, der die Multiplikator:innen und Führungskräfte gezielt für die anstehenden Reformanstrengungen in der Lehre ausbilden könnte. Ein MME in Deutschland könnte einen wichtigen Beitrag zu einem **starken Netzwerk zur Professionalisierung** der Lehre an den medizinischen Fakultäten in Deutschland bilden. Nicht überall sollte das Rad neu erfunden werden. Man sah die Gefahr, dass viel Aufwand in die Entwicklung neuer, lokal begrenzter und unzusammenhängender curricularer Umsetzungslösungen für allgemeine Probleme investiert würde um die Reform umzusetzen.

Wie inspirierend war der interdisziplinäre und fakultätsübergreifende Austausch von Lehrexpertise in der MME-Gruppe darüber, themenbezogene und praxisorientierte Lehre zu gestalten und in den Prüfungen abzubilden. Wie könnten die Anhänger:innen der bisherigen traditionellen Lehrkonzepte an den Fakultäten mit ins Boot geholt werden? Wie könnte genug Budget für die Lehre generiert werden? Wie den ganzen Veränderungsprozess gestalten und die Veränderungen evaluieren? Aber einfach so einen postgradualen MME-Studiengang für alle Fakultäten auch in Deutschland zu starten, bei der zurückhaltenden finanziellen Förderung durch die Politik, schien zuerst kaum machbar.

Ausgehend vom Symposium in Dresden waren Ekkehard Winter vom Stifterverband für die deutsche Wissenschaft und Jana Jünger aus Heidelberg in den Dialog getreten. Was würde es brauchen, um die Reformen voranzubringen? Wie könnten potenzielle Stifter überzeugt werden? Ekkehard Winter bot an, Stifter zu suchen und das Programm *„Neue Wege in der Medizinerausbildung“* zu initiieren, das schließlich in **Kooperation von der Heinz-Nixdorf Stiftung und dem Stifterverband** aufgelegt wurde und im Januar 2003 mit einem Volumen von insgesamt 1,8 Millionen Euro startete. Als besondere Herausforderung stellte sich dabei für Ekkehard Winter heraus, dass der Hauptstifter als „Neuen Weg in der Medizinerausbildung“ ursprünglich unbedingt eine Professur für Ayurveda einrichten wollte. Seinem Geschick ist es zu verdanken, dass die Ayurvedaprofessur dann doch in die Förderung eines postgradualen MME Programms „gewandelt“ wurde.

Die Entwicklung dieses MME-Programms war im März 2003 auf dem Statusworkshop „Ausbildung der Ausbilder“ des Stifterverbands mit Vertreter:innen fast aller deutscher Fakultäten ein zentrales Ergebnis. Intensiv war diskutiert worden, welche Maßnahmen für die Umsetzung der Ärztlichen Approbationsordnung notwendig waren. In Folge wurde von einer Arbeitsgruppe um Martin Fischer und Jana Jünger, die gerade den Berner MME durchliefen, das **Grobkonzept des Studiengangs** im Auftrag der **Akademie für Ausbildung in der Hochschulmedizin** (**AHM**) unter Leitung von Reinhard Putz entwickelt und vom Stifterverband vertreten durch Bettina Jorzik engagiert begleitet.

„Wir sind uns dabei bewußt, daß das künftige Niveau des deutschen Arztes nicht entscheidend von diesen Bestimmungen abhängt, sondern von den Lehrern, in deren Hände die Ausbildung gelegt ist.“

(Dr. Reinhard Rachold, 1968, damaliger Ministerialdirigent im BMG)

Aber wie sollte das Problem gelöst werden, dass zum damaligen Zeitpunkt keine einzige Fakultät in der Lage war, alleinig einen Studiengang mit der notwendigen Qualität anzubieten? Deutschland stand daher vor der Wahl, umfangreiches Fachwissen aus dem Ausland, wie im Berner Studiengang praktiziert, einzubeziehen oder nationale Strukturen und Netzwerke durch die Nutzung und Weiterentwicklung der **spezifischen Expertise einzelner Fakultäten** zu entwickeln und zu vernetzen. Auch wenn einige Fakultäten beeindruckende Reform- und Modellstudiengänge (z.B. Charité Berlin) gestartet hatten, reichte dies nicht aus, um einen ganzen Studiengang allein zu stemmen. Aus der Not wurde so ein bis heute bei weltweit von mittlerweile fast 300 MME Studiengängen **einzigartiges Modell der standortübergreifenden nationalen Kooperation** zwischen **sieben deutschen Fakultäten unter Schirmherrschaft des Medizinischen Fakultätentags** (**MFT**) geboren.

Die sieben deutschsprachigen Standorte sollten ihre spezifische Expertise in die Konzeption des MME Studiengangs, wie z.B. Innovationsmanagement in Dresden oder Problemorientiertes Lernen in Berlin, einbringen. Gleichzeitig sollte damit die beginnende Kompetition zwischen den Standorten in eine Kooperation überführt werden. Unter Leitung vom damaligen MFT-Präsidenten Gebhard von Jagow, dem Heidelberger Dekan Hans-Günther Sonntag und dem LMU Beauftragten Reinhard Putz wurde in einer außerordentlichen Sitzung des MFT in Frankfurt im **Frühsommer 2004 das Konzept für den MME verabschiedet**. Die Mittel des Stifterverbands, die für den MME bereitgestellt wurden, wurden in 74 Teilstipendien für die 37 Fakultäten in Deutschland aufgeteilt, die jeweils die Hälfte der Studiengebühren für jeden Teilnehmenden umfassten. Geplant war zunächst die Ansiedelung des Studiengangs in München, musste dann aber nach Heidelberg verlagert werden, da die ministerielle Unterstützung dort kurzfristiger realisiert werden konnte.

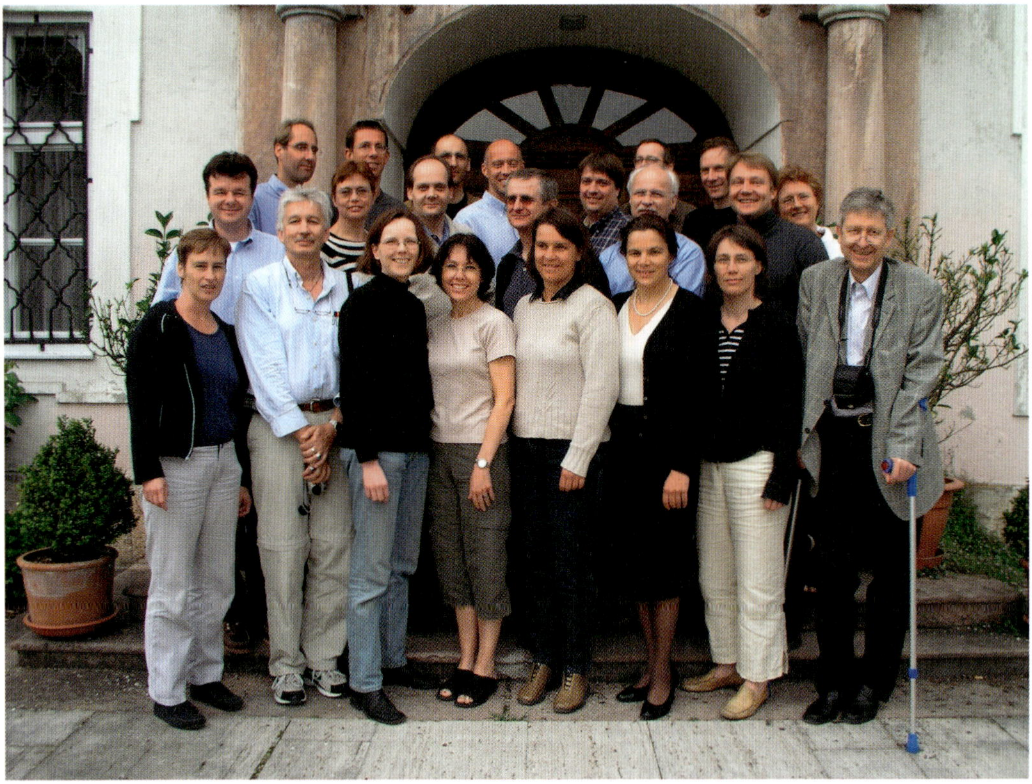

Erste Klausurtagung der Dozierenden des MME Deutschland im Kloster Frauen-Chiemsee (2004)

Es ist kein Zufall, dass bei der **ersten Dozierenden-Klausurtagung des MME im Mai 2004** auf der Fraueninsel im Chiemsee bei München die zukünftigen Modulleiter und -Teams zu einem großen Teil aus der Kohorte 4 des Berner MME stammten. Die Gespräche auf der Schanzenterrasse, die Gruppendynamik unter Erika Irniger, das Teambuilding beim Trottifahren in Beatenberg und dem Schlauchbootrafting auf der Aare hatte die unterschiedlichsten Kolleg:innen zusammengeschweißt und zur Kerngruppe für den deutschen MME-Studiengang gemacht.

Die erste Kohorte des neuen MME startete bereits im September 2004 mit 25 **Teilnehmer:innen** aus 20 Fakultäten im Kloster Frauenchiemsee – noch ohne offizielle Genehmigung des Studiengangs durch das Wissenschaftsministerium aus Stuttgart. Diese traf genau am zweiten Tag des Moduls auf der Insel ein. Bestanden am Anfang große Bedenken, ob sich das Programm nach Auslaufen der Stipendien selbst weiter tragen würde, zeigen die konstant hohen Bewerberzahlen, dass nach wie vor ein **hoher Bedarf an qualifizierten Führungskräften und Multiplikator:innen in der medizinischen Ausbildung** besteht. Bis heute wurden nach fast 20 Jahren – die 20. Kohorte startete im September 2023 – ca. 500 MME-ler:innen ausgebildet. Diese haben nachhaltig zur Steigerung der internationalen wissenschaftlichen Sichtbarkeit der medizinischen Lehre aus dem deutschsprachigen Raum geführt. Nach Etablierung der ersten medizindidaktischen Profes-

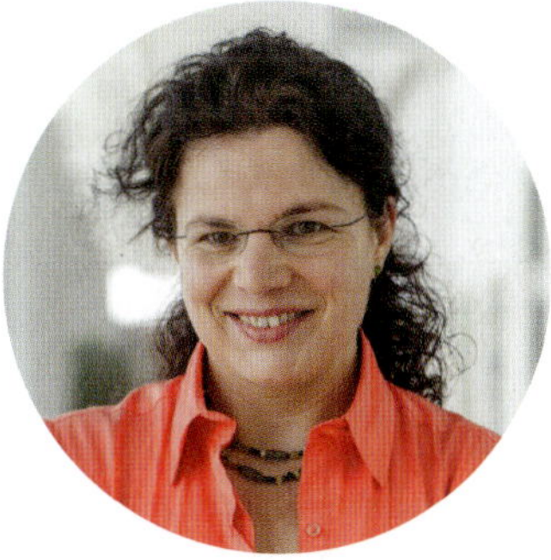

Prof.in Dr.in med. Jana Jünger, MME

Jana Jünger leitet das Institut für Kommunikations- und Prüfungsforschung gGmbH, Heidelberg und ist Mitglied der Studiengangsleitung des Master of Medical Education (MME) der Universität Heidelberg. Von 2016–2022 war sie Direktorin des Instituts für medizinische und pharmazeutische Prüfungsfragen (IMPP) in Mainz. Zuvor gründete und leitete sie das Kompetenzzentrum für Prüfungen in der Medizin in Baden-Württemberg und war langjährige Oberärztin in der Abteilung für Allgemeine Innere Medizin und Psychosomatik am Universitätsklinikum Heidelberg. Sie ist Trägerin des Ars Legendi Preises 2011 und Oskar-Kuhn-Preises für Gesundheitskommunikation 2004.

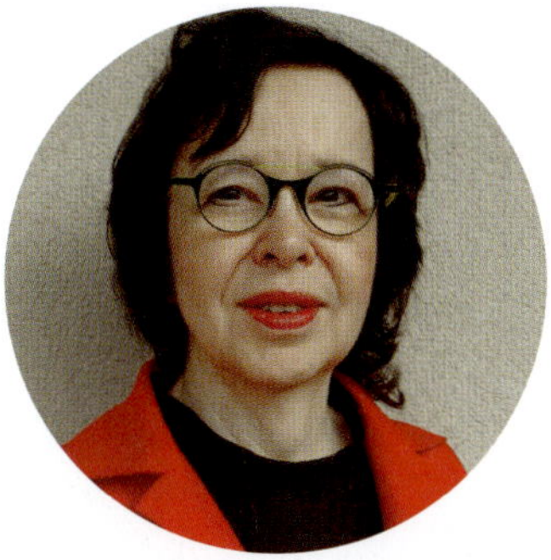

Prof.in Dr.in med. Sabine C. Herpertz

Sabine C. Herpertz ist Fachärztin für Psychiatrie und Psychotherapie, Direktorin der Klinik für Allgemeine Psychiatrie der Universität Heidelberg und seit 2018 Studiendekanin der Medizinischen Fakultät Heidelberg.

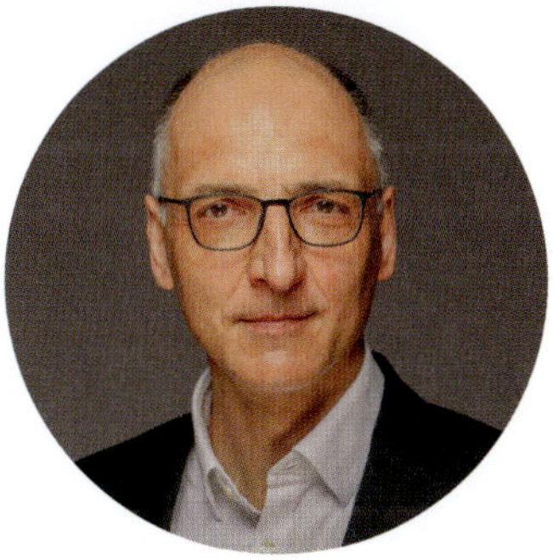

Prof. Dr. med. Martin R. Fischer, MME

Martin R. Fischer ist Studiendekan an der Medizinischen Fakultät der LMU München und Direktor des Instituts für Didaktik und Ausbildungsforschung in der Medizin (DAM) am LMU Klinikum. Er ist Mitglied der Studiengangsleitung des „Master of Medical Education (MME)" der Universität Heidelberg und war von 2011–2017 Vorsitzender der Gesellschaft für Medizinische Ausbildung (GMA).

sur an der privaten Universität Witten/Herdecke 2008 und 2011 an der staatlichen LMU München, gibt es inzwischen **ca. 20 Professuren oder Lehrstühle im Bereich der medizinischen Ausbildung**, die praktisch alle mit MME-ler:innen besetzt wurden. Die Fakultäten sind damit 20 Jahre nach Inkrafttreten der letzten Approbationsordnung gut gerüstet für die nächste Approbationsordnung und die damit verbundenen Weiterentwicklungs- und Innovationsprozesse für eine bessere Lehre als Beitrag zu einer besseren Patientenversorgung.

Literatur

Ackel-Eisnach K, Raes P, Hönikl L, Bauer D, Wagener S, Möltner A, Jünger J, Fischer MR (2015) Ist die deutsche medizinische Ausbildungsforschung im Aufwind? Eine Analyse der Publikationen 2004–2013 GMS-Zeitschrift für medizinische Ausbildung, 32(3):1–17

Bundesministerium der Justiz (2002) Ärztliche Approbation. URL: https://www.gesetze-im-internet.de/_appro_2002/BJNR240500002.html (abgerufen am 16.06.2023)

Fischer MR, Jünger J, Duelli R, Putz R, Resch F (2006) Konzeption und Erfahrung mit dem deutschen Master of Medical Education (MME)-studiengang des medizinischen Fakultätentages (MFT) an der medizinischen Fakultät Heidelberg. GMS-Zeitschrift für Medizinische Ausbildung, 23: Doc26

Jünger J, Pante SV, Ackel-Eisnach K, Wagener S, Fischer MR (2020) Vernetzt euch! Konzeption und Langzeitergebnisse des institutionsübergreifenden Masters of Medical Education (MME) in Deutschland. GMS J Med Educ 2020; 37(3)

10 Medizin-Didaktik vernetzt: Mehr Wert für die Lehre

Gabriele Döller, Thorsten Schäfer, Martin R. Fischer und Jana Jünger

Ist ein guter Forscher auch gleichzeitig ein guter Lehrender? Eminenzbasierte statt evidenzbasierter Lehre war lange an der Tagesordnung. Auch wenn einzelne Rollenvorbilder wegweisend für die Verbesserung der medizinischen Ausbildung waren, fehlte in Deutschland bis in die 2000er-Jahre eine systematische Qualifizierung im Bereich der Lehre.

Die Lehrleistungen waren im Gegensatz zur Forschung bis gegen Ende des letzten Jahrhunderts in der Medizin durch zahlreiche Verordnungen geregelt. Kapazitätsverordnung, Zulassungszahlenverordnung, Lehrverpflichtungsverordnung, Ärztliche Approbationsordnung (ÄApprO), Prüfungsordnungen und Studienordnungen. Welch ein Unterschied zur Forschung im freien Wettstreit der besten Ideen! Konnte gute Lehre die Karriere fördern? Nein, zur damaligen Zeit zählten in allererster Linie die Forschungsleistungen. Das sollte sich in Erwartung einer damals neuen Ärztlichen Approbationsordnung ändern.

Im **Januar 1998** trat das Hochschulmedizinreform-Gesetz in Baden-Württemberg (BW) in Kraft, mit dem den universitätsmedizinischen Einrichtungen eine Selbstständigkeit und Eigenverantwortung übertragen wurde. Die medizinischen Fakultäten bekamen Leitungskompetenzen und die Stellung des Dekans als Verantwortlicher für das vom Land zugewiesene Budget für Forschung und Lehre wurde dadurch an den Fakultäten erheblich gestärkt. Parallel dazu begann das Ministerium für Wissenschaft, Forschung und Kunst Baden-Württemberg (MWK BW) mit dem Aufbau der leistungsorientierten Mittelvergabe (LOM) (Hilzenbecher 2010). Die Erarbeitung der Gewichtung der Mittel nach Forschung und Lehre sollte viel Zeit in Anspruch nehmen. Es lagen keine Erfahrungswerte vor. Damit war bundesweit Neuland betreten worden. Im Rahmen dieses Prozesses erwarb BW eine Vorreiterrolle für institutionalisierte medizin-didaktische Qualifizierungsangebote und deren Vernetzung.

Im **Jahr 2000** setzte das MWK BW eine „Sachverständigenkommission zur Bewertung der Medizinischen Ausbildung“ ein. Diese sollte neben einer Bestandsaufnahme der Qualität der medizinischen Ausbildung auch konkrete Vorschläge zur Bewertung der Lehrleistungen erarbeiten.

Im **Dezember 2001** legte die Kommission einen Kriterienkatalog für die Grundlage der „LOM-Lehre“ vor. Unter den Fakultätsparametern zur Bemessung der Lehrqualität wurde u.a. die Teilnahme der Lehrpersonen an didaktischer Ausbildung empfohlen. Für Tübingen wurde das bereits etablierte „Kompetenzzentrum für medizinische Hochschuldidaktik“ (unter der Leitung von Dr. Maria Lammerding-Köppel) hervorgehoben. Eine Verpflichtung zu einer didaktischen Weiterbildung bestand damals jedoch noch nicht (MWK BW 2001).

Im **Jahr 2002** führte das MWK BW erstmals neben den Forschungskriterien auch Lehrkriterien für die Standortvergleiche der medizinischen Fakultäten ein. Hierbei zählte auch die Beteiligung an didaktischen Weiterbildungen.

Im **Januar 2004** publizierte der Wissenschaftsrat Empfehlungen zu forschungs- und lehrförderlichen Strukturen in der Universitätsmedizin (Wissenschaftsrat 2004). Ziel der Empfehlungen war es, die Aufgabenbereiche Forschung und Lehre über entsprechende Strukturveränderungen für die Zukunft effizienter zu gestalten. Es wurden die grundsätzliche Bedeutung und die Probleme der medizinischen Lehre im Gesamtsystem der Universitätsmedizin beleuchtet. Die Lehre erfährt keine ebenbürtige Aufmerksamkeit. Es wurde festgestellt, dass die zeitaufwändige Lehre oft als lästiges „Anhängsel“ empfunden wurde. Die diesbezüglichen Empfehlungen lauteten:

> *„[...] Um den Stellenwert der Lehre im akademischen Alltag zu erhöhen, hält es der Wissenschaftsrat für wesentlich, finanzielle Anreizstrukturen für die Lehre zu etablieren [...].“ (Wissenschaftsrat 2004)*

Dazu zählt unter anderem, dass bei der leistungsorientierten Verteilung des Landeszuschusses für Forschung und Lehre sowohl standortübergreifend als auch bei der fakultätsinternen leistungsorientierten **Mittelvergabe** die Lehre angemessen einbezogen wird. Grundlage dafür ist, dass geeignete **Kriterien** für eine vergleichende Bewertung der Qualität der medizinischen Lehre entwickelt werden. In den Vorschlägen der Sachverständigenkommission zur Bewertung der Medizinischen Ausbildung in Baden-Württemberg sieht der Wissenschaftsrat eine qualifizierte Basis, die Beispielcharakter hat. Darüber hinaus sollte sichergestellt werden, dass Leistungen in der Lehre einen wichtigen Teil der Anforderungen (Leistungskanon) bei Berufungen einnehmen: *„[...] In dem Kontext sollte die* ***didaktische Ausbildung für Hochschullehrer verpflichtend*** *sein [...]“* (Wissenschaftsrat 2004).

Darüberhinaus steht in den Empfehlungen des Wissenschaftsrats, dass

> *„[...] Erkannt werden muss, dass das Engagement in der Lehre und die didaktische Kompetenz den größten Einfluss auf die Qualität der Ausbildung haben. Eine Möglichkeit, die Qualität zu verbessern, sind standortübergreifende* ***Medizindidaktikzentren*** *[...].“ (Wissenschaftsrat 2004)*

Welch Fortschritt und Perspektive für die Medizin-Didaktik!

Auch schloss das MWK BW **Anfang 2004** mit den Medizinischen Fakultäten Zielvereinbarungen bezüglich der mit Priorität zu verfolgenden Ziele in der Lehre ab. Unter anderem musste sich die Medizinische Fakultät Tübingen zur Fortführung des „Kompetenzzentrums für Hochschuldidaktik in der Medizin“ verpflichten.

Im **Jahr 2007** wurde die Medizin-Didaktik über einen Kooperationsvertrag zur Gründung und zum **Betrieb eines Kompetenznetzes Lehre in der Medizin BW** an insgesamt fünf Standorten weiter gestärkt. Ziel des Kompetenznetzes war es u.a., die an den einzelnen Standorten speziell entwickelten Kompetenzen auszutauschen, Synergieeffekte zu nutzen, das Einwerben von Fördermitteln zu erleichtern sowie die nationale und wissenschaftliche Präsenz Baden-Württembergs zu stärken.

Bayern folgte im **Jahre 2008** mit der Etablierung des **Kompetenznetzes Medizinlehre Bayern**, das an allen fünf Fakultäten vom Bayerischen Staatsministerium für Bildung und Kultus, Wissenschaft und Kunst gefördert wurde und seit 2014 aus fakultären Mitteln weitergeführt wird. Im Kompetenznetz pflegen sieben ständige Arbeitsgruppen den Austausch zur Verbesserung der Lehre insbesondere im Hinblick auf medizindidaktische Qualifikation und

Qualitätsmanagement unter anderem durch gemeinsame Absolventenbefragungen.

Im **Juni 2008** wurde in NRW die **Landesakademie für Medizinische Ausbildung** der Hochschulen des Landes Nordrhein-Westfalen (LAMA-NRW) gegründet. Ihr Zweck ist die Stärkung der Kooperation der neun Medizinischen Fakultäten zur Förderung, Qualitätssicherung und -steigerung der Lehre, wozu unter anderem die Entwicklung und Ausrichtung von Veranstaltungen zur Fort- und Weiterbildung in den Themen der Medizindidaktik gehört. Der Verbund bietet mittlerweile jährlich über 60 Kurse an, an denen im Jahr 2022 nahezu 1.000 Personen teilgenommen haben.

Aufbauend auf den Positionspapieren des GMA Ausschusses Personal- und Organisationsentwicklung für die medizinische Lehre der Gesellschaft für Medizinische Ausbildung sowie des Kompetenzzentrums für Hochschuldidaktik in Medizin Baden-Württemberg, wurde schließlich eine bundesweite Vergleichbarkeit und Äquivalenz der Programme mit wechselseitiger Anerkennung erreicht (Lammerding-Köppel et al. 2006). Heute ist die Qualifizierung von Habilitanden und die Erlangung von medizin-didaktischen Zertifikaten Standard an den meisten deutschen medizinischen Fakultäten. Der Aufbau eines breiten medizin-didaktischen Netzwerks dient ganz wesentlich dazu, notwendige Reformen im Medizinstudium gemeinsam voranzubringen und in den einzelnen Fakultäten bestmöglich zu implementieren und weiterzuentwickeln.

Literatur

Hilzenbecher M (2010) Genese, Bilanz und Perspektive: Leistungsorientierte Mittelverteilung (LOM) in der Medizin in Baden-Württemberg. Das Krankenhaus, 7:652–662

Lammerding-Köppel M, Fabry G, Hofer M, Ochsendorf F, Schirlo C (2006) Hochschuldidaktische Qualifizierung in der Medizin: I. Bestandsaufnahme: Ein Positionspapier des GMA-Ausschusses Personal- und Organisationsentwicklung für die medizinische Lehre sowie des Kompetenzzentrums für Hochschuldidaktik in Medizin Baden-Württemberg. GMS Z Med Ausbildung, 23(4): Doc 73

Ministerium für Wissenschaft, Forschung und Kunst Baden-Württemberg (MWK BW) (2001) Bericht der Sachverständigenkommission zur Bewertung der Medizinischen Ausbildung (BeMA). Stuttgart

Wissenschaftsrat (2004) Empfehlungen zu forschungs- und lehrförderlichen Strukturen in der Universitätsmedizin. Jena, Drs. 5913–04

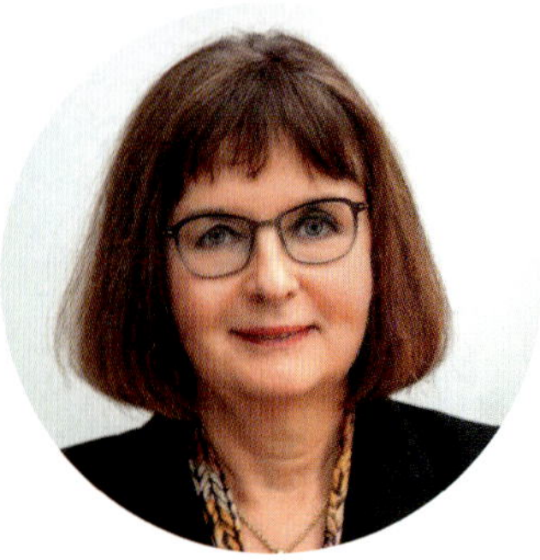

Dr.in rer. nat. Gabriele Döller

Gabriele Döller war Fakultätsdirektorin an der Medizinischen Fakultät Tübingen (2003–2009), Vizerektorin an der Medizinischen Universität Innsbruck (2009–2012), bis Ende 2013 am Ministerium für Wissenschaft, Forschung und Kunst (MWK) Baden-Württemberg tätig und ist seit 2023 stellv. Aufsichtsratsvorsitzende der Institut für Kommunikations- und Prüfungsforschung gGmbH.

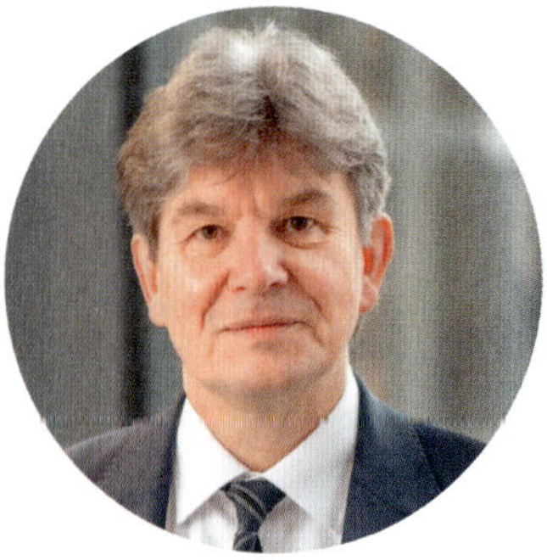

Prof. Dr. med. Thorsten Schäfer, MME

Thorsten Schäfer leitet das Zentrum für Medizinische Lehre an der Ruhr-Universität Bochum und ist zurzeit Vorsitzender der Gesellschaft für Medizinische Ausbildung (GMA).

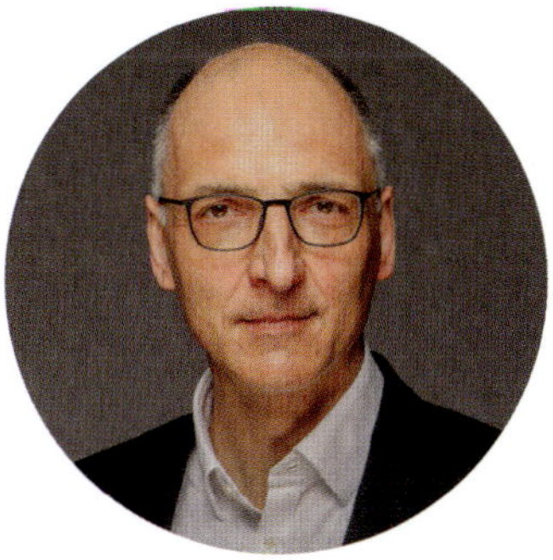

Prof. Dr. med. Martin R. Fischer, MME

Martin R. Fischer ist Studiendekan an der Medizinischen Fakultät der LMU München und Direktor des Instituts für Didaktik und Ausbildungsforschung in der Medizin (DAM) am LMU Klinikum. Er ist Mitglied der Studiengangsleitung des „Master of Medical Education (MME)" der Universität Heidelberg und war von 2011–2017 Vorsitzender der Gesellschaft für Medizinische Ausbildung (GMA).

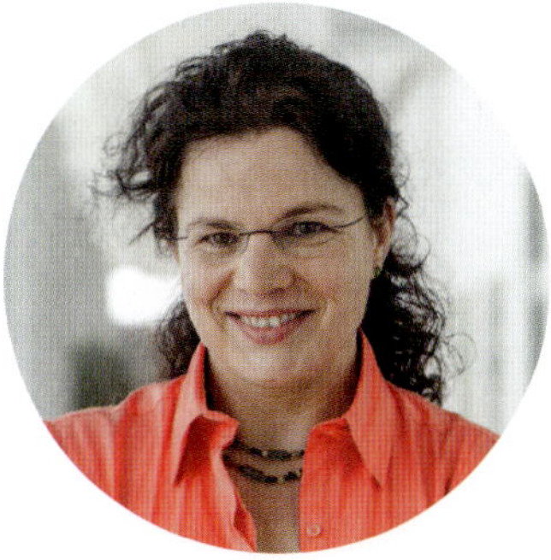

Prof.in Dr.in med. Jana Jünger, MME

Jana Jünger leitet das Institut für Kommunikations- und Prüfungsforschung gGmbH, Heidelberg und ist Mitglied der Studiengangsleitung des Master of Medical Education (MME) der Universität Heidelberg. Von 2016–2022 war sie Direktorin des Instituts für medizinische und pharmazeutische Prüfungsfragen (IMPP) in Mainz. Zuvor gründete und leitete sie das Kompetenzzentrum für Prüfungen in der Medizin in Baden-Württemberg und war langjährige Oberärztin in der Abteilung für Allgemeine Innere Medizin und Psychosomatik am Universitätsklinikum Heidelberg. Sie ist Trägerin des Ars Legendi Preises 2011 und Oskar-Kuhn-Preises für Gesundheitskommunikation 2004.

11 UCAN und wie die Himmelsscheibe von Nebra einen Weg zur besseren Prüfung aufzeigt

Jana Jünger, Martin R. Fischer, Waldtraud Georg und Konstantin Brass

Eine gute Arzt-Patient-Kommunikation ist zentral für den Aufbau eines tragfähigen und vertrauensvollen Behandlungsverhältnisses. Und warum kommen dann kurz vor den MC-Klausuren oder Staatsexamensprüfungen die Studierenden nicht mehr in unsere Kommunikationskurse?, fragte sich Jana Jünger als junge Assistenzärztin Mitte der 1990er-Jahre. Die Studierenden ihres Kurses waren hochmotiviert, aber der **Motivator Prüfung** war deutlich stärker leistungssteigernd. „Assessment drives learning" ist eine der häufigsten erfahrungsbezogenen Aussagen zu dieser Beobachtung (Joughin 2010). Wenn wir also wollen, dass unsere Studierenden das lernen, was sie für den ärztlichen Beruf und für ihre eigene Sicherheit benötigen, **müssen Prüfungsziele, -inhalte und -methoden auf diese ärztlichen Aufgaben ausgerichtet sein**. Im Heidelberger Curriculum Medicinale (HeiCuMed) bekamen deshalb die interdisziplinäre Konstruktion und Abstimmung von guten und fairen Prüfungen von Anfang an einen hohen Stellenwert. Ähnliche Entwicklungen fanden gleichzeitig an der LMU in München und im damaligen Reformstudiengang Medizin an der Charité in Berlin statt. Inspiriert von strukturierten praktischen Prüfungsformaten wie **Objective Structured Clinical Examinations** (OSCE, Harden 1988) und der Arbeit mit **Simulationspersonen** wurde so für Heidelberg, Berlin und München ein Gesamtprüfungsprogramm zusammen mit allen klinischen Fächern entwickelt. Bald stellte sich heraus, dass die Entwicklung von mit der Lehre abgestimmten Prüfungskonzepten von MC-Fragen bis hin zu OSCE Prüfungen für alle deutschen Fakultäten nach Inkrafttreten der damals neuen Ärztlichen Approbationsordnung (ÄApprO) eine Herausforderung darstellten (Bundesministerium der Justiz 2002). Neue Prüfungen mit neuen Inhalten und in neuen Formaten braucht das Land, darin war man sich einig, sonst würde die Reformkraft der neuen Approbationsordnung verpuffen.

Die Gründung eines **Kompetenzzentrums für Prüfungen in der Medizin für Baden-Württemberg** mit Unterstützung des damaligen Heidelberger Dekans Professor Hans-Günther Sonntag und dem Wissenschaftsministerium war ein wichtiger Schritt zur nachhaltigen Institutionalisierung und Qualitätssicherung der vielen Prüfungsprojekte. Nachdem die ministeriellen Vertreter:innen selbst bei einem Probe-

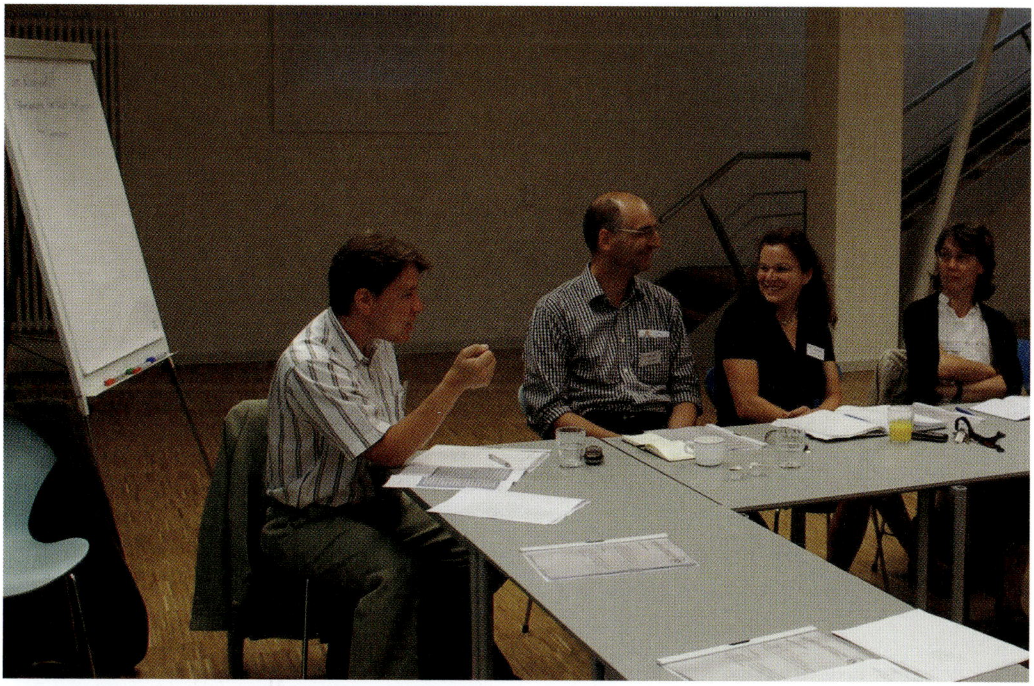

OSCE-Parcours als Co-Prüfende unter improvisierten Bedingungen in der alten Ludolf-Krehl Klinik in Heidelberg mitgeprüft hatten, waren sie überzeugt. Von einem Lehrgebäude war man damals noch weit entfernt. Der OSCE-Parcours war an den vier Ecken des alten steilen Hörsaals, in dem einzigen Seminarraum und dem winzigen Zimmer des „Hörsaaldieners" unter der Hörsaaltreppe aufgebaut worden. Das erste bundesweite Kompetenzzentrum für Prüfungen ging am 1. Juli 2004 in Baden-Württemberg an den Start.

Als Aufgaben war die Entwicklung **kompetenzorientierter Prüfungen** und insbesondere die **Stärkung der Arzt-Patient-Kommunikation** sowie die **Qualifizierung der Prüfer:innen** und die **Ausbildungsforschung** gemeinsam von Fakultät, Ministerium und der ersten Leiterin des Kompetenzzentrums Jana Jünger definiert worden.

Das Kompetenzzentrum sollte im „Ländle" und bundesweit **Kooperationen** im Prüfungsbereich aufbauen. Und wieder zeigte sich der Berner MME und die dort stattfindende Vernetzung in der vierten Kohorte als eine wichtige Triebfeder für Veränderungen (s. Kap. II.9). Martin Fischer aus München hatte ähnlich festgestellt, dass die Studierenden didaktisch aufwändig aufbereitete virtuelle Patientenfälle besonders dann nutzten, wenn sie für die Note in der Inneren Medizin zählten; die gleichen Patientenfälle wurden dagegen kaum genutzt, wenn sie nicht für eine verpflichtende Prüfung relevant waren. Darüber hinaus stellten Waltraud Georg, Martin Fischer und Jana Jünger gemeinsam fest, dass an allen Standorten viele Ressourcen für das Schreiben inhaltlich relevanter MC-Fragen und das händische Auswerten der Klausuren mit oder ohne Schablonen verbraucht wurden. Eine **gemeinsame Daten-**

bank, in der man Prüfungsfragen speichern und untereinander austauschen könnte, wäre eine Lösung, um die **Ressourcen zu teilen** und besser einzusetzen. OSCE Stationen zu teilen, könnte für die Implementierung kompetenzorientierter Formate eine ressourcensparende Hilfe sein. Ein sicheres Netzwerk für den Datenaustausch und die akademische Zusammenarbeit wurde also gebraucht.

Im Bereich der Lehre mit virtuellen Patient:innen arbeiteten die beiden Systeme CASUS (LMU) und Campus (Heidelberg) schon länger zusammen, warum also nicht die Medizininformatiker:innen mit ins Boot holen? Ein erstes Treffen fand im Frühjahr 2004 in München statt. Professor Martin Haag aus der Medizininformatik in Heilbronn schlug vor, eine Diplomarbeit zu vergeben. Er hätte einen sehr belastbaren und engagierten Studenten, dem er die Programmierung zutraue: Konstantin Brass. Schon bald stellte sich heraus, dass die informatischen und inhaltlichen Entwicklungsaufgaben der Gruppe nicht über einen Diplomanden und Netzwerktreffen gelöst werden konnten. Man beschloss deshalb die Gründung des Prüfungsverbundes Medizin, der damaligen BHM-Gruppe (Berlin, Heidelberg, München). Jeder Standort leistete einen Beitrag, z.B. durch gemeinsame Konzeption, Programmierarbeiten oder durch Überführung eigener Prüfungsaufgaben in die Datenbank.

Schnell kamen weitere Fakultäten dazu, die sich an der Gruppe beteiligen wollten. Dem raschen Wachstum zufolge gab es entgegen jeder Empfehlung für die Entwicklung einer „Marke" regelmäßige Namensänderungen. Mit neuen Fakultäten und anderen Berufsgruppen war BHM nicht mehr passend, so wurde aus BHM, IMS, dann ICAN und schließlich UCAN: **Umbrella Consortium for Assessment Networks** – eine Art Dachorganisation für verschiedene Prüfungsnetzwerke mit unterschiedlichsten Anforderungen, Workflows und Formaten.

Der UCAN-Prüfungsverbund wurde vom Kompetenzzentrum Prüfungen in Heidelberg in enger Kooperation mit den wissenschaftlichen Partnern koordiniert. Der Erfolg des Verbundes und sein kontinuierliches Wachstum war aber gleichzeitig seine Bedrohung, denn zunehmend kamen die Mitarbeitenden der ersten Stunde an die Grenzen des Wissenschaftszeitgesetzes. Eine Verlängerung bzw. Entfristung der Verträge wurde am Universitätsklinikum Heidelberg nicht befürwortet, da es keine verwaltungstechnische Konstruktion gab, die eine Festanstellung der Mitarbeiter:innen, die sich damals von Jahresvertrag zu Jahresvertrag hangelten, zu genehmigen. Und das, obwohl von der Fakultätsleitung das Vorhaben als sinnvoll und erfolgreich angesehen wurde. Wie die Mitarbeitenden und die Aufgaben des Verbundes langfristig sichern? Ein Zufall brachte die Lösung. In einem Artikel über das neue Fachgebiet der Archäometrie, den Jana Jünger in „Forschung und Lehre" gelesen hatte, berichtete Professor Ernst Pernicka über neue Möglichkeiten naturwissenschaftlicher Untersuchungen von archäologischen Objekten, z.B. der Himmelsscheibe von Nebra (Pernicka 2015). Was hat Archäometrie mit medizinischen Prüfungen zu tun? Beide finden nur an bestimmten Stellen mit entsprechender Ausrüstung und Erfahrung bzw. in der Ausbildung statt. Beides wäre hochkomplex und ressourcenintensiv, wenn jeder Standort selbst alle Ressourcen zur naturwissenschaftlichen Untersuchung archäologischer Objekte bzw. zur Durchführung kompetenzorienterter Prüfungen vorhalten wollte. Die Curt-Engelhorn-Stiftung hatte deshalb die Curt-Engelhorn-Zentrum Archäometrie gGmbH mit Ernst Pernicka als wissenschaftlichem Direktor und Professor für Archäometrie an der Universität Heidelberg gegründet und mit der Universität als „Institut an der Universität Heidelberg" verbunden. Die Kontaktaufnahme von der Medizin in die Archäologie war erfolgreich. Ein ähnliches Modell wurde für die medizinischen Prüfungen entwickelt und der UCAN-Verbund sowie die Mitarbeiter:innen fanden erstmalig 2016 eine dauerhafte Heimat.

Die vom damaligen Heidelberger Dekan Professor Wolfgang Herzog unterstützte Ausgründung des Instituts für Kommunikations- und Prüfungsforschung (gGmbH), in dem der UCAN-Verbund verortet werden konnte, war eine ungewöhnliche aber nachhaltige Lösung.

Viele innovative Projekte im Hochschulwesen sind erfolgreich und werden begeistert durchgeführt, können aber nach Ablauf der Förderung wieder in der Versenkung verschwinden. Durch das Zusammentreffen von engagierten Medizindidaktiker:innen, dem Aufbau von Kooperationen zwischen Fakultäten, Arbeitsgruppen und mit anderen nationalen und internationalen Netzwerken ist es gelungen -ausgehend von einer Diplomarbeit- den **größten akademischen Prüfungsverbund** weltweit aufzubauen. Gestartet wie eine „akademische Selbsthilfegruppe" werden **gemeinsam Synergien genutzt**, indem inhaltliche und technische Ressourcen optimiert und geteilt werden. Innovative Lösungen für gemeinsame Probleme werden in Kooperation mit einzelnen Fakultäten und Institutionen entwickelt und dann allen kostenfrei zur Verfügung gestellt. Mittlerweile zählt der Verbund **95 Partnerinstitutionen** aus acht Ländern mit mehr als 16.000 Kolleginnen und Kollegen. Gemeinsam wurden bisher über 59.000 schriftliche, mündliche oder mündlich-praktische Prüfungen erfolgreich durchgeführt und über 15 Millionen Teilnehmer:innen geprüft. Der stetig wachsende Fragenpool gehört heute mit mehr als einer Million gespeicherten Prüfungsfragen zu den **größten Fragesammlungen weltweit**. Durch den Austausch der Prüfungsinhalte und Qualitätskriterien konnten über die letzten 15 Jahre hinweg weit mehr als 170.000 Arbeitsstunden oder umgerechnet mindestens 80 Arbeitsjahre eingespart werden!

Doch nicht nur die Themen Prüfung, Entwicklung von digitalen Prüfungstools, Austausch und Beratung zur Gestaltung von qualitätsgesicherten Prüfungsfragen, -formaten oder -workflows liegen im Fokus des Verbundes. Auch Themen wie die Förderung der Arzt-Patient-Kommunikation, der Gesundheitskompetenz in der Bevölkerung, der digitalen Kompetenz, oder aber die Unterstützung einer curricularen Einbettung von Planetary Health in medizinische Ausbildungsprogramme werden in Projekten gemeinsam angegangen und erfolgreich umgesetzt. Ziel ist es durch die transformative Kraft guter und fairer Prüfungen die Weiterentwicklung der medizinischen Aus- und Weiterbildung sowie des Gesundheitssystems und der Bevölkerung zu gestalten und zu unterstützen.

Literatur

Brass K, Jünger J (2016) Der Weg vor uns: Gemeinsam mehr erreichen. In: Umbrella Consortium for Assessment Networks (UCAN). UCAN-Jahresbericht: 10 Jahre medizinisches Prüfen im Verbund.

Brass K, Egarter S, Mutschler A, Lubik K (2021) The Journey of UCAN. Experience, Expertise, Engagement – 15 Jahre gemeinsam Prüfen. Institut für Kommunikations- und Prüfungsforschung gGmbH. URL: https://cares.institute/wp-content/uploads/2021/09/UCAN_Jahresbericht_DE_WEB.pdf (abgerufen am 04.07.2023)

Bundesministerium der Justiz (2002) Ärztliche Approbation. URL: https://www.gesetze-im-internet.de/_appro_2002/BJNR240500002.html (abgerufen am 06.07.2023)

Egarter S, Mutschler A, Tekian A, Norcini J, Brass K (2020) Medical assessment in the age of digitalisation. BMC Med Educ, 20(1):101. DOI: 10.1186/ s12909-020-02014-7

Feistner L, Brüstle P, Jünger J, VanderBeken A, Mohr D (2016) Das MERLIN Projekt als Katalysator für den Wandel der Prüfungskultur. In: Umbrella Consortium for Assessment Networks (UCAN). UCAN-Jahresbericht: 10 Jahre medizinisches Prüfen im Verbund.

Harden RM (1988) What is an OSCE? Medical Teacher, 10:1, 19–22, DOI: 10.3109/01421598809019321

Hochlehnert A, Brass K, Möltner A, Schultz J-H, Norcini J, Tekian A, Jünger J (2012) Good exams made easy: the item ma-

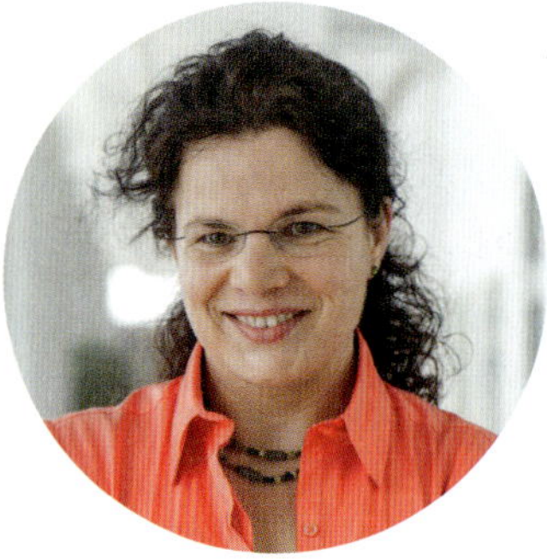

Prof.in Dr.in med. Jana Jünger, MME

Jana Jünger leitet das Institut für Kommunikations- und Prüfungsforschung gGmbH, Heidelberg und ist Mitglied der Studiengangsleitung des Master of Medical Education (MME) der Universität Heidelberg. Von 2016–2022 war sie Direktorin des Instituts für medizinische und pharmazeutische Prüfungsfragen (IMPP) in Mainz. Zuvor gründete und leitete sie das Kompetenzzentrum für Prüfungen in der Medizin in Baden-Württemberg und war langjährige Oberärztin in der Abteilung für Allgemeine Innere Medizin und Psychosomatik am Universitätsklinikum Heidelberg. Sie ist Trägerin des Ars Legendi Preises 2011 und Oskar-Kuhn-Preises für Gesundheitskommunikation 2004.

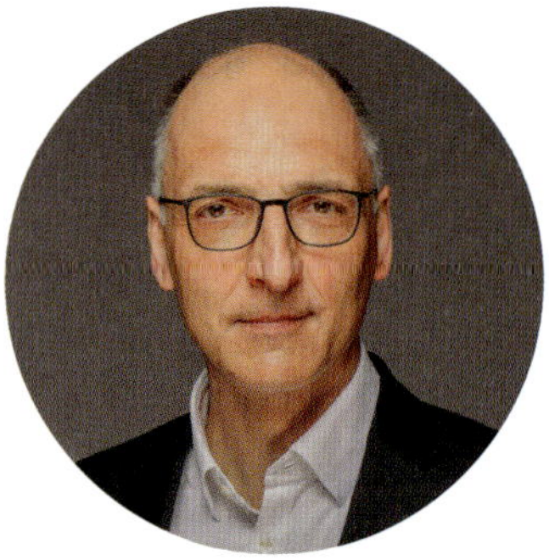

Prof. Dr. med. Martin R. Fischer, MME

Martin R. Fischer ist Studiendekan an der Medizinischen Fakultät der LMU München und Direktor des Instituts für Didaktik und Ausbildungsforschung in der Medizin (DAM) am LMU Klinikum. Er ist Mitglied der Studiengangsleitung des „Master of Medical Education (MME)“ der Universität Heidelberg und war von 2011–2017 Vorsitzender der Gesellschaft für Medizinische Ausbildung (GMA).

nagement system for multiple examination formats. BMC Med Educ, 12:63. DOI: 10.1186/1472-6920-12-63

Joughin G (2010) The hidden curriculum revisited: a critical review of research into the influence of summative assessment on learning, Assessment & Evaluation in Higher Education, 35:3, 335–345, DOI: 10.1080/02602930903221493

Jünger J (2021) Quo vadis Masterplan Medizinstudium 2020? Ein persönlicher Blick zurück und nach vorne – was lernen wir aus der „unendlichen“ Geschichte? In: Brass K, Egarter S, Mutschler A, Lubik K (2021) The Journey of UCAN. Experience, Expertise, Engagement – 15 Jahre gemeinsam Prüfen. Institut für Kommunikations- und Prüfungsforschung gGmbH. URL: https://cares.institute/wp-content/uploads/2021/09/UCAN_Jahresbericht_DE_WEB.pdf (abgerufen am 04.07.2023)

Pernicka E (2015) Was ist eigentlich Archäometrie? Forschung und Lehre 22, 42–43

Weiß C, Jünger J (2016) Die Verbesserung der Versorgung von PatientInnen durch das Prüfen kommunikativer Kompetenzen. In: Umbrella Consortium for Assessment Networks (UCAN). UCAN-Jahresbericht: 10 Jahre medizinisches Prüfen im Verbund

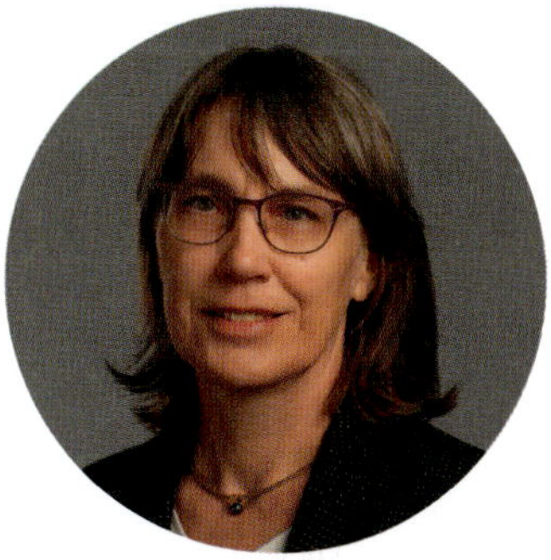

Dipl.-Päd.[in] Waltraud Georg, MME

Waltraud Georg ist wissenschaftliche Koordinatorin am Department of Medical Education (DEMEDA) der Universität Augsburg. Sie war in der Studiengangsentwicklung der Charité Universitätsmedizin in Berlin sowie der Universitäten Zürich und Luzern und im Bereich Ärztliche Weiterbildung bei der Ärztekammer Berlin tätig.

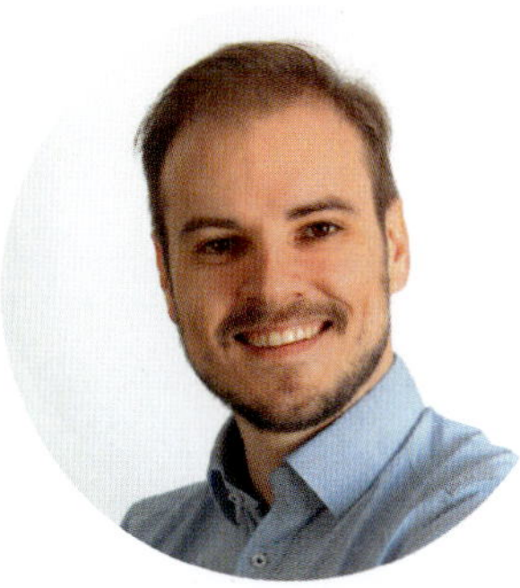

Dipl.- Inform. Med. Konstantin Brass

Konstantin Brass studierte Medizinische Informatik in Heidelberg/Heilbronn und leitete ein Team zur Digitalisierung von Prüfungen am Kompetenzzentrum für Prüfungen in der Medizin in Baden Württemberg am Universitätsklinikum Heidelberg. Seit 2016 ist er Geschäftsführer der Institut für Kommunikations- und Prüfungsforschung gGmbH und hat mittlerweile 20 Jahre Expertise in der Vernetzung, Digitalisierung, Qualitätssicherung und Ressourcenoptimierung von Prüfungen in der Aus-, Fort- und Weiterbildung.

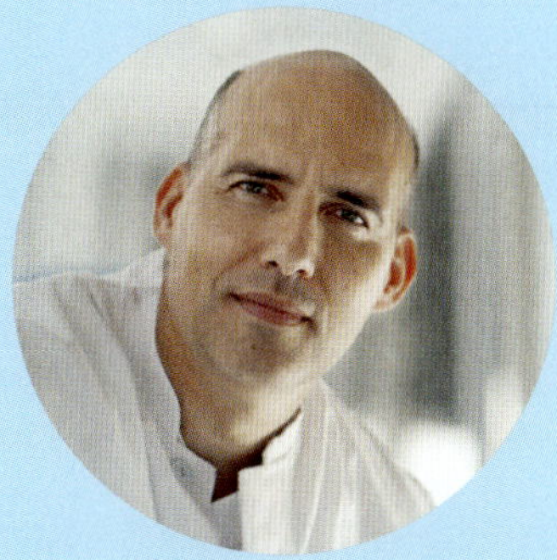

Schlusswort

Willkommen am Ende unserer Reise! Viele verschiedene Geschichten haben Sie gelesen. Diese mögen dazu beigetragen haben, das eigene Handeln zu reflektieren und mit den jeweiligen Hintergründen, die Sie als Leserinnen und Leser mitgebracht haben, die Geschichte der Bemühungen um die Erhaltung der Gesundheit und die Behandlung von Erkrankungen, kurz die Geschichte der Medizin in die Zukunft zu denken.

Mit Erstaunen mögen Sie wahrgenommen haben, dass die moderne Wissenschaft mittlerweile die eigne Fähigkeit unserer Spezies zur epigenetischen Weiterentwicklung nachweisen konnte: geprägt von Vorgänger-Generationen werden wir biologisch Teil eines evolutionären, geschichtlichen Prozesses, mit Auftrag und Ziel? Hier beginnt die anthropologische Interpretation, die Vergegenwärtigung unseres Selbst, die Brückenbildung von naturwissenschaftlich, empirisch Erkennbarem hin zur Wahrnehmung der Welt als Schöpfung. Wie immer die Antwort diesbezüglich auch ausfallen mag, in jedem Fall macht sie nicht Halt vor dem Wunder der Vielfalt, der Komplexität, der unerschöpflich erscheinenden biologischen Kapazität und dem unbedingten Willen zum Sein.

Dieser, so darf man ebenfalls übergreifend annehmen, ist der Motor für Neugier und Begeisterung zur positiven, lebensunterstützenden Weiterentwicklung durch Infragestellung, Beobachtung, Reflexion, die in den wegweisenden Entdeckungen der nachgezeichneten Fortschritte und in der Charakterisierung der Genies allenthalben erkennbar wurden. Aber im gleichen Atemzug werden auch Widerstände, Verneinungen, gar Brandmarkungen gegen neue Erkenntnis aufgezeigt, die nicht nur in der historischen Perspektive schmerzen.

Können wir aus der Geschichte lernen?

Es ist in keiner Weise eine lineare Geschichte zu verbesserten Lebensbedingungen für die Spezies Mensch, schon gar nicht für die Schöpfung insgesamt. Vielmehr sind Befindlichkeiten, am Ende falsches Beharrungsvermögen, Rückwärtsgewandtheit und Trägheit erkennbar in der Geschichte des medizinischen Fortschritts.

Können wir dennoch aus der Geschichte lernen? Können wir die apodiktische Unbeweglichkeit, die egoistischen Positionierungen, das Unvermögen über den eigenen Tellerrand hinaus zu blicken und das Beharren auf dem vermeintlich Immerwährenden bereitwillig durch konkrete Verantwortungsübernahme überwinden?

Für die sich rasant vergrößernde Population Mensch, für die sich im Rückzug befindliche Artenvielfalt, für die atmosphärischen Spannungen, die sich in Klima- und Umweltveränderungen Bahn brechen? Dürfen wir darauf vertrauen und selbst mit Hand anlegen, dass durch eine scheinbar unerschöpfliche Phantasie, die Befähigung zum freien Denken und die intrinsische Motivation bestehende Probleme tatkräftig zu lösen, ein zentraler Schlüssel zur Zukunftsfähigkeit unseres Planeten bei uns liegt?

Die Geschichten in diesem Buch machen Mut und sie zeigen auf, dass sich für alle

Menschen am Ende die neue Erkenntnis, die unbestechliche, die Realität widerspiegelnde Wahrnehmung durchsetzt. Alle Autorinnen und Autoren dieses Buches teilen die Überzeugung, das Handeln unausweichlich – ja angesichts vielfältiger krisenhafter Situationen dringlich geboten ist. Das biologische Prinzip des Lebens ist Bewegung, ist Teilung, ist eine beständige Aktivität, die selbst in Ruhephasen Regeneration als Teil des Prozesshaften anerkennt. Darauf können wir aufbauen, das ist ein gesichertes Fundament und die Beispiele des gemeinsamen Gestaltens, die Bereitschaft zur Gemeinschaft, die sich an den Beispielen zur Gründung solidarischer Netzwerke aufzeigen ließ, sind eine Basis, auf der Veränderung sich realisieren lässt. Dabei können wir auch auf die Richtschnur eines hippokratischen Kodex und des Genfer Gelöbnisses zurückgreifen.

Das biologische Prinzip des Lebens ist Bewegung, ist Teilung, ist eine beständige Aktivität.

All denjenigen, die nach der Lektüre dieses gedanklichen Feuerwerkes ihre Sturmkappen aufziehen, sich einigeln und die Wagenburg zum Sinnbild des Weiter-so hochstilisieren – ob in medizinischer Diagnostik und Therapie, ob in Aus- und Weiterbildung, ob in Fragen der Organisation des Gesundheitswesens oder in der Einstellung zu Folgen des Wandels der Lebensrealität z.B. durch Klima und Umweltveränderungen – all denen sollte dieses Buch deutlich gemacht haben: Gesinnung ist keine Alternative zur Verantwortung. So hat es auch Albert Einstein gemeint, wenn er ausführt:

„Die reinste Form des Wahnsinns ist es, alles beim Alten zu lassen und gleichzeitig zu hoffen, dass sich etwas ändert."

In diesem Sinne haben alle Autorinnen und Autoren das Ziel verfolgt, Sie durch die abwechslungsreichen Betrachtungen mitzunehmen in eine moderne medizinische Wissenschaft und Versorgung, die als eine nach vorne gewandte Bewegung aufzeigt, was aus der Geschichte zu lernen ist. Auch Modernität ist zuerst ein historischer Begriff – aber er wird in dem Moment neu und gestaltbildend, in dem die handelnden Personen Freude daran finden, sich in gegenseitigem Respekt zuzuhören und sich adäquat den äußeren Veränderungen auch innerlich anzupassen.

So ist es eine große Freude, mit allen Leserinnen und Lesern sich gemeinsam von der Geschichte begeistern zu lassen. Wir hoffen, dieses Buch und das Erlebnis des Lesens inspiriert, stärkt und bringt kreative neue Geschichten hervor, die zum Handeln ermutigen. Und die ermutigen, uns von bisweilen lieb gewonnenen Einsichten durch kluge Weiterentwicklungen zu verabschieden. Das gilt für die Organisation unseres Gesundheitswesens, für die Grundlagen einer sich weiterentwickelnden Wissenschaft, bis hin zur Gestaltungskraft jedes Einzelnen, um die Zukunft unseres Gemeinwesens für alle nachvollziehbar und positiv spürbar weiterzuentwickeln.

Ihr Eckhard Nagel

Sachwortverzeichnis

III

Anhang

Abbildungsverzeichnis

1 Fauler Zahn aus grauer Vorzeit: Figure 1, A "The lower right third molar (RM3) of the Late Upper Palaeolithic specimen known as Villabruna – Occulusal view of the RM3". In: Oxilia G, Peresani M, Romandini M et al. (2015) Earliest evidence of dental caries manipulation in the Late Upper Palaeolithic. Sci Rep 5, 12150. Stefano Benazzi. URL: https://doi.org/10.1038/srep12150 (abgerufen am 19.06.2023)

2 Loch im Kopf: Trepanationslöcher in einem menschlichen Schädel, Monte Albán – Museum. Foto: Wolfgang Sauber (24.03.2008). URL: File: https://commons.wikimedia.org/wiki/File:Monte_Alb%C3%A1n_-_Trepanierter_Sch%C3%A4del_2.jpg (abgerufen am 27.06.2023). GFDL, CC BY-SA, no changes made

3 Ärztin under cover: Agnodice. Wellcome Images. URL: https://commons.wikimedia.org/wiki/File:Agnodice._Wellcome_L0016719.jpg (abgerufen am 19.06.2023). CC BY, no changes made

4 Die Mutter der Psychotherapie: Sokrat z učencem in Diotimo. Painting by Franz Caucig (1755–1828), National Gallery of Slovenia. URL: https://commons.wikimedia.org/wiki/File:Franc_Kav%C4%8Di%C4%8D_-_Sokrat_z_u%C4%8Dencem_in_Diotimo.jpg (abgerufen am 19.06.2023). Public Domain

5 Vater der Medizin – Hippokrates von Kos: Galen and Hippokrates from Anagni Italy. Foto: Nina Aldin Thune. URL: https://de.wikipedia.org/wiki/Datei:Galenoghippokrates.jpg (abgerufen am 19.06.2023). CC BY-SA, no changes made

6 Ein magisches Nahrungsergänzungsmittel der Antike: Grafik: Hans Georg von Kettler

7 Mönche, Drogen und Mixturen: „Lorscher Arzneibuch", Blatt 9 recto (Inhaltsangabe), ca. 795 n.Chr. Mönche des Klosters Lorsch, Staatsbibliothek Bamberg. URL: https://commons.wikimedia.org/wiki/File:Lorscher_Arzneibuch,_Blatt_9r.jpg (abgerufen am 19.06.2023). Public Domain

8 Ein arabisches update für die Medizin des Mittelalters: The opening decoration and invocation to Allah from a 16th century manuscript of Avicenna's Canon, 1597. Yale Medical History Library. URL: https://de.wikipedia.org/wiki/Datei:Avicenna_canon_1597.jpg (abgerufen am 19.06.2023). Public Domain

9 Ein mittelalterliches Multitalent: Salvia officinalis (Common sage), a single flower. Foto: Johan. URL: https://commons.wikimedia.org/wiki/File:Salvia-officinalis-flower.jpg (abgerufen am 19.06.2023). GFDL, CC BY-SA, no changes made

10 Fragen Sie Ihren Arzt und Apotheker: Foto: Volker Kmiecinski

11 Allein die Dosis macht das Gift: The Alchemist (after 1558). Engraving by Philip Galle after Pieter Brueghel the Elder (ca. 1525–1569), The Metropolitan Museum of Art, New York/USA. URL: https://commons.wikimedia.org/wiki/File:Pieter_Brueghel_the_Elder-The_Alchemist.jpg (abgerufen am 19.06.2023). Public Domain

12 Ein enttäuschter Student revolutioniert die Anantomie: A posthumous portrait of Andreas Vesalius. Painting by Pierre Poncet (1574–1640), Musee des Beaux-Arts, Orleans/France. URL: https://commons.wikimedia.org/wiki/File:Andreas_Vesalius-Pierre_Poncet.jpg (abgerufen am 19.06.2023). Public Domain

13 Blut im Kreisverkehr: William Harvey (1578–1657) Image from Harvey's Exercitatio, showing that the blood circulated. When a vein was blocked with a tourniquet, it swelled up, the blood

unable to escape back towards the heart. Unkown Author in: Sigerist, Henry E. (1965) Große Ärzte, München, Deutschland: J.F. Lehmans Verlag (5. Auflage) (1. Auflage 1958) plate 26 p 120. URL: https://commons.wikimedia.org/wiki/File:William_Harvey_(1578-1657)_Venenbild.jpg (abgerufen am 19.06.2023). Public Domain

14 Gibt es mich wirklich und wenn ja, aus was?: Model of pain perception. Descartes originally planned to publish De homine in 1633, but hearing of Galileo's condemnation by the Church, he became concerned for his own safety and refused to have it printed. The first edition of this work appeared 12 years after his death. René Descartes (March 31, 1596 – February 11, 1650) was a French mathematician, philosopher and physiologist. Foto: Science History Images/Alamy Stock Photo

15 Die erste promovierte Ärztin Deutschlands: Dorothea Christiane Erxleben am 6. Mai 1754 in der Universität Halle. Malerei von Johannes Wagner, Foto: Falk Wenzel

16 Gebt ihnen Saures!: James Lind (1716–1794), Scottish physician. Illustration by Robert Thom, ca. 1958. Foto: GRANGER – Historical Picture Archive / Alamy Stock Photo

17 Mit Lanzette und Spritze gegen Viren und Bakterien: Dr Jenner performing his first vaccination, 1796. Wellcome Images. URL: https://commons.wikimedia.org/wiki/File:Dr_Jenner_performing_his_first_vaccination,_1796_Wellcome_M0000144.jpg (abgerufen am 20.06.2023). CC BY, no changes made

18 Segenreiche Medikamente und verhängnisvolle Drogen: Schlafmohn (aus Gartenabfällen, 17.07.2012). Foto: Brigitte Büsing. URL: https://commons.wikimedia.org/wiki/File:Schlafmohn_bb01.jpg (abgerufen am 20.06.2023). CC BY-SA, no changes made

19 Vom Narko-Junkie zum Helfer der Menschheit: Ether Day oder The First Operation with Ether. Painting by Robert Hinckley (1853–1941), Boston Medical Library. URL: https://commons.wikimedia.org/wiki/File:Ether_Day,_or_The_First_Operation_with_Ether_by_Robert_C._Hinckley.jpg?uselang=de (abgerufen am 20.06.2023). Public Domain

20 Das Rätsel des Kindbettfiebers: Semmelweis "Die Aetiologie, der Begriff und die Prophylaxis des Kindbettfiebers" (1861), Titelbild. Wellcome Images. URL: https://commons.wikimedia.org/wiki/File:Semmelweis_%22Die_aetiologie...%22,_1861;_title_page_Wellcome_L0016823.jpg (abgerufen am 20.06.2023). CC BY, no changes made

21 The Lady with the lamp: Crimean War: Florence Nightingale with her lamp at a patient's bedside. Coloured lithograph after Henrietta Rae (1859–928). Wellcome Images. URL: https://commons.wikimedia.org/wiki/File:Florence_Nightingale._Coloured_lithograph._Wellcome_V0006579.jpg (abgerufen am 20.06.2023). CC BY, no changes made

22 Ein Arzt in sozialer Verantwortung: Reichstag, Deutsche Freisinnige Gruppe, Aufnahme aus dem Fotoalbum „Der Deutsche Reichstag und sein Heim" (1889), Mitglieder der Deutsch-Freisinnigen Partei, Bild 116/121. Foto: Julius Braatz (1844–1914), Deutsches Bundesarchiv. URL: https://commons.wikimedia.org/wiki/File:Bundesarchiv_Bild_147-0935,_Reichstag,_Deutsche_Freisinnige_Gruppe.jpg (abgerufen am 20.06.2023). Public Domain

23 Große Chirurgie: Theodor Billroth Operating (ca. 1890). Painting by Adalbert Franz Seligmann (1862–1945), Foto: Abdulrazaq Albilali. URL: https://commons.wikimedia.org/wiki/File:Seligmann_-_Billroth_operating.jpg und https://www.flickr.com/photos/dr_asb/2865473404/ (abgerufen am 20.06.2023). Public Domain

24 Not und Elend begünstigen eine weltweite Seuche: The sickbay where patients with cholera were treated (Baku, 1892). Unknown author. URL: https://commons.wikimedia.org/wiki/File:1892_Baku_cholera_outbreak.jpg (abgerufen am 20.06.2023). Public Domain

25 Pionier der Medizindidaktik: William Osler attending a patient,1900s. Foto: Science Photo Library/National Library of Medicine

26 Bürgerschreck und Gründervater einer neuen Seelenlehre: Sigmund Freud. Foto: Veroraz, 24.04.2016. URL: https://commons.wikimedia.org/wiki/File:Freud_420a.jpg (abgerufen am 20.06.2023). CC BY-SA, no changes made

27 Die schwachen Ströme des Herzens: Willem Einthoven ECG. Unknown author. URL: https://commons.wikimedia.org/wiki/File:Einthoven_ECG_%28CardioNetworks_ECGpedia%29.jpg (abgerufen am 20.06.2023). CC BY-SA, no changes made

28 Fräulein Professor: Dr. Rahel Hirsch (ca. 1913). George Grantham Bain Collection, United State´s Library of Congress Prints and Photographs Division. URL: https://commons.wikimedia.org/wiki/File:Rahel_Hirsch_%28LOC_ggbain.15297%29.jpg (abgerufen am 20.06.2023). Public Domain

29 Ein verschimmelter Nährboden macht Medizingeschichte: Sample of penicillin mould presented by Alexander Fleming to Douglas Macleod (1935), front three-quarter view, grey background. Foto: John Cummings. URL: https://commons.wikimedia.org/wiki/File:Sample_of_penicillin_mould_presented_by_Alexander_Fleming_to_Douglas_Macleod,_1935_(9672239344).jpg (abgerufen am 20.06.2023). CC BY-SA, no changes made

30 Von der Weidenrinde zum Blockbuster: Bayer Aspirin bottle (1899). Bayer AG, Archives of Bayer AG. URL: https://commons.wikimedia.org/wiki/File:Aspirin-Fl%C3%A4schchen.jpg (abgerufen am 20.06.2023). CC BY-SA, no changes made

31 Strahlender Fortschritt: Marie et Pierre Curie (Paris 1900). Scan and digitalisation of illustration out of“Welt im Umbruch 1900–1914”, Verlag Das Beste GmbH, Stuttgart (1999), Foto: Vitold Muratov. URL: https://commons.wikimedia.org/wiki/File:Marie_et_Pierre_Curie.jpg (abgerufen am 20.06.2023). CC BY-SA, no changes made

32 Humane Medizin und mutige Politik hinter den Kulissen: Maria Daelen als Vorsitzende des Committee of Experts on Public Health (1962). Privatarchiv: Brüggemann. Vorläufige Aufbewahrung bei Dr. Maren Richter, München

33 Thure von Uexküll: Thure von Uexküll. Foto: Privat

34 Geht es meinem Baby gut?: Virginia Apgar, American physician who introduced the Apgar Score (1966). World Journal Tribune, Foto: Al Ravenna. United State´s Library of Congress Prints and Photographs Division. URL: https://commons.wikimedia.org/wiki/File:Virginia_Apgar.jpg (abgerufen am 20.06.2023)

35 Leitlinien machen die Medizin sicherer und transparenter: Cartoon vom Cochrane Colloquium 2019 in Edinburgh. Illustration: Tom Bailey

36 Geflüchtet, verfolgt und geehrt: Prof. Dr. Dr. Ingeborg Syllm-Rapoport mit Prof. Dr. Ania C. Muntau (r.), Senatorin Katharina Fegebank (l.) und Prof. Dr. Dr. Uwe Koch-Gromus auf der Promotionsfeier am Universitätsklinikum Hamburg-Eppendorf. Foto: Universitätsklinikum Hamburg-Eppendorf (UKE)

37 Psychotherapie in sozialer Verantwortung: Annemarie Dührssen mit Gründungsmitgliedern

des AOK-Instituts um 1970. Von rechts nach links: der Gruppenpsychotherapeut Dr. Roggemann, die Gründerin Frau Professorin Dr. A. Dührssen, Dr. Gerd Rudolf (nach dem Ausscheiden von Frau Dührssen stellvertretender Leiter des Instituts), Institutsmitarbeiter Dr. Harling. Foto: privat

38 Eine Rose für die Kämpferin: Volksgarten (Rosengarten): Rosa 'Mildred Scheel' im Juni 2022. Foto: Geolina163. URL: https://commons.wikimedia.org/wiki/File:Rosa_%27Mildred_Scheel%27_Volksgarten_1.jpg (abgerufen am 20.06.2023). CC BY-SA, no changes made

39 Mut zum Widerstand: Mahnmal der Geschwister Scholl und für die Weiße Rose, vor der Ludwig-Maximilians-Universität, München. Foto: Amrei-Marie (25.11.2016). URL: https://commons.wikimedia.org/wiki/File:Denkmal_f%C3%BCr_die_Geschwister_Scholl_und_Christoph_Probst_als_Teil_des_Wei%C3%9Fe-Rose-Mahnmals.jpg (abgerufen am 20.06.2023). CC BY-SA, no changes made

40 Bewegen und berühren: This physical therapist is assisting two polio-stricken children holding on to a rail while they exercise their lower limbs. In the early 1950s there were more than 20,000 cases of polio each year. After the polio vaccination was introduced in 1955 that figure dropped to about 3,000 per year by 1960. Centers for Disease Control and Prevention's Public Health Image Library/Charles Farmer. URL: https://commons.wikimedia.org/wiki/File:Polio_physical_therapy.jpg (abgerufen am 20.06.2023). Public Domain

41 Lebensrettende Stromschläge: Kardiopulmonale Reanimation auf Straße. Wiederbelebung, Herzinfarkt, Rettungssanitäter, Rettungswagen, Unfall und Katastrophe
Foto: Chalabala / iStock by Getty Images

42 Nobelpreis für zwei wissenschaftliche Clowns: Watson and Crick with their DNA model. Foto: Science Photo Library/Barrington Brown, A./ Gonville And CaiUS College

43 Eine Pille verändert die Welt: Pornorama aka „Pornorama oder die Bekenntnisse der mannstollen Näherin Rita Brauchts", Deutschland 2007, Regie: Marc Rothemund, Darsteller: Christian Näthe. Foto: United Archives GmbH/ Alamy Stock Photo

44 Ein spektakulärer Erfolg der Chirurgie: Titelbild der SPIEGEL-Ausgabe 10/1968. Foto: DER SPIEGEL 10/1968

45 Ein Küchenkraut rettet Menschenleben: Einjähriger Beifuß. Foto: Carola68. URL: https://pixabay.com/de/photos/einj%C3%A4hriger-beifu%C3%9F-mugworts-5188179/ (abgerufen am 20.06.2023)

46 Der Student soll...: Studierender während einer schriftlichen Prüfung. Foto: Institut für Kommunikations- und Pürfungsforschung gGmbH

47 Eine Impfung gegen Krebs: Harald zur Hausen (2016). Foto: Uwe Anspach/DKFZ

48 Eine rätselhafte Krankheit wird entschlüsselt: Rotes Seidenband in eine Schleife gedreht. Foto: nndanko/iStock by Getty Images

49 Vom Labor im Schlafzimmer zum Nobelpreis in der Medizin: The 98 year-old mother of neuroscience special guest speaker at the international NGF meeting 2008: Katzir Conference on Life and Death in the Nervous System, at Kfar Blum, Israel. Foto: audrey_sel. URL: https://commons.wikimedia.org/wiki/File:NGF_%2708_Rita_Levi-Montalcini.jpg (abgerufen am 20.06.2023). CC BY-SA, no changes made

50 Gute Nachrichten aus Mainz: Empfang für Priv.-Doz. Dr. Özlem Türeci und Prof. Dr. Uğur Şahin, Gründer:innen des Biotechnologie-Unternehmens Biontech, im Rathaus Köln und Verleihung der Ehrendoktorwürde der Medizinischen Fakultät der Universität zu Köln. URL: https://commons.wikimedia.org/wiki/File:Empfang_für_Özlem_Türeci_und_Uğur_Şahin_im_Rathaus_Köln-5356.jpg (abgerufen am 20.06.2023). © Raimond Spekking/CC BY-SA 4.0 (via Wikimedia Commons), no changes made

1 WHO: World Health Organization Executive Board Room. Foto: Thorkild Tylleskar. URL: https://commons.wikimedia.org/wiki/File:World_Health_Organization_Executive_Board_Room.JPG (abgerufen am 06.07.2023). CC BY-SA, no changes made

3 Ärzte ohne Grenzen: Flooding in Unity State - MSF staff and patients at a mobile clinic in Rubkona (South Sudan, 13.11.2021). Across Unity state people's homes and livelihoods (crops and cattle), as well as health facilities, schools, and markets, are completely submerged by floodwaters. Foto: Sean Sutton/MSF

5 KLUG: Gruppe von Umweltschutz Menschen Hände Bepflanzung im Luftbild. Foto: Rawpixel/iStock by Getty Images

7 Bundesvertretung der Medizinstudierenden in Deutschland e.V. (bvmd): Studierende auf der 58. Mitgliederversammlung der bvmd e.V. Foto: Tobias Löffler

9 Master of Medical Education: Geburt eines neuen postgradualen Studiengangs für Multiplikator:innen und Führungskräfte in der medizinischen Ausbildung: Erste Klausurtagung der Dozierenden des MME Deutschland im Kloster Frauen-Chiemsee, Mai 2004. Foto: MME/Universität Heidelberg

11 UCAN und wie die Himmelsscheibe von Nebra einen Weg zu besseren Prüfungen aufzeigt: Erstes IMS-Partnertreffen vom 08. Juli 2008 in Heidelberg. Abgebildete Personen (von links nach rechts): Achim Hochlehnert, Martin Fischer, Jana Jünger und Waltraud Georg. Foto: Institut für Kommunikations- und Prüfungsforschung gGmbH

Personenregister

S

T

U

V

W

Y

Z